rowohlt
KINDLER

HÉLÈNE
GESTERN

RÜCK KEHR NACH ST. MALO

ROMAN

Aus dem Französischen
von Brigitte Große und
Patricia Klobusiczky

Rowohlt Kindler

Die französische Originalausgabe
erschien 2024 unter dem Titel «Cézembre»
bei Éditions Grasset & Fasquelle in Paris.

Brigitte Große und Patricia Klobusiczky danken
dem Deutschen Übersetzerfonds für die großzügige
Förderung ihrer Arbeit an diesem Buch.

1. Auflage

Deutsche Erstausgabe
Veröffentlicht im Rowohlt Verlag,
Kirchenallee 19, 20099 Hamburg, August 2025

Redaktion Isabel Kupski

Satz aus der Lyon Text bei Dörlemann Satz, Lemförde
Druck und Bindung GGP Media GmbH, Pößneck
ISBN 978-3-463-00071-8

Kontaktadresse nach EU-Produktsicherheitsverordnung:
produktsicherheit@rowohlt.de

FSC www.fsc.org MIX Papier | Fördert gute Waldnutzung FSC® C014496

«Car c'est du temps de leur vivant
Qu'il faut aimer ceux que l'on aime.»
«Weil man die Menschen, die man liebt,
Zu ihren Lebzeiten lieben sollte.»

BARBARA

Anne-Marie Garat zum Gedenken,
der Schriftstellerin, Freundin,
der Quelle und dem Pfad.

NIPPTIDEN

1.

Nachdem es die Nacht durchgeschaukelt hat, zieht sich das Meer zurück. Stundenlang hat es Welle um Welle gegen die Festungsmauer geschleudert, die Gischt schäumen und die Steine erzittern lassen. Danach hinterließ es seine Algen, Muscheln, Plastikfetzen und Holzstücke. Den ewig Schlaflosen erzählte es seine ewige Geschichte, während es die Schlafenden in seinem vertrauten Rhythmus wiegte, obwohl der pfeifende Wind und die Wucht der Wassermassen den gesamten Sillon zum Beben brachten. Das Meer wurde zum Archäologen und Entdecker, befreite den Strand vom Schmutz der Menschen und verwischte ihre Spuren – Turnschuhe, Kinderfüße, Hundepfoten –, um neue, bedeutendere zu zeichnen: seidig glatte Flächen, Täler aus feinem Kies, ein geheimnisvolles Netz aus Bächen, Wellen und Falten, dem das Auge bis zur Erschöpfung folgt. Hier und da mischte es Algen und Kieselsteine in den nachgiebigen Sand, schuf aus neuen Pfützen Wasserspiegel, gestaltete die Landschaft um, immer gleich und anders.

Und jetzt, unmittelbar vor Tagesanbruch, sehen Sie das Meer schwinden, als hätte es sein nächtliches Peitschen und Wüten nie gegeben. Da sitzen Sie allein auf der Festungsmauer, die Kälte des Steins dringt durch den Stoff Ihrer Jeans, und betrachten das Werk, das die Ebbe vollbringt. Die Luft ist frisch, belebend, sie hinterlässt Salz in Ihrem Haar und Schaum auf Ihrer Haut, sie dringt in Ihre Lunge, ummantelt Sie mit ihrem Geruch nach Algen und Jod. Sie reinigt und entschlackt Sie, regt Ihre Zellen an, nährt sie mit Salz und Sauerstoff.

Unterdessen betrachten Sie fasziniert das Schauspiel. Ganz und gar harmlos, diese weichenden Wellenkämme, die unter den ersten blassen Lichtstrahlen schimmern. Ergreifend, diese in Nebel und Dunst gehüllte Horizontlinie, die zwischen Azur, Grau und Opal schwankt, ohne sich zu entscheiden, als würde das Meer einfach in den Himmel übergehen oder umgekehrt.

Das stille Ablaufen des Wassers unter einer gischtgesättigten Frühsonne vollzieht sich genauso entschieden wie sein Auflaufen. Ich gehe, wie ich gekommen bin, scheint es zu signalisieren. Ihr könnt mich nicht festhalten, so wie Ihr mich zuvor auch nicht aufhalten konntet. Dies ist kein Rückzug, keine Niederlage, nur die schlichte Atempause einer Armee, die um ihren Sieg weiß und sich die Zeit nimmt, wieder Kräfte zu sammeln.

Das Meer wird zurückkehren, ohne Hass und ohne Zorn. Es wird mit neuen Geheimnissen zurückkehren, neuem Treibholz, mit neuem Schwung, um die funkelnden Sandwellen zu verwandeln, und mit neuen Geschichten, um sie dem Strand, dem Himmel, den Steinen zu erzählen.

Ja, es wird zurückkehren.

2.

In wenigen Tagen wird es zwei Jahre her sein, dass mein Vater gestorben ist. Aortendissektion. An einem Montag, als ich gerade meine Vorlesung über römische Geschichte hielt, hatte die Putzfrau ihn in seinem Wohnzimmer in Rennes am Boden vorgefunden, wenn auch noch bei Bewusstsein; später sollte ich erfahren, dass alles schon vorbei war, als man ihn in den Wiederbelebungsraum brachte. Doch als ich die Nachricht von Madame Moreau sah und dann den Anruf vom Universitätsklinikum, lief ich aus dem Hörsaal, nahm den nächsten TGV an der Gare Montparnasse und fuhr mit dem Taxi direkt zum Krankenhaus, betend, dass ich es noch rechtzeitig schaffte.

Eine Krankenschwester führte mich zu ihm. Charles lag auf einer Rollbahre, in der jüngst eingetretenen Stille, da man alle Apparate ausgeschaltet hatte. Diese gelbliche Wachsfigur mit den eingefallenen Wangen, von der Intubation entstellt, war schon nicht mehr mein Vater. Vielleicht ist es besser so, Monsieur, sagte ungewollt schroff der hinzugekommene Assistenzarzt. Die Blutung sei inoperabel gewesen. Den Zustand, in dem mein Vater bei einer gelungenen Operation aufgewacht wäre, hätte er nicht ertragen, als Mann, der es gewohnt war, sein Unternehmen, sein Leben und folglich auch das unsrige mit eiserner Hand zu führen.

Wir standen uns nicht nah. Wirklich nicht. Seit seinem Tod denke ich aber viel häufiger an ihn als zu seinen Lebzeiten. Er starb nach meinem Bruder, der im Alter von sechsunddreißig Jahren mit dem Motorrad verunglückte, und nach meiner Mutter, die Guillaume* nur um fünf Jahre überlebte.

Ich bin der Letzte aus unserer Kernfamilie.

Mein Vater wollte in Saint-Malo bestattet werden. Er hatte den Wunsch geäußert, neben seinem Sohn, seiner Gattin und seinen Eltern zu ruhen. Am Tag der Beerdigung auf dem Friedhof von Rocabey musterte ich die Liste der Kérambruns, die unter der Grabplatte lagen, ohne sie zu lesen; nun würde der Vorname Charles sie verlängern. Ich berechnete, wie viel Platz noch in der Gruft blieb, mit dem Gedanken, dass die nächste Inschrift meine wäre, wenn die Dinge ihren natürlichen Lauf nähmen.

Obwohl mein Sohn neben mir stand, fühlte ich mich schrecklich einsam. Nackt, zerbrechlich, verwundbar, als böte mein Körper trotz dickem Dufflecoat dem eisigen Wind, in den sich an diesem Morgen noch Regen mischte, keinerlei Widerstand; als wäre auch ich kurz davor, in dieses letzte Stück Erde zu versinken, so dicht am Meer.

* Siehe Stammbaum, Seite 502 bis 504

Nach der Trauerfeier fuhren Paul und ich wieder nach Paris. Schon am nächsten Morgen kehrte er an seine Hochschule in Maisons-Alfort zurück und ich zur Sorbonne, wo meine Studenten mich erwarteten.

Und das Leben ging so weiter wie zuvor.

Zumindest wollte ich das gerne glauben.

3.

Es dauerte fast ein Jahr, bis der Nachlass abgewickelt war. Ich hatte mich so wenig für die Angelegenheiten der Familie interessiert, dass ich nicht einmal ahnte, wie finanzkräftig die Firma Kérambrun & Sohn überhaupt war. Mein Bruder hingegen hätte es gewusst. In der Gewissheit aufgewachsen, dass er das Unternehmen erben würde, hatte Guillaume sich mühelos in die Rolle des Kronprinzen eingefunden. Er war die Karriereleiter Stufe um Stufe hochgeklettert. Als er starb, stand er kurz vor seiner Ernennung zum Leiter der Exportabteilung.

Ein junger Autofahrer, der im Morgengrauen betrunken von einem Nachtklub heimkehrte, hatte eine andere Wendung herbeigeführt.

Nach dem Ableben meines Vaters wurde die Firma nicht aufgelöst. Charles hatte alles von langer Hand geplant, hatte Anteile an meine Cousine Cécile verkauft, die er nach Guillaumes Tod zu seiner rechten Hand machte, und von Aktionären Kapital einbringen lassen. Nun wurde meine Cousine die Geschäftsführerin, und ich erhielt ein Fünftel der Aktien, was mir beachtliche Dividenden einbringen würde. Das war wohl der letzte Versuch meines Vaters, mich an Kérambrun zu binden, oder besser gesagt, Kérambrun mit seinem einzigen verbliebenen Sohn zu verknüpfen. Ich hatte meinerseits keinerlei Absicht, mich in Céciles Betriebsführung einzumischen – die meines Wissens untadelig war. Außerdem behielt ich mir vor, ihr meine Anteile zu überlassen, sobald sie in der Lage wäre, sie mir abzukaufen. So kurz vor meinem fünfzigsten Geburtstag würde ich kaum eine Leidenschaft für Ruderblätter, Schiffsschrauben und Kraftstoffeinspritzung entwickeln.

Meine Cousine hatte mich mehrfach zum Mittagessen eingeladen. Eine robuste, etwas herrische, aber durchaus nette Frau, trotz ihres Chefinnengehabes. Höflich lauschte ich ihren langen Ausführungen, mit Schwerpunkt auf der glorreichen Vergangenheit des Unternehmens, das seit mehr als hundert Jahren Waren und Passagiere über den Ärmelkanal gleiten ließ – wie es jedenfalls seine Website stolz verkündete.

Weniger blumig ausgedrückt, stellte Kérambrun & Sohn Motoren für Fischerboote und Jachten her, in diesem Segment war die Firma in Frankreich führend.

Nach Umwandlung der Wohneigentumsverhältnisse erbte meine Schwägerin Servane die Dreizimmerwohnung in der Rue de Presbourg. Ich behielt nur das Haus in Saint-Malo, *Les Couërons*, seit 1911 im Besitz der Familie. In den letzten Jahren hatte Charles recht viel Zeit dort verbracht. Servane kommt im Sommer mit ihren beiden Söhnen her; Catherine, meine Tante mütterlicherseits, verbringt hier gern ihre Kurzferien. Als meine Mutter noch lebte, kam ich auch gelegentlich zu Besuch. Ich brachte Paul im Sommer hin und blieb ein paar Tage. Meine Frau kam nicht mit. Die Bretagne war ihr verhasst, wie sie mir schon im ersten Jahr unserer Ehe zu verstehen gab.

Mein Sohn hatte seine Großmutter geliebt. Und auch mir bedeuteten die Momente, die ich mit ihr verlebte, sehr viel, selbst wenn sich unsere Beziehung nach Guillaumes Tod durch die Trauer stark verändert hatte. Seitdem war unser Verhältnis schmerzlicher, ausschließlicher; als wollten wir einander vergeblich trösten. Meine Mutter war eine zurückhaltende und liebevolle

Frau. Bevor die Krankheit ihr die erforderliche Kraft raubte, unternahm ich mit ihr endlose Spaziergänge entlang der Küste, die für sie zum Lebensinhalt wurden.

Wenn ich meine Cousine Cécile traf, konnte ich an ihren Augen ablesen, wie erstaunt sie war, dass ich mir die Dinge so wenig zu Herzen nahm. Bestimmt verglich sie mich mit Guillaume, der voll und ganz im Familienbetrieb aufgegangen war. Dabei hatte mein Vater alles darangesetzt, mich für die Arbeitsweise der Firma zu begeistern. Verlorene Liebesmüh – schon im Anschluss an das Abitur hatte ich es rundweg abgelehnt, auch nur ein Praktikum bei Kérambrun zu machen. Als Guillaume starb, hatte ich gerade in Lille eine Dozentenstelle erhalten und pendelte wöchentlich, um meine Frau und meinen kleinen Jungen in Paris zu sehen.

Mein Leben spielte sich schon lange nicht mehr in der Bretagne ab.

Nach dem Unfall unternahm Charles den nächsten Vorstoß. Das Unternehmen *müsse* in der Familie verbleiben. Aber mir war sein dynastischer Ehrgeiz ziemlich egal. Ich hatte mich doch nicht jahrelang verausgabt, unmittelbar nach Geburt meines Sohnes bei Nacht an meiner Dissertation gesessen, während ich tagsüber am Gymnasium unterrichtete, um auf einmal Schiffsmotoren zu verkaufen. Tag für Tag erschien der Name meines Vaters im Display meines Telefons. Ich ging nicht ran. Du willst doch nur einen weiteren Sklaven, dachte ich voller Bitterkeit. Jemanden, der sich nicht traut, dir Nein zu sagen, jemanden, dessen Schicksal du bestimmen wirst, wie es dir bei meinem Bruder so gut gelungen ist. Und dem du genauso das Rückgrat brechen wirst.

Es kam zum Streit, er war heftig. Wir sagten einander Dinge, die ich bereute.

Meine Mutter ergriff für mich Partei. Sie hatte gerade einen Sohn verloren. Auch wenn sie niemals einen Vorwurf erhob, ahnte ich, dass sie meinem Vater böse war, der Guillaume bis zum Anschlag belastet hatte. Zornig und enttäuscht musste Charles sich geschlagen geben. Das war er nicht gewohnt. Doch die Traurigkeit seiner Frau, die ihm zum ersten Mal seit ihrer Heirat in aller Offenheit die Stirn bot, war so abgrundtief, dass es ihm Angst machte.

Heute weiß ich, dass meine Ablehnung und vor allem die Beweggründe, die ich meinem Vater an den Kopf geworfen hatte, ihn auf unsägliche Weise kränkten. Dabei hatte ich die Gesamtheit all dessen verworfen, wofür er stand: seine unfassbar hohen Ansprüche, seine moralische Strenge, seine aufopferungsvolle, geradezu fanatische Hingabe an Kérambrun & Sohn, das Unternehmen, das er in dritter Generation führte.

Mit der Zeit verübelte ich ihm all das immer mehr, manchmal habe ich ihn beinahe dafür gehasst. Er hatte meinem Bruder die besten Jahre geraubt. Er hatte meine Mutter alles andere als glücklich gemacht. Anstatt ihr nach dem tödlichen Unfall beizustehen, hatte er zugelassen, dass sie sich erst vor Schmerz und dann vor Wut verzehrte, angesichts des allzu milden Urteils, das dem jungen Autofahrer vergönnt war; lieber hatte er sich in eine Festung aus Arbeit zurückgezogen und die meisten Wochenenden in seinen Pariser Büros oder englischen Filialen zugebracht.

Meiner Mutter blieben nur ihre Augen und die Kanzlei ihrer Anwältin, um sich auszuweinen.

Ich habe eine Zeit lang gebraucht, um mir das klarzumachen, aber als man bei ihr Leukämie feststellte, gab ich wieder meinem Vater die Schuld. Ihr Leben als Ehefrau war zum Teil durch den Jähzorn ihres Mannes getrübt worden, ihr Leben als Mutter hatte ihr das größtmögliche Leid beschert. Sie hatte keine Kraft mehr, um gegen die Krankheit anzukämpfen.

Sie hauchte ihr Leben in Paris aus, in der Wohnung in der Rue de Presbourg. Meine Schwägerin und ich hatten sie regelmäßig mit unseren Kindern besucht. «Meine kleinen Sonnenstrahlen», nannte meine Mutter sie.

Ich hätte mir gewünscht, dass sie noch etwas länger durchhält, ihretwegen und auch meinetwegen. Ich brauchte sie so sehr. Aber ihre Kräfte waren geschwunden, unaufhaltsam wie das Meer, wenn es sich zurückzieht.

So schmerzlich das für mich war, verstehe ich, warum sie diesen Weg gewählt hat.

Bei der Beerdigung seiner Frau hat mein Vater kein Wort gesprochen, keine Träne vergossen. Die Trauerrede habe ich gehalten. Er stand am Rand des Grabs, eine bleiche, verkrampfte Gestalt. Binnen einer Woche war er um zwanzig Jahre gealtert. Einen Moment lang dachte ich, dass ich mich in ihm getäuscht hatte, dass ich niemals wirklich erfahren würde, wie groß sein Leid war. Und dann verging dieser Gedanke wie alle anderen.

4.

Als die Wohnung meines Vaters ausgeräumt werden sollte, rief ich meinen Sohn zu Hilfe. Obwohl er so viel für die Uni tun musste, kam Paul, um mir ein Wochenende lang zur Hand zu gehen. Ich glaube, die Aussicht, mich diesen nunmehr verwaisten Wänden stellen zu müssen, die dennoch bis ins Letzte von Charles' Geist durchdrungen waren, schüchterte mich ein.

Tatsächlich entpuppte sich die Auflösung dann als schrecklich einfach. Ich konnte mich davon überzeugen, dass der einstige Bewohner um seinen baldigen Tod wusste und beschlossen hatte, sich schon zu Lebzeiten von einem Teil seiner Habseligkeiten zu trennen. Dafür waren die Kleider, Mäntel und Pumps meiner Mutter noch alle unangetastet im Kleiderschrank aufgereiht. So wie im ehemaligen Zimmer von Guillaume die Sachen aus seiner Jugend alle in Schachteln steckten, die mit seinem Vornamen etikettiert waren. Mehr gab es im Grunde nicht.

Im Arbeitszimmer entstieg dem ledernen Stuhlpolster ein hartnäckiger Havanna-Geruch. Auf der Schreibunterlage stand eine Playmobil-Figur in ausgeblichenem blauen Matrosenanzug neben einem Abreißkalender, dessen Seiten fortan blank bleiben würden. Als Kinder spielten mein Bruder und ich gern mit diesen Plastikmännchen. Und als ich den kleinen Matrosen zwischen die Finger nahm, wurde ich aus heiterem Himmel vom Kummer überwältigt, wie jedes Mal, wenn ich, selbst nach so vielen Jahren, an Guillaume denke.

Er und ich waren Zwillinge. Trotz unserer neun Monate engster Verbundenheit *in utero* stellten sich unsere Persönlichkeiten als vollkommen gegensätzlich heraus. «Mond und Sonne», wie meine Mutter so schön sagte. Mein Bruder, der die Schule nicht mochte, obwohl er über die erforderlichen Fähigkeiten verfügte, war ein Draufgänger, er glänzte beim Sport und gewann überall im Handumdrehen neue Freunde hinzu. Und er hatte keine Angst davor, sich unserem Vater zu widersetzen. Ich hingegen war schüchtern, ein Einzelgänger, der sich bei erstbester Gelegenheit in seine Bücher flüchtete.

Sommers in Saint-Malo las ich lieber in meinem Zimmer, während Guillaume mit seiner Kumpelbande Kajak fuhr oder Volleyball spielte. Oder ich blieb am Meeresufer sitzen, um ihnen und den Wellen zuzusehen. Was ich liebte, waren die Momente, die ich allein mit meinem Bruder verbrachte.

Dieser Kontrast zwischen unseren Temperamenten hätte zu einer grässlichen Eifersucht führen können, zu dieser Art erbittertem Hass, der so viele Notariate und Fernsehserien am Laufen hält. Dazu ist es aber nie gekommen. Guillaume war temperamentvoll, redselig und anstrengend, aber so liebenswürdig und so witzig, dass man ihm keine zehn Minuten lang böse sein konnte. Und ich wusste, dass er sich für mich in Stücke hätte reißen lassen. Obwohl unser Altersunterschied nur eine Viertelstunde betrug, hatte er sich immer als großer Bruder verhalten, im besten Sinne des Wortes, und schirmte mich dabei des Öfteren vor den väterlichen Wutausbrüchen ab.

Das Einzige, was uns beide gleichermaßen begeisterte, war das Meer. Dort verbrachten wir so viel Zeit, dass unsere Mutter Soizic behauptete, unsere Erziehung hätten wir zur Hälfte dem Ärmelkanal zu verdanken.

Sobald wir erwachsen wurden, trennten sich unsere Wege. Während Guillaume, nachdem er sich endlich auf den Hosenboden gesetzt hatte und sich in Nantes auf sein Studium an der besten Wirtschaftshochschule des Landes vorbereitete, schrieb ich mich an der Sorbonne für den Fachbereich Geschichte ein. Um meinem Vater dafür die Genehmigung abzutrotzen, mussten monatelang stürmische Verhandlungen geführt werden, denn er sah in meiner Studienwahl bestenfalls die Flause eines Weichlings, schlimmstenfalls ein vollkommen fruchtloses Vorhaben. Von sich aus hätte er allerhöchstens ein einjähriges Studium generale in Rennes akzeptiert, bevor ich an den Auswahlverfahren für ein Wirtschaftsstudium teilnehme.

Aber ich war stur geblieben. Ich wollte weg. Wollte raus aus der Bretagne und mich von dieser unerträglichen Bevormundung befreien. Mein Vater hatte schließlich ein Einsehen. Er fand sich damit ab. «Yann ist das Bummelleben eben lieber», spottete er später, als wäre das Vorhaben, fünf Jahre lang in einem stickigen Zimmerchen zu büffeln, um die Lehrberechtigung für Geschichte zu erlangen, die reinste Vergnügungstour.

Ich war damals ein angstvoller, schwermütiger junger Mann, der sich in seiner Haut unwohl fühlte. Guillaume hingegen gewann weiterhin die Herzen. Die Mädchen seines Jahrgangs träumten alle davon, ihn zu erobern. Er bestand ganz knapp das Auswahlverfahren, und während seiner Studienjahre an der Haute École de Commerce konnten wir uns in Paris treffen, wann immer wir dafür Zeit fanden. Wir tranken Bier in meiner Bude und hörten Musik, er erzählte mir von den Mädchen, in die er verliebt war. Er sagte mir, es sei richtig gewesen, sich Papa gegenüber zu behaupten, ich würde als Wissenschaftler richtig Karriere machen, wie unser Onkel. Und ich bewunderte, mit welcher Leichtigkeit er sich in Paris eingelebt hatte und keine Fete oder sonstige Abendveranstaltung ausließ. Aber ich beneidete ihn keineswegs um das, was ihn nach dem Studium erwartete.

So musste mein Bruder nach seinem Abschluss gleich nach Rennes zurückkehren, um bei Kérambrun einzusteigen. Natürlich auf der untersten Stufe: Unser Vater schenkte niemandem etwas, erst recht nicht seinem Sohn.

Niemand hat sich in dieser Firma stärker abgerackert als Guillaume. Er hatte aber ein Händchen fürs Geschäftliche und nahm bald mehrere Stufen auf einmal. Ich machte mir oft Sorgen um ihn, wenn ich sah, wie ungeheuer überlastet er war und dass er praktisch rund um die Uhr arbeitete. Darüber lachte er nur, vor allem in der Zeit, als ich meine Dissertation verfasste: «Und das sagst ausgerechnet du, die alte Leseratte?»

Am Tag, als mein Bruder starb, nahm mein Vater die bedrückende Pflicht, ihn zu identifizieren, allein auf sich. Das Personal des gerichtsmedizinischen Instituts hatte meiner Mutter davon abgeraten, den Leichnam in Augenschein zu nehmen. «Die Schäden sind zu groß», erklärte die leitende Ärztin. Als ich dennoch reingehen wollte, befahl mir Charles: «Du bleibst bei deiner Mutter», in einem Ton, der mich an Ort und Stelle erstarren ließ. Ich dachte an meinen Bruder, an seine funkelnden Augen, an seine Locken, die er kurz geschnitten trug, um seriös zu wirken; ich dachte an seine lange Gestalt, an seinen Arm um meinen Hals und an seine herzliche Umarmung, wenn wir uns nach längerer Zeit endlich wiedersahen. Wir hatten einander so lieb.

Ich dachte an meine Schwägerin Servane, im achten Monat

schwanger, die man in die Notaufnahme bringen musste, nachdem sie vom Unglück erfahren hatte.

Den Arm um die Schultern meiner Mutter gelegt, die am ganzen Leib zitterte, dachte ich schließlich an uns, die wir künftig ohne Guillaume würden auskommen müssen.

Niedergeschmettert trat mein Vater aus dem Leichenschauraum. Zu meiner Mutter und mir, die im Flur auf ihn gewartet hatten, sagte er kein Wort. Sein Blick war leer, sein Gesicht von Leid gezeichnet. Als die Tür hinter ihm zufiel, glitt meine Mutter lautlos zu Boden. Alles in ihr verlangte danach, über die Schwelle zu treten, um ihren Sohn ein letztes Mal zu sehen.

Aber das konnten sie und ich nur in unserer Vorstellung, und für Soizic war das vermutlich weitaus schlimmer. Es zerfraß sie von innen. Ich nehme meinem Vater bis heute übel, dass er uns diesen Abschied, so schmerzlich er auch gewesen wäre, verwehrt hat.

Ich habe mich oft gefragt, ob der Anblick seines toten Sohnes ihn jemals losließ. Wie sehr er unter der Abwesenheit von Guillaume, dessen Namen er niemals nannte, gelitten hatte. Die Tatsache, dass er dieses Playmobil-Figürchen fünfzehn Jahre lang in Sichtweite behielt, war schon mal der Beginn einer Antwort. Plötzlich tat es mir leid, dass ich ihm gegenüber so hart gewesen war. Dass ich ihn verurteilt hatte, ohne wenigstens einen Versuch, ihm zu verzeihen.

5.

Bei meiner ersten Rückkehr nach Saint-Malo fing der Winter gerade erst an. Vom bewölkten Himmel fiel Sprühregen, der meinem Gesicht kalte Nadelstiche versetzte. Hier gehört der Regen zum Alltag; er ist stiller Bestandteil von Luft und Wetter.

Das Meer war noch nicht zu sehen, aber man erahnte seine Nähe, denn der Himmel sog das reflektierte Licht auf unverwechselbare Weise ein. Ich ging die Avenue de Moka entlang und dann weiter bis zur Rue Mi-Grève. Wie üblich verschwand ihre Asphaltdecke unter dem herangewehten Sand.

Kaum stand ich auf der Festungsmauer, wurde ich vom Panorama überwältigt: dieses tiefe, von Grau durchzogene Blau, der endlose Horizont, der kräftige Wind, der einem den Atem von den Lippen raubte. Und auf dem offenen Meer die Insel Cézembre, lange Zeit verbotenes Gebiet, die in ihrer steinernen Einsamkeit über die Küste zu wachen schien. Dieses Wiedersehen mit dem Meer ist stets ein wundersamer Moment: zutiefst vertraut, kostbar, immer wieder neu.

Les Couërons waren nur noch ein paar Hundert Meter entfernt. Ich konnte bereits die Erkerfenster sehen, den Balkonvorsprung, die geschlossenen Läden mit der abblätternden Farbe. Als ich endlich vor dem Anwesen stand, schob ich den Riegel des Eisentors zurück, ging über die Seitenauffahrt und nahm die Treppe zum Dienstboteneingang. Zunächst wollte sich der Schlüssel partout nicht ins Schloss fügen – hier genügen ein paar Wochen Abwesenheit, damit Sand und Salz sich das Terrain zurückerobern.

Und ich hatte dieses Haus seit mehr als drei Jahren nicht betreten.

Als Erstes drang mir der Geruch meiner Kindheit in die Nase, eine Mischung aus alten Möbeln und Bohnerwachs, aus Staub und Jod. Trotz der frischen Außentemperaturen riss ich im Erdgeschoss sämtliche Läden und Fenster auf. Windige Januarluft strömte ins Zimmer, während es vom Brausen der Brandung erfüllt wurde. Als wäre ich in einem Film, dessen Tonspur soeben aktiviert wurde. Grau und furchtlos stieg das Wasser bei winterlichem Seegang an. Und obwohl ich seine Tricks und Finten in-

und auswendig kannte, ließ ich mich wieder einmal von seinem ewigen Hin und Her in Bann schlagen.

Im hinteren Teil des unteren Flurs stapelten sich die verschnürten Kartons aus Rennes – wir hatten sie hier anliefern lassen, als meine Tante Catherine sich gerade im Haus aufhielt.

Auch sie hatte ich schon lange nicht mehr gesehen. Dabei verband uns ein gemeinsames Erlebnis, das uns wohl beide von Grund auf verändert hatte.

Ich setzte meinen Rundgang fort, diesmal als Hausherr, auch wenn ich mich immer noch nicht an diesen Gedanken gewöhnen konnte. Es war eine Neuentdeckung dieses Gebäudes, das mir doch so vertraut war und dessen Charakter sich allen Umbauten der nachfolgenden Generationen zum Trotz kaum verändert haben dürfte. Es war kurz vor dem Ersten Weltkrieg von Octave de Kérambrun erbaut worden, meinem Urgroßvater, dessen legendäres, illustres (und illustriertes) Leben an den Wänden unserer Niederlassung in Rennes prangte. Octave entstammte einer der Industriellenfamilien dieser Stadt; er war der Erste aus der Dynastie, der ein derart prestigeträchtiges Studium absolvierte wie das an der «Pipo», der Polytechnischen Hochschule von Paris – die mein Vater zwei Generationen später seinerseits durchlief.

Der junge Ingenieur, der sich leidenschaftlich für Automechanik interessierte, war bald an die Côte d'Émeraude zurückgekehrt. Mit zwanzig hatte er schon den Prototyp eines Dampfmotors entwickelt, an einem leichten Boot angebracht; mit dreiundzwanzig hatte er mehrere Patente angemeldet, von denen eins ihm genug Startkapital einbrachte. Dank seiner Vita auf der Firmenwebsite wusste ich, dass Octave während des Ersten Weltkriegs als Marineoffizier in der französischen Armee gedient hatte und dass er sich 1940 weigerte, mit den Besatzern zu kollaborieren; er wies seine Arbeiter sogar an, die Werke in La Brède und in Saint-Servan zu schließen, und gab seine jüdischen Angestellten nicht preis. Dafür wurde er ein Jahr lang in Fresnes unter schlimmsten hygienischen Bedingungen inhaftiert. Er verbüßte die komplette Haftstrafe, ohne einen einzigen Versuch, eine Freilassung zu erwirken. Sein Sohn Juste hatte sich unterdessen in Lyon der Résistance angeschlossen. Nach dem Krieg erhielt er den Orden eines *Compagnon de la Libération*, während sein Vater, der im Jahr nach seiner Entlassung aus dem Gefängnis gestorben war, posthum mit dem Verdienstorden der Ehrenlegion ausgezeichnet wurde.

Doch lange vor dem Zweiten, ja sogar noch vor dem Ersten Weltkrieg hatte mein Vorfahr mit dem Seehandel begonnen; genauer gesagt, hatte er mit den Gewinnen, die seine Erfindungen ihm bescherten, eine ganze Flotte ausgerüstet. Sein Ziel war Waren und Passagiere bei Wind und Wetter sicher über den Ärmelkanal zu setzen. Ich wusste nicht genau, ob er sein Vermögen nun mit den Motoren oder mit der Fracht gemacht hatte, aber es reichte aus, um diese herrschaftliche Villa an der Strandpromenade zu errichten, mit freiem Blick auf den Sillon.

Ich nahm den nächsten Stock in Angriff. Von den rostigen Scharnieren und der abblätternden Farbe an den Fensterläden abgesehen, war das Haus in einem recht guten Zustand. Mein Vater hatte ein Rentnerpaar beschäftigt, das in seiner Abwesenheit sauber machte und nach dem Rechten sah. Ich musste deren Kontaktdaten ausfindig machen.

Vom zweiten Stock aus war der Blick atemberaubend. Man konnte die Flut sehen, die bei stärker werdendem Regen immer weiter anschwoll. Entlang des ganzen Strandes bebte das Meer im Wind und schleuderte jetzt ganze Wasserpakete gegen die Festungsmauer, die als milchige Fontänen aufspritzten. Ab und an stieß ein leichtsinniger Spaziergänger einen Schrei aus, wenn ihn ein eisiger Schwall getroffen hatte.

Ich dachte daran zurück, wie Guillaume und ich als Kinder gespielt hatten, es ging darum, kein einziges Mal mit den hüpfenden

Wellen in Berührung zu kommen, wenn wir bei Hochwasser die Festungsmauer entlangrannten. Ich kam jedes Mal klatschnass ans Ziel, während mein Bruder die Probe voll und ganz bestand, mit trockenem Haar und siegreichem Strahlen. Da fiel mir ein Lied wieder ein, dem zufolge man niemals in die «gesegnete Zeit früherer Tage, gesegnete Zeit unserer Kindheit» zurückkehren sollte.

Gesegnet? Wirklich?

Ein paar Tage zuvor war ich neunundvierzig geworden. Doch binnen Sekunden war ich wieder der linkische kleine Junge, der hinter seinem Bruder herläuft, der Junge, der beim Wellenspiel jedes Mal wieder verliert, aber weiterhin hofft, dass sein Vater ihn eines Tages lieben wird.

6.

Zu Herbstbeginn ließ ich mich endgültig in Saint-Malo nieder. Ich hatte diesen Gedanken monatelang reifen lassen, es war jedoch eine nichtige Auseinandersetzung mit meiner Prüfungsbeauftragten, die mich im Frühjahr endgültig dazu bewogen hatte. Meine mit unzähligen Verwaltungsaufgaben überlastete Kollegin hatte die Nerven verloren und mich wegen vermeintlich gelöschter Examensnoten angeschrien – die natürlich nicht gelöscht, sondern wegen eines ständig streikenden Computerprogramms, das ein griesgrämiger Informatiker murrend wieder in Gang setzte, kurzzeitig nicht abrufbar waren.

Auf einmal hatte ich das alles satt: Paris, diese Gereiztheit, die erdrückende Mailflut, die überkritischen Kommentare derjenigen, die wissenschaftliche Aufsätze Korrektur lasen, die Dossiers, die erstellt werden mussten. Der neoliberale Wahn breitete sich auch im Hochschulwesen aus wie ein Geschwür und machte aus dem beruflichen Alltag ein Hindernisrennen, das man immer schneller bewältigen musste, bevor neue, zunehmend höhere, schwerere Hürden errichtet wurden. Von Zeit zu Zeit fiel einer von uns an dieser Front: Burn-out, Depression, Krebs. Das war Mélanie, der Leiterin meines Fachbereichs, widerfahren, die ihre Krankheit wie durch ein Wunder besiegt hatte.

Auch ich hatte mein Päckchen zu tragen gehabt: Pflichtvorlesungen, die niemanden interessierten, vier Buchpublikationen und hundertfünfzig Aufsätze, wobei ich mir lieber nicht ausmalte, wie viele oder wie wenige diese gelesen hatten. Vor allem musste ich dermaßen viel Verwaltungsarbeit erledigen, dass mein einziges Herzensprojekt, eine Monografie zu Seehandel und Piraterie auf dem Mittelmeer im ersten Jahrhundert vor Christus, brachlag. Über eine Dauer von vier Jahren hatte ich insgesamt zwei Kapitel fertiggestellt, ein derart lachhaftes Tempo, dass ich fast schon aufgeben wollte.

Im Grunde steckte seit meiner Scheidung und der Übersiedlung meines Sohnes nach Deutschland mein ganzes Leben in einer Sackgasse, genau wie mein Buchprojekt.

Als infolge der Nachlassabwicklung die ersten Gelder flossen, stellte ich zu meiner Verblüffung fest, dass ich meinen Lebensunterhalt fortan ohne Arbeit würde bestreiten können. Eine Vorstellung, die mich früher empört hätte: Ich wollte nie Privatier sein. Mein Studium hatte ich durch Jobben finanziert, und für die Wohnung hatten meine Frau und ich wie alle Welt einen Kredit bei der Bank aufgenommen.

Binnen weniger Jahre geriet jedoch alles, woran ich mich bisher orientiert hatte, ins Wanken.

Mein Bruder, meine Mutter und mein Vater ruhten inzwischen unter derselben Grabplatte in Rocabey. Meine Frau turtelte irgendwo in der Nähe der Rue du Bac mit ihrem spanischen Geschäftspartner herum. Und mein Sohn hatte sich dafür entschieden, seinen Lebensmittelpunkt tausend Kilometer von mir entfernt zu verlagern.

Als ich an diesem Frühjahrsabend von der Uni heimkehrte, immer noch angeschlagen vom Streit mit der Kollegin, blickte ich mich in meiner Wohnung um. Seit Marie-Laurence weg war, war sie ohne die Möbel und Bilder, die meine Frau ausgesucht hatte, zu einer einzigen Wüste aus Arbeitsunterlagen geworden. Ich hätte umziehen können, ja umziehen sollen. Diesen einst so geliebten Ort hasste ich nun, verfluchte ihn sogar, seit jenem Abend, an dem ich etwas mit ansehen musste, das ich nicht vergessen konnte, egal, wie sehr ich mich bemühte, die Bilder aus meinem Gedächtnis zu streichen. Aber ich hielt trotzig an der Wohnung fest, um ihren Verkauf aufzuhalten und den Scheidungsprozess zu verzögern.

Nach diesem Tag fragte ich mich aber, ob dieser Trotz überhaupt noch einen Sinn ergab.

In einem Anfall von Hellsichtigkeit erschauderte ich vor dem Rest an Zukunft, der mir noch blieb: zwanzig oder dreißig Jahre in einem Gefängnis aus Papier, den Blick starr auf meinen Bildschirm gerichtet. Und vor allem die Leere, diese Leere, die seit dem Weggang meines Sohnes an mir nagte und Tag für Tag meinen Lebenswillen schwächte. Auch wenn ich es mir nicht so gern eingestehen wollte, war ich mir jetzt doch mehr oder weniger der drohenden Gefahr bewusst. Wenn ich nicht schleunigst wieder einen Sinn im Leben fand, würde ich mich eines Tages aufgeben, ohne es überhaupt zu merken.

Und da wurde ich von einer unwiderstehlichen Sehnsucht nach Meer, nach Wind, nach Weite gepackt.

Und auch von dem Wunsch, meinen Angehörigen näher zu sein. Selbst wenn es vielleicht zu spät war.

Drei Wochen später stellte ich meinen Antrag auf unbezahlten Urlaub und berief mich dabei auf «familiäre Gründe». Aufgrund des grassierenden Stellenabbaus lauerten junge, frisch promovierte Mitarbeiter auf meine Masterseminare. Mit Ausnahme von Mélanie, die mir geschrieben hatte, wie sehr ich ihr fehlen würde, ließen mich alle anderen ohne Weiteres ziehen, ein wenig erstaunt, das schon, aber ohne Bedauern.

Ich bin ohnehin nicht die Art von Person, deren Abwesenheit sich längerfristig bemerkbar macht.

Ich werfe einen Blick aus dem Fenster. Heute Morgen changiert das Meer zwischen Smaragdgrün und Perlgrau. Aus dem Wasser ragt die schwarze Masse der Felsen, deren scharfe Kanten sich selbst nach Jahrtausenden des Wellenansturms nicht abgeschliffen haben. In der Ferne erblicke ich die Umrisse von Cézembre, der ewigen Wächterin, deren Strand aus hellem Sand sich Richtung Süden erstreckt. Nach siebzig Jahren Fegefeuer ist diese Insel mit der düsteren Geschichte, die man so lange nicht betreten durfte, weil ihr Boden seit dem Krieg mit Minen verseucht gewesen war, wieder öffentlich zugänglich. Ich nahm mir vor, sie so bald wie möglich zu besichtigen.

7.

Seit vier Monaten bin ich schon hier. Der Herbst verging sanft und ruhig. In den ersten Wochen hatte ich Langeweile und Einsamkeit befürchtet, die sich aber nicht einstellten – bisher jedenfalls nicht.

Auf der Straße begegneten mir zufällig einige vertraute Gesichter. Kein Wunder: Unsere Familie ist in dieser Gegend bekannt. Es waren alte Freunde meines Vaters, die mich früher während der Ferien gesehen hatten, oder deren Kinder, ein paar Händler, die sich über meinen «Besuch» freuten. Ich verrate ihnen nicht unbedingt, dass ich mehr als einen kurzen Aufenthalt in den

Couërons plane. Im Supermarkt traf ich auch einen ehemaligen Internatskameraden, Xavier Draouen, dessen Familie in Rothéneuf wohnte. Er erkannte mich auf Anhieb. «Na so was, Yann de Kérambrun! Was machst du hier?» Xavier ist Soldat und befehligt bei der Gendarmerie Maritime in Saint-Malo einen Suchtrupp.

Eingedenk unserer früheren Streiche lud mich Draouen zum Abendessen ein. Er stellte mir seine Frau Géraldine vor, die beim Zoll arbeitet. Dabei stellte ich fest, dass die Zeit auch an ihm nicht spurlos vorbeigegangen war. Seine jüngste Tochter studiert Jura in Nantes, die Älteste tritt ihre erste Stelle als Lehrerin in Quimperlé an. Als er hörte, dass ich an der Sorbonne lehre, schien das meinen Freund nicht zu überraschen. «Yann hat von uns allen immer am meisten gepaukt», erklärte er Géraldine.

Umso mehr staunte ich über Xaviers Berufswahl. Ich hatte ihn als draufgängerischen Teenager in Erinnerung, als großen Schlaks, der gern seine Lehrer provozierte und sich in den alten Bunkern an der Pointe de la Varde mit Bier betrank. Als ich das rebellische Alter erreicht hatte, leistete ich ihm während der Sommerferien ab und zu dabei Gesellschaft. Seine wahre Leidenschaft war jedoch das Tauchen. Er hätte es ja gern als Leistungssport betrieben, wie er mir erzählte, hatte aber ein paar üble Bekanntschaften gemacht und auch «ein paar Dummheiten» begangen. Und so wurde er von seinem Vater, der selbst Gendarm war, ungefragt an der Tauchschule der Marine in Toulon angemeldet. Ganz unerwartet hatte Xavier an diesem Leben in strenger Disziplin Gefallen gefunden und sich von Bordeaux bis Polynesien seine Sporen verdient, bevor er ins Mutterland zurückkehrte und sich in seine Heimatstadt versetzen ließ.

Für mich, der hier in fast völliger Abgeschiedenheit lebt, war dieses Abendessen geradezu ein Ereignis. Natürlich leide ich gelegentlich unter meiner Einsamkeit, aber nicht so sehr wie in dieser verfluchten Wohnung in Paris. Und auch nicht auf die gleiche Weise. Die Scheidung, die Marie-Laurence und mich seit drei Jahren zerreißt, sorgt ohnehin dafür, dass ich dem Eheleben nicht allzu sehr nachtrauere.

In Saint-Malo gehe ich früh schlafen und stehe erst recht früh auf. Wenn ich die Augen aufmache, ist es draußen noch dunkel. Ich werfe den Heizkessel an, das röchelnde alte Biest, fülle eine Thermoskanne mit heißem Tee, schnappe mir in der Küche einen Apfel und trage dieses karge Frühstück in mein Schlafzimmer, wo ein riesiger Heizkörper aus Gusseisen steht. Bis er richtig warm wird, verkrieche ich mich unter der Bettdecke, um zu lesen. Inzwischen lese ich wieder wissenschaftliche Aufsätze und mache mir Notizen, denn ich bin fest entschlossen, endlich meine große Geschichte der Piraterie zu verfassen.

Die Uhrzeit wird mir vom Meeresrauschen angesagt, von seinem Basso continuo, der bei Flut lauter wird und bei Ebbe leiser. Wie allen, die hier leben, gibt der Gezeitenkalender mir den Tagesrhythmus vor.

Wenn es hell wird und nicht regnet, gehe ich spazieren, mit meiner digitalen Spiegelreflexkamera in der Tasche. Ich widerstehe selten der Versuchung, Fotos zu machen, obwohl diese Landschaft sich seit meiner Geburt kein bisschen verändert hat – jedenfalls meinem Eindruck nach. Wenn der Strand von Le Pont wasserfrei ist, stoße ich bis zur Pointe de la Varde vor. Auf dem Rückweg suche ich Zuflucht in der Bar des Hôtel des Thermes. Der Blick auf die endlose Weite des Sillons ist dort fast genauso schön wie der aus den Erkerfenstern meines Arbeitszimmers.

Ich habe immer ein Notizbuch und ein Buch dabei. Oft tue ich aber nichts, oder tue genauer gesagt nichts anderes, als den Horizont zu betrachten. Als Kind gehörte es zu meinen Lieblingsbeschäftigungen, mich im Schauspiel des Meeres und seiner Brandung zu verlieren, reglos und mit baumelnden Beinen auf der Festungsmauer oder dem Balkon im ersten Stock sitzend. Ständig wurde ich von meinem Vater getadelt («Was faulenzt du da schon wieder»), während meine Mutter mir in stummer Komplizenschaft mit einer Hand durchs Haar fuhr. Es gefiel ihr wohl, dass ihre Söhne, jeder auf seine Weise, in das Meer verliebt waren, das sie beide hatte aufwachsen sehen.

Heute Morgen erliege ich wieder der kindlichen Versuchung. Von meiner Anhöhe aus betrachte ich die steigende Flut und die fast völlig verwaiste Linie des Strandes. Sie wird nur von einer Frauengestalt gekreuzt, die am Ufer entlangläuft, sie trägt eine schwarze Laufhose und eine neonfarbene Regenjacke mit aufgezogener Kapuze. Ich sehe, wie ihre Schritte sich schnurgerade in den Sand einschreiben. Ein paar Meter weiter gehen drei leichtsinnige Männer, eingepackt in Neoprenanzüge, auf das Meer zu. Das Wasser ist sicher nicht wärmer als acht Grad.

Ich trinke einen Schluck Tee. Dieser Morgen ist wie jeder andere. Doch obwohl ich die letzten dreißig Jahre meines Lebens in Paris verbracht habe, werde ich auf einmal vom Gefühl überwältigt, wieder zu Hause zu sein.

8.

Mein Wunsch hierzubleiben, manifestierte sich zuerst dadurch, dass ich Handwerker bestellte. Während des Malouinischen Winters hatte dieser Gedanke langsam, aber hartnäckig Gestalt angenommen. Ich ließ die alte Badewanne gegen eine begehbare Dusche austauschen und den Heizkessel ersetzen, der so alt gewesen sein dürfte wie ich. Jetzt musste ich nur noch das Arbeitszimmer meines Vaters umräumen, in dem früher sein Vater gesessen hatte und davor schon sein Großvater. Dort wollte ich mich einrichten, um meine Geschichte der Piraterie zu schreiben. Zuvor würde ich mir Platz verschaffen müssen in diesem Raum, dessen Wände ringsum mit deckenhohen Regalen verstellt waren; vielleicht handelte es sich auch nur um eine Verzögerungstaktik, wie bei gewissen Studenten, die zu allem bereit waren, um sich ja nicht an die eigentliche Arbeit machen zu müssen.

In Wahrheit hält mich das Meer im Arbeitszimmer fest, viel eher als das Buch, das ich schreiben will. Es zieht mich an wie ein Magnet.

Wer immer diesen Raum entworfen hat, zeichnete sich durch eine beachtliche architektonische Kühnheit aus. Im zweiten Stockwerk der Villa gelegen, nimmt das Arbeitszimmer zwei Drittel der Vorderfront ein. Das Tageslicht fällt durch zwei Erkerfenster, die den endlosen Horizont rahmen. Von dort aus kann der Blick ungehindert über die Küste schweifen, von der Kirchturmspitze der Saint-Vincent-Kathedrale bis zur Pointe de la Varde.

Und direkt gegenüber: Cézembre.

Die schöne, geheimnisvolle Insel, auf die man dreiundsiebzig Jahre lang keinen Fuß hatte setzen dürfen.

Mit ihren zwei steinigen Erhebungen und dem hellen Flecken Strand ist sie das letzte Hindernis, das sich dem Wasser entgegenstellt; dahinter strömt das Meer ins Unermessliche. Schon als Kind war ich von diesem Felsen fasziniert und beobachtete ihn manchmal sogar mit dem Fernglas. Seine schroffen, geheimnisvollen Umrisse erinnern mich an die Romane von Jules Verne. Die Anziehungskraft, die dieser Ort bis heute auf mich ausübt, rührt zum Teil aus der ganz realen Gefahr, der er seine düstere Legende verdankt.

Wenn wir die Ferien bei meiner Großmutter Léone in den Couërons verbrachten, verschanzte sich mein Vater, sehr zum Leidwesen meiner Mutter, gern in diesem Arbeitszimmer. Immer hatte er «Dinge zu erledigen», selbst mitten im August. Guillaume und mir war es strengstens verboten, ihn zu stören oder den Raum auch nur in seiner Abwesenheit zu betreten. Ohnehin hatte mein

Vater die Gewohnheit, sich bei der Arbeit darin einzuschließen – die sicherste Methode, um sich kindliche Störenfriede vom Hals zu halten.

Als Guillaume und ich älter wurden, wurde das Verbot aufgehoben. Trotzdem wäre es mir nie in den Sinn gekommen, diese Tür zu öffnen, auch wenn mein Vater sich gerade in Rennes oder Paris aufhielt. Die wenigen Male, die ich es doch hatte tun müssen, war ich vor Beklemmung wie gelähmt gewesen. Selbst jetzt beschleicht mich jedes Mal, wenn ich die Schwelle überschreite, ein mulmiges Gefühl.

Noch immer liegt, vermengt mit dem Geruch des Meeres, ein Hauch von Leder, Tabak und altem Papier in der Luft. Als hätte sich hier seit hundert Jahren nichts vom Fleck bewegt. Rechter Hand wird die Wand komplett von einem Regal mit Hunderten von gebundenen Büchern eingenommen. Im Salon im ersten Stock und im Hinterzimmer, wo meine Großmutter ihre Nähmaschine aufgestellt hatte, sind die Wände mit noch mehr Büchern tapeziert. Rousseau, Proudhon, Taine ... Die Seiten alle aufgeschnitten, manche Bände sogar mit Bleistiftnotizen versehen. Ich wusste gar nicht, dass es in dieser Familie einen solchen Hang zur Philosophie gab.

Die linke und die hintere Wand sind hingegen mit Aktenordnern und Registern bedeckt, mit Karteikästen, deren Etiketten fein säuberlich beschriftet sind. In schier endlosen Reihen ziehen sie sich vom Boden bis zur Decke. Wahllos griff ich welche heraus: Rechnungen der «Malouinischen Schiffsantriebsgesellschaft», Geschäftskorrespondenz, Inventarlisten, Zuliefererverzeichnisse, Auftragsbücher ... Manche Dokumente stammten aus den 1920er-Jahren. Beeindruckend, mit welcher Sorgfalt man sie abgelegt hatte, manche waren sogar in Schaf- oder Hartleder gebunden, eine unverzichtbare Maßnahme, wenn man Papier vor der salzigen Luft und ihrer bedrohlich hohen Feuchtigkeit schützen will.

Bisher hatte ich mir nie die Frage gestellt, was wohl in diesen Kästen steckte, wobei ich es leise ahnte. Hier ruhte also die komplette Geschäftsführungschronik der Firma Kérambrun & Sohn. Mein Vater hatte sie an ihrem angestammten Platz aufbewahrt, im Haus der Familie, das dieses Unternehmen aufgebaut hatte.

Neben dem großen Arbeitszimmer befand sich ein langer schmaler Raum, nur durch ein Ochsenauge erhellt, der diesen Teil des Gebäudes mit dem Türmchen am rechten Flügel verband. Ich konnte mich nicht an die ursprüngliche Bestimmung dieses Raumes erinnern, damals, als Léone das Haus bewohnte. Hatte er schon immer diese mit staubigen Akten und Papieren vollgestellten Regale beherbergt?

Nachdem ich ein paar Mal niesen musste, öffnete ich das Ochsenauge in der vergeblichen Hoffnung, den säuerlichen Muff des alten Papiers zu vertreiben. Möwengeschrei erfüllte den Raum. Diese Kubikmeter an Dokumenten hatten auf mich eine bedrückende Wirkung. Was sollte ich damit anstellen? Einen Moment lang malte ich mir aus, wie ich den alten Kram ausmisten, wie ich sämtliche Kästen und Kisten ungeöffnet in den Kofferraum des R4 packen und auf den Müllplatz abladen würde. Auch wenn ich durchaus eine Vorliebe für Archive hege, möchte ich die Last der Geschichte meiner illustren Vorfahren manchmal gerne abwerfen.

Dahinter steckte sicher auch ein Rest von Groll gegen meinen Vater. Gegen ihn und gegen diese verfluchte Firma, die sein eigenes Dasein aufgezehrt und die Hälfte von Guillaumes kurzem Leben verschlungen hatte.

Aber ich wurde umgehend von meinen Skrupeln als Historiker eingeholt. Wie konnte ich mir anmaßen, die Zeugnisse der Arbeit von drei Generationen zu vernichten, einer Arbeit, die ich selbst nicht vermocht hatte fortzusetzen? Im Gegenteil, das Vernünftigste wäre, diesen Wust an Dokumenten zunächst vorzusortieren und mich mit meiner Cousine Cécile zu beraten. Schließlich ist Kérambrun & Sohn eine der ältesten Firmen der Gegend, eine wahre Institution. Wenn Cécile mit diesen alten Papieren nichts anfangen könnte, ließe sich immer noch im Regionalarchiv ein Abnehmer dafür finden ... Und wer weiß, ob ich beim Sichten nicht auf das eine oder andere Dokument stoße, das für Paul von Interesse ist?

Im Gegensatz zu mir hat mein Sohn keinen Grund, seinem Großvater böse zu sein. Und der Inhalt dieser Kisten aus Ölkarton ist auch sein Erbe. Vielleicht wird er eines Tages wissen wollen, welcher Verflechtung von Schicksalssträngen er entstammt. Vielleicht wird er den Wunsch verspüren, genau das zu tun, was ich stets abgelehnt habe: die Geschichte seiner Familie zu erkunden.

9.

Seit dem späten Nachmittag bereitet das Meer seinen Ansturm vor. Stundenlang hat es sich gesammelt und konzentriert. Hat seine stahlgrauen Fluten zusammengeschart, die nun leicht schäumend heranrollen. Hat sich die Unterstützung des Winds gesichert, seines alten Gefährten, des starken Westwinds, der vom offenen Meer kommt und am hinteren Teil des Himmels bereits seine Bataillone formiert. Der Gezeitenkoeffizient soll dreistellig werden, und die Anwohner der Festungsmauer behalten das ablaufende Wasser im Auge, seinen langsamen, heimtückischen, geradezu widerwilligen Rückzug; sie wissen, was dem Strand noch blüht. Am frühen Morgen kamen Bauarbeiter vorbei und legten an Ketten befestigte Sandsäcke aus, um die Straßen abzudichten, die zu beiden Seiten der Brasserie du Sillon auf der Festungsmauer zulaufen. Die Fensterläden sind an sämtlichen

Fassaden geschlossen und die Schaufenster des Restaurants mit Holzpaneelen verhängt.

Unmittelbar nach dem Stillstand setzt sich die flüssige Masse wieder in Gang, die sich hinter den Felsen zurückgezogen hat. Unerbittlich, voller Ungeduld rollt sie vor, als dürfe sie keine Sekunde verlieren, mit gischtgesäumten Wellenkämmen, vorgestreckt wie die Kiefer eines hungrigen Wiesels, um besser nach dem Sand zu schnappen, den sie ohne Reue verschlingt. Nach und nach verschwindet der Sand unter dem Wasser, das wie im Zeitraffer von Schwarz zu Grau wechselt und schließlich zu Schaum wird. Die Sperre der Festungsmauer, sein dunkler, glänzender Stein scheint die Flut kurz abzulenken, aber das Meer überdenkt seine Taktik, stellt sich senkrecht auf und versetzt ihm dumpfe Schläge. Mit jeder peitschenden Welle schwappt Wasser auf die andere Seite der Mauer, beladen mit Sand, Algen und winzigen Abfällen. Es verteilt sich über den Bürgersteig, der bald in Pfützen ertrinkt. Der Sillon wurde verschlungen, aus den Wellenbrechern ragen nur noch die knorrigen, nachgedunkelten, verdrehten Deckel der Eichenfässer, als würden sie gleich versinken.

Jetzt bietet das Panorama alles: Auf dem offenen Meer bringt der Seegang die Wellengänge kräuselnd zum Tanzen, wie sich einrollende weiche Butter unter dem Messer. Und inmitten dieser aus Luft und Schaum geklöppelten Spitze gräbt die unsichtbare Hand eines Riesen tiefe Täler und schiebt die Wassermengen mit wachsender Wucht vor. Die Wellen brechen mit Donnergetöse und besprühen die Fassaden entlang der Festungsmauer mit Salz und Gischt.

Zwei Touristen, die unbedingt ein Selfie machen wollten, um es gleich in ihren sozialen Netzwerken zu teilen, pressen sich nun panisch in einen steinernen Hauseingang. Die Welle, die über die Festungsmauer in die Gasse schwappte, hat sie bis zur Körpermitte durchnässt. In der Falle gefangen, blicken sie voller Schrecken auf das Spektakel, das sie soeben noch freudig bestaunt hatten. Ihnen steht die archaische Angst ins Gesicht geschrieben, die die Menschen seit Jahrhunderten aufzulösen droht, angesichts des Meerungeheuers, das sie jeden Moment verschlingen wird. Zwischen zwei Wellen öffnet ihnen ein mitfühlender Hotelbetreiber seine Tür und schließt sie umgehend wieder. Die beiden Leichtsinnigen hasten hinein, als wäre ihnen der Teufel auf den Fersen.

Die anderen, klügeren verfolgen das Schauspiel lieber vom geschützten Balkon oder vom Fenster ihres Hotelzimmers aus. Auch sie lassen mit klopfendem Herzen dieses Ballett von Wasser und Schaum auf sich wirken, den muskulösen Rücken des flüssigen Drachens in seinem urzeitlichen Aufruhr, als wolle das Meer immer noch jenen eine Lehre erteilen, die es tollkühn aufzuhalten versuchen. Zu dicht am Ufer, ihr kleinen Menschen, die ihr mir die Küste geraubt habt; eines Tages werde ich sie mir ganz sicher zurückholen.

Die erfahrensten Beobachter, die Alten, die Witwen, die Fischer und die Trawlereigner denken an die Besatzungen, die auf hoher See feststecken und deren Schiffe gerade der entfesselten Kraft des Windes ausgesetzt sind; an die *Abeille-Bourbon*, die ausfährt, wenn alle anderen einfahren, und sich durch tiefe Wasserschlünde und turmhoch brodelnde Wellen nach Ouessant wagt; an die Seeleute, die an einer Leine befestigt versuchen, in der Krängung das Gleichgewicht zu halten, den gewaltigen Tälern und Kämmen zum Trotz, die sie jederzeit über Bord zu schleudern drohen. Wer bei einem solchen Seegang ins Wasser fällt, hat praktisch sein nasses Grab gefunden.

10.

Die Archive der Couërons in Angriff zu nehmen, erwies sich als Mammutaufgabe. Zunächst öffnete ich die Kisten auf gut Glück, aber mir wurde schnell klar, dass ich in diesem Ozean ertrinken würde, wenn ich kein Inventar des Akteninhalts erstellte. Das Vorhaben würde Monate in Anspruch nehmen und meine große Geschichte der Piraterie im Mittelmeerraum darunter leiden. Aber ich lebte seit einem Vierteljahrhundert ständig unter dem Druck von Abgabeterminen, Schuldgefühlen und Seminarvorbereitungen. So langsam reichte es mir.

Ich liebe die Tätigkeit des Sichtens und Sortierens. Die Monotonie dieser langsamen, methodischen Arbeit beruhigt mich. Weder Musik noch Telefon, nur Stille, die alten Unterlagen und das Geräusch der Brandung. Während ich die Seiten auf meinem Tablet erfasse, fängt die silbrige Wasseroberfläche das Winterlicht ein. Milchig ergießt es sich über das Meer, das mal lindgrün, mal hellgrau schimmert. Ich erkunde den Inhalt der Kartons, die nummerierten Register, entziffere die Überlieferung einer altehrwürdigen Reederei im Rhythmus der Gezeiten, deren Brausen durch die Doppelverglasung dringt und den Tagesablauf begleitet.

Hier komme ich allmählich zur Ruhe, auch wenn mich ab und zu Nostalgie befällt. Ich bin nicht mehr so besessen, kann endlich aufatmen. Zum ersten Mal seit Jahren erscheint mir mein Alltag nicht mehr bitter.

Beim Durchstöbern des Archivs meiner Vorfahren bewundere ich, wie gut sie organisiert waren. Die Dokumente sind chronologisch abgelegt und mit Jahres-, manchmal sogar mit Halbjahreszahlen versehen; die Beschriftung, elegant und altmodisch mit Füllfeder, lässt sich hervorragend lesen. Unter diesen Umständen dürfte es kinderleicht sein, den Überblick zu behalten.

Die ältesten Dokumente sind notarielle Urkunden. Sie wurden von einem gewissen Maître Bidault unterzeichnet und stammen aus der Anfangszeit des Unternehmens, das zunächst tatsächlich «Malouinische Schiffsantriebsgesellschaft» hieß. Octave hatte die Firma 1903 allein gegründet. Damals war er erst dreiundzwanzig Jahre alt. Zwei Jahre später lief seine kleine Firma bereits sehr gut, den Inventarlisten nach zu schließen. 1905 hatte er einen Partner aufgenommen, den Rechtsanwalt Ambroise de Sainte-Croix. Dieser brachte genug ein, um vier weitere Schiffe zu bauen. Zusammen mit den dreien, die Octave dank der Erlöse aus seinen Patenten erworben hatte, reichte das als Basis für eine Flotte.

Mein Vorfahr und Sainte-Croix hatten Pendelschiffe (damals *Vedettes* genannt) eingeführt, die zwischen Saint-Malo und den Kanalinseln verkehrten. Sie fuhren zweimal wöchentlich «bei Wind und Wetter» dorthin. Und genau diese Unerschrockenheit machte den Erfolg des Unternehmens aus. Zwar kann man den Ärmelkanal nicht mit der Iroise-See vergleichen («Ouessant raubt einem den allerletzten Atem»), aber er hat es durchaus in sich; damals war es sicher kein Spaß, regelmäßige Verbindungen aufrechtzuerhalten.

Ich überlegte, ob ich schon mal von diesem Partner gehört hatte. Aber mir fielen nur Bruchstücke ohne Zusammenhang ein. Ich erinnerte mich vage, dass die Vogtei Jersey in der Firmengeschichte eine Rolle gespielt hatte, wusste aber nicht mehr, welche. Mein Vater und ich redeten nie über die Firma, die zum Tabuthema geworden war, seit ich dem Familienunternehmen den Rücken gekehrt hatte. Die goldene Legende der Kérambruns hatte er nur mit Guillaume geteilt, und nun ruhten beide Seite an Seite unter der Erde.

Im weiteren Verlauf meiner Lektüre wurde deutlich, wie schnell das Unternehmen gewachsen war. Zwei Jahre, nachdem

Sainte-Croix eingestiegen war, hatte sich die Flotte fast verdoppelt und bestand aus acht Dampfschiffen und fünf Segelschiffen mit Hilfsmotor. Alle dreizehn hatte Octave bauen lassen. Die Firma benannte sich um und hieß nun «Malouinische Schifffahrtsgesellschaft». Damals wurden ihre Schiffe, wahrscheinlich der Farbe wegen, einfach *Vedettes bleues* genannt.

Ein Ordner mit der Aufschrift «Werbung» enthielt unter Bündeln von zusammengeklammerten Rechnungen etliche Fotoabzüge. Entwürfe für Reklametafeln im Jugendstil, einige mit Gouache, andere mit Bleistift ausgeführt, trugen die Signatur des Malers Alfons Mucha. Dass Octave einen so angesehenen (und kostspieligen) Künstler beauftragte, zeigt, mit welcher Zuversicht er sein Unternehmen aufbaute.

Auf einer dieser Reklamen, die in Azur- und Marineblau gehalten ist, sind lässig an der Reling lehnende Ausflügler zu sehen, die eine spiegelglatte See zu befahren scheinen – ein geradezu utopischer Anblick, wenn man die realen Wetterbedingungen im Ärmelkanal kennt. Doch mit Honig fängt man Fliegen. Und den ersten Hinweisen nach, die ich bisher entdeckt hatte, verfügten mein Urgroßvater und sein Partner offensichtlich über einen besonders ausgeprägten Geschäftssinn.

11.

Die Anrufe meines Sohns sind so rar – um nicht zu sagen rationiert –, dass ich froh war, seine Stimme zu hören. Paul wollte einfach ein bisschen plaudern und mir von seinen Abenteuern im Ozeaneum erzählen, wo er gerade arbeitet.

Ich nehme ihm die Vernachlässigung nicht übel. Es wäre mir aber lieber gewesen, wenn er seinen Sprachaufenthalt in Berlin nicht genutzt hätte, um diesen Sommer im Aquarium von Stralsund, am nördlichsten Rand Deutschlands, anzuheuern. Und dann kehrte er im September nicht nach Frankreich zurück. Problematisch war vor allem, dass er damit sein zweites Studienjahr an der Tierärztlichen Hochschule in den Wind schoss.

Ich hätte mir ja denken können, dass er etwas im Schilde führt. Wie viele junge Menschen heutzutage ist er über den Zustand der Welt empört und verbittert angesichts der Eigensucht früherer Generationen. Und das wohl zu Recht. Er hatte mir häufiger von seinem Wunsch erzählt, sich einer Organisation anzuschließen, die für die Säuberung der Meere kämpft. Ich hielt das zunächst für eine Flause, bis ich schließlich begriff, dass es ihm überaus ernst war.

Im Display wirkt er entspannt. Das war mir schon aufgefallen, als er mich über Weihnachten besucht hatte. Auch körperlich hat er sich verändert: mehr Muskeln, mehr Kanten. Er joggt dreimal die Woche und möchte jetzt seinen Bootsführerschein machen. Heute Abend freut er sich, weil ihm gerade die Reinigung des Seelöwenbeckens zugeteilt wurde und er zu diesen Tieren einen «besonderen Draht» hat.

Kurzum: Mein Sohn, der sein naturwissenschaftliches Abitur mit Auszeichnung bestanden hat und Jahrgangsbester an der Tierärztlichen Hochschule ist, kann es gar nicht erwarten, ein Schwimmbecken zu schrubben, in dem sich Meeressäugetiere tummeln. Halb bin ich niedergeschmettert, halb bewundere ich ihn. Denn Paul tut mit seinen zweiundzwanzig Jahren das, was ich mich bei meinem Vater nie wirklich getraut habe: Er schüttelt das Joch ab.

Stimmt schon, in seinem Alter bin ich nach Paris gezogen. Aber ich habe mich nur äußerst mühsam und mit schweren Schuldgefühlen meiner Bestimmung entzogen, während Charles seine Vision einer Nachfolge umso stärker auf meinen Bruder übertrug. Ich ließ Guillaume die Bürde ganz allein tragen. Fünfzehn Jahre später bezahlte er dafür mit seinem Leben. Wer fährt schon in der Morgendämmerung auf dem flachen Land Motorrad, mit siebenunddreißig, wenn er zum zweiten Mal Vater wird? Seine Frau Servane machte ihm das zum Vorwurf, und ich fragte mich, wovor er eigentlich floh, auf diesen Fahrten bei Sonnenaufgang, wenn das Licht noch diffus ist und die leeren Straßen zum Rasen verführen.

Ich komme nicht umhin zu denken, dass der ständige Druck, den mein Vater auf ihn ausübte, diesen Unfall förmlich herbeigeführt hat.

Und weil mich dieser Gedanke seit Jahren umtreibt, möchte ich Paul keine Strafpredigt halten. Ich möchte ihn nicht bedrängen. Sein Leben nicht mit Vorstellungen ruinieren, die nicht die seinen sind.

Trotzdem hege ich die heimliche Hoffnung, dass er es sich noch anders überlegt und nach Frankreich zurückkehrt. Für ihn, der das Meer so sehr liebt, wäre die Bretagne nach Abschluss seines Studiums nicht der schlechteste Ort.

12.

Beim Verschieben einer Reihe von Aktenordnern im obersten Regalbrett entdeckte ich sie: die Serie von Notizbüchern mit schwarzem Ledereinband. Ein paar Dutzend, ganz hinten im Regal waagerecht gestapelt. Alle im gleichen Format, zwanzig Zentimeter lang und drei Zentimeter dick. Im Einband aus getriebenem Leder war ein Motiv eingearbeitet, eine Art Erhebung mit zwei Kuppen, von einem Kreis umschlossen. Ich schlug eines der Bücher auf. Jede Seite war mit zwei Spalten versehen, links ein Datum, rechts ein Eintrag.

Ich überflog ein paar Zeilen: «12. Januar: Konstruktionsbeginn eines 200-PS-Motors für die *Belle-Hermine*.» – «13. Januar: Sechs

Ballen Werg von Lecureur: 60 Francs.» – «14. Januar: Abendessen im *Bec du Corsaire* mit Tézé-Villan; Koeffizient 104, Pendelschiff Chausey stark verspätet.»

Die Schrift, die ich bereits aus anderen Dokumenten kannte, war klein, eckig und resolut. Wessen Schrift? Die meines Ahnen oder die seines Partners?

Was ich da in Händen hielt, war ein altmodisches Handlungsbuch, *liber rationis*. Zwar waren mir während des Studiums einige antike Exemplare begegnet, aber ich wusste nicht, dass es auch so moderne gab. In Kaufmannsfamilien herrschte die bis ins späte Mittelalter zurückreichende Tradition, dass der Pater familias täglich Buch über alles führte, was verkauft, gekauft, in seinem Haushalt ausgegeben und verbraucht wurde. Großbauern und Fischer trugen in solchen Büchern die Ernte oder den Fang ein, Wetter oder Unwetter, gelegentlich fand sich unter den Zeilen auch die Meldung einer Geburt, einer Taufe oder eines Todesfalls.

Durch die geschäftlichen Notate und die trockene Akribie des Geldflusses schimmerten in diesen Kontenbüchern, die so präzise geführt wurden, als wären sie das Rückgrat des Haushalts, jedoch auch privatere Angaben: was der Hausherr gern aß, wie oft er reiste oder zum Schneider ging, die Kosten einer Hochzeit, die Ausgaben für einen Chirurgen oder Apotheker, je nach Schwere der Erkrankung. Die persönlichen Bemerkungen oder Gedanken religiöser Natur, die sie hier und da enthielten, machten sie zu Vorläufern des Tagebuchs.

Jeder Band, den ich dem Regal entnommen hatte, trug auf der Titelseite die entsprechende Jahreszahl; für manche Jahre hatte es mehrerer Bände bedurft. Die Länge der Einträge betrug ein paar Zeilen oder einen Absatz, selten eine ganze Seite, zumindest am Anfang. Der erste Band war von 1903, der letzte von 1941.

Die Ironie des Schicksals, das mir ausgerechnet an dem Ort, an dem ich etwas Abstand von der Geschichtsschreibung gewinnen wollte, ein unerforschtes Archiv bescherte, war mir nicht entgangen. Aber man erhält nicht jeden Tag Gelegenheit, in das Leben eines anderen einzutauchen, selbst dann nicht, wenn es sich aller Wahrscheinlichkeit nach um einen Vorfahren handelt.

Sollte die unzugänglichste Stelle im ganzen Bücherregal als Versteck dienen? Enthielten diese Notizbücher ein Geheimnis, das niemals enthüllt werden durfte? Soweit ich mich erinnerte, hatte mein Vater die Bücher kein einziges Mal erwähnt. Und falls er doch jemandem davon erzählt hatte, dann meinem Bruder, meiner Cousine oder ihrem Vater – meinem Onkel Étienne.

Vor diesen Regalen, die bis zum letzten Kubikzentimeter mit Akten und Registern vollgestellt sind, einige davon äußerst heikel gestapelt, fragte ich mich, ob meine Spekulationen nicht zu wild waren. Nachdem die Handlungsbücher zu Lebzeiten des Verfassers ihren Zweck erfüllt hatten, waren sie einfach stapelweise weggeräumt und vergessen worden, wie so viele menschliche Dinge, die man einst für unendlich wichtig hielt und die mit ihrem Besitzer verschwanden, sobald dieser das Zeitliche segnete.

13.

Seit achtundvierzig Stunden fegt ein scharfer Wind über die Küste. Ein heimtückischer Feind, der einem den Atem nimmt und Sand in den Mund schleudert. Die Außentemperatur ist auf minus sechs Grad gefallen, das ist selten in diesen Breiten, als wollte der Winter einen letzten Großangriff wagen. Oder sollte man in Zeiten der Erderwärmung lieber von einem letzten Ehrengefecht sprechen?

Nach meinem gescheiterten Versuch, wieder einzuschlafen, betrachtete ich den Sonnenaufgang vom Arbeitszimmer aus. Das silbrige Winterlicht ließ die Wellenkämme funkeln, sobald es in

Erscheinung trat. Am Strand, der noch halb im Dunkel lag, wirkte der Sand heller als sonst. Hatte es in der Nacht etwa geschneit? Das kommt hier so gut wie nie vor, als Kind hatte ich es ein- oder zweimal an Weihnachten erlebt. Ich weiß noch, wie Guillaume und ich eine Schneeballschlacht auf dem Sillon veranstalteten, vor den Augen der Einwohner von Saint-Malo, die von der weißen Pracht geblendet waren.

Jetzt hatte es allerdings nicht geschneit. Das Wasser war nicht vom Himmel gefallen. Aber die Temperatur war so stark gesunken, dass der Sand, der sich mit dem ablaufenden Wasser vollgesogen hatte, am Ufer gefroren war. Diese weiße Fata Morgana hatte das Meer selbst geschaffen, diesen Reif, der den Sillon mit Glitzer umhüllte, als hätte die Hand eines Riesen den vier Kilometer langen Küstenstreifen mit Puderzucker bestreut.

Als es Tag wurde, nahm das Licht die Farbe blassen Honigs an und brachte hinter dem Horizont einen Streifen aus kristallklarem Lapislazuli zum Vorschein. Die allmähliche Verwandlung von Dunkelheit in Helligkeit war betörend. Ich musste einfach nach meinem Dufflecoat greifen und mir die Kamera schnappen. Im Freien war ich binnen Sekunden durchgefroren. Sobald ich meine Handschuhe auszog, wurden meine Finger klamm, und mir rannen wegen der Kälte Tränen über die Wangen. Aber das spielte keine Rolle. Wann hatte ich mich zuletzt so lebendig gefühlt, so sehr von Schönheit überwältigt, so sehr am richtigen Platz?

Kein Vermögen der Welt hätte diese Pracht entfalten können, diesen wundersamen Anblick, der einem einfach geschenkt wird.

Als ich wieder zu Hause war, vertiefte ich mich den ganzen Vormittag in die Register. Einzig das Klingeln des Haustelefons, ein altmodischer Glockenton, den ich nicht gleich einordnen konnte, riss mich aus meiner Lektüre. Ein Anruf meiner Cousine Cécile, die vergeblich versucht hatte, mich auf meinem ausgeschalteten

Handy zu erreichen. Sie wirkte ungewöhnlich angespannt, und ich hörte ihr aufmerksam zu, während sie mir ihr Anliegen erläuterte. Demnach würde ich mein Winterquartier in den Couërons für ein paar Tage verlassen müssen.

14.

Allein steht er vor dem Horizont, und der Horizont antwortet ihm mit seiner Unermesslichkeit. Die von Frédéric Grivolat erbaute Auslucht und die Erkerfenster mit dem Panoramablick lassen ihn an manchen Tagen glauben, er herrsche über den ganzen Sillon. An anderen Tagen gerät seine Herrscherkrone ins Wanken, und die Einsamkeit legt sich wie ein eisiger Mantel um seine Schultern.

Abgesehen vom Hausdiener Alfred schlafen die anderen alle. Auch Julia schläft in den Batistlaken ihres schmalen Bettes, das auf ihre Anweisung hin jeden Tag frisch bezogen wird. Noch nie hat sie eine ganze Nacht im Zimmer von Octave verbracht, obwohl sein Bett so groß ist, dass drei Personen hineinpassen würden, ohne aneinanderzustoßen. Nie, auch dann nicht, wenn sie, wie am Vorabend, bereit ist, sich ihrem Mann hinzugeben.

Allein der Gedanke daran lässt Octave vor Wonne erschauern. Er ist verrückt nach der Schönheit seiner Frau, nach ihrer zarten Haut. Er könnte ihren Leib stundenlang streicheln und für immer in ihm versinken. Manchmal fragt er sich, warum ausgerechnet ihm das Recht vergönnt ist, seine meeresgegerbte Hand auf dieses sahnige Dekolleté zu legen, das Recht, sich bis zu ihrem Unterleib vorzuwagen und zu spüren, wie das glühende, nach Flieder und einem Hauch stechenden Schweiß duftende Fleisch unter ihm nachgibt, wenn er sie besitzt.

Diese Augenblicke, die er niemals vor Dritten erwähnen würde, sind für ihn besonders kostbar. Wochen-, manchmal monatelang lauert er auf eine solche Gelegenheit, zwischen den Aufenthalten in Berck, den

Kleinen, deren Gesundheit tagtäglich Anlass zur Sorge gibt, Julias Unpässlichkeiten und Anfällen von Schwermut. Vor allem diese halten seine Frau von der Außenwelt und seinen Armen fern, wirkungsvoller als jede Stahlwand.

Bei Julia ging er besonders sacht vor. Ihn widern Männer an, die Frauen als reine Gefäße ihrer Lust behandeln; und Männer, die wie Sainte-Croix ohne jede Rücksicht auf ihre eheliche Bindung reihenweise Frauen erobern, empören ihn.

Nach seiner Hochzeit erduldete Octave wochenlang einsame Nächte, bevor er sich an zaghafte Liebkosungen wagte. Bei aller Frustration war er sich bewusst, dass die Heftigkeit männlichen Begehrens für eine blutjunge Frau verheerend sein könnte. Es wäre ein Verbrechen gewesen, dieses bezaubernd empfindsame Wesen, das bisher nur den Familienkokon in Saint-Briac, Träumereien und poetische Lektüren erlebt hatte, durch allzu große Aufdringlichkeit zu beschädigen. Und da sie eingewilligt hatte, seine Frau zu werden, blieb ihm doch ein Leben lang Zeit, ihr Zutrauen zu gewinnen.

Als die Zeit endlich reif war, in jener Nacht, in der Julia seine inständige Bitte mit einem fast unhörbar gehauchten «Ja» beantwortete und sich ihm voll und ganz öffnete, bemühte er sich sehr, ihr nicht wehzutun. Danach streichelte er lange diesen Bauch, den er gerade völlig berauscht erkundet hatte, flüsterte dankbare, kosende Worte, umfing ihren zarten Nacken und küsste unaufhörlich ihren Erdbeermund.

Er wusste noch, wie tief und rau sie geatmet hatte. Beim Anblick ihres aufgelösten Madonnengesichts hätte er nicht zu sagen vermocht, ob sie in jener Nacht Lust oder Schmerz oder beides empfunden hatte. Später hatte sie mit heiserer Stimme um Erlaubnis gebeten, in ihr Zimmer zurückzugehen. Octave trug sie dorthin, ebenso stolz wie an dem Tag, als er sie das erste Mal über die Schwelle ihres Heims geführt hatte.

Seitdem wahrt Julia ihr Geheimnis. Sie gibt sich ihm hin, wenn er den Wunsch danach äußert, was er selten tut, aus Angst, bei ihr Ekel zu erregen. Einmal nur, ein einziges Mal, als sie nach Suzannes Tod aus Berck heimkehrte, hat er sie genötigt und es dann lange Zeit bereut. In seinen Armen ist Julia weich, nachgiebig, willig. Fast zu sehr, findet Octave. Während er immer wieder ihren Namen rufen will, gibt sie keinen Laut von sich.

Manchmal, wenn er vor Sorge und Sehnsucht außer sich ist, fleht er sie an, etwas zu sagen. Er möchte, dass sie ihn umschlingt, ihn kratzt, beißt oder zurückweist, dass sie ihren Jubel oder Ekel herausschreit – er möchte endlich wissen, was sie denkt.

Aber sie blickt ihn lediglich mit ihren schimmernden Augen an, diesen klaren und doch unergründlichen Seen, in denen er alles und zugleich nichts erkennt. Ihr Blick ist so weit wie das Meer und von solch stummer Intensität, dass ihm angst und bange wird.

15.

Cécile wollte mich unbedingt so bald wie möglich treffen, um die nächste Vorstandssitzung vorzubereiten.

«Können wir das nicht machen, wenn du das nächste Mal nach Rennes kommst?»

«Nein, ich möchte lieber früher mit dir reden. Von Angesicht zu Angesicht.»

Auf diesen Ausflug nach Paris hätte ich gern verzichtet. Doch wegen meiner Anteile, die mein Vater so strategisch bemessen hatte, konnte ich die Geschicke der Firma nicht komplett außer Acht lassen. Im Grunde hatte Charles posthum seine Wette gewonnen, indem er über seinen Tod hinaus mein Leben bestimmte.

Obwohl die Wohnung während meiner Abwesenheit monatlich gereinigt und gelüftet wurde, roch sie muffig. Als ich sie betrat, hatte ich das verstörende Gefühl, in das Heim eines Fremden einzudringen. Dieser Moment der Verwirrung währte nur kurz, aber lange genug, um mir den beträchtlichen Abstand zu meinem alten Leben aufzuzeigen. Die Doppelverglasung dämpfte den Straßenlärm, und ich horchte in dieser gespenstischen Stille weiterhin auf das Rauschen der Brandung. Aber da war nur ein einsamer Mann, in einer Festung aus Papier eingeschlossen, um die tristen Fünfziger zu vergessen, die ihm demnächst drohten.

Meine Cousine hatte ein Restaurant in der Nähe unserer Pariser Niederlassung ausgesucht, und dort erschien sie mir eine Spur gealtert. Vermutlich dachte sie über mich das Gleiche. Wenn man sich in unserer Lebensphase ein paar Monate nicht gesehen hat, treten die Veränderungen deutlicher hervor. Unsere Umarmung fiel etwas linkisch aus. Zeichen von Zuneigung waren noch nie die Stärke unserer Familie.

«Wie läuft's in Saint-Malo?»

Meine Cousine zählte zu jenen, die meine baldige Rückkehr nach Paris prophezeiten.

«Wunderbar. Und bei dir? Was machen die Kinder?»

Sie brachte mich auf den neuesten Stand. Aber sie hatte mich sicher nicht nach Paris gebeten, damit wir uns über den Werdegang unserer Kinder austauschten. Und so wartete sie nicht einmal das Dessert ab, um das eigentliche Thema anzusprechen: Sie wollte eine Werft in Plymouth aufkaufen. Der Brexit hatte ihrem Besitzer das Geschäft verdorben, und meine Cousine witterte die Gelegenheit, mit einem Spitzenmodell – einem kleinen, schnellen Luxus-Außenborder für den asiatischen Markt – weiter zu expandieren.

Ihre Argumente waren klar, präzise und überzeugend; obwohl wir uns von klein auf kannten, hatte Cécile dieses Mittagessen so akkurat vorbereitet wie eine Arbeitssitzung. Tatsächlich war es eine. Ich versuchte, mir die Langeweile möglichst nicht anmerken zu lassen.

«Das klingt sehr vielversprechend. Und du hast diesen Markt

offenbar genauestens erforscht», sagte ich und fügte dann hinzu: «Ohnehin bist du jetzt die Chefin.»

«Ich möchte das Projekt bei unserer nächsten Vorstandssitzung vorstellen.»

«Alle werden es durchwinken.»

«Eben nicht. Mir ist zu Ohren gekommen, dass Jacques Rodriguez wild entschlossen ist, sich dem zu widersetzen. Er versucht hinter meinem Rücken, die anderen Aktionäre für sich zu gewinnen. Hat er dich schon angesprochen?»

«Nein. Wer ist das überhaupt?»

«Der kaufmännische Geschäftsführer.»

Da fiel er mir wieder ein. Mitte bis Ende sechzig, die Miene eines Hofschranzen, eine unfassbare Arroganz. Dieser feine Herr hielt sich offensichtlich für die graue Eminenz von Kérambrun. Ich hatte ihn während der endlosen Aktionärssitzungen nach dem Tod meines Vaters beobachten können: So freundlich er sich auch gab, strotzte er vor Arglist. Mir war aufgefallen, dass die anwesenden Frauen ihn mieden wie die Pest, und auch, mit welch unerträglicher Herablassung er seine Assistentin und sogar meine Schwägerin behandelte. Kein Wunder, dass die Ernennung von Cécile an der Spitze des Unternehmens ihm ganz und gar nicht behagte.

Jetzt wurde mir klar, warum meine Cousine mich so dringend hatte treffen wollen.

«Hast du Angst, dass dieser Rodriguez mich auf seine Seite ziehen könnte?»

Mit ihrer charakteristischen Offenheit antwortete Cécile: «Er wird es garantiert versuchen. In unseren Büroräumen lässt er sich ständig über meinen Mangel an Kompetenz aus, und er wollte sogar schon Servane manipulieren. Dieser Mistkerl sägt an meinem Ast. Daher muss ich vorab wissen, ob du bereit bist, für das Projekt zu stimmen.»

Ich nickte. «Du bekommst von mir eine Vollmacht.»

Cécile strahlte mich an. «Da fällt mir ein Stein vom Herzen, mein lieber Cousin.»

Das war das Mindeste, was ich tun konnte. Denn als Cécile sich bereit erklärt hatte, Kérambrun an meiner Stelle zu übernehmen, war mir nicht nur ein Stein vom Herzen gefallen, sondern gleich eine ganze Felsgruppe.

Nachdem die Rodriguez-Angelegenheit geklärt war, wurde das Gespräch lockerer. Cécile, deren Terminkalender so voll war wie der einer Ministerin, fragte neugierig nach meinem Tagesablauf.

«Ich sortiere das Familienarchiv.»

«Was für ein Archiv?»

«Notarielle Urkunden aus der Gründungszeit, alte Buchführungsakten. Ich habe auch eine Reihe von *liber rationis* gefunden.»

«Was ist denn das?»

«Eine Art Firmentagebuch. Ich bin mir fast sicher, dass unser Vorfahre Octave es geführt hat.»

Meine Cousine klaubte die Zierhimbeere von der Kuppel ihrer Quarkcreme.

«Seit wann interessierst du dich für die Familie?»

«Ich bin zufällig darauf gestoßen ... Wusstest du, dass unser Firmengründer einen Geschäftspartner hatte?»

«Ich glaube, er hatte sogar zwei.»

«Ach ja? Mir ist bisher nur ein gewisser Ambroise de Sainte-Croix untergekommen, ein Anwalt. Wer war der andere?»

Cécile dachte kurz nach.

«Ein Kaufmann. Wohl Engländer oder Schotte. Wahrscheinlich ist er später dazugestoßen. Und er ist nicht lange geblieben.»

«Wie hieß er?»

«Keine Ahnung. Charles hatte mir mal von ihm erzählt, als wir zusammen nach Jersey fuhren. Offenbar lebte dieser Partner dort.

Wusstest du, dass unsere Schiffe als erste regelmäßig die Kanalinseln anfuhren? Die Firma hatte damals sogar Lagerhäuser auf Jersey gekauft.»

Cécile richtete ihre silbergrauen Augen auf mich.

«Dein Vater war stolz darauf, einer bedeutenden Reederfamilie zu entstammen. Ich weiß, dass er dich nach Guillaumes Tod unter Druck gesetzt hat. Und dass es für dich schlimm war. Aber er hatte dem Unternehmen selbst alles geopfert. Und sein eigener Vater hatte ihm keine Wahl gelassen. Deshalb konnte er nicht dulden, dass du möglicherweise anderes im Sinn hattest.»

Über mich wollte ich jetzt nicht reden, und so fragte ich: «Hat er dir von seinem Vater erzählt?»

«Manchmal, in den letzten Jahren. Der alte Juste hat ihm das Leben anscheinend ziemlich schwer gemacht.»

Es erfüllte mich mit Bedauern, dass mein Vater Cécile offenkundig näherstand als mir, dass er ihr Dinge anvertraute, die er mir nie erzählt hatte. Ich hatte aber kein Recht, mich deswegen zu beschweren. Die Feindseligkeit zwischen ihm und mir hatte ich ganz bewusst geschürt und gepflegt. Wollte ich jemandem die Schuld geben, für dieses fortgesetzte Schweigen, musste ich mir an die eigene Nase fassen.

16.

Während dieses viertägigen Aufenthalts in Paris – der mir wie eine Ewigkeit vorkam – entnahm ich meiner persönlichen Bibliothek Bücher, die ich für meine Abhandlung über die Piraterie benötigen würde. Bei dieser Gelegenheit mistete ich gleich die überfüllten Regale aus. Sie leerten sich zusehends, während ich Band um Band in Kisten packte, und ließen die Wohnung noch trostloser erscheinen.

Am Tag vor meiner Abreise hatte Jacques Rodriguez mir gleich drei Nachrichten hinterlassen – er wolle mit mir über eine dringende Angelegenheit reden, «von der die Zukunft des Unternehmens» abhänge. Er wollte mir um jeden Preis ein Treffen abtrotzen. Cécile hatte sich nicht getäuscht: Ihr kaufmännischer Geschäftsführer versuchte in der Tat, die Familie zu spalten. Ich speicherte lediglich seine Nachrichten und leitete sie an meine Cousine weiter.

Im klaren Licht des Vorfrühlings erschien Paris hell und strahlend. Ich spazierte lange durch die Stadt und aß mit meinem Freund Renaud Catalayud, dem Psychiater, zu Mittag. Ich erwog, zum Abendessen die Frau einzuladen, die ich im Jahr zuvor kennengelernt hatte, die einzige, auf die ich mich nach Marie-Laurences Weggang einließ, aber verwarf den Gedanken. Wir hatten uns ein paar Monate lang getroffen, und ich war ihr aufrichtig zugetan, allerdings nicht genug, um die Angst vor einem weiteren Scheitern zu überwinden und in dieser Stadt auszuharren, in der ich eigentlich nicht mehr leben wollte. Als ich ihr eröffnete, dass ich Paris verlassen würde, nahm sie es hin, ohne mit der Wimper zu zucken, und reagierte kein einziges Mal auf meine Nachrichten.

Ich begriff zu spät, wie sehr meine egoistische Haltung sie gekränkt hatte.

Das Dutzend Bücherkisten, das bald in der Chaussée du Sillon Nr. 176 eintreffen würde, hatte ein Spediteur am Freitagmorgen abgeholt. Es waren mehr als gedacht – viel zu viele, falls ich meinen Posten wirklich im September wieder antreten würde. Im Moment wollte ich lieber nicht darüber nachdenken.

Als ich in Saint-Malo auf den Bahnsteig trat, fühlte ich mich wie befreit. Auch diesmal verzichtete ich auf ein Taxi und ging über die Avenue de Moka zum Meer, vorbei an den alten Gleisen, dem Parkplatz und dem Friedhof. Inzwischen war der Ausdruck «nach Hause gehen» gleichbedeutend mit dieser Strecke.

Die Brandung rückte mit trügerischer Langsamkeit zur Festungsmauer vor, als wäre sie zwischendurch versucht, sich in der Sonne zu aalen. Jede einzelne Welle beschrieb einen trägen Bogen, der ihre Vorgängerin überlagerte. Bald würde das Wasser die Wellenbrecher erreichen.

Das Schloss der Couërons ließ sich nun mühelos öffnen, und in der Diele empfing mich der einzigartige Geruch der Villa, ein Duft nach Holz und Mineralien, den ich durch meine Präsenz mit den Aromen von Rauchtee und frischem Gips angereichert hatte.

Der Anblick der Dokumente, die ich überall verteilt hatte, gab mir das Gefühl, in eine behagliche Höhle zurückzukehren. Diese Unterlagen, die ich vor Kurzem noch auf dem Müllplatz hatte abladen wollen, kamen mir nun vor wie mein wertvollster Schatz. Und was die Handlungsbücher anging, hatte ich jetzt die Gewissheit, dass mein Urgroßvater sie geführt hatte. Ich brauchte nur deren Handschrift mit seinen Briefen an die Zulieferer abzugleichen. Die kleine, kompakte Schrift, die so gut lesbar war, ließ auf einen gebildeten, methodischen und intelligenten Mann schließen.

Zunächst musste ich aber Platz schaffen für die Bücher, die bald eintreffen würden. Ich trug einige Bände aus der Bibliothek in mein Zimmer und schleppte eine Reihe von Kisten voller Rechnungen, Memoranden und Datenblättern in den Anbau. Außerdem etliche Geschäftskorrespondenzen von Octave mit Dubuisson (Schiffsarchitekt), Pierrepont (Tischler) und Gautier (nicht näher bezeichnet), wobei ich diesen Namen schon des Öfteren in den Handlungsbüchern gelesen hatte.

Ich vergewisserte mich, dass es tatsächlich dieser «Père Gautier» war, wie Octave ihn nannte, der für ihn das erste neue Schiff seiner Flotte fertigte – später sollte ich erfahren, dass es sich um den renommiertesten Schiffbauer von Saint-Malo handelte. Anhand des Handlungsbuches mit dem Prägeledereinband aus dem Jahr 1904, das ich umgehend zu Rate zog, konnte ich alles Schritt für Schritt nachvollziehen: Nach einer ersten gründlichen Inspektion, die Octave allein vornimmt, und einer zweiten in Begleitung eines gewissen Le Corff, gibt auch das Bureau Veritas ein positives Gutachten ab. Am 10. Januar durfte die *Bosphore*, eine 280 Tonnen schwere Schonerbrigg, in die der Reeder einen Dampfmotor hatte einbauen lassen, in See stechen.

Die erste Überfahrt fand am 19. statt, mitten im Winter. Jeder Parameter, jede Messung wurde akribisch festgehalten. Octaves Stolz war auch nach einem Jahrhundert noch spürbar: «Leerfahrt nach Chausey: Hinfahrt mit Segeln und Hilfsmotor, Rückfahrt allein mit Motor. Gegenwind und Kabbelsee. 4,5 Knoten, besser als erwartet.» Knapp zwei Wochen später ging es wieder los: «Erste große Überfahrt der *Bosphore*. Am frühen Morgen Abfahrt nach Jersey mit Le Corff, dem Steuermann, und dem Mechaniker Guilcher. Segel und Hilfsmotor. 18 Doppelzentner Holz und 12 Doppelzentner Kohle im Laderaum. Hinfahrt bei schwerem Wetter, 7,5 Knoten, auf halber Strecke wurde der Motor eingeschaltet, Rückfahrt mit Rückenwind, Segel eingeholt, nur Motorantrieb. Dauer der Überfahrt: 4 Stunden 45 Minuten.»

17.

Während ich auf meine Bücherkisten warte, sitze ich dort, wo mein Vater sich in jedem Sommer zurückgezogen hat, und versinke eifrig blätternd in den Handlungsbüchern. Schwer zu sagen, was mich vor allem anrührt: der Umstand, dass ich eine handfeste Spur habe, da ich mich sonst mit einer Epoche beschäftige, in der solche Spuren so selten erhalten sind, oder die Vorstellung, dass ich von jenem Mann abstamme, der diese Bände gefüllt hat.

Vielleicht besteht das wahre Wunder ja darin, dass ich mich

nach hundert Jahren hier aufhalten kann, in demselben Raum, in dem mein Urgroßvater diese Zeilen verfasst hat; dass die Kriege, Stürme und Verwüstungen des schmerzlich bewegten 20. Jahrhunderts die Couërons verschont haben und diese im hintersten Winkel eines Regals vergessenen Aufzeichnungen unversehrt geblieben sind.

Das Jahr 1904 ließ sich für Octave de Kérambrun sehr geschäftig an. Neben der Abnahme der *Bosphore* hielt der junge Reeder auch das erste Treffen mit seinem späteren Geschäftspartner Ambroise de Sainte-Croix fest. Es fand am 18. Januar in Rennes statt, im Beisein seines Vaters, der die Familie des Anwalts gut kannte. Berichtet wird nur, dass das Gespräch fast drei Stunden dauerte und mit einem Abendessen in einem erlesenen Restaurant endete.

Am 4. Februar wurde Octave zum Tee bei Bekannten seiner Mutter in Saint-Briac eingeladen. Möglicherweise sollte er in die Ehefalle gelockt werden, ein beliebter Trick in diesen gehobenen Kreisen, wo die Eltern von der Vorstellung besessen waren, ihre Töchter mit jungen Männern aus bestem Hause zu verheiraten. Octave notiert: «Zwei Schwestern, Hélène, die ältere, groß, blauäugig, sportlich, ansehnlich, und Julia, die jüngere. Sie ist so dunkelhaarig wie die andere blond, schmaler und auch scheuer. Sie hatte ein Buch dabei, das sie kaum aus der Hand legen mochte.»

Doch Octave trank nicht nur Tee und genoss feine Speisen. Er unterhielt sich mit Kohle- und Weinhändlern, Gewürztransporteuren und auch mit einem Mann namens Hervieu, dem Prokuristen der Handelsbank in Rennes. Der Ingenieur hatte viel vor, enorm viel. Aber ihm fehlte das Geld, um seine Pläne umzusetzen. Auf einer Abendgesellschaft «zu Ehren von Hauptmann Vallières» im Casino lernte der junge Unternehmer, wieder in Begleitung seiner Eltern, General de Kérautret kennen, den zukünftigen Kommandanten der Garnison von Saint-Malo. Geredet wurde über die

Ernennung des künftigen Polizeipräfekten, eines gewissen Tézé-Villan, der im nächsten Monat aus Lorient eintreffen sollte.

In den Aufzeichnungen finden sich immer wieder Notizen zu Traumschiffen, die Octave so gern zu Wasser lassen wollte. Er brütete über Karten, segelte mit Le Corff und lernte alles über die Strömungen. Er berechnete Gezeiten und Pferdestärken mit einer Leichtigkeit, um die ihn viele Physiker beneidet hätten, zeichnete Routen ein und legte die Drehzahlen fest. Er befragte gestandene Kapitäne, alte Seebären, die den gefährlichen Fischfang in Neufundland gemeistert hatten, und auch einen ehemaligen Kommilitonen vom Polytechnikum, der inzwischen Autos herstellte und André Citroën hieß.

Beeindruckend, welche Energie dieser junge Mann von 24 Jahren an den Tag legte. Auch sein eherner Glaube an die Kraft der Mechanik. Seine Entschlossenheit, der machtvollen See durch eine Kombination von Wind- und Kesselkraft Herr zu werden, wäre fast anmaßend gewesen, wenn er nicht so außergewöhnlich viel Arbeit in sein Vorhaben gesteckt hätte. Octave de Kérambrun war ganz klar ein Mann des 20. Jahrhunderts, fasziniert von Technik, Fortschritt, Geschwindigkeit. Er wollte seine eigene Maschinenfabrik gründen und neuartige Schiffe ausrüsten, die es mit den stürmischsten Meeren aufnehmen konnten, ohne dabei Risiken einzugehen.

Er war überzeugt – und das schrieb er seinem Bankier –, dass Maschinen die Arbeit auf See von Grund auf ändern würden. Sie würden diese Arbeit sicherer machen, und dann gäbe es keine bettelarmen Fischerwitwen mehr, keine betrunkenen Arbeitslosen, deren leblosen Körper nach nächtlichen Schlägereien auf den Reeden gefunden werden, keine Schiffsunfälle, weil die Segel sich nicht handhaben ließen. Die Motoren würden beim Fischfang eine bessere Ausbeute ermöglichen und beim Navigieren weniger Menschenleben fordern.

Der Ingenieur dachte daran, seine Mechaniker selbst auszubilden, und wollte ihnen ein Einkommen gewähren, das «höher war als das eines Werftarbeiters oder eines Bauern». Er wollte die Fähigsten anwerben, ihnen die Grundlagen von Physik und Mathematik beibringen und sie, auch in finanzieller Hinsicht, für die Motoren begeistern, die sie bauen sollten.

Erstaunlich, wie geradezu sozialistisch die hochfliegenden Pläne dieses großbürgerlichen Sprosses aus Saint-Malo im Jahr 1904 anmuten.

18.

Im Jahr 1905 nahm Octaves Alltag die Struktur an, die lange Zeit Bestand haben sollte. Da waren zum einen seine Verpflichtungen als Reeder (Bestellungen, Kontrolle der Fracht, Besuche auf der Werft von Père Gautier), zum anderen seine Tätigkeit als Maschinenbauer, wie die Datenblätter und Legierungsformeln für die Metallkomponenten der Maschinen belegen.

Am Ende verzeichnete er die Namen aller Personen, mit denen er zu tun hatte: Jouanjan, Bürgermeister und Generalrat; Gasnier-Duparc, Professor; Tézé-Villan, Polizeipräfekt; Bara, Spirituosenhändler. Erwähnt wird auch ein gewisser Augustus Minchinton, Kaufmann: Das könnte er sein, der sagenumwobene englische Geschäftspartner. Ein Reeder aus Jersey hatte Octave von ihm erzählt, und die beiden trafen sich im Herbst flüchtig in Granville. Auch hier fehlt jede Angabe über den Inhalt ihres Gesprächs.

Die Entwürfe und Skizzen, die Octave direkt in die Notizbücher zeichnete, zeigen die Entwicklung von Motorteilen, von Schiffskörpern und Rumpflinien. Diese technischen Illustrationen, die durchaus ihren Reiz haben – dank ihres klaren, entschiedenen und stilisierten Strichs –, führen vor Augen, dass ihr Schöpfer vor

Ideen nur so sprudelte: nicht nur, um den Antrieb zu verbessern, sondern auch, um seine Schiffe insgesamt optimal zu gestalten. Octave las Abhandlungen über Schiffsarchitektur, begeisterte sich für die Technik von Dieselmotoren und saugte jedes kleinste Detail über das Segeln auf. Seine Aufnahmefähigkeit war offenbar grenzenlos.

Kaum Einträge über sein Privatleben, jedenfalls in den ersten beiden Jahren. Die wenigen über das ganze Buch verstreuten Bemerkungen erlauben mir aber, die Wurzeln des Stammbaums zu rekonstruieren. Im August 1905 heiratete Octave Julia Le Mélinaire. Ihre erste Tochter Suzanne wurde im Spätsommer des Folgejahres geboren. Auffällig ist, dass die Großmutter väterlicherseits die Vorbereitungen für die Taufe traf. Danach ist vom Kind keine Rede mehr, bis mein Urgroßvater sechs Wochen nach der Geburt lediglich die Kosten für einen Besuch bei Dr. Montgenèvre festhielt. Fünf Tage später notierte er: «Unsere kleine Suzanne ist im Himmel.» Gebrauchte er nur den damals üblichen Euphemismus oder klammerte er sich an diese Vorstellung, um seinen Kummer zu lindern? Vielleicht beides.

Ein zweites Kind, Ernest, kam am 7. September 1907 zur Welt, knapp ein Jahr nach dem Tod seiner Schwester. Ebenfalls im Jahr 1907, und zwar am 18. Februar, hielt Octave eine weitere Begegnung mit «A. Minchinton, Händler in Jersey» fest. Die beiden Männer trafen sich im März wieder (Octave zeigte ihm seine Flotte) und im April in Saint-Hélier, diesmal in Begleitung von Sainte-Croix, dem Geschäftspartner aus Saint-Malo. Es ging um die Organisation von Umläufen nach Jersey und Guernsey (Weizen, Kartoffeln, Holz und Kohle) und darum, die Kapazitäten für den Passagiertransport zu erhöhen.

Mein Urgroßvater konnte den Prokuristen der Handelsbank in Rennes dazu bringen, ihm ein weiteres Darlehen zu gewähren; er investierte die Summe in den Bau eines gewaltigen Schiffes. Eine

Postkarte vom 25. März 1907, die zwischen den Seiten stecken geblieben ist, zeigt den Bug eines Kérambrun-Schiffs, eine schöne Brigantine, die durch die Wellen pflügt. Dem Schornstein auf dem Achterdeck nach handelt es sich um eines dieser berühmten *Steamships* – Octave hatte zu den Segeln einen Motor hinzugefügt. Die Rückseite der Karte war unbeschrieben.

Mir fällt die außergewöhnlich gute Bildqualität ins Auge, offenbar lag der Karte ein ausgezeichneter Abzug zugrunde. Der Blickwinkel, eine leichte Krängung nach Backbord, bringt die Schiffssilhouette mit dem schlanken Bug, den langen Flanken und den Schratsegeln vorteilhaft zur Geltung. Um das zu erreichen, war das Foto sicher von einem Folgeschiff aus geschossen worden. Wenn der Fotograf diese Schärfe mit einer Plattenkamera erzielt hatte, war das ein wahres Kunststück. Auf dem schwarzen Rumpf ist ein aufgemalter Name zu erkennen (*La Fière Hermine*), und am unteren Bildrand steht als Logo eine stilisierte Unterschrift («Hodierne Frères»).

Im Hintergrund ist ein Felsvorsprung zu sehen, den ich unter Tausenden wiedererkennen würde: Cézembre.

Ich lege das Notizbuch aus der Hand. Da ist die Insel, eingerahmt von den Streben der Erkerfenster. Obwohl ihr Relief nicht so markant erscheint wie auf der Postkarte, verstört diese Beständigkeit der Landschaft – ich habe genau das Panorama vor Augen, das Octave hatte fotografieren lassen, als wäre das Jahrhundert, das uns trennt, einfach dahingeschwunden. Ich stelle mir meinen Urgroßvater vor, wie er mit gestutztem Bart und kurzen Haaren, wie aus dem Ei gepellt und so unbeugsam wie mein Vater, vor dem Horizont steht; aber vielleicht bevorzugte dieser dynamische und einfallsreiche junge Mann eine modischere Kleidung, trug Gamaschen, einen feinen Schnurrbart oder eine Melone.

Ich hatte noch nie ein Porträt des Firmengründers in jungen Jahren gesehen. Die einzigen Bilder, die ich von ihm kannte, waren die Schnappschüsse, die in den Räumlichkeiten von Kérambrun & Sohn hingen. Auf diesen Bildern war Octave bereits um die 60 und hatte ein hageres, glatt rasiertes Gesicht. Und mein Vater hatte uns nie ein Album gezeigt. Wir bekamen höchstens flüchtig ein paar Fotos mit meinem Großvater Juste de Kérambrun im Hintergrund zu sehen. Sie wurden nur bei besonderen Anlässen hervorgeholt (an unserem Kommunionsfest bei meiner Großmutter Léone etwa oder bei der Diashow von Guillaumes Hochzeit) und sogleich wieder verstaut.

Auf diesen Bildern sah der Vater meines Vaters aus wie ein riesiger, ausgemergelter Greis.

Es heißt, ich hätte ihn noch kennengelernt und wäre ihm sogar in den Couërons begegnet. Aber ich war erst vier Jahre alt, als er starb. Und ich kann mich überhaupt nicht an ihn erinnern.

19.

Letzte Nacht träumte ich, dass mein Vater wieder hier war. Ich wusste, dass er nicht mehr lebte, trotzdem trafen wir uns im großen Arbeitszimmer. Charles saß im Sessel, und der Geruch seiner Zigarre, vermischt mit dem Vetiver seines Rasierwassers, stieg mir in die Nase.

Beim Anblick der ausgebreiteten Papiere meinte er, es sei höchste Zeit, dass ich mich für die Geschichte unserer Familie interessiere. Dann zog er ein Album aus einer Schublade. Obwohl es ganz dünn war, enthielt es Hunderte, vielleicht sogar Tausende von Bildern. Mein Vater blätterte die Seiten um, tippte mit dem Zeigefinger auf die rechteckigen Fotos und zählte mir Vornamen, Daten und Orte auf, schneller und immer schneller. Ich saß ihm gegenüber und hatte nichts zum Schreiben, aber ich wusste, wenn ich ihn auch nur kurz unterbräche, um nach einem Stift zu greifen, würde er in eisige Wut verfallen und das Album wieder zuklappen. Also versuchte ich manisch, mir alles einzuprägen, bis sämtliche Epochen und Gesichter verschwammen und das Rauschen der Wellen seine Stimme übertönte.

Ich wachte schweißgebadet auf. Die Flut hatte die Festungsmauer erreicht und brachte sie mit ihren gleichmäßigen Schlägen zum Beben. Bei Windstärke 10, solchem Seegang und pfeifendem Wind konnte ich nicht mehr einschlafen. Ich ging in die Küche hinunter und knabberte einen Keks. Ich liebe diesen Raum im Erdgeschoss, ganz hinten im Haus verborgen. Dort backte ich früher stundenlang Kuchen mit meiner Mutter und meiner Großmutter. Dieser Ort war für mich immer gleichbedeutend mit Frieden – vielleicht, weil dort harmloses Geplauder und Hausarbeit vorherrschten, ein unantastbares Territorium, auf das mein Vater sich nie vorgewagt hatte.

Die Schläge ließen nach. Jetzt plätscherte das Meer, es würde also bald zum Stillstand kommen. Ich erinnerte mich an meine ersten Besuche in diesem Haus, als ich ein kleiner Junge war und diese geheimnisvollen, tintenschwarzen Nächte, in denen die Brandung wie verrückt hämmerte und sogar die hölzernen Fensterläden im Erdgeschoss bespritzte, mich zu Tode erschreckten. Einmal war ich wegen einer großen Flut aufgewacht, die mit ihrem dreistelligen Koeffizienten die Wände sämtlicher Villen zum Wackeln brachte. Damals war ich sieben Jahre alt, und ich erinnere mich jetzt noch an die Angst, die mich direkt in das Bett meiner Großmutter getrieben hatte. Dieses Zeichen von Schwäche hatte meinen Vater auf die Palme gebracht, und er sollte noch lange Zeit bei Tisch darauf anspielen, im Beisein meiner Onkel oder meiner Cousinen. Charles schien nicht zu ahnen, wie verletzend er zuweilen sein konnte.

Als Heranwachsender gewöhnte ich mich an das Tosen des Wassers, an dieses Crescendo, das mir nachts unruhige Träume bescherte. Guillaumes Mitschüler aus Paris suchten sich, wenn er sie für ein paar Tage hierher einlud, bei ihrer Ankunft stets das große Zimmer im Erdgeschoss aus, das auf die Strandpromenade hinausgeht. Wenn Soizic sie dann verschmitzt fragte, ob sie gut geschlafen hätten, gestanden sie meistens, dass das Gegenteil der Fall war. Meine Frau behauptete ebenfalls steif und fest, es sei unmöglich, in diesem Haus ein Auge zuzutun. Vielleicht nur eine Ausrede, um sich vor dem Urlaub bei ihrem Schwiegervater zu drücken?

Ich dachte an meinen Traum zurück. Dieses Fotoalbum. Warum hatte ich es nicht in den Couërons gefunden? Mein Vater war doch der Hüter des Familientempels, nicht seine Brüder. Und mir war keine zeitgenössische Industriellen-Dynastie wie die unsere bekannt, die nicht ihren Hoffotografen hatte. Man ließ Ehepaare, Großeltern und Babys verewigen, retuschierte die Fotos, arrangierte sie und lernte die Bildunterschriften auswendig, als eine Art Familienkatechismus, der regelmäßig heruntergebetet wurde und als sakrale Grundlage diente. Ganze Prozessionen von Kindern in Strampelanzügen, Matrosenhemden und Stiefelchen waren mit zweifelnden oder zerknirschten Mienen in den Fotostudios vorbeidefiliert. Einige von ihnen hatten sich gegen die Aufnahmen gesträubt und den Bildplatten nur ein verwackeltes Antlitz überlassen.

Nach der verborgenen Entwicklung in der Dunkelkammer wurden diese kunstvoll retuschierten Fotos, die vom Moment der Aufnahme an das Gedächtnis der Zukunft bilden sollten, in Alben mit Einbänden aus Saffian- oder Juchtenleder gesammelt, um den Roman des gesellschaftlichen Aufstiegs zu schreiben. Diese Bibel, die von Generation zu Generation weitergereicht wurde, erzählte vom errungenen Prestige, von Ansehen und Wohlstand, mit einem Riesenaufgebot an Pferdekutschen, Gartenfesten, Freitreppen und Irish Settern zu Füßen ihrer stolzen Besitzer. Dem

Fotopapier hatten die Chemikalien außerdem das Licht eingraviert, die Wände, die Gesichter, die Umrisse der Dienstboten und manchmal sogar auch die Hauskatze. Jahrzehnte später würde man bei einer Tasse Tee oder einem Glas Portwein geduldig Exegese betreiben und nach und nach vergessen, wer diese Dame mit dem Pferdegesicht am Ende der Reihe überhaupt war oder jener junge Mann mit den mädchenhaft zarten Gesichtszügen.

Darum war es undenkbar, dass Octave de Kérambrun, der für seine Werbeanzeigen renommierte Fotografen und Maler beauftragte, sich diesem Ritual verweigert haben sollte. Auch er musste der Versuchung erlegen sein, seine Legende von Meistern ihres Fachs bebildern zu lassen, die sich darauf verstanden, das Glanzvolle hervorzuheben und das weniger Glanzvolle zu vertuschen.

20.

Mit sieben ist man noch ein Kind. Nachts schläft man im großen Haus, eingekuschelt in seinem warmen Bett, nachdem man vom Vater einen Kuss auf die Stirn bekommen hat und an guten Tagen von Maman ein Kopfstreicheln. Man ist noch klein genug, um sich dem Schlaf hinzugeben, der von hellen oder dunklen Träumen bevölkert wird, je nachdem, ob Miss Hershley Entdeckergeschichten oder Werwolfgeschichten vorliest, bevor einem die Augen wegen des Sandmännchens zufallen.

Mit sieben sei man ein großer Junge, hat Vater erklärt. Wenn man aufwacht, weil das Meer tost und braust, brauche man doch nur zu warten, bis die Wellen «nach England zurückkehren» – wie Monsieur Le Corff sagt. Man darf also nicht mehr an Henriettes Tür kratzen, auch wenn ihr Schoß einladender ist als Mutters Arme. Mutter gibt einem immer nur einen kleinen Klaps oder streicht einem übers Haar, wenn sie gut gelaunt ist.

Plötzlich wird das Kind von Stimmen geweckt. Der Stimme seines Vaters. Der seiner Mutter. Der Stimme dieses riesigen Mannes, den er ab und zu sieht und der ihm in die Wange kneift und ihn mit einem komischen Akzent «Pirat» nennt. Seine Mutter wird er zehn Jahre später beinahe vergessen haben, aber nicht ihre Stimme in jener Nacht.

Sein Vater spricht ganz schnell, aber zu leise, als dass man ihn verstehen könnte. Er sieht böse aus. Dann ertönt ein unheimliches Stöhnen, schrill wie die Klage eines Tieres. Man hört Schritte, die Treppe hinauf, sie lassen die Stufen laut knarren (er hingegen weiß, wie man sie geräuschlos hinuntergeht), eine Tür, die zugeschlagen wird. Und dann Stille.

Mit sieben begreift man, ob als Kind oder als großer Junge, dass gerade etwas Schlimmes passiert ist.

Er schleicht sich aus seinem Zimmer. Der Boden ist kalt unter seinen nackten Füßen. Aber die Angst und die Neugier sind stärker. Er streckt den Kopf über das Geländer. Im obersten Stockwerk ist es wieder laut, aber er kann niemanden sehen. Es klingt, als würde jemand weinen. Oder eher schreien, und dazwischen schluchzen. Er würde gern um Hilfe rufen, überlegt es sich dann anders. Was, wenn wirklich ein Werwolf ins Haus eingedrungen ist? Wenn er Vater getötet hat? Ihm wird flau, er hat auf einmal Angst, dass ihm auf der Treppe ein Malheur passiert. Und er bringt jetzt nicht den Mut auf, in sein einsames Zimmer zurückzukehren.

Ganz leise öffnet er die Tür zum Zimmer seines kleinen Bruders Armand. Das Schnarchen des Hausmädchens, das im Nebenzimmer schläft wie ein Stein, füllt den Raum. Dieses vertraute Geräusch beruhigt ihn. Er schlüpft in das Bett des Jüngeren, der auch mit offenen Augen daliegt, und legt einen Finger an seine Lippen, bevor er den winzigen Körper, der genauso stark zittert wie seiner, an sich drückt. Er zieht das Laken über ihre Köpfe. Mit sieben ist man noch ein Kind. Aber man hat begriffen, dass man sich vor dem Werwolf verstecken muss, um nicht zu sterben.

21.

Der manische Aufwand, den ich gern betrieb, um einen verlorenen Gegenstand wiederzufinden, hatte meiner Frau oft Angst gemacht. Was würde ihr wohl durch den Kopf gehen, wenn sie sehen könnte, wie hartnäckig ich die Regale durchwühlte? Nichts ähnelte dem Format eines Fotoalbums mehr als die Register direkt vor meinen Augen, und jeder Band, den ich aufschlug, fesselte mich gegen meinen Willen stundenlang. Die Auflistung von Waren und Überfahrten; die Namen der Schiffe, die den Zeitgeist von damals so wunderbar einfingen, die *Zélande*, die *Prosper-Jeanne*, die *Saint-Fulgence*, die *Chat Pêcheur de Saint-Malo*; die Namen der Kapitäne und Seeleute, die Gehalts- und Prämienlisten, sie alle ließen eine ganze Welt wieder auferstehen, die Welt der Handelsmarine und der Arbeiter des Meeres.

Obwohl es inzwischen milder geworden war, setzte der Wind der Küste weiterhin zu. Am Sonntagnachmittag verließ ich meinen Archivbunker, um frische Luft zu schnappen. Ich hatte meinen Fotoapparat dabei, denn ich konnte nie ganz davon ablassen, die Farbpalette des Meeres, seine wetterbedingten Variationen festzuhalten.

Ich war gerade auf der Höhe des Thermalbads, als meine Tweedmütze von einem Windstoß weggeweht wurde, obwohl ich sie tief und fest auf meinen Kopf gezogen hatte.

Meine Frau hatte die Mütze für mich gekauft, in einem Geschäft in Galway, jener irischen Stadt, in die uns die erste Reise nach Pauls Geburt geführt hatte. Ich weiß noch, wie leicht ich mich dort gefühlt hatte, ein Gefühl, das sich danach nur noch sehr selten einstellte.

Und schon dachte ich an frühere Zeiten zurück. Als Marie-Laurence noch kein Hausdrache geworden war. Als es keinen Streit gab, nur weil ich mal länger schwamm oder sie eines Nachmittags allein mit Paul ins Kino gehen ließ oder wegen eines Paars Schuhe, das im Flur herumlag. Vor unserem alltäglichen Kleinkrieg hatten wir füreinander Begehren empfunden, Zärtlichkeit und auch Solidarität, als wir beide Karriere machten – sie in ihrer ersten Kanzlei, ich mit meiner ersten Stelle an der Uni. Und natürlich das, was uns ganz besonders verbunden hatte: die Liebe zu unserem kleinen Sohn.

Bis zum Tag, an dem Paul allein nicht mehr genügte.

Während ich mich in Wehmut erging und versonnen betrachtete, wie meine Mütze auf einer Welle davontrieb, trat die Joggerin mit der türkisblauen Regenjacke, die ich ab und zu von meinem Beobachtungsposten aus hatte vorbeiziehen sehen, in mein Blickfeld. Sie wich sofort von ihrer Route ab und flitzte auf den dunklen Tweedfleck zu, ohne sich um das Wasser zu kümmern, das sie bei jedem Schritt bespritzte.

Als sie auf mich zukam – ich hatte mich nicht vom Fleck bewegt –, waren ihre Turnschuhe und der untere Teil ihrer Laufhose durchnässt. Die Frau war groß, viel größer, als ich vermutet hätte, als ich sie von fern sah. Ihr Teint war blass, ihre Wangen hohl und mit Sommersprossen übersät. Eine breite Stirn, hohe Wangenknochen, gerade Nase. Unmöglich zu erkennen, welche Farbe ihr Haar hatte, da es unter der Mütze verborgen war.

Was mir aber in erster Linie auffiel, waren ihre Augen.

Diese Augen waren so eigenartig, dass ich zuerst dachte, sie wären verschiedenfarbig, bis ich schließlich begriff, dass ihre nilgrüne, an manchen Stellen blaustichige Iris mit braunen und goldenen Pigmenten gesprenkelt war. Das Mischverhältnis unterschied sich jedoch von einem Auge zum anderen, was zu jener Asymmetrie führte, die mich frappiert hatte. Ich kannte die Bezeichnung für diese angeborene Fehlbildung: Heterochromie. Paul hatte mir erklärt, dass sie bei manchen Katzenrassen häufig vorkommt. Bei meiner Joggerin wirkte sie allerdings so, als hätten sich Himmel, Meer und Wald in ihrem Blick gekreuzt.

«Nehmen Sie die zurück oder soll ich sie behalten?»

Die Mütze, die sie mir reichte, sah aus wie ein Lumpen. Ich zuckte zusammen, als mir bewusst wurde, dass ich mein Gegenüber anstarrte wie ein Rüpel. Ich nahm das triefende Etwas entgegen und stammelte ein Dankeschön.

«Keine Ursache», antwortete die Frau.

Ohne mir Gelegenheit zu geben, noch etwas zu sagen, lief sie wieder los und winkte mir kurz zu. Ich bewunderte ihre wohlgeformten Beine in der engen Laufhose, ihren federnden Schritt, den kleiner werdenden türkisblauen Fleck, den ihre Regenjacke bildete. Ohne den klatschnassen Tweedlappen in meiner Hand hätte ich unsere Begegnung für eine Illusion gehalten.

Zu Hause stieg ich gleich ins Arbeitszimmer hinauf. Die schweren Wolken, die den Himmel verhängten, brachen. Ich sah den Regen hinter den Erkerfenstern wie einen leichten Vorhang über den Sillon fallen. Er verlieh der Landschaft die zart verwischte Anmutung eines Aquarells. Hoffentlich war die Retterin meiner Kopfbedeckung rechtzeitig nach Hause gekommen, um dem Niesel zu entgehen.

Auf den Bücherkisten stapelten sich die Akten aus dem Kérambrun'schen Firmenarchiv. Die Dokumente, die sich mittlerweile auch auf den Boden verteilten, enthüllten ein Mosaik aus dichter schwarzer Schrift, so gleichmäßig wie die Notenlinien einer Partitur. Die ungeheure Menge an Unterlagen, die noch zu studieren, zu sortieren und abzulegen war, hätte mich eigentlich abschrecken müssen. Komischerweise erfüllte mich diese Aussicht aber mit Zuversicht, da ich sonst keine mehr hatte. Nach Jahren des inneren Widerstands und des Verdrängens hatte ich das immer stärkere Bedürfnis, mich wieder in diese Geschichte einzuschreiben, in die Geschichte meiner Familie, meines Vaters. Ich erinnerte mich nur zu gut an die scheußliche Gewissheit, die ich bei Charles' Begräbnis verspürt hatte, die Gewissheit, ein Waisenkind zu sein, der letzte Überlebende, unfähig, das anzunehmen, was uns doch verbinden sollte.

Die folgenden Tage brachte ich damit zu, den Anbau zu durchforsten. Immer in der Hoffnung, das verschollene Fotoalbum zu entdecken ... So, wie die Flut inmitten von Algen und Muscheln hier eine Plastiksandale oder dort ein Regenschirmskelett heranspült, brachte mir die Suche ein paar Funde ein, die in diesem Archiv nichts verloren hatten. Ein Heft voller Ferienhausaufgaben – 9. Klasse – mit dem Namen meines Bruders auf der ersten Seite. Eine Mappe mit meinen Kinderzeichnungen, fast immer mit dem Meer im Hintergrund, in kräftiger blauer Schraffur. Erstaunlich, dass mein Vater sie aufbewahrt hatte.

Unter einem Stapel Zeitungen steckte ein Aquarellbuch mit abgegriffenem Einband und wartete nur darauf, durchblättert zu werden. Die Signatur unter den Aquarellen lautete «Markad d'Embrun»: offensichtlich ein Anagramm unseres Familiennamens, wenngleich kein ganz präzises. Diese Bildchen in blassen Tönen waren schön, voller Poesie und Sanftheit: das Meeresufer, Fischerhütten und einmal sogar Cézembre, von der Festungsmauer aus gesehen. Welches Mitglied unserer Familie hatte sich diesen Operettennamen zugelegt, um sein Talent zu tarnen? Octave war es jedenfalls nicht: das Weiche, Unbestimmte dieser überlagerten Farbschichten hatten mit der scharfen Eleganz seiner Entwürfe nichts gemein.

Der Löwenanteil der geschäftlichen Korrespondenz war hier verstaut worden. Und das war eine ganze Menge. Von 1906 an hatte man dafür ein firmeneigenes Briefpapier mit dem entsprechenden Logo verwendet: die Erhebung mit der Doppelkuppe.

Die Suche nach den Fotos gab ich nicht gleich auf. Doch nach mehreren Tagen unablässigen Durchstöberns musste ich mir meine Niederlage eingestehen: Es war weit und breit kein Album zu finden.

Und das ließ mir keine Ruhe. Denn es fehlten ja nicht nur die Bilder. Es fehlte auch die Erinnerung an die Personen. Mein Vater hatte nur selten von seinen Eltern gesprochen, von Juste und dessen Gattin Léone – meiner Großmutter, die ich tatsächlich gut gekannt hatte. Ich konnte mich auch nicht entsinnen, dass er jemals vom Rest der Familie erzählt hätte: kein Wort über seine Großeltern, über entfernte Cousins, keinerlei Anekdoten aus seiner Kindheit. Dafür wussten wir restlos alles über die Vorfahren meiner Mutter und meiner Tante Catherine, die unaufhörlich die Erinnerungen ihres botanisierenden Großvaters und die ihrer Mutter Laurette wiederkäuten ... Seltsam war auch, dass wir – abgesehen von den Nachmittagen in Saint-Briac bei den Eltern von Cécile oder den seltenen Ausflügen auf die Île de Sein zu einem anderen Onkel namens Roparz (die jäh eingestellt wurden, als ich dreizehn war) – niemals andere Angehörige besuchten. Dabei hatte ich mit einem Ohr aufgeschnappt (aber von wem?), dass es noch einen anderen Zweig der Familie gab, der in die Nähe von Toulouse übergesiedelt war.

Waren das vielleicht die Nachkommen des erstgeborenen Sohnes, Ernest? Oder hatte es nach ihm und meinem Großvater Juste noch weitere Kinder gegeben? Hatte mein Vater überhaupt irgendjemandem von diesen entfernten Cousins erzählt? Oder gab es in seiner Vergangenheit einen Schatten, etwas Hartes und Schmerzliches, das er anderen lieber verschwieg?

Bisher hatte ich mir diese Frage nie gestellt, so wie ich mich allem verweigert hatte, was Charles betraf. In Wahrheit – und das war das Tragische – musste er erst sterben, bevor ich mir eingestand, dass ich mich allem Anschein zum Trotz äußerst brutal verhalten hatte, als ich mich in meinem 7. Arrondissement hinter meinen Geschichtsbüchern verbarrikadierte und mit meinem

Vater lediglich Pflichtmittagessen und Konversation von eisiger Höflichkeit teilte.

Das Wasser zog sich zurück, vom offenen Meer förmlich weggesaugt. Fortan wollte ich nichts unversucht lassen, um mehr herauszufinden. Und sei es nur, um zu begreifen, was Charles de Kérambrun zu diesem gestrengen und verschwiegenen Mann gemacht hatte, der im besten und im schlechtesten Sinne mein Vater gewesen war.

22.

Als Xavier Draouen mich anrief und zu einer Bootstour einlud, sagte ich nicht Nein. Die ganze letzte Woche hatte ich mit niemandem gesprochen außer mit der Kassiererin im Supermarkt und den Kellnern im Thermalhotel.

Ich war schon lange nicht mehr auf einem Boot gewesen. Bei der Vorbereitung erinnerte ich mich an meine Jugend, als Guillaume und ich uns gemeinsam für die Sonntagstouren bereitmachten. Die Vorstellung, dass mein Vater uns den ganzen Tag herumkommandieren würde, versetzte mir immer einen Stich. Mein Bruder war sportlicher als ich, kräftiger und besser in Form; dagegen war ich ein Hänfling. *Mond und Sonne.*

An diesem Morgen war es bedeckt, und es wehte ein stürmischer Wind. Über T-Shirt und Wollpulli trug ich eine wasserdichte Jacke, die ich neben anderen Sachen im Sportgeschäft von Saint-Servan gekauft hatte. An den kommenden Tagen hatte ich nämlich etwas vor, für das ich eine bessere Ausrüstung benötigte als Badehose und Schwimmflossen.

Xavier wartete am Hafen von Les Sablons auf mich.

«Da geht's lang», sagte er und deutete auf ein Segelboot, das aussah, als käme es frisch aus der Werft.

Das etwa zehn Meter lange Boot war als Ketsch getakelt; es sah fantastisch aus mit seinem scharfen Bug und dem blau gestrichenen Mast.

«Ist das deins?»

Xavier lachte. «Du überschätzt das Gehalt eines Gendarmerieoffiziers, mein Lieber ... Nein, ein Freund aus Paris hat mich gebeten, es einzufahren.»

Ich kletterte an Bord und nahm sofort das vertraute, heftige Stampfen wahr. Das Boot mit den ordentlich an Deck eingerollten Schoten und dem blitzblanken Boden knarrte leise, während das Eisen gegen den Mast klackerte.

«Wohin fahren wir?», fragte ich Xavier.

«Wie wäre es mit einer Tour entlang der Küste?»

Das sagte mir sehr zu.

Der gerade zwischen zwei Farben schwankende Himmel erinnerte mich an die Augen der Mützenretterin. Beim Verlassen des Hafens kreuzten wir das Pendelboot nach Dinard. Meine Mutter und ich waren immer damit gefahren, um «gegenüber», wie sie es nannte, einzukaufen. Wir nutzten die Gelegenheit, um zur Villa der Roches Brunes hinaufzugehen, die ihr ans Herz gewachsen war.

Ich stellte das Boot mit dem Bug in den Wind, während Xavier das Großsegel hisste. Ich beobachtete, wie er das Steuerungssystem am Cockpit bediente, das sich stark von den schlichten Vorrichtungen unterschied, mit denen Guillaume und ich zu tun hatten, wenn wir uns bei stürmischen Wetter ans Vorderdeck wagen mussten, um die Fock einzuholen, und die Wellen uns dabei in jeder Hinsicht gesalzene Ohrfeigen verpassten.

Ich erinnerte mich noch gut an die eisige Feuchtigkeit, an den Geruch von Seetang, den die Gischt hinterließ, wenn sie über unser Ölzeug rann, durch den Kragen drang und unsere Pullis durchnässte. Diese klebten für den Rest des Tages an uns, und meine

Mutter verdrehte jedes Mal die Augen, sobald wir nach Hause kamen. Aber für meinen Vater gehörte es zur Erziehung, uns zwecks Abhärtung Wind und Wetter auszusetzen.

In meinem Fall war das nur mäßig gelungen.

Als der Hafen hinter uns lag, stellte Xavier den Motor ab. In der Stille spürte ich, wie das Segelboot einfach den Gesetzmäßigkeiten von Wind und Strömung überlassen wurde. Da war er wieder, der paradoxe Zustand, der sich beim Segeln einstellt, diese Mischung aus Träumerei und höchster Wachsamkeit, aus Entspannung und Lauerstellung. Wir fuhren an Dinard vorbei, wo ich die Villen auf den Felsvorsprüngen erkannte, umrundeten den grünen Fleck des Golfs von Saint-Briac (mit den Augen suchte ich die Häuser nach demjenigen ab, das der Familie Le Mélinaire gehört haben könnte) und nahmen Kurs auf Le Guildo. Das Licht, das hin und wieder von geballten Wolken verdeckt wurde, hüpfte auf dem Wasser, während der Wind in den Segeln knatterte.

Das Cap Fréhel kam in Sicht: eine mineralische Masse, die Stelle, ab der die Küste vollends wild wurde. Auf den Klippen konnte man mit bloßem Auge die Sandsteinschichten studieren, unter einem Teppich aus Heidekraut und Aschenblumen, der sie zu großen Teilen bedeckte. An der Spitze zeugte die Burgfestung La Latte von dem unseligen Hochmut des Menschen, der jeden noch so kleinen Steilhang besiedeln und ihn um jeden Preis bis in alle Ewigkeit bewachen, verteidigen und mit Kanonen versehen muss.

Xavier und ich tauschten die Plätze: Er saß am Ruder, ich bediente die Segel. Hoch konzentriert achtete ich auf die Fallspannung und betätigte ab und zu den Niederholer, um den Großbaum zu heben. Trotz mangelnder Übung fielen mir die grundlegenden Handgriffe wieder ein, aus den tiefsten Tiefen des Gedächtnisses hervorgeholt: Die Schot auf der Winsch sichern, das Segel aufspannen. Nicht vergessen, die Kurbel abzunehmen. Ich hatte das

Gefühl, dass Charles hinter mir stand, bereit, mich mit Vorwürfen zu überschütten.

Einmal hatte Guillaume, den mein Vater pausenlos triezte, die Kurbel in der Winsch stecken lassen. Kurz danach war ich auf dem nassen Deck ausgerutscht und gegen den Metallgriff geknallt. Ich behielt über der Lippe eine kleine Narbe und außerdem die Erinnerung an das Blut, das an meinem Ölzeug hinuntertropfte und rote Rinnsale bildete. Guillaumes zutiefst erschrockener Blick, als er herbeieilte, um mir aufzuhelfen, seine Hand auf meinem Arm, während ich die Zähne zusammenbiss, um mir den Schmerz möglichst nicht anmerken zu lassen, in der Hoffnung, dass die dräuende väterliche Gardinenpredigt nicht ganz so schlimm ausfallen würde: Ob man an solchen Gesten die Bruderliebe ermessen kann?

Wie lange war es eigentlich her, dass ich das letzte Mal ein Segelboot bestiegen hatte? Zehn, zwölf Jahre? Als Jugendlicher hatte ich Unterricht genommen und kam ziemlich gut zurecht. Am liebsten fuhr ich allein mit Guillaume aufs Meer hinaus, was wir uns schließlich erkämpft hatten, nachdem wir meine Mutter so lange anbettelten, bis sie einwilligte. Wenn wir wie zwei Entdecker auf großer Fahrt in den Chenal du Grand Jardin bogen, berauschte mich dieses Gefühl von Freiheit und Macht.

Aber das zählte zu den Aktivitäten, die ich nach meinem Abitur demonstrativ eingestellt hatte. Um meinem Vater zu missfallen, war ich zu vielen Opfern bereit. Und nach meiner Heirat stellte ich fest, dass meine Frau Fernreisen in den Senegal oder nach Thailand bevorzugte, wo man an einem sonnigen Strand oder am Poolrand sitzen und einen spannenden Krimi lesen konnte. Die gebürtige Savoyardin, die dem Stadtleben verfallen war, verband Natur und Sport lediglich mit ein paar Schwimmzügen im Genfersee, wenn wir ihre Eltern in Thonon besuchten.

Jetzt fragte ich mich, wie ich das Meer hatte aufgeben können.

Wie konnte ich so lange auf diese schillernde Möglichkeit verzichten, dem Alltag zu entkommen, auf dieses Meer, das uns die reinste Freude schenkt und uns im nächsten Moment womöglich in die Tiefe reißt.

Xavier und ich nutzten einen ruhigen Moment und genossen unser Picknick aus Sandwiches und Cidre. Wie schon meine Cousine fragte mich mein alter Internatsfreund, was ich den ganzen Tag so machte. Ich erzählte ihm von meinen Archivlektüren und kläglichen Versuchen, die Familiengeschichte zu rekonstruieren.

«Weißt du eigentlich, wie angesehen dein Vater hier war?»

Nein, eben das wusste ich nicht.

Wir segelten eins, zwei Stunden, getragen von einem herrlichen Westwind. Xaviers sparsame Anweisungen zeigten, dass er das Befehligen gewohnt war: «Anholen», «die Dirk losmachen». Die Begriffe kamen wieder, die Gesten auch. Zwischen den Manövern erzählte er mir Geschichten aus seinem Berufsalltag, von der Jagd nach Müllsündern auf See bis hin zum Abfangen von altersschwachen Booten. Im vergangenen Jahr waren er und sein Team mehrmals wegen versuchten Enterns im Einsatz.

«Soll das etwa heißen, es gibt Piraten im Ärmelkanal?»

«Piraten wäre zu viel gesagt. Es sind eher kleine Gauner, die englische Segler mit Waffenattrappen um ihre Devisen bringen wollen ... Letztes Jahr haben wir drei von ihnen erwischt, richtiges Ungeziefer. Beim letzten Mal hatte der Skipper ein Messer gezogen, um sich zu wehren, das war schon grenzwertig. Auf einem Boot ist nicht viel Platz. Und wenn es dann aus dem Ruder läuft ...»

Da fielen mir die Worte Ciceros in seiner Rede über das Manilische Gesetz ein: *Denn welcher Platz längs dem ganzen Meer hatte in jenen Jahren eine so starke Besatzung, dass er sicher gewesen, oder welcher war so abgelegen, dass er unentdeckt geblieben wäre?*

Xavier untersuchte auch Fälle von Ertrinken. Meistens waren

es leichtsinnige Touristen, die ihre Kräfte überschätzt hatten. Als er und sein Kollege einmal von einem Einsatz vor dem Strand von La Guimorais zurückkehrten, war ihnen als orangeroter Fleck die Schwimmweste eines Urlaubers aufgefallen, der mit seinem Schlauchboot die Nordseite von Cézembre gerammt hatte. Der Mann musste unter gefährlichsten Umständen aus dem Wasser geholt werden, und Xavier hatte «ganz schön viel Wasser geschluckt». Dass ihm nichts Schlimmeres widerfahren war, hatte er nur seiner Erfahrung als Taucher und der Klarsicht seines Kollegen zu verdanken.

Er erzählte auch von seiner Frau Géraldine, die als Zollbeamtin an Land arbeitete.

«Ihr Ding ist das Kitesurfen. Wenn du magst, können wir sie ja eines Abends begleiten.»

Als das Licht milchig wurde und die Dämmerung ankündigte, machten wir uns auf den Rückweg. Weil ich eine Sekunde zu früh weggeschaut hatte, schlug mir der Großbaum kräftig gegen das Schulterblatt – ein Anfängerfehler, wie Xavier spottete. Cézembre lag auf unserem Weg, und wir umrundeten die Insel von hinten, mit einem gewissen Abstand wegen der Riffe. Während wir an der Nordseite entlangfuhren, die von den Couërons aus nicht zu sehen war, musterte ich die schroffen Umrisse der Insel, die bisher von der Erosion weitgehend verschont geblieben waren. An ihrer höchsten Stelle thronten die Überreste der deutschen Bauwerke.

Ich war Cézembre schon seit Ewigkeiten nicht mehr so nahe gekommen. Aber ich hatte nicht vergessen, wie ich das erste Mal dort gelandet war.

«Das weckt Erinnerungen, was?», bemerkte Xavier.

«Kann man wohl sagen.»

«Wusstest du, dass man im Mittelalter vom Strand de l'Éventail aus trockenen Fußes hinübergehen konnte?»

Nein, das wusste ich nicht. Plötzlich hatte ich eine erstaunliche Vision von Menschen, die durch eine offene Landschaft wanderten, zwischen dieser Insel und Saint-Malos Ursiedlung Alet. Wie sah dieses von den Gezeiten umspülte Niemandsland wohl damals aus? Bestand es aus Sand, Schlamm, Sumpf? Oder aus Salzwiesen in wässrigem Grün? Gab es eine Furt, einen uralten Steinweg, wie den Gois de Noirmoutier, um dorthin zu gelangen? Man musste unfehlbare Kenntnisse über die Gezeiten haben, um diese Strecke zurückzulegen, ohne von der Flut mitgerissen zu werden.

Wir fuhren weiter und überließen die Insel ihrer maritimen Einsamkeit; je mehr sich unser Boot entfernte, desto stärker umfing die Dämmerung diese Steinzunge: zwei Hügelkuppen und ein im Ufersand versunkenes Tal, die offenbar mit dem Horizont verschmelzen wollten.

23.

Seit einer Stunde geht der Mann in der sengenden Hitze. Auf seinem Karren zieht er mehrere Gallonen Wasser, Säcke voller Gerstenmehl und Spitzhacken. Auf Cézembre ist es so schwierig, dem Boden etwas anderes abzutrotzen als Kartoffeln.

Er meidet tunlichst den weichen Sand, die grünen, schwammigen Lachen und sucht auf den flachen Steinen Halt, die Jahr für Jahr von den Furtwanderern abgelegt werden. Fischer, Händler und fromme Christen leihen sich den Esel oder das Pferd der Seegraszüchter und legen jeweils ihren Stein ab, um den Mönchen das gelegentliche Kommen und Gehen zwischen Insel und Festland zu erleichtern.

Es ist ein ständiger Kampf, an diesem Ort zu leben, der vom Einsiedler Malo entdeckt wurde und unter dem Schutz des heiligen Franziskus steht. Für das Kloster wurde ein Stein nach dem anderen bei Niedrigwasser hinübergetragen. Die Bronzeglocke wurde von zwei Pferden angeschleppt, an einem Herbsttag, als das Meer sich so weit zurückgezogen hatte, dass die Insel wie ein Felsvorsprung inmitten einer Sandwüste wirkte. Die Mönche vom Orden der Cordeliers de l'Observance haben ihr Kloster gebaut, die Kapelle eingerichtet und einen Friedhof angelegt. In der kühlen Jahreszeit kopieren sie Schriften, lesen und beten; ansonsten beackern sie zwischen den Gottesdiensten die salzige Erde, fischen und stellen im Herbst Destillate und Sole her.

Immer im Wechsel durchqueren die Mönche die Furt, wenn das Meer, nach dem Gnomon ihre zweite Uhr, es zulässt. Drüben besorgen sie sich Werkzeuge, Wasser, den säuerlichen Wein und die Zwiebeln für ihren kargen Alltag. Auf dem Rückweg, nach den Gezeiten zur Tagundnachtgleiche, sammeln sie das Treibholz, das ihnen der Ärmelkanal geschenkt hat. Die knorrigen, salzgebleichten Äste werden an besonders kalten Tagen im Skriptorium verbrannt, auch wenn sie dabei einen übelriechenden Rauch verbreiten.

Während dieser Märsche erlebt der Lastenträger, der seinen Geburtsnamen an der Klosterpforte abgelegt und den Namen Bruder Martin angenommen hat, die Gegenwart Gottes am intensivsten, die Herrlichkeit seiner Schöpfung, verkörpert durch die weitläufige Schönheit des Meeres und durch seine Rauheit. Das Meer erprobt und stärkt die Seele mit seinem Stürmen und Brausen; es bestraft die Hochmütigen und Leichtsinnigen und wirft ihre blassen Leichen ans Ufer zurück, nachdem es deren Boote zerlegt hat.

Schritt für Schritt geht der Mann an den Farmen vorbei, an Schafen und Kälbern, die auf den Wiesen weiden. Ein paar Vögel kreisen um seinen Kopf, und ihr Geschrei zerreißt den Himmel, wie um daran zu erinnern, dass Gott überall Leben einhaucht, selbst auf den Stufen zur Unendlichkeit. Die Sonne brennt im Nacken des Lastenträgers, und seine Arme schmerzen, aber der Gedanke an seinen heimischen Felsen, an die Stille und Einöde, die ihn dort erwarten, erfüllt ihn mit einer unermesslichen Freude.

Bruder Martin hat vergessen, seit wie vielen Jahren sein Leben mit diesem Felsen verschmolzen, wann er selbst zum Stein unter Steinen, zum Sandkorn unter Sandkörnern geworden ist. Er weiß nur, dass er von dem weltlichen Leben, das er vor seinem Eintritt in das Kloster geführt hat, diesem Leben voller Aufruhr und Verlangen, nicht das Geringste vermisst.

24.

Obwohl die Buchhandlung in Paramé schon vor einigen Jahren eröffnet wurde, hatte ich sie noch nie betreten. Zwar ein langer Schlauch, aber ansprechend gestaltet und gut sortiert, zog sie einen nicht nachlassenden Strom von Kunden an. Und sie bot genau das, was ich gesucht hatte: eine üppig bestückte Bretagne-Abteilung.

Ich fragte den jungen Buchhändler, der seinen Bestand in- und auswendig zu kennen schien, nach Werken über Cézembre. Er überreichte mir ein Bändchen im Querformat, das aussah wie ein Skizzenbuch. Tatsächlich war es ein Bildband, der die Geschichte der Insel anhand einer Reihe von kommentierten Aquarellen nachzeichnete.

Während ich darin blätterte, war der junge Mann in seinem Lagerraum abgetaucht. Er kam mit einem Wälzer zurück. Ausgeblichener Einband, 600 eng bedruckte Seiten, mit Anmerkungen gespickt – genau die Art von Monografie, die mir für meine Geschichte der Piraterie vorschwebte. Und die trotz der zehn Jahre Arbeit, die sie erfordert haben dürfte, nun in einem bretonischen Hinterzimmer verstaubte. Der Buchhändler erklärte: «Per Kérézéon hat sie verfasst, mein ehemaliger Professor an der Uni Rennes. Eine umfassende Geschichte dieser Küste, vom Mittelalter bis zum Zweiten Weltkrieg. Sie enthält auch mehrere

Kapitel über Cézembre. Ein ziemlicher Brocken, aber Sie können ja die Fußnoten überspringen.»

Ich dachte an die Massen von Fußnoten, die ich selbst im Lauf meines Lebens produziert hatte.

«Manchmal sind sie ganz hilfreich, diese Fußnoten.»

«Sind Sie auch Prof?»

Ich antwortete mit einem unbestimmten «Hm». Von Paramé aus erschien mein Pariser Lehrstuhl sehr weit weg. Der junge Mann fuhr fort: «Wenn Sie möchten, kann ich gern einen Kontakt zum Autor vermitteln.»

Ich fragte ihn nach weiteren Büchern über die Insel. Er empfahl mir den schmalen, aber gehaltvollen Band, den eine Journalistin vor zehn Jahren veröffentlicht hatte, und eine Graphic Novel, die Cézembre während der Besatzungszeit zum Schauplatz nahm. Ich bestellte beide. Als der Buchhändler meine persönlichen Daten eingab, stutzte er.

«Kérambrun wie die Schiffe?»

Ich nickte.

«Sind Sie also der Historiker von der Sorbonne?»

Ich war baff. Das Sortiment war zwar durchaus anspruchsvoll, aber sicher ohne Schwerpunkt auf römische Geschichte.

«Ihr Vater hat mir erzählt, dass sein Sohn in Paris an der Uni lehrt. ‹Viele sind berufen, wenige auserwählt›, meinte er.»

Ich brauchte ein paar Sekunden, um das zu verdauen.

«Mein Vater? Charles de Kérambrun?»

«Ja, er schaute manchmal hier vorbei. Ich war traurig, als ich von seinem Tod hörte.»

Das nahm ich sprachlos zur Kenntnis. Der Buchhändler, der gar nicht gemerkt hatte, wie bestürzt ich war, steckte den Aquarellband und den Wälzer von Kérézéon in eine Papiertüte und versprach, mich zu benachrichtigen, sobald meine Bestellung eintraf.

Draußen vor dem kleinen Platz, wo der Markt sich allmählich

belebte, blieb ich von der Sonne geblendet regungslos stehen. Mein Vater war also hier gewesen und hatte den Ladenbetreibern des Viertels von mir erzählt. «Viele sind berufen, wenige auserwählt.» Hatte er meinen Beruf wirklich so geringgeschätzt, wie ich es mir schließlich eingeredet hatte?

Falls nicht, hätte er es mir doch selbst sagen können, anstatt ständig über das Beamtenwesen und die Universität zu spotten, «die Arbeitslose wie am Fließband» erzeuge.

Als ich mich wieder in Bewegung setzte, stieß ich mit dem Ellbogen gegen etwas oder vielmehr gegen jemanden.

«Vorsicht!»

Ich wandte mich um. Die Frau, die ich gerade angerempelt hatte, trug graue Jeans, schwarze Stiefeletten, eine ebenso schwarze Fleecejacke und hielt eine Einkaufstasche in der Hand. Sie kam mir vertraut vor, aber ich hätte sie wohl nicht erkannt, wenn sie nicht ihre Sonnenbrille zurückgeschoben hätte und ich ihren Augen nicht begegnet wäre, Augen von einem unvergleichlichen Grün.

Völlig überrumpelt, stammelte ich eine Entschuldigung, bevor ich sie herzlich grüßte. Ihr verwundertes «Guten Tag» erwischte mich kalt. Eine so schöne Frau musste sicher des Öfteren Zudringlichkeiten abwehren, aber ich hatte gehofft, dass sie mich wenigstens wiedererkennen würde. Später sollte ich erfahren, dass es ihr an schlechten Tagen schwerfiel, Gesichter überhaupt wahrzunehmen. Jetzt ließ ich aber nicht locker: «Neulich am Strand sind Sie meiner Mütze nachgelaufen.»

Ein flüchtiges Lächeln erhellte ihr Gesicht.

«Ach ja, verzeihen Sie. Hat sie das Bad im Meer überlebt?»

«Besser als erwartet.»

Ich überlegte, ob ich sie nach ihren Einkäufen auf einen Kaffee einladen sollte. Aber unter welchem Vorwand? Und da waren noch die Worte des Buchhändlers, die mich ziemlich aufgewühlt hatten. Während ich noch grübelte, beendete die Joggerin unseren Austausch.

«Schönen Tag noch.»

Ich folgte ihr mit den Augen, als sie nun ihrerseits die Buchhandlung betrat. Ihre Haltung war tadellos. Was machte sie wohl beruflich? War sie Tänzerin, Yoga- oder Sportlehrerin? Oder arbeitete sie in einem ganz anderen Bereich, als Juristin oder Informatikerin? Oder gar nicht, da sie unter der Woche so viel Freizeit zu haben schien ...

Auf einmal hatte ich das dringende Bedürfnis zu gehen. Am Wasser entlang zu gehen, bis ich meine Beine nicht mehr spürte. Ich würde einige Zeit brauchen, um das vorhin Gehörte anzunehmen; um den hartnäckig bohrenden Gedanken zuzulassen, dass Charles mich vor allem deshalb aus seinem Leben heraushielt, weil ich ihm nicht den geringsten Einblick in meines gestattet habe.

25.

Seit ich mich wieder in das Archiv vertieft habe, bin ich sicher, dass Augustus Minchinton, der im Handlungsbuch des Jahres 1906 mehrmals erwähnt wird, der englische Geschäftspartner meines Urgroßvaters gewesen ist. Dieser Band enthält mehr Informationen als der vorherige. Ich gehe ihn aufmerksam durch und halte meine Lesefrüchte in einem roten Notizheft fest. Diese geduldige Kleinarbeit beschert mir aufs Neue längst vergessene Empfindungen: den Adrenalinschub der Recherche, aber auch und vor allem die Genugtuung, in der chaotisch anmutenden Häufung von Ereignissen nach und nach eine Art logischen Zusammenhang zu erkennen.

Ich weiß immer noch nicht, wer dieser Engländer war und welche Rolle er für die Malouinische Schifffahrtsgesellschaft gespielt hat. Aber ich begreife allmählich, dass man dieses ursprünglich sicher chronologisch geordnete Familienarchiv mehrfach umgelagert hat. Die Unterlagen aus der Anfangszeit wurden im Anbau in den letzten Winkel des Regals verbannt und die Chronologie dadurch unterbrochen.

So habe ich unversehens einige Bündel mit Briefen an Octave herausgezogen, die über den Frachtregistern eingezwängt waren. Geschäftliche Korrespondenz, aber auch freundschaftliche, den paar Seiten nach, die ich ganz oben auf meiner Leiter entfaltete. Die Namen der Absender waren jeweils in säuberlicher Schrift am Rand der Mappen aus dicker Pappe vermerkt, die sich fast bis zur Decke stapelten.

Als ich eine dieser Mappen öffnen wollte, löste sich das Stoffband, das sie verschlossen hielt, buchstäblich zwischen meinen Fingern auf. Die Umschläge flatterten im Raum umher wie welke Blätter und landeten schließlich auf dem Boden. Der Lichtstrahl, der durch das Ochsenauge drang, verlieh dem Schauspiel dieser im funkelnden Staub schwebenden papiernen Rechtecke eine eigenartige Schönheit.

Die restlichen Mappen trug ich der Reihe nach hinunter und achtete darauf, dass sie nicht aufgingen. Im hintersten Winkel befand sich noch eine Schatulle aus Rochenleder von inzwischen undefinierbarer Farbe. Die nahm ich auch herunter. Sie war voller Einladungs- und Visitenkarten.

Jetzt lag mir nicht nur die Post vor, die Octave erhalten, sondern zu meiner Überraschung auch die, die er selbst verschickt hatte. Waren das etwa Kopien? Die violette Schrift, die von Kohlepapier herrührte, sprach dafür, genau wie die fremde Handschrift, die hier und da auftauchte – sicher hatte ein Sekretär einige dieser Geschäftsbriefe verfasst.

Die Schatulle aus Rochenleder hingegen war eine Art Who's

who des damaligen Saint-Malo, ein Sammelsurium von klangvollen Namen – mit Prädikat oder Bindestrich oder von einiger Berühmtheit, darunter auch etliche aus altem bretonischen Adel. Manche dieser Namen waren mir schon begegnet: Jouanjan, der Bürgermeister, Kérautret, der Militärgouverneur, Tézé-Villan, der Polizeipräfekt, Hazan, Mitglied der Akademie der Wissenschaften; und auch Ärzte, Anwälte, hochrangige Militärs und sogar der berühmte Kommandant Charcot.

Auf Karten mit verschnörkelten Briefköpfen in Kursivschrift wurden «Monsieur und Madame de Kérambrun» zu feierlichen Mittagessen, Wohltätigkeitsbällen, Konzerten und Regatten eingeladen. Octaves Anwesenheit schien besonders in nautischen Kreisen gefragt zu sein oder bei den Handelsligen von Hafenstädten wie Brest, Paimpol, Le Havre und Cherbourg.

«Der Herr Polizeipräsident bittet Sie zu einer Cocktailparty zu Ehren des englischen Botschafters Sir Francis Bertie.» Und handschriftlich hinzugefügt: «In der Hoffnung, lieber Freund, Sie und Ihre bezaubernde Gemahlin bei diesem Anlass wiederzusehen. Tézé-Villan.»

Wie hatte mein Urgroßvater, der, wie seine Notizbücher belegen, unermüdlich schuftete, die Zeit gefunden, solchen Einladungen zu folgen? Zwar war Octave, der selbst einem alten bretonischen Adelsgeschlecht entstammte, nicht gerade ein *Selfmademan*, aber eben auch kein müßiger Erbe wie ich. Die Schatulle aus Rochenleder war Sinnbild seines großen gesellschaftlichen Erfolgs. Wer hatte sich die Mühe gemacht, die Insignien seines mondänen Lebens so sorgfältig zu verwahren? Sein Sekretär? Oder Julia, seine Frau, die «bezaubernde Gemahlin», die von den Freunden und Mitarbeitern ihres Mannes derart geschätzt wurde?

Bisher hatte ich mir einen Octave vorgestellt, der meinem Vater ähnelte: fleißig, fromm und dem Vergnügen wenig zugeneigt. Doch nun entdeckte ich in diesem Briefnachlass eine Freude am

Umgang mit anderen Menschen, die Charles de Kérambrun fremd gewesen war. Es zeigte sich, dass mein Urgroßvater entweder eine hedonistische Seite oder tatsächlich ein großes Gespür fürs Kommunizieren und Netzwerken gehabt hatte. Denn ohne die Pflege solcher Beziehungen wäre es nicht möglich gewesen, eine stetig wachsende Küstenflotte zu betreiben, die so viel bürokratischen Aufwand und immer neue Passierscheine erforderte.

Mit dem Inhalt der Schatulle war ich durch. Benommen von Papier und Staub lief ich den Rest des Nachmittags am Strand entlang. Obwohl ich gerne bis zur Pointe de la Varde vorgestoßen wäre, ließ ich es sein: Das Wasser lief auf, und wenn ich mich dorthin wagte, käme ich nicht mehr zurück, weil der Durchgang zwischen den Felsen zum Strand von Le Pont umgehend überflutet wäre.

Bei Einbruch der Dämmerung ging ich nach Hause zurück, nachdem ich noch eine letzte Runde in der Innenstadt gedreht hatte. Die Hoffnung auf eine Zufallsbegegnung mit der grünäugigen Joggerin war an meinem längeren Verweilen nicht ganz unbeteiligt.

Mir schwirrte der Kopf. Ich dachte an die Namen, die Octaves Notizbücher füllten, lauter Schemen, die mit jedem neuen Fund klarere Konturen gewannen. An meinen Wunsch, ihr Schicksal nach Jahrzehnten der Vergessenheit zu ergründen. An meine diffuse Gewissheit, dass die familiäre Überlieferung an irgendeinem Punkt ins Stocken geraten war, an mein immer dringlicher werdendes Bedürfnis, die Hintergründe dafür zu begreifen, als wäre das die Lösung für meine ureigenen Probleme.

Denn nach allem, was ich bisher über die herausragenden Fähigkeiten und Leistungen meines Urgroßvaters herausgefunden hatte, hätte man uns eigentlich pausenlos von ihm erzählen müssen. Oder auch nur von Juste, meinem Großvater, der die Firma, als sie nach dem Krieg in Trümmern lag, wieder aufgebaut hatte.

Aber man hatte uns gar nichts erzählt.

Warum dieses Schweigen, wo wir doch jeden Sommer in dem von ihm erbauten Haus verbrachten? Und warum hatte mein Vater den Kontakt zu manchen Verwandten abgebrochen, obwohl er das Unternehmen weitergeführt und sich dafür aufgeopfert hatte? Jetzt, da ich es endlich herausfinden wollte, waren alle Zeitzeugen tot.

Eine Person gab es aber noch, die mir vielleicht helfen könnte.

Gleich am selben Abend rief ich meine Cousine an. Bei dieser Gelegenheit teilte sie mir mit, dass die Vorstandssitzung trotz des erwartbaren Widerstands von Jacques Rodriguez gut gelaufen war. Offen gestanden hatte ich das mit der Werftübernahme völlig vergessen. Nach einem etwa fünfzehnminütigen Vortrag von Cécile über die Dekarbonisierung der Schifffahrt konnte ich die Frage loswerden, die mir auf den Nägeln brannte. Meine Cousine reagierte ratlos: «Was für ein Fotoalbum? Ich weiß von nichts. Aber warum fragst du nicht meine Eltern, wenn dein Herz so daran hängt. Es wäre auch eine gute Gelegenheit, sie wiederzusehen.»

«Meinst du, sie könnten mir weiterhelfen?»

«Vielleicht. So oder so werden sie sich über deinen Besuch freuen.»

26.

Nach längerem Stottern kam der alte R4 endlich in Gang. Meine Mutter hatte mir beigebracht, damit zu fahren, lange bevor ich für den Führerschein alt genug war, und meine Hände erinnerten sich noch genau daran, wie ich das Lenkrad am besten einschlug, um rückwärts zu fahren, ohne den Torpfeiler zu rammen.

Nachdem ich Saint-Briac erreicht hatte, bog ich falsch ab. Aus

Unachtsamkeit oder weil mein Unbewusstes mir einen Streich spielte? Mein letzter Besuch lag fünf oder sechs Jahre zurück. Die Schuldgefühle wurden stärker, je mehr ich mich dem Haus näherte. Albina hatte ich bei Charles' Beerdigung wiedergesehen, aber nicht Étienne, der wegen einer mutmaßlichen Bronchitis ans Bett gefesselt war. Und obwohl ich seit meinem Umzug mehr als genug Zeit gehabt hätte, die beiden zu besuchen, tauchte ich mit sechs Monaten Verspätung auf, weil ich auf einmal die Ahnenforschung für mich entdeckt hatte.

Meine Tante schien sich nicht an dieser jähen Bekehrung zu stören und hatte mich prompt zum Kaffee eingeladen.

Sie erwartete mich draußen auf der Treppe. Die Zuneigung, die in ihrer Umarmung zu spüren war, rührte mich. Sie war etwas dünner geworden, aber ihre feinen Züge und ihr Lächeln waren unverändert. Noch vor den üblichen Floskeln sagte sie: «Yann, wundere dich nicht, wenn dein Onkel dir etwas ... müde vorkommt.»

Ein Euphemismus, der mich beunruhigte. Als ich das letzte Mal hier war, dachte ich, Étienne sei aus dem Holz für Hundertjährige geschnitzt. Holte ihn jetzt etwa das Alter ein? Oder hatte ihm dieser verdammte Virus so zugesetzt?

Als mein Onkel aufstand, um mich zu begrüßen, fiel mir auf, dass er seinen großen Körper kaum aus dem Sessel hieven konnte. Von Cécile hatte ich zwar gehört, ihr Vater sei in schlechter Verfassung, aber ich rechnete nicht damit, ihn derart geschwächt vorzufinden. Étienne war dünner geworden, und sein ausgemergeltes Gesicht erinnerte mich an das meines Vaters kurz vor seinem Tod. Er stützte sich auf meine Schulter, um mich zu umarmen. Wir waren fast gleich groß.

«Yann, mein Junge, was für eine Freude! Wann haben wir uns das letzte Mal gesehen?»

Ich deutete ein zerknirschtes Lächeln an. Das wollten wir lieber nicht so genau wissen.

Albina hatte ihren legendären bretonischen Pflaumenkuchen gebacken, und der süße warme Duft weckte sofort Erinnerungen an die Kindheit. Hier hatten mein Bruder, meine Cousine und ich uns nach dem Schwimmen immer mit Kuchen vollgestopft und den Appetit verdorben. «Da haben sie bei Albina wieder kräftig zugelangt», seufzte meine Mutter, ohne uns je davon abzuhalten.

Meine Tante schnitt drei Stücke ab, servierte den Kaffee und drückte ihrem Mann eine dampfende Tasse in die Hand.

«Lebst du dich gut wieder ein?»

«Im Moment sehr gut.»

«Und dein Sohn? Studiert jetzt in Deutschland weiter, richtig?»

Erst wollte ich nicken und besann mich dann eines Besseren, auch wenn es nicht leicht war zu gestehen, dass Paul sich lieber mit Seelöwen befasste als die glänzende Karriere zu verfolgen, die ihm zugedacht war.

Albina bemerkte: «Jugendsünden dürfen sein ... Außerdem sammelt er auf diese Weise Erfahrungen für seinen zukünftigen Beruf ...»

Ich fragte mich, ob er diesen zukünftigen Beruf jemals erlernen würde. Eigentlich hatte ich erwartet, dass mein Onkel, der mich so gern neckte, die Eskapade seines Großneffen gutheißen würde. Aber er reagierte gar nicht. Danach redeten wir über Cécile und ihre neuen Aufgaben.

«Überarbeitet sie sich nicht?», fragte Albina.

«Das macht sie ja gern. Deshalb hat Papa sie doch als seine Nachfolgerin bestimmt. Er wusste, sie ist die beste Wahl.»

«Hast du das gehört, Étienne?»

Mein Onkel hob den Kopf. Er wirkte zerstreut. Vielleicht hatte ihn doch eine dieser scheußlichen Krankheiten befallen, die das Gedächtnis zersetzen. Albina fragte mich leicht verlegen: «Hast du dich nicht darüber geärgert?»

«Worüber?»

«Dass Charles sich für Cécile entschieden hat?»

«Ich habe mit dem Betrieb doch nichts am Hut. Cécile kümmert sich tausendmal besser um Kérambrun, als ich es jemals gekonnt hätte.»

«Dein Vater meinte, du seist der Sonderling der Familie», sagte Étienne, dessen Zunge sich auf einmal löste. «Du, als Historiker und Professor ... Wobei er auch mich für einen Taugenichts hielt.»

Mein Onkel war an der naturwissenschaftlichen Fakultät der Uni Brest als Ozeanograf tätig gewesen. Er war eine Koryphäe auf dem Gebiet der Meeresbodenreliefs und hatte vor der Pandemie noch Vorträge in den USA gehalten. Aber ich erinnerte mich gut an Charles' ätzende Bemerkungen über ihn und auch an einen abgedroschenen Witz, den er bei de Gaulle gestohlen hatte, über Wissenschaftler, die viel suchten, aber nichts fanden. Auch ich hatte ihn nach meiner Promotion zu hören bekommen.

«Cécile hat uns erzählt, dass du jetzt die Familiengeschichte erforschst ...»

«Ich bin auf das Firmenarchiv gestoßen. Es stammt noch aus der Gründungszeit. Buchhaltung, Register, Korrespondenz ...»

«Wusstest du, dass Charles das alles aufbewahrt hat?», fragte Albina ihren Mann.

Étienne antwortete nicht sofort. Dann sagte er: «Ja ... Was findest du daran so interessant?»

«Ich wüsste gern mehr über meinen Großvater. Papa hat selten von ihm gesprochen.»

«Und was genau möchtest du wissen?»

«Möglichst alles, würde ich sagen.»

Wieder ließ er sich Zeit mit der Antwort. Diesmal aber nicht aus Erschöpfung, da war ich mir sicher. Als mein Onkel den Faden schließlich aufnahm, waren sowohl seine Stimme als auch seine Worte vollkommen klar.

«Unser Vater – dein Großvater Juste – wurde im Krieg geboren. Ich meine den Ersten Weltkrieg. 1915.»

«Hatte er Geschwister?»

«Einen Bruder namens Armand. Der ist aber früh gestorben.»

«Gab es nicht noch einen zweiten Bruder? Ernest, den Erstgeborenen?»

«Wie kommst du darauf?»

«Octave führte eine Art Tage- oder Handlungsbuch. Darin hat er alle Geburten festgehalten.»

«Den Namen habe ich ein paarmal gehört, aber ich habe ihn nie gesehen.»

«Gab es Schwestern?»

«Nicht dass ich wüsste. Unser Vater ist aber gemeinsam mit zwei Mädchen aufgewachsen, zwei Cousinen in seinem Alter.»

«Und hast du Octave de Kérambrun noch erlebt?»

«Ich war sieben, als er starb. Ich erinnere mich nur vage. Wir besuchten ihn ein-, zweimal im Jahr in den Couërons.»

Mein Onkel deutete ein Lächeln an. «Davor wurde immer ein Riesenaufwand betrieben, Fingernägel säubern, lauter Ermahnungen und ein paar Ohrfeigen obendrein. Meine Mutter hatte eine Riesenangst, dass wir uns danebenbenehmen oder eine Porzellanvase zerschlagen.»

«War eure Großmutter nicht traurig, euch nur so selten zu sehen?»

«Die Frau von Octave? Die habe ich nie gekannt. Sie starb vor meiner Geburt.»

«Woran?»

Étienne dachte eine Weile nach. «Keine Ahnung. Es war wohl ein Unfall. Aber es wurde nie darüber geredet.»

«Hat dein Großvater nicht wieder geheiratet?»

«Nein, nie.»

«Und wer hat seine Kinder großgezogen?»

«Eine Gouvernante. Sie aß bei uns am Tisch. Ich weiß nicht mehr, wie sie hieß ... Marguerite ... Mathilde ...»

«Sie war also wie eine Mutter für Juste?»

«Das wäre zu viel gesagt. Sobald er alt genug war, kam mein Vater ins Internat. Man hat ihn bei den Jesuiten abgeladen.»

Danach warteten Albina und ich wieder auf eine Fortsetzung, die jedoch ausblieb. Ich sagte: «In den Couërons habe ich nirgends ein Fotoalbum gefunden. Hast du es vielleicht?»

«Ein Familienalbum? Nein, so eins hat es nie gegeben. Abgesehen von dem Album, dass deine Großmutter Léone angelegt hat, als sie Juste heiratete. Das haben wir hier im Haus.»

«Und wirklich nichts aus der Zeit davor?»

«Doch, schon, irgendwo in meinem Arbeitszimmer sind ein paar Fotos, glaube ich ... aber ich weiß nicht mehr, wohin ich sie getan habe.»

Auf einmal wirkte er restlos erschöpft. Ich sollte mich wohl lieber verabschieden. Albina lächelte mich liebevoll an.

«Dein Onkel wird sich jetzt ein Weilchen ausruhen. Aber hättest du Lust, deiner alten Tante noch ein wenig Gesellschaft zu leisten?»

In dieser freundlichen Einladung schwang noch etwas anderes mit, ein leiser Appell, fast schon ein Flehen. Ich setzte mich wieder hin.

27.

Als Albina wieder herunterkam, war ich im Garten. Er wirkte erstaunlich klein, wie alle Kindheitsorte, die man als Erwachsener wiedersieht. Damals kamen mir diese Gemüsebeete und die angrenzenden Obstbäume vor wie ein Reich ohne Grenzen. Ich brachte dort ganze Nachmittage damit zu, mich von meinem Bruder und meiner Cousine sanft martern zu lassen: Beim Indianerspiel war immer ich derjenige, der (nur) halbnackt an die bunten Pfähle gefesselt wurde ... Der Walnussbaum stand noch; die Ecke, in der wir Hütten bauten, beherbergte nun einen Kompostbehälter. Und ich erinnerte mich an den Verschlag, dessen blauer Anstrich inzwischen durch eine Lasurschicht ersetzt worden war. Unser Onkel hatte uns wegen des scharfkantigen Werkzeugs strikt untersagt, ihn zu betreten.

Dieser Besuch weckte in mir viele Erinnerungen. Und auch viel Reue, weil ich den Kontakt zu meinen Verwandten auf so unerklärlich harsche Weise abgebrochen hatte. Dabei hegte ich gerade gegen Étienne und Albina nicht den geringsten Groll, im Gegenteil, ihr Haus hatte meinem Bruder und mir immer Zuflucht vor dem Zorn und Kontrollwahn unseres Vaters gewährt.

«Du hast sicher gemerkt, dass dein Onkel nicht ganz der Alte ist.»

Die Stimme meiner Tante in meinem Rücken war wie eine freundliche Aufforderung, ihr die Frage zu stellen, die ich nicht zu formulieren wagte. Ich drehte mich um.

«Ist er krank?»

Ihr Lächeln bebte.

«Das wissen wir nicht so genau.»

«Was sagen denn die Ärzte?»

«Zunächst dachten sie, es seien Covid-Nachwirkungen. Jetzt reden sie von einer altersbedingten Depression ... Ich glaube, sie haben einfach keine Ahnung.»

«Das tut mir leid.»

Sie legte ihre Hand auf meinen Arm.

«Ich sollte dich nicht mit unseren Greisennöten behelligen. Komm lieber mit und sieh dir das an.»

Auf dem Couchtisch im Wohnzimmer, das nach der Helligkeit im Freien düster anmutete, sah ich ein Album und eine Blechdose.

«Ich habe die Fotos gefunden, die Étienne vorhin erwähnte. Willst du sie dir ansehen?»

«Sehr gern.»

Gemeinsam blätterten wir das Album mit dem grauen Leineneinband durch. Jedes Mal, wenn Albina eine Seite umschlug, knisterte das Transparentpapier, als würde es jeden Moment reißen. Und hier, in diesem stillen Wohnzimmer in Saint-Briac, bekam ich zum ersten Mal Momentaufnahmen aus der Kindheit, den Kindheitsphasen meines Vaters zu sehen, auf Rechtecke aus mattem Karton fixiert. Die Geschichte begann wie so oft mit nackten Babys auf einem Tierfell. War das jetzt nun Charles oder Étienne – dieses schmollende kleine Etwas im Adamskostüm, mit dem riesigen pausbäckigem Kopf?

Ein paar Seiten später wieder ein nacktes Baby, im Arm seiner Mutter, neben ihnen steht ein kleiner Junge in Matrosenhemd, etwa sechs bis sieben Jahre alt. «Étienne und Charles, 1942.» Jetzt steht eindeutig fest, dass dieser zweite Säugling auf dem Tierfell mein Vater gewesen ist. Und wer weiß, ob ich ohne diesen gewundenen roten Doppelzopf, der ihre Stirn krönte und den sie über die Jahrzehnte beibehalten hatte, auch wenn die Farbe nach und nach verblasst war, in dieser gertenschlanken jungen Frau meine üppig gerundete Großmutter Léone erkannt hätte.

Auf dem nächsten Bild sah man einen sieben- bis achtjährigen Jungen auf einem Mäuerchen sitzen, im Hintergrund das Meer und Cézembre mit der Doppelkuppe. Auf einmal ging mir ein Licht auf: Die Insel hatte als Vorlage für Octaves Firmenlogo gedient, das den Ledereinband seiner Notizbücher und sein Briefpapier zierte. Das Kind trug kurze Hosen. Die Bildunterschrift lautete: «Charles, Saint-Malo, 1949.» Stammte das Foto von einem dieser legendären halbjährlichen Besuche in den Couërons? Da war Octave allerdings bereits verstorben.

Eine Seite weiter folgte die hochgewachsene Gestalt eines

Mannes mit Bürstenhaarschnitt, in einem Wohnzimmer aufgenommen, das ich auf Anhieb wiedererkannte. Er hielt sich kerzengerade, wie ein Soldat bei der Parade. Von den vier Jungen, die ihn umringten, trugen drei einen Anzug. Nur der Kleinste steckte in Matrosenjäckchen und kurzen Hosen.

«Dieser Mann hier in der Mitte ist Juste, dein Großvater. Und hier zu seiner Rechten ist Charles.»

Meinen Vater hatte ich nur mit dem langen spitzen Gesicht gekannt, mit tiefschwarzen Augen, kurz geschorenem Haar und buschigen Brauen. Nun stellte ich fest, dass er in seiner Jugend weiche, fast feminine Züge gehabt hatte, die seine Locken, von denen eine ihm in die Stirn fiel, noch zarter erscheinen ließen. Sein schwermütiger Blick ließ mich an einen als junger Mann verkleideten kleinen Jungen denken, der sich gegen seinen Willen in die Welt der Erwachsenen begeben muss.

«Verrückt, genau so hast du in dem Alter ausgesehen», bemerkte meine Tante.

Auf der Rückseite stand nur eine Jahreszahl: «1956».

«Und der Kleine hier, der Jüngste, ist das Roparz?»

«Nein, das ist Jacques. Den alle Jacquez nannten. Roparz ist der hier», erklärte Albina und deutete auf den Jungen, der die Hand des Nesthäkchens hielt. «Der dritte Sohn, der auf deinen Vater folgte.»

«Jacques ist früh gestorben, nicht wahr?»

«Hat dein Vater dir das erzählt?» Meine Tante hielt kurz inne und fuhr dann versonnen fort: «Inzwischen ist er vielleicht gestorben. In Wahrheit ist Jacquez aber einfach verschwunden.»

«Wie das, verschwunden?»

«Er ist mit neunzehn von zu Hause abgehauen und hat danach nie wieder ein Lebenszeichen von sich gegeben. Das war mitten in der Hippie-Zeit. Es gab das Gerücht, er sei in die USA gegangen und später nach Katmandu. Aber dann wäre er irgendwann doch zurückgekommen. Roparz hat jahrelang nach ihm suchen lassen, ohne Erfolg.»

«Wusste mein Vater Bescheid?»

«Natürlich.»

Wir blätterten weiter. Albina benannte gelegentlich die eine oder andere Person, von der ich vielleicht gehört haben mochte. Aber ich erinnerte mich an nichts. Die Einzigen, die ich wiedererkannte, waren Lénaïg und Armelle, meine Cousinen von der Île de Sein.

Natürlich waren auch Guillaume und ich in diesem Album vertreten. Und obwohl unsere Mutter immer darauf geachtet hatte, uns unterschiedlich zu kleiden, war die Ähnlichkeit zwischen uns frappierend. Wir sahen fast identisch aus, wie viele homozygote Zwillinge. Der Anblick dieser Bilder rief in mir sehr heftige und gemischte Gefühle aus meiner Kindheit wach, das ungetrübte Glück dieser Ferien am Meer mit meinem Bruder, und die nackte Angst, sobald mein Vater aus Rennes anreiste. In den Wänden der Couërons hallten seine schlechte Laune und Tyrannei umso lauter wider. Vor meinen Augen zogen weitere Porträts meines Großvaters vorbei. Dem Augenschein nach war Juste de Kérambrun auch nicht gerade umgänglich. Ich nutzte die Gelegenheit, um Albina nach ihm zu fragen: «Wie war er denn so? Als Mensch, meine ich ...»

Eine Frage, die meine Tante merklich in Verlegenheit brachte.

«Dein Großvater war ... alles andere als nett.» Sie zögerte und sagte schließlich: «Es wäre mir lieber, wenn Étienne nicht erfährt, dass ich dir das alles anvertraue.»

Ich versprach ihr, ihm nichts zu verraten. Dann erzählte mir Albina, wie Juste, den sie als «teuflisch» bezeichnete, keine Gelegenheit ausließ, sich so streng, unduldsam und herrisch wie möglich aufzuführen. Einmal hatte er sogar Anstalten gemacht, Étienne, der damals schon über dreißig war, vor ihren Augen zu ohrfeigen.

«War er bösartig?»

«Das nicht. Aber unvorstellbar starrsinnig und borniert. Seine Weltsicht war vorsintflutlich. Er wollte seine Söhne zu seinen Ebenbildern machen, sie sollten genau wie er in der Bretagne bleiben und dem Unternehmen bis zu ihrem letzten Atemzug dienen. Als dein Onkel sagte, er wolle mich heiraten, drohte ihm dein Großvater mit Enterbung.»

«Aber warum?»

«Weil die Tochter eines italienischen Maurers und einer kleinen Schneiderin aus Auray nicht fein genug war für seine hoch angesehene Familie. Zum Glück hat deine Großmutter sich für uns starkgemacht. Am Ende blieb Juste unserer Hochzeit fern und wechselte vier Jahre lang kein Wort mit uns.»

«Und hat er meinen Vater auch so behandelt?»

«Schlimmer noch. Charles musste sich auf die Aufnahmeprüfung an der Seehandelsschule vorbereiten, obwohl er dazu keine Lust hatte. Später studierte er am Polytechnikum. Nicht aus Berufung, sondern weil er so wenigstens Abstand gewinnen und auch ein wenig Kunst machen konnte, weil ihm viel daran lag. In Paris hat er Geld gespart, um Malkurse zu besuchen, weil Juste obendrein ein richtiger Geizkragen war. Als er seinen Sohn einmal in Paris besuchte, zeigte Charles ihm seine Aquarelle. Juste zerriss sie einfach und meinte, es komme nicht infrage, dass sein Sohn ein so ‹weibisches Hobby› pflege. 30 Jahre danach war dein Vater immer noch traurig, wenn er davon erzählte.»

Ich war mir stets sicher gewesen, dass mein Vater eine freudlose Kindheit gehabt hatte, aber ich hätte nie gedacht, dass er solche Schikanen erleben musste.

«Und trotzdem hat Charles sich darauf eingelassen, mit seinem Vater zusammenzuarbeiten?»

«Später, ja ... Damals hatte Juste seinen ersten Herzinfarkt gehabt. Er hatte Angst zu sterben und klammerte sich an seine

Söhne. Étienne redete wieder mit ihm, aber verziehen hatte er seinem Vater nicht. Mit der Firma wollte er nichts zu tun haben. Man sollte ihn mit Kérambrun & Sohn gefälligst in Ruhe lassen. Nach seiner Doktorarbeit hat dein Onkel für das Institut lange Forschungsreisen unternommen, auf den Kerguelen und dann vier Jahre auf Saint-Pierre und Miquelon. Ich war Lehrerin und bin ihm dorthin gefolgt. Später hat er die Stelle in Brest bekommen, dort kam deine Cousine zur Welt. Und wir haben für die Ferien das Haus in Saint-Briac gekauft, um nie wieder einen Fuß in die Couërons setzen zu müssen.» Albina seufzte. «Ich nehme an, dein Vater hat dir von alldem nie ein Wort verraten?»

«Nie.»

«Schade. Charles hat mit deinem Bruder und dir das Gleiche durchexerziert, was ihm widerfahren ist. Wenn ich sah, wie überheblich mein Schwiegervater war, wie eisig im Umgang mit seiner Enkelin, niemals ein Lächeln oder eine zärtliche Geste, dachte ich, so benimmt er sich nur, weil man ihn selbst nie geliebt hat. Man kann Léone nicht hoch genug anrechnen, dass sie es an seiner Seite ausgehalten hat.»

«Dabei schien sein eigener Vater doch sehr an seinen Kindern zu hängen. Er war tieftraurig, als er und seine Frau ihr erstes Baby verloren.»

«Keine Ahnung, wie er die anderen erzogen hat. Wir wissen aber, dass es zwischen Juste und seinen Brüdern Kabbeleien gab.»

«Weil er die Firmenleitung übernommen hatte?»

«Da fragst du mich zu viel, Yann. Du weißt ja, dass die Kérambruns nicht gerade redselig sind ...»

Da hätte meine Frau ihr recht gegeben, die mir diese Wortkargheit mit schöner Regelmäßigkeit zum Vorwurf machte. Wie gern hätte ich dieses Album mitgenommen, um nach Herzenslust die Fragmente der Vergangenheit zu betrachten, die es mir enthüllte, um zu begreifen, woher diese Bitterkeit in den Augen meines

Vaters stammte, von welchen Fluchtmöglichkeiten er geträumt hatte, während er den Blick über den Sillon schweifen ließ.

In der hinteren Klappe steckte noch ein Umschlag mit einer Handvoll loser Bilder.

«Ich glaube, dein Vater hatte sie Étienne gegeben, ich weiß nicht mehr, bei welcher Gelegenheit. Nimm ruhig alles mit und sieh dir die Fotos in Ruhe an.»

«Ich will sie dir aber nicht wegnehmen.»

Albina lächelte mich an. «Keine Sorge. So wirst du uns noch einmal besuchen müssen, um sie zurückzugeben.»

28.

Das Ganzkörperporträt wurde von einem Straßenfotografen im Freien aufgenommen. Entweder war er Anfänger oder in Eile: die Kamera falsch ausgerichtet, eine Ecke des Bildes durch einen unansehnlichen Haufen aus Schrott und Tauen verstellt.

Der Mann in der Mitte ist um die dreißig, er trägt einen Gehrock und ein weißes Hemd. Mit Daumen und Zeigefinger seiner rechten Hand hält er seinen Hut fest, während er mit der linken den silbernen Knauf eines Spazierstocks umschließt. Sein schmales, feines Gesicht bietet interessante Kontraste: Die dichten, fast kohlschwarzen Augenbrauen und der dunkle Schnurrbart heben sich stark von den zarten Gesichtszügen und unglaublich hellen Augen ab. Die schlanke Gestalt scheint vor dumpfer Ungeduld zu vibrieren, als hätte die Pose den Mann mitten in seiner Bewegung unterbrochen und als wartete er nur darauf, sie wieder aufzunehmen.

Der Mann zu seiner Rechten wirkt älter, aber vielleicht trügt seine Erscheinung: ein breites Gesicht mit markanten Wangenknochen, volle Lippen, die Wangen zur Hälfte von Koteletten verdeckt, dazu krauses Haar. Seine zurückgekämmte Mähne ist so wild und üppig, wie man es von Dichtern der Romantik kennt. Erinnert der andere an einen Aal, der jederzeit aus dem Bild herausschlüpfen könnte, steht er so feierlich da wie im Atelier eines Malers, groß und schwer auf seinen beiden Beinen, wohl wissend, wie imposant seine herausgestreckte Brust und seine tribunhafte Haltung sind.

Sein Bauch, der sich unter dem Gehrock wölbt, verrät den Lebemann, ein Eindruck, den die restliche Kleidung unterstreicht: goldene Manschettenknöpfe, Krawattenschal, weiße Gamaschen über Schuhen aus feinem Leder. Obwohl er im Gegensatz zu seinem helläugigen Gefährten kein schöner Mann ist, strahlt er ein ungeheures Charisma aus, dem man sich nicht entziehen kann. Die riesige Stirn, die Nase, der Glanz seiner Augen, die buschigen Brauen und die wilde Mähne lassen tatsächlich an einen Löwen denken.

Links vervollständigt ein dritter Mann die Gruppe, er trägt die Uniform eines Marineoffiziers: Jacke mit Ärmeltressen, weiße Hose, Schirmmütze. Wegen der Kopfbedeckung ist sein Haar nicht zu erkennen, der blasse Teint, die sommersprossigen Wangen und der seidig schimmernde Bart lassen jedoch auf einen blonden oder rothaarigen Nordmenschen schließen.

Bemerkenswert sind allerdings weder sein unauffälliges Gesicht noch seine Augen oder seine Kleidung, sondern seine Größe. Sie ist außergewöhnlich. Der Marineoffizier überragt den Tribun, der selbst schon einen Kopf größer ist als der kleine Mann mit dem Schnurrbart, um mindestens 20 Zentimeter.

Ein Riese.

Ein Riese, ja sogar ein Koloss, wenn man die Breite seiner Schultern und die Größe seiner Hände in Betracht zieht. Diese Hände hängen reglos wie Schlagstöcke an seinen Oberschenkeln herab.

Auf der Rückseite des Fotos steht lediglich: «Saint-Hélier, 1908».

29.

In der umfangreichen Korrespondenz von Octave nahmen die Briefe, die er an seine Frau Julia geschrieben hatte, einen besonderen Platz ein. Sie waren mit Seidenbändern nunmehr undefinierbarer Farbe verschnürt, die zwischen meinen Fingern zu Staub zerfielen, als ich sie lösen wollte. Offenbar hatte in den letzten hundert Jahren niemand mehr diese Briefe gelesen.

Bei der Lektüre hatte ich den Eindruck, endlich das wahre Wesen meines Urgroßvaters zu fassen zu bekommen. Jeder Satz offenbarte so viel von seinen Gefühlen, dass ich mich beinahe schämte, derart in die Intimsphäre des Mannes vorzudringen, der diese Sätze zu Papier gebracht hatte.

Der Briefwechsel mit der jungen Frau, die Octave im März 1904 heiraten sollte, begann anderthalb Jahre vor ihrer Hochzeit. Er hatte jeden Brief an sie aufbewahrt. Leider habe ich nur wenige von Julias Antwortbriefen gefunden. Ob der Rest an anderer Stelle lagert?

Die ersten Briefe sind höchst konventionell gehalten: Ein junger Mann aus gutem Hause lädt Mademoiselle Le Mélinaire, wie er sie damals noch nennt, zum Tee ein, zu Theatermatinees oder Regatten. Selbstverständlich wird sie dabei immer von einer Tante oder Anstandsdame begleitet. Manchmal ist Julias Schwester Hélène ebenfalls eingeladen, die hübschere, lebhaftere der beiden. Und als älteste Tochter soll sie vermutlich Octave heiraten, wenn es nach ihrer Familie geht; dessen Herz wurde aber von der Jüngeren erobert, trotz ihrer Neigung, sich in Traumwelten zurückzuziehen.

Von Brief zu Brief treten seine zärtlichen Gefühle immer stärker zwischen den Zeilen hervor. Am 26. Juni 1904 wird der junge Mann deutlicher: «Darf ich hoffen, liebste Freundin, dass Sie die

Freude teilen, die unsere Treffen mir bereiten?» Das charakteristische Spiel dieser Epoche, bei dem ein Mann mit viel Geschick die Gefühle seiner Angebeteten sondieren muss, ohne die Grenzen des Anstands zu verletzen, weil ja jeder Brief an eine junge Dame von ihren Eltern gelesen – und bei Bedarf abgefangen – wird.

Julia wirkt zurückhaltender. Ohnehin fehlen zu viele von ihren Briefen, um wirklich zu wissen, wie sie auf Octaves eifriges Werben reagiert. Mit der Zeit lässt sie sich jedoch erweichen. Kein Wunder, da ihr Verehrer so hartnäckig bleibt und sie wöchentlich beschickt. Am 26. August, da verbringt sie gerade die Sommerfrische in Hossegor, gestattet sie Octave, mit ihren Eltern «über seine Pläne zu sprechen».

Ich male mir aus, wie fiebrig der junge Mann auf diese Antwort gewartet hat. Wie sehr die Freude ihn überwältigt, ja umgeworfen haben dürfte, als er sie erhielt. Von diesem Zeitpunkt an kommt die ganze Maschinerie in Gang, die im Handlungsbuch nur knapp Erwähnung findet. Die Eltern von Octave suchen die Eltern von Julia auf, er hält in aller Form um ihre Hand an, Verlobung in Saint-Briac, Termin beim Notar, um einen Ehevertrag aufzusetzen, der mit aller gebotenen Sorgfalt von beiden Parteien geprüft wird.

Während des Jahres, der ihrer Heirat vorangeht, verfasst Octave vor allem kurze Begleitschreiben zu den diversen Einladungen. Die Verlobten sehen sich nun häufiger. Sie verabreden sich, um den Nachmittag am Strand von l'Éventail zu verbringen oder um sich zum Tee in einer Konditorei zu treffen oder auch für eine Bootstour, manchmal sind nur Julias Schwester Hélène oder ihre Zofe als Anstandsdame dabei. Beide Familien scheinen bei dem jungen Paar die Zügel schleifen zu lassen.

Was die große Schwester von dem Ganzen hält, ist nicht überliefert. Ob sie sich für die Jüngere freut oder ob ihr diese Verlobung im Gegenteil bitter aufstößt. Die kleinen Ferien, die sie weiterhin separat verbringen, und die kurzen Aufenthalte des jungen Ingenieurs in Paris sind der Anlass für ausführlichere Briefe. Octave sprudelt vor Ideen und erzählt Julia regelmäßig von seinen zahllosen Vorhaben, um Schiffe zu motorisieren. Er hat sich bereits vorgenommen, seine Firma mit der Unterstützung seiner Eltern breiter aufzustellen; Unterstützung erhält er auch von seinem künftigen Schwiegervater, dem die Umtriebigkeit des ehrgeizigen jungen Mannes gut gefällt und der sich bereit erklärt, einen Teil der Mitgift seiner Tochter darin zu investieren. Überhaupt scheint die Familie Le Mélinaire höchst angetan von der Aussicht auf eine Verbindung mit diesem alteingesessenen Zweig des Kérambrun-Clans, erst recht, da ihr Stammhalter zugleich der einzige Sohn ist.

In der Mappe befinden sich nur vier Briefe von Julia. Mit lila Tinte in einer rundlichen Schönschrift verfasst, die noch Spuren ihrer Kindheit und der Klosterschulerziehung aufweist; allein die allzu hohen Oberlängen zeugen hier und da von einer gewissen Exaltiertheit. Die junge Frau vertraut ihrem Verlobten an, dass sie die Natur liebt, gern mit ihrer Schwester Hélène im Meer schwimmt (was die Eltern missbilligen) und auch gern träumt. Schon wenn sich vor ihrem Fenster eine Blaumeise zeigt, gerät sie fast in Ekstase.

Julia ist eine nachdenkliche und äußerst gebildete junge Frau. Während ihr Verlobter sie über Schiffe aufklärt, berichtet sie ihm von den Lektüren, die ihr Dasein maßgeblich prägen: Aloysius Bertrand, Baudelaire und die *Saturnischen Gedichte* von Verlaine, die ihr «Herz zutiefst anrühren», Marceline Desbordes-Valmore, Anna de Noailles, die sie glühend bewundert. Einen Teil der *Contemplations* von Victor Hugo kann sie auswendig, ergötzt sich an den Büchern des Malers Fromentin, dessen Sinn für die Schönheit der Natur ihr besonders zusagt, und an Chateaubriands Roman *René*. Balzac lässt sie hingegen links liegen, seine Romane findet sie langweilig (genau wie mein Sohn) und empfindet nichts als «Ekel» für Zola, den sie ohne das Wissen ihrer Eltern gelesen hat. In ihren Augen ist der Autor von *Der Totschläger* «grob und abscheulich» und seine Darstellung der einfachen Leute «grauenhaft».

Ich stelle mir eine romantische Persönlichkeit vor, geformt von einer Zeit, in der die jungen Mädchen unter einer Glasglocke gehalten werden, bis man für sie einen Ehemann findet. Klavier, Stickereien, feine Spitze ... die ätherische Sicht auf die Welt, die man ihnen aufnötigt, beherrscht von lauter Reinheits- und Tugendidealen, hat mit der Wirklichkeit nicht das Geringste zu tun. In ihrem dritten Brief an Octave erzählt Julia, sie habe sich mit den Werken von Joséphin Péladan vertraut gemacht. Während meines Studiums hatte mir ein Kommilitone, der sich für Esoterik begeisterte, Auszüge dieser Rosenkreuzerprosa zu lesen gegeben, sie war derart verschwurbelt und sentenziös, dass ich Tränen lachte.

Doch Julia nimmt den «Sâr», wie sie ihn nennt, sehr ernst. Sie denkt über die Metempsychose nach, dieser großen Seelenwanderung von einer Verkörperung zur nächsten. Über die Essenz aller Lebewesen, insbesondere der Tiere als «Teil des großen Ganzen». Viel weiter reicht das allerdings nicht, sie geht nach wie vor sonntags zur Messe, unterstützt die Wohltätigkeit ihrer Mutter, nimmt Klavierunterricht und stickt.

Von ihrem etwas übertriebenen Hang zur Innenschau abgesehen, ist sie im Grunde die perfekte Verlobte.

Die Hochzeit findet am 16. August 1905 statt. Octave hat das Datum in seinem Handlungsbuch vermerkt und zweimal unterstrichen. Ein Umschlag mit der Vermählungsanzeige blieb im Briefkonvolut enthalten. Danach reißt die Korrespondenz naturgemäß ab. Sie wird erst am 24. September 1906 wieder aufgenommen, mit einem Brief an «Julia de Kérambrun, Home Sobieski, Rue du Docteur-Calot, Berck, Département du Nord».

30.

Les Couërons, den 24. September 1906

Liebste Freundin,

gut zu wissen, dass Ihre Reise reibungslos verlaufen ist und Ihr Zimmer (wirklich mit Meerblick, wie man mir zugesichert hat?) Ihnen behagt. Die Landschaft im Norden soll ja besonders schön sein.
Dr. Sobieski genießt mein volles Vertrauen, immerhin haben sich seine Verdienste bis nach Paris herumgesprochen. Und ich verlasse mich darauf, dass Sie regelmäßig spazieren gehen und die Behandlung, die Dr. Montgenèvre Ihnen verschrieben hat, fortsetzen. Falls die Bäder Ihnen zu langweilig werden, bitten Sie einfach Lison, Sie zu begleiten.
Seit Ihrer Abreise arbeite ich unermüdlich am Motor, mit dem die Marie-Suzanne ausgerüstet werden soll. Nächste Woche reise ich nach Lothringen, um eine Stahlfabrik zu besichtigen. Dort werde ich auch Gelegenheit haben, den Maler Majorelle zu treffen, den ich gern mit der Gestaltung des Speisesaals betrauen würde. Auf dem Rückweg werde ich in Mayenne bei Jean Marcel vorbeischauen, einem Kunsttischler, der dem Vernehmen nach das Ulmenholz mit der schönsten Maserung weit und breit hat. Ich möchte ja nur die erlesensten Materialien für dieses Schiff, das zum Gedenken an unsere kleine Tochter gebaut wird. Es wird das Flaggschiff unserer Flotte sein und Sie seine Patin.
Zurzeit sind unsere Pendelboote laufend ausgebucht. Wir haben vom Garnisonskommandanten die Genehmigung erhalten, an Cézembre entlangzufahren. So können die Urlauber dort an den Strand gehen und sich die Füße vertreten.

Unser erstes Picknick auf der Insel, gemeinsam mit Hélène und Ihren Eltern, habe ich immer noch in schönster Erinnerung.
Die Arbeit ist aufreibend, aber ich beklage mich nicht, denn sie hilft mir, Ihre Abwesenheit zu ertragen. Vorgestern habe ich bei den Tézé-Villans zu Abend gegessen, die sich stets nach Ihrem Wohlbefinden erkundigen. Morgen werde ich in Saint-Servan mit Ihren Eltern, Hélène und Katell zu Mittag essen, im Anschluss an dem Gedenkgottesdienst für Suzanne.
Wir werden alle für Ihre Genesung beten.
Julia, meine Liebe, bleiben Sie tapfer und setzen Sie alles daran, wieder gesund zu werden. Gott hat uns eine schwere Prüfung auferlegt. Aber wir sind jung und dürfen uns noch einiges erhoffen.
Schreiben Sie mir bitte, sobald Sie Zeit finden.

Ihr Gatte

Octave de Kérambrun

31.

Meine Urgroßmutter hatte sich zwischen 1906 und 1914 insgesamt sechs Mal im «Home Sobieski» aufgehalten. Anhand der Briefe und Notizbücher konnte ich eine Art Chronologie skizzieren. Die kleine Suzanne war am 26. September 1906 gestorben, also dreizehn Monate nach der Hochzeit von Julia und Octave. Die Pension Sobieski war möglicherweise ein Luxushotel, in das man die untröstliche junge Mutter geschickt hatte, um sie der gewohnten, nunmehr allzu schmerzlichen Umgebung zu entziehen. Oder es handelte sich um eine Heilanstalt, eine Spezialklinik. In Berck wurden viele Tuberkulosepatienten behandelt. Falls Julia von dieser Krankheit befallen war, hatte man sie vielleicht aus prophylaktischen Gründen weggeschickt, ohne das offen auszusprechen.

In der Online-Bibliothek der Universität entdecke ich einen Aufsatz über die Bäderheilkunde. So erfahre ich, dass Georges Sobieski – Sohn einer französischen Mutter und eines polnischen Vaters – Irrenarzt gewesen war, heute würde man Psychiater sagen. Er hatte in Warschau studiert und sich dann in Wien niedergelassen, wo er angeblich mit Freud regen Umgang pflegte, wofür es allerdings keinerlei Belege gab. Später war er nach Frankreich gegangen, um eine Stelle an der Salpêtrière anzutreten, bei Professor Charcot, dem Vater des berühmten Forschungsreisenden. Da seine Kollegen die Methoden Sobieskis zunehmend skeptisch beäugten – und vielleicht gewisse Vorbehalte gegen einen Oberarzt hegten, der Jude war und Ausländer –, hatte er schließlich seine eigene Klinik an der Côte d'Opale eröffnet. Dort wollte er nervöse Störungen behandeln und die «neurasthenische Melancholie» heilen. Seine Methode war eine Mischung aus Meeresbädern, Hydrotherapie und Hypnose. Das Home Sobieski nahm wohlhabende Patienten auf, die sich um die kostspieligen Kuren rissen, aber auch Künstler aller Nationalitäten, darunter russische, deutsche, italienische oder englische Maler, Musiker und Schriftsteller.

Aus dem Aufsatz wurde nicht klar, ob es sich bei Georges Sobieski um einen Pionier oder um einen Scharlatan handelte.

Meine weiteren Recherchen ergaben, dass tuberkulöse Patienten in einer anderen Einrichtung behandelt wurden, dem großen Maritimen Hospital von Berck. Julia war also wegen ihrer Nerven regelmäßig in den Norden gefahren und nicht wegen ihrer Lunge oder ihren Knochen.

Ich überflog das Gros der Briefe, die Octave ihr tagtäglich

schickte. Aus ihnen sprach große Fürsorglichkeit. Die Liebe der beiden schien keinen Schaden genommen zu haben, jedenfalls bis zum Krieg. Erst in den Briefen von 1914 wurde der Ton kühler, jedenfalls in jenen, die ich bisher gelesen hatte. Möglicherweise war Octave zu diskret gewesen, um in der Garnison zärtliche Botschaften zu verfassen, die die Zensur hätten passieren müssen.

In diesen Briefen wird auch deutlich, wie sehr ihm seine Kinder am Herzen lagen. Denn nach der Geburt von Ernest im Jahr 1907 war Octave 1911 zum zweiten Mal Vater geworden (zum dritten Mal, wenn man Suzanne mitzählt). Der Junge hieß Armand, und seine Geburt führte wieder dazu, dass Julia sich in die Pension Sobieski begab, diesmal, um sich vom Kindbettfieber zu erholen. Außer der Bäuerin, die als Amme diente, hatte Octave eine englische Nanny namens Miss Hershley engagiert. Während Julias Abwesenheit besuchten Hélène Le Mélinaire und eine gewisse Katell de Saint-Croix – vermutlich die Gattin oder Tochter des Geschäftspartners Ambroise – immer im Wechsel Octave und seine beiden Söhne; vor allem Katell schien in das Baby vernarrt zu sein.

Das hieß aber nicht, dass der Ingenieur die Erziehung seiner Kinder den Frauen überließ. Er legte großen Wert darauf, bei ihrer ersten Mahlzeit zugegen zu sein und jeden Abend eine Stunde mit ihnen zu verbringen. Und er bat seine Schreiner, Holzschiffe für den Älteren und Klingelrasseln für das Baby anzufertigen. Damals hatte das sicher exzentrisch gewirkt, in einer Welt, in der das Familienoberhaupt sich eigentlich von allen häuslichen Dingen fernhalten sollte.

Ich muss wieder an meinen Vater denken, von diesem grässlichen Mann, den Albina mir beschrieben hat, lieblos großgezogen. An Juste de Kérambrun, Octaves letztgeborenen Sohn, den er laut Étienne ins Internat geschickt hatte, kaum dass er dafür alt genug war. Was hatte die Triebe der väterlichen Liebe vernichtet und meinen Urgroßvater dazu gebracht, sich so schnell von seinem jüngsten Sohn zu trennen? Und warum hatte sich dieser so überaus liebevolle Vater in einen kalten, distanzierten Erzeuger verwandelt?

32.

An das Donnern gewöhnt, das den Sillon zum Beben bringt, und an die Wucht des Atlantiks, wenn er gegen die Dünen von Hossegor anstürmt, genießt sie die Stille dieser endlos langen Strände, wo die Pfützen von hüpfenden Sonnenstrahlen in silbrige Seen verwandelt werden. Angesichts der unendlichen Weite des Meeresbodens wirkt die Anziehungskraft des Mondes, die das Wasser steigen lässt, wie ausgesetzt. Die Pension ist zum Glück mehr als fünfhundert Meter vom Ufer entfernt, sodass man nachts ruhig schlafen kann.

Zwei Männer reiten im Schritt an ihr vorbei und heben zum Gruß ihre Kappen. Lison geht ein paar Schritte hinter ihr. Die Kleine ist zum ersten Mal so lange von ihrer Mutter getrennt, die bei der Familie Sainte-Croix arbeitet. Sie kann kaum ihre Traurigkeit verbergen. Alles schüchtert das junge Mädchen ein, auch die Mahlzeiten, die sie auf ausdrücklichen Wunsch von Madame mit ihr gemeinsam einnimmt, wobei Madame nur etwas Gemüse oder ein Stückchen Seezunge verzehrt und ihre Zofe bittet, den Rest aufzuessen.

Madame hat nur die Wechselbäder im Kopf, die Hydrotherapiesitzungen, bei denen energische Krankenschwestern ihr den schmerzenden Rücken und das Becken massieren. Bisher hat niemand die Ursache für die Beschwerden gefunden, die sie seit dem Tod von Suzanne plagen. Aber sie braucht keinen Arzt, um zu wissen, dass sie genau dort leidet, wo sie ihr Kind empfangen hat, in der Gebärmutter, die nicht imstande war, ein lebensfähiges Baby hervorzubringen.

Die Gespräche mit dem seltsamen Arzt mit dickem Kneifer finden immer nachmittags statt und bringen sie stets aus der Fassung. An-

statt sie zu ihren Schmerzen, ihrem Appetit, ihrer Menstruation zu befragen, wie Professor Pozzi es in Paris getan hat, fordert sie dieser Gnom mit der pockennarbigen Haut auf, ihm von ihrer Kindheit zu erzählen. Von ihrem Vater, dem sie immer nur flüchtig begegnet ist, von ihrem Ehemann. Er bittet sie, ihm ihre Träume detailliert zu schildern, was sie hasst. Sobieski hat Schlitzaugen wie ein Chinese, die der Kneifer noch betont, und sein schwarzes Ziegenbärtchen überdeckt ein zu kurzes Kinn. Trotzdem hat Julia eine gewisse Zuneigung zu diesem hässlichen Männchen gefasst, ohne zu wissen, warum.

Dennoch wäre es ihr lieber, er ließe sie mit seinen Fragen in Ruhe und würde ihr stattdessen das Fläschchen Laudanum zurückgeben, das Dr. Montgenèvre ihr verschrieben hat: ein rettendes Gefäß, das ihre Nächte in tiefe traumlose Schluchten verwandelt.

Gestern hat der kleine Pole sie dazu aufgefordert, einen Ort zu beschreiben, an dem sie glücklich war. Da fiel ihr Cézembre ein, an einem Badetag mit Hélène. Das Meer war ruhig, die Sonne wärmte ihre Haut, der Wind streichelte unendlich sanft ihr Gesicht. Halb auf ihrem Liegestuhl ausgestreckt, hatte sie an das gedacht, was der Sâr über die Reinkarnation schrieb, und plötzlich gespürt, wie ihr Körper mit den Elementen eins wurde. Da war sie zur Möwe geworden, zu Himmel und Wind, mit ausgebreiteten Schwingen glitt sie still über die Wolken dahin; sie war Wasser geworden, Gras und Sand, ihr Leib hatte sich auf herrlich friedvolle Weise aufgelöst. Und dann war sie eingeschlafen.

In jenem Sommer hatte sie gerade das Internat in Orbec verlassen und war zu ihrer Familie zurückgekehrt, um dort zu bleiben, bis sie einen Ehemann gefunden hatte. Der Nachmittag auf der Insel schien das Streben nach Harmonie vorwegzunehmen, das sie zu ihrem Lebensinhalt machen wollte: ein Ozean voller Bücher, Weisheit, Poesie, der sich vor ihr erstreckte, so weit wie der Horizont, zwischen zwei Schwimmrunden mit ihrer Schwester, die mit wärmender Zuneigung über sie wachte wie eine Mutter – oft besser als ihre tatsächliche Mutter.

Vielleicht würde sie eines Tages ebenfalls Gedichte oder Essays schreiben, um den schwindelerregenden Gedanken Ausdruck zu verleihen, die auf sie einstürmten. Sie würde sich sogar trauen, mit dem Sâr zu korrespondieren, mit dem Astronomen Camille Flammarion oder mit diesem Paul Valéry, dessen Genius sie bewunderte.

Damals war es unvorstellbar, dieser Freiheit, der Freiheit, zu schwimmen, Verse auswendig zu lernen, stundenlang über philosophische oder metaphysische Texte zu brüten, die sie bis in die frühen Morgenstunden las, beraubt zu werden.

Und dann kam Octave.

FLUT

33.

Als ich die beiden Explosionen hörte, dachte ich zunächst an ein Erdbeben. Es krachte aber vom Himmel her, nicht vom Boden. Ich richtete mein Fernglas auf den Horizont. Auf dem offenen Meer deutete nichts auf eine Katastrophe hin. Vor Cézembre hatten jedoch ein Frachtkahn und zwei Schlauchboote festgemacht, während ein Boot der Küstenwache rund um die Insel patrouillierte. Am Strand waren drei Taucher in Neoprenanzügen zu sehen.

Kurz danach verschwanden die Taucher, und die Boote zogen ab, bis auf ein Schlauchboot. Was passiert war, ließ sich nicht erraten. Ich würde Xavier fragen oder auf die Meldungen von *Ouest-France* warten müssen, um es zu erfahren. Möglicherweise war alte Munition hochgegangen.

Ich beobachtete weiterhin die Insel durch mein Fernglas. Nach der ganzen Aufregung ging von ihren sanften Wölbungen und ihrer stillen Einsamkeit etwas wundersam Friedliches aus. Ein trügerischer Eindruck. Dieser Felsbrocken, dessen Relief infolge des Bombenhagels während der Befreiung für immer gezeichnet und dessen Boden mit Granaten gespickt war, glich einem schlafenden Pulverfass. Die Gefahrenstufe war so hoch, dass Zivilisten nach dem Krieg nur der Zugang zum Strand und zum angrenzenden Restaurant erlaubt war. Bei unseren Bootstouren durften Guillaume und ich nicht einmal in Nähe der Insel segeln oder schwimmen.

Erst Mitte der 2010er-Jahre wurde Cézembre wieder frei zugänglich, nachdem die Armee die Insel an die Küstenschutzbehörde abgetreten hatte, allerdings nur an einem Teil der Westflanke.

Wie ich aus Per Kérézéons Buch erfuhr, waren die Bombenangriffe während der Befreiung so heftig gewesen, dass sie beinahe zur Vernichtung der Insel geführt hätten. Trotz aller Bemühungen der Einwohner von Saint-Malo sperrten sich diese brandgefährlichen und völlig verwüsteten paar Hektar weiterhin gegen Besucher. Die Ausflüge, die mein Urgroßvater seiner Verlobten und auch Touristen so gerne angeboten hatte, waren längst Geschichte. Während der Saison kamen ausschließlich Urlauber, die sich morgens am Strand absetzen ließen, wobei sie sich nur bis zum Restaurant vorwagen durften, und abends mit dem Pendelboot zurückfuhren.

Die Räumung der Kampfmittel war derart kostspielig, dass der Zugang zu Cézembre lange Zeit nicht freigegeben werden konnte. Kein Wunder: Laut Kérézéon hatte eine ganze Reihe Fliegender Festungen, bis zu hundert am Tag, fast einen Monat lang Unmengen von Sprengstoff auf Cézembre abgeworfen, um endlich den Widerstand dieser deutschen Enklave zu brechen, die der alliierten Flotte zusetzte und die Einfahrt nach Saint-Malo versperrte.

Über die zweimalige Ablehnung des von ihnen angebotenen Waffenstillstands verärgert, hatten die Alliierten beschlossen, die Deutschen hier ein für alle Mal loszuwerden, und Phosphor- sowie Napalmbomben abgeworfen. Zum ersten Mal wurden diese chemischen Waffen in Europa eingesetzt. Tagelang brannten die giftigen Substanzen vor den entsetzten Augen der im Fort National internierten Malouiner, die sich fragten, was auf diesem fast verwaisten Felsbrocken nur solch gewaltige Rauchfahnen und einen solch beißenden Gestank bewirken konnte.

Mit der Zeit übten die düstere Insellegende und die strikten Verbote eine starke Anziehungskraft auf die Jugendlichen dieser Gegend aus, die nur davon träumten, sich dorthin zu wagen. Die heimliche Landung auf Cézembre, bevorzugt bei Nacht, war eine Art Lieblingssport.

Und so war ich als Fünfzehnjähriger Xavier gefolgt, als er damals im Sommer eine solche Expedition unternehmen wollte. Wir hatten uns das RIB seines Vaters «geborgt» (das mein Vater motorisiert hatte) und waren zur Insel gefahren. Für meinen Freund war es nicht das erste Mal, ich hingegen war wahnsinnig aufgeregt und auch begeistert, weil ich meinem «Alten», wie Xavier sich ausdrückte, einmal nicht gehorchte.

Als wir dort ankamen, war die Enttäuschung groß: Auf diesem halb abgewetzten Felsbrocken gab es nichts Geheimnisvolles und auch nicht viel zu sehen, außer dem Restaurant, das acht Monate im Jahr geschlossen war, den Militärruinen, ein paar Mufflons und Kaninchen. Wir zogen an Büschen und einer Reihe von Tamarisken vorbei, stießen auf verbogene Metallbügel, Senken voller Gräser und die rostigen Trümmer einer Kanone 75. Die Graffiti auf den Wänden der nach Seetang stinkenden Bunkereingänge bezeugten, dass wir hier nicht die ersten Besucher waren.

Während Xavier sich mit seinem Zigarettenvorrat und einer Flasche Wodka in einem dieser Eingänge niederließ, suchte ich den Gang ab, in der Hoffnung, Hinterlassenschaften der Deutschen zu entdecken. Ich stöberte jedoch nur eine leere Coca-Cola-Flasche und eine zerknüllte Kekspackung auf. Nach reichlichem Wodkagenuss verschliefen mein Freund und ich den Rest des Nachmittags. Und als wir die Rückfahrt antraten, kotzte ich den ganzen Alkohol wieder aus, kaum dass ich einen Fuß auf das Boot gesetzt hatte.

Am Hafen erwarteten uns bereits unsere beiden Väter, der Empfang war frostig, gelinde gesagt. Der Vater von Xavier warf ihm einen mörderischen Blick zu, während mein Vater mir ein paar schallende Ohrfeigen verpasste, bevor er mich davonschleifte. Zu Hause beschimpfte er mich als Hitzkopf, Säufer und Ersttäter; danach bekam ich den ganzen Sommer Hausarrest und durfte mich nicht weiter als 100 Meter von den Couërons entfernen. Außerdem war es mir untersagt, mich mit diesem «Rabauken von Draouen» zu treffen.

Auch wenn meine Mutter mir Comics kaufte und mein Bruder traurige Blicke mit mir wechselte, wollte mein Zorn nicht verrauchen. Ich war fünfzehn, und in diesem Alter ist man schon ein stolzer kleiner Mann. Auf Charles hatte ich eine Stinkwut, weil er mich im Beisein eines Freundes gedemütigt hatte. Voller Rage nahm ich mir vor, mein Zuhause zu verlassen, sobald ich volljährig war.

Jetzt, da ich lese, wie tragisch die Befreiung von Cézembre verlaufen ist, wird mir klar, dass mein Vater eine Heidenangst um mich gehabt hatte. Doch anstatt mir die Sache mit ein paar Worten zu erklären, hatte er wie üblich mit der einzigen Sprache reagiert, die er kannte – mit Autorität und Gewalt.

34.

Der deutsche Soldat ist sich nicht sicher, ob er seinen Geburtstag bei Sonnenaufgang noch erleben wird. Wie lange steckt er schon in dieser Hölle? Er hat jedes Zeitgefühl verloren, gefangen auf diesem trostlosen Felsen, der in seinem Urzustand nichts zu bieten hat, was das Überleben gewährleistet, weder Schutz noch Nahrung oder auch nur ein Bächlein. Seit die ersten amerikanischen Flugzeuge mit ihren Angriffen begonnen haben, bleibt den Männern keine andere Wahl, als sich wie Tiere in den unterirdischen Bunkern zu verkriechen, die von der Organisation Todt gebaut wurden, als die Armee 1942 die Insel besetzte.

Dieser friedliche Steinbrocken, der im Lauf der Jahrhunderte nur Mönche, Schmuggler, ein paar Rebellen und etliche Kaninchen beherbergt hatte, wurde fortan zur Artilleriestellung «Ra 277», die den Ärmelkanal abriegelte. Die gesamte Küste sollte in eine Festung aus Beton und Stahl verwandelt, 500 Gebäude auf einem Streifen von zehn Kilometern Länge errichtet und jedes noch so kleine Gestein gegen die maritime Bedrohung befestigt werden – das war die größenwahnsinnige Mission der Ingenieure und Pioniere jener Organisation Todt. Laut Befehl mussten sie alle Hebel in Bewegung setzen, um den Engländern den Weg zu versperren, nachdem die Bombenangriffe diese nicht, wie vom Führer erhofft, in die Knie gezwungen hatten.

An klaren Tagen kann man mit dem Fernglas vom höchsten Punkt aus den Strand des Sillon mit seinen Spanischen Reitern sehen, im Westen die Pointe de la Varde, wo Soldaten Tag und Nacht Wache stehen, bereit, jedes Schiff, das sich in diese Richtung wagt, auf den Grund zu schicken. Die Feuerkraft auf Cézembre ist so stark, dass sie ein Schiff auf zehn Seemeilen Entfernung vernichten kann. Ob von Norden, Osten oder Westen her – wehe dem, der versucht, über das Meer nach Saint-Malo zu gelangen.

Im Schutz von Mauern, die noch nach frischem Zement rochen, wurde die Garnison der Marine-Artillerie-Abteilung 608 untergebracht. Und hier errang sie ihren Status als kleines Paradies. Damals war er noch nicht dabei, aber man hatte ihm davon erzählt: vom süßen Leben, von der Schweinezucht, dem Kleinstorchester mit Georg an der Flöte und Rüdiger, der seine Geige in den Packsack gesteckt hatte. Auch von den Frauen, den Freudenmädchen, die ab und zu mit dem Boot aus der Stadt kamen und manchmal die Woche über blieben.

An sonnigen Tagen ging die ganze Garnison bei Ebbe auf Muschelfang, und der Smutje machte, bevor man den Itaker zum Koch ernannte, Brühe aus den gesammelten Krabben und Messermuscheln.

«Glücklich wie Gott in Frankreich.»

Auf Cézembre schlug man sich aber nicht nur den Bauch voll. Man riss die Mauern des alten Klosters ab, verlegte Schienen, um Ziegel und Mörtel zu transportieren, arbeitete an einer Entsalzungsanlage, wuchtete mit rein menschlicher Muskelkraft sechs 194-Millimeter-Kanonen hinauf. Um diese beschlagnahmten Artilleriegeschütze, französische

Überbleibsel aus dem Ersten Weltkrieg, zu befestigen, musste man den Boden mit Spitzhacken bearbeiten. Es wurden Hunderte Liter Beton gegossen, Frischwassertanks gemauert, Felsen gesprengt, um Bunker und Pulverkammern zu versenken. Auf den Ruinen des früheren Klosters wurden Garnisonsgebäude und überall Tobrukstände errichtet.

Und dann hieß es warten.

Die guten Zeiten nahmen zwei Jahre später ein Ende, als die Sommersonne noch den Sand wärmte und man jeden Abend baden ging. Im Sommer 1944, als der Untergang von Nazi-Deutschland einsetzte.

Die Nachrichten drangen sogar bis zu diesem abgeschiedenen Felsbrocken vor, und sie waren schlecht. Man brauchte ohnehin kein Radio, um mitzubekommen, dass immer mehr Schiffe der englischen und amerikanischen Flotte die Insel umringten wie Wespen ein Marmeladenglas.

Ein Blick auf Meer und Himmel genügte, um die drohende Katastrophe zu erkennen.

Als es ans Kämpfen ging, machte die eindrucksvolle Artillerie von «Concombre», wie die Jungs von der Fernmeldetruppe den Namen der Insel verballhornten, ihrem Ruf alle Ehre. Vier englische Kreuzer wurden auf den Grund geschickt. Aber als die Garnison – mehrere Hundert Deutsche, außerdem russische und ein paar polnische Kriegsgefangene und vor allem diese verdammten Italiener, die immerzu Karten spielten oder ihre stinkenden Knoblaucheintöpfe kochten – erfuhr, dass Saint-Malo von den Amerikanern eingenommen worden war, erkannten Batteriechef Seuß und seine Männer, dass sie auf ihrem Gesteinsfleckchen festsaßen und nun ein erstklassiges Ziel boten.

Wie erstklassig, wussten sie noch nicht.

35.

Das Wasser ist so kalt, dass es wirkt wie ein Faustschlag.

Ich gehe weiter, bis die Wellen an meine Taille heranreichen. Trotz des Neoprenanzugs schlingt sich sogleich ein Eisgürtel um meine Hüften. Noch drei Schritte. Jetzt drückt mir der Eisring gegen den Bauch. Gerade, als ich meinen Schnorchel richten will, werde ich unversehens von einer Welle erfasst.

Mir stockt der Atem, Salz füllt meinen Mund.

Als Spielball der starken, wilden Welle gerate ich aus dem Gleichgewicht. Ich denke an die Bahnen zurück, die ich zweimal wöchentlich während der Abendstunden in der Piscine Blomet geschwommen bin, an die Hunderte, Tausende von Kilometern, die ich dort zurückgelegt habe. Monomanische Längen zu jeder Jahreszeit, die mir helfen sollten, mein Galeerenleben, den Tod meines Bruders, den meiner Mutter und später den Weggang meiner Frau zu verdrängen. Manche stecken den Kopf in den Sand – ich habe ihn unter Wasser gehalten.

Als das Schwimmbad eines Abends aus technischen Gründen schließen musste, war ich früher als geplant nach Hause gekommen.

Und da ertappte ich Marie-Laurence mit Pablo, ihrem Geschäftspartner, im Gästezimmerbett.

Als sie mich sah, setzte sich meine Frau mit gekreuzten Beinen auf die Bettkante. Sie hatte ihre Blöße nicht einmal mit dem Laken bedeckt. Ich rechnete damit, dass sie aus allen Wolken fallen, in Panik geraten oder in Tränen ausbrechen würde. Stattdessen blickte sie mich mit einer Mischung aus Trotz und Traurigkeit an, als wollte sie sagen: «Ja, ich hab’s getan, na und?»

Auf einmal wurde mir klar, warum ich jedes Mal, wenn Paul bei seinem Freund Antonin übernachtete und ich vom Schwimmen zurückkehrte, den Geschäftspartner meiner Frau noch bei uns zu Hause antraf; der Küchentisch war dann immer mit Bauplänen übersät: Das Projekt einer Galerie für moderne Kunst in Tübingen hatte ihnen eine denkbar bequeme Ausrede verschafft.

Ich weiß nicht, was mich damals mehr kränkte: dass meine Frau mit diesem Mann ins Bett ging, der an unserem Tisch mitgegessen hatte und Paul von Geburt an kannte, oder dass sie es unter unserem gemeinsamen Dach tat. Um ein Haar wäre es in unserem Bett passiert.

Jetzt schwimme ich noch zweihundert Meter weiter. Das Meer nimmt Anlauf. In Paris sagte Marie-Laurence, genervt, weil ich so viel Zeit im Becken verbrachte, dass mir bald Schuppen wachsen würden. Dabei war ich doch nur ein Bahnenkrauler, ein Süßwasserschwimmer. Das war nichts im Vergleich zu diesem Kraftakt, wenn man sich den Elementen unmittelbar aussetzt, wenn die Seeluft einem die Haut verkrustet, das Wasser sich darin verbeißt und der Wind einem den Atem nimmt.

Hier verlange ich meinem Körper gern jeden Tag ein bisschen mehr ab. Und es ist schön zu spüren, wie positiv er auf diese Anforderungen reagiert, auch wenn gelegentliche Gelenkschmerzen mich daran erinnern, dass ich keine zwanzig mehr bin. Ich genieße die wohlige Erschöpfung, die den Körper nach der Anstrengung überkommt, das Ritual der heißen Dusche, um das Salz von der Haut zu lösen.

Vor allem genieße ich das Schauspiel des Meeres, die unaufhörliche Bewegung, die es immer wieder ans Ufer zurückträgt, so sehr es ins Offene strebt, die jahrtausendealte Kraft, die es in der Erde verankert, so sehr es sich fortreißen will. Gegenüber der Natur haben wir mehr Pflichten als Rechte, sagte mein Onkel Roparz; er hatte Guillaume und mir erzählt, wie er nach dem Untergang der *Amoco Cadix* mit Gummihandschuhen die Ölfladen aufsammelte, die das Meer vor Portsall verseucht hatten. Damals verstand ich nicht, warum er mit tränenerstickter Stimme sprach. Wenn ich heute entlang des Küstenwegs auf Abfall stoße, weckt das in mir blanke Mordlust.

Ich schwimme weiter Richtung Strand, in der Hoffnung, dem steigenden Wasser rechtzeitig zu entkommen. Nur wenige Meter trennen die Festungsmauer von den Fassaden der Villen. Das Meer könnte diese Stadt und den Polder, auf dem sie errichtet wurde, leicht überfluten. Mein Sohn hat recht: Wir sind nur Flöhe auf dem Rücken der Welt. Es braucht nicht viel, um unserer Spezies den Garaus zu machen – eine Epidemie, eine Naturkatastrophe, eine Flutwelle. Vielleicht nicht einmal das, offenbar schaffen wir das ganz aus eigener Kraft.

Ich denke an meine Abhandlung, die ich vernachlässige, um das Firmenarchiv zu erkunden. Dabei habe ich für sie schon einen Titel: *Handel und Piraterie im Mittelmeerraum im ersten Jahrhundert vor Christus*. Das Meer wurde damals so stark von feindlichen Schiffen beherrscht, dass Cicero im Jahr 66 vor Christus verlangte, Pompeius alle Vollmachten zu gewähren, damit er dem wilden Treiben ein Ende setzte. *Wer konnte zu Schiff gehen, ohne sich der Gefahr des Todes und der Sklaverei auszusetzen, indem er entweder während des Winters oder in einem Meer voll von Seeräubern segeln musste?* Jetzt bedrohen nicht nur Räuber die Ozeane, sondern auch Tonnen von Öl, Plastik und Müll, die gierige oder nachlässige Menschen ungestraft ins Meer kippen.

36.

Albinas Anruf in aller Frühe ließ mich eine schlimme Nachricht befürchten. Aber meine Tante hatte lediglich ihre Recherchen fortgesetzt.

«Weißt du noch, wie wir über deinen Großvater Juste gesprochen haben? Von seinem Zerwürfnis mit der Familie? Étienne hat sich inzwischen an eine Sache erinnert. Erbstreitigkeiten.»

«Aus welchem Grund?»

«Das hatte offenbar mit einer Entscheidung des Vaters von Juste zu tun – Octave.»

«Weiß Onkel Étienne, wann es dazu gekommen ist?»

«Nein. Er weiß nicht einmal mehr, wie er davon erfahren hat. Aber wir waren der Meinung, es könnte dich interessieren.»

Und wie. Zum ersten Mal bot sich vielleicht eine Erklärung für diesen rätselhaften Bruch an, der die Söhne von Octave auseinanderdividiert hatte. Ich plauderte noch ein Weilchen mit Albina, denn ich mochte meine Tante und wollte den Kontakt auf keinen Fall wieder durch eigenes Verschulden abreißen lassen.

Dieser Anruf brachte mich dazu, den genealogischen Faden zurückzuverfolgen. Sollten die Brüder sich tatsächlich wegen der Erbaufteilung überworfen haben, würde mir das Testament ihres Vaters Aufschluss geben. Aber wo steckte es nur? Ich musterte die deckenhohen Regale voller Aktenordner, die Tausende vergilbte Blätter enthielten. Die sprichwörtliche Suche nach der Nadel im Heuhaufen.

Dennoch vergaß ich meine guten Vorsätze, ließ von den Gewürzhandelsschiffen im Mittelmeerraum ab und vertiefte mich erneut in das Archiv. Je häufiger ich es durchging, desto stärker wurde mein Eindruck, dass mir etwas Entscheidendes entging, als holte ich lauter Puzzleteile hervor, die scheinbar nicht zueinander passten, und fände keinen Anhaltspunkt, um sie zusammensetzen.

In diesem Labyrinth dienten mir die Handlungsbücher als Ariadnefaden, zumal sie von Jahr zu Jahr mehr Informationen enthielten. Von 1908 an, dem Jahr, als mein Urgroßvater die Zusammenarbeit mit Augustus Minchinton besiegelte, wurden seine Hefte mit dem Ledereinband sowohl zum persönlichen Tagebuch als auch zum Rechnungsbuch. Ganze Absätze sind seinen Vorhaben gewidmet, den Gesprächen mit seinen Geschäftspartnern, die er wortwörtlich wiedergibt; manchmal benötigt Octave zwei oder sogar drei Bände, um ein einziges Jahr abzudecken. Ich überflog die nunmehr vertrauten Listen von Aufträgen, Lieferungen, Plänen, Besatzungen und Löhnen; auch die verzeichneten Termine, darunter Besprechungen mit dem Schiffsbauer oder Reisen nach Jersey. Das Leben eines Reeders mag zwar anstrengend sein, aber es besteht aus viel mehr Routine, als man sich gemeinhin vorstellt. Inzwischen war ich beim ersten Heft des Jahres 1909 angelangt, und bisher zeigte sich im ersten Quartal nichts Außergewöhnliches.

Für Octave scheint es eine glückliche Zeit gewesen zu sein. Auch wenn er manchmal mit den Eigenheiten seines Geschäftspartners aus Jersey haderte, den er für «einen Schmeichler und Heuchler» hielt und dessen abstrusen Pläne seine Nerven arg strapazierten. Außerdem beherrschte mein Urgroßvater die Sprache Shakespeares nur mangelhaft, was den Dialog zwischen beiden Männern erschwerte. Doch die Zahlen sprechen für sich: Nachdem der Engländer als Gesellschafter eingetreten war, stieg das Frachtvolumen binnen eines Jahres um fast 20 %. Nun war von einer neuen Schiffsverbindung nach Guernsey die Rede, um die drängende Nachfrage zu befriedigen.

Beim Lesen erlangte ich eine weitere Gewissheit, die recht paradox anmutet: Octave ging es eher nicht ums Kommerzielle. Natürlich führte er seine Geschäfte mit der gebotenen Ernsthaftigkeit und Sorgfalt. Ihn trieb aber etwas ganz anderes um.

Er wollte nämlich vor allem die Seefahrt revolutionieren, wollte immer modernere Schiffe bauen, und seinen Briefen an Julia nach zu schließen, entwarf er diese mit geradezu manischer Besessenheit. Die Tonnen an Fracht und die Tausenden Passagiere, die sein Unternehmen sicher ans Ziel brachte, sollten in erster Linie genug Geld für die mechanischen Experimente meines Urgroßvaters einbringen. Und seine stetig wachsende Flotte diente als Experimentierfeld für den Schiffbau.

Nach dem Willen des Ingenieurs sollten seine Schiffe unsinkbar sein. Also ersann er für sie die widerstandsfähigsten Legierungen, die innovativsten Materialien und die raffiniertesten Verkleidungen. Er brüstete sich damit, dass seit Gründung seines Unternehmens kein einziges Leben, ja nicht einmal eine Ladung verloren wurde. Natürlich hatte dieses Streben nach höchster Qualität seinen Preis, sehr zum Leidwesen von Ambroise, der manchmal gern an den Baukosten gespart hätte.

Octave ließ sich allerdings nicht anmerken, wie sehr ihn das «Gejammer» seiner beiden Partner ärgerte und auch ermüdete. Immerhin lag die Verantwortung für die laufenden Geschäfte fast ausschließlich bei ihm, und er war auch derjenige, der das Unternehmen nach außen hin repräsentierte. Dass er trotz der immer häufiger auftretenden Meinungsverschiedenheiten an beiden festhielt, lag wohl daran, dass er auf eine stetige Gewinnsteigerung angewiesen war. Sainte-Croix und Minchinton waren, aus unterschiedlichen Gründen, so effiziente Geschäftspartner, dass mein Urgroßvater keinesfalls auf ihre Dienste verzichten wollte.

37.

Über Augustus Minchinton schweigt sich das Internet aus; zu Sainte-Croix bietet die Kurzvita bei Wikipedia weder ein Porträt noch ein Foto. Der 1871 geborene Anwalt wurde 1906 ein erstes Mal und 1912 dann wieder zum Abgeordneten gewählt, bevor er 1914 aus unbekannten Gründen ins Ausland floh. Er kehrte nie zurück, und sein Todesdatum ist nicht überliefert. Die übrigen Informationen sind ebenso lückenhaft: ein Eintrag auf der Website der französischen Nationalversammlung (Sainte-Croix gehörte der Fraktion der Radikalsozialisten an) und ein vergriffenes Buch aus dem Jahr 1966, *Vergessene Persönlichkeiten, die Saint-Malo prägten*, das ich als Download erwerbe.

Der Autor des Buches, Olivier Jusserand, bezeichnet sich selbst als «Journalisten und Lokalhistoriker». Die Seiten, die er Sainte-Croix widmet, präsentieren den Anwalt als brillanten Redner, bewegenden Verteidiger und Gelegenheitsdramatiker; eine starke Persönlichkeit, die gern lautstark auftrat und ihre Gegner zum Duell forderte. Bei einer Kundgebung von einem jungen Anarchisten verwundet, verlor Sainte-Croix knapp die Wahl zum Bürgermeister von Saint-Malo, gewann den Wahlkreis jedoch haushoch, bevor er sich in die Neue Welt absetzte. Er war die Galionsfigur der lokalen Linken gewesen und gab sich gern volksnah. Auch wenn seine Beteiligung an der Malouinischen Schifffahrtsgesellschaft keine Erwähnung findet, wird betont, dass er einer der engagiertesten Vorkämpfer für die touristische Erschließung der Côte d'Émeraude gewesen war.

Über seine Flucht, die Schlagzeilen gemacht hatte, kursierten viele Gerüchte, die einen sagten, er wäre wegen des drohenden Kriegs desertiert, andere meinten, er hätte so dem Bankrott entgehen wollen. Manche spekulierten, Sainte-Croix wäre von mysteriösen Feinden nach Amerika verschleppt oder sein Schiff von Schmugglern geentert worden. Diese Hypothesen wurden später durch Briefe widerlegt, die der Abgeordnete aus Kanada schickte, aber der Autor will sie dennoch nicht ganz ausschließen. Wobei die schwülstige, mit Superlativen gespickte Prosa des Möchtegern-Biografen mir so oder so nicht besonders glaubwürdig erscheint.

Weniger stimmungsvoll, aber besser recherchiert, enthält der Band von Per Kérézéon einen Namensindex. Bei ihm lese ich, dass Ambroise de Sainte-Croix, Sohn einer bretonischen Mutter (gebürtig aus Paramé) und eines Pariser Vaters, einer langen Linie von Juristen und Richtern entstammte. Er hatte in der Hauptstadt Jura studiert und war danach rund zehn Jahre dort tätig, bevor er sich bei der Anwaltskammer von Rennes anmeldete. Gleich zu Beginn seiner Karriere machte er mit spektakulären Schwurgerichtsverfahren Furore, in denen er Kindstöterinnen, mordende Seeleute, mittellose Arbeiterinnen und bedauernswerte Frauen verteidigte, die ihre besoffenen Ehemänner irgendwann nicht mehr ertragen konnten und Selbstjustiz geübt hatten.

Aus Armut und der Trunksucht, die sie hervorbringe, werde das Verbrechen geboren, also gelte es, die Armut zu verurteilen und nicht ihre Opfer, trug der Anwalt bei jeder Gerichtsverhandlung vor. Die herzergreifenden Prozesse, die in den Zeitungen reichlich Niederschlag fanden, festigten seinen Ruf: Er wurde zum Anwalt der hoffnungslosen Fälle, der Klienten aus ganz Frankreich anzog, zu einer Art Herold der Elenden, wie Victor Hugo sie in seinen Romanen schilderte. Dafür wurde Saint-Croix von etlichen seiner Zeitgenossen verachtet, von anderen wie Jules Guesde und Émile Zola aber zutiefst bewundert. Das traf sich gut, denn er liebäugelte bereits mit der Politik.

Selbstverständlich war er für Dreyfus und gegen den Klerus. Er sprach sich auch gegen die Sklaverei aus und prangerte die Auswüchse des Kolonialismus an. Er schrieb für Zeitungen und verfasste zwei Theaterstücke, deren Titel leider nicht erwähnt werden. Der Bretagne, in die er mit fünfunddreißig zurückkehrte, fühlte er sich verbunden und war überzeugt, dass der Austausch mit den Nachbarinseln intensiviert werden sollte. Weil er sich vom aufkommenden Tourismus viel versprach, tat er sich «mit einem jungen, ehrgeizigen Reeder» (meinem Urgroßvater) zusammen, wie Kérézéon schreibt. Der weitsichtige Sainte-Croix erkannte, dass die lokale Bevölkerung unbedingt neue Arbeit brauchte, da die Expeditionen nach Neufundland, die den Wohlstand der Küste begründet hatten, nach und nach eingestellt wurden.

Laut dem Historiker war der Anwalt dennoch eine umstrittene Figur: ein Frauenheld, der zum Zeitpunkt seiner Flucht bis über beide Ohren verschuldet war und dem eine öffentliche Anklage wegen Rechtsbeugung drohte. Also könnte er mit seiner Flucht tatsächlich versucht haben, dem Skandal zu entgehen oder seinen Gläubigern zu entkommen oder beides.

Wie hatte dieser begnadete Redner, der zwar ein soziales Gewissen, aber eine recht fragwürdige Moral besaß, nur Octave de Kérambrun für sich einnehmen können, Spross des katholisch-konservativen bretonischen Großbürgertums? Oder war mein Urgroßvater im Herzen wirklich progressiv, wie die Bemerkungen in seinen Handlungsbüchern vermuten lassen? Die beiden hatten sich jedenfalls gefunden, auf Gedeih und Verderb.

Ich denke an das Foto, das Albina mir überlassen hat. An diesen einen Mann in der Dreiergruppe, dessen Physis mich so beeindruckte. Diesen massigen Körper, dieses Charisma, das das Bild förmlich sprengte, diese Löwenmähne. Eine schillernde Persönlichkeit, die starke Gefühle hervorgerufen haben dürfte. War das vielleicht Sainte-Croix? Der bretonische Abgeordnete war wohl einer von diesen Meteoren gewesen, die ihre Zeit strahlend hell durchschweifen, bevor das Meer ihn verschluckte und sämtliche Spuren seines epochalen Flugs hinter ihm verschwinden ließ.

38.

Kaum hatte der Straßenfotograf signalisiert, er sei fertig, zog der kleine Mann mit den hellen Augen seine Uhr aus der Tasche. Er und sein Partner waren im Morgengrauen mit dem eigenen Schnellboot aufgebrochen und kurz vor Mittag angekommen, der beste Beweis für die hervorragende Qualität ihrer Flotte. Beim Anlegen hatten alle an Bord einen guten Eindruck von der Küste von Saint-Hélier gewin-

nen können, dem schlammigen sumpfgrünen Strand und den im Hafen liegenden Handels- und Vergnügungsschiffen. Weiter nördlich als auf dem Sillon, hing die Sonne hier tiefer, war ihr Licht diffuser.

Die Hinfahrt war außergewöhnlich ruhig verlaufen: eine spiegelglatte See, sanft plätscherndes Wasser, das in der Sonne glitzerte. Der kleine Mann steuerte Jersey nicht zum ersten Mal an und verschwendete keine Zeit auf die Betrachtung des Horizonts. Das erste Drittel der Überfahrt hatte er an Deck verbracht, um Rumpf und Schanzkleid zu begutachten, die Ankerklüsen zu überprüfen und jeden kleinen Part der Reling bis hin zur Schweißnaht der Pforten in Augenschein zu nehmen. Auf sämtlichen Werften Frankreichs war er für seinen Perfektionismus bekannt. Obwohl er bar auf die Hand bezahlte, brachte er Schiffsarchitekten, Montagemeister, Arbeiter und sogar Père Gautier zur Verzweiflung, weil er ständig belastbarere Bohlen verlangte, eine doppelte Abdichtung und zusätzliche Kupferverstärkung, man konnte ja «nie vorsichtig genug sein».

Als er von der frischen Luft genug hatte, stieg der kleine Mann in den Bauch des Schiffes hinab. Ohne sich um seinen makellosen Anzug zu scheren, postierte er sich neben den Motor, so dicht dran, wie dessen höllischer Lärm es eben zuließ. Das war sein Lieblingsplatz, auf einer Kiste, die ihm als Hocker diente, Seite an Seite mit seinem Chefmechaniker.

Trotz des Krachs und des zischenden Dampfes nahm sein Ohr, so geschult wie das eines Dirigenten, jede kleinste Nuance wahr, das Klacken der Pleuelstangen, das Glissando der Kolben, ihr leises Kreischen, wenn sie sich im Zylinder auf und ab bewegten. Rastlos horchte er auf das leiseste Röcheln, den winzigsten Schluckauf, das leichteste Rasseln, selbst auf all das (gerade auf all das!), was der Chefmechaniker selbst nicht hörte. «So glauben Sie mir doch, Monsieur, da ist nichts.» – «Hören Sie genau hin, Renan, hören Sie genauer hin, verdammt!»

Derart auf seine Maschinen fokussiert, ging der kleine Mann erst wieder an Deck, als das Schiff in die Bucht von Saint-Hélier eingefahren war. Und so verpasste er das Schauspiel, das der Hafen allen Ankömmlingen bot.

Der Mann mit der Löwenmähne hingegen hatte nur Augen dafür. Die Mechanik war ihm herzlich egal, sie war lediglich ein Mittel, um seine politischen Ambitionen zu verwirklichen – und die waren gewaltig, weiß Gott. Das geschäftige Treiben aber, die Pferdekutschen und Handkarren, auf denen sich Fässer mit Cidre und Bier stapelten, Kisten voller Bohnen und Pyramiden aus Jutesäcken, die randvoll mit Gerste und Hafer oder mit erlesenen Kartoffeln gefüllt waren, daneben Kisten, in denen die Fische noch zappelten und nach Luft rangen, all das entsprach seinem Hang zu Üppigkeit und Überfluss.

Gerade wurden die ersten Ladungen in Richtung Festland verfrachtet. Dank der emsigen Lastenträger wurden sie im Handumdrehen an Bord gebracht, es ertönten Rufe auf Englisch oder im Jersey-Dialekt, man drängte sich vor den Flanken der aufgereihten Schiffe, um Decks und Laderäume zu füllen, die aufklafften wie hungrige Eingeweide. Am Kai wanderte das Geld in Blitzgeschwindigkeit von Hand zu Hand. Fasziniert dachte der Anwalt, wie gut diese vielen Schätze in den Laderäumen der Schnellboote von Kérambrun aufgehoben wären, wo sie bei Wind und Wetter die Küsten Frankreichs oder Englands erreichen würden; so fasziniert, dass er kaum den Blick abwenden konnte, als ihr Gastgeber, der Kapitän, auf sie zukam.

Während er für den Fotografen posierte, überlegte er bereits, wie dieses neue Geschäft sich am besten aufziehen ließe und wie viele potenzielle Wähler ihm ihren Wohlstand verdanken würden. Als sein Geschäftspartner auf die Uhr schaute, zündete er sich eine der Londrès an, die er immer dabeihatte und deren Geruch seiner Frau Übelkeit verursachten. Ja, die Überfahrt hatte sich definitiv gelohnt.

Der rothaarige Riese, der sie am Kai erwartete, beobachtete die beiden verstohlen. Er konnte seine Zufriedenheit kaum verhehlen. Nicht umsonst war er in seine Uniform eines Kapitäns der englischen

Handelsmarine geschlüpft, nicht umsonst sollte er sie von der Anlegestelle in seine Lagerhallen schleifen. Er hatte sie auf seine Insel gelockt, damit sie mit eigenen Augen sahen, mit eigenen Händen griffen und mit eigener Nase rochen, wie viele Güter im Hafen umgeschlagen wurden. Vor allem aber, damit sie sich an einem anderen, noch süßeren und betörenderen Duft berauschten, dem Duft der Seemacht und des Geldes, das sich dank ihr erwirtschaften ließ.

Jersey war nicht groß, aber strategisch günstig gelegen. Der Hafen konnte für Geschäfte aller Art als Stützpunkt dienen, im Offenen wie im Verborgenen.

Der Riese wollte unbedingt in das Unternehmen dieser kühnen Bretonen einsteigen. Er hatte von ihrer Flotte gehört, die sich ungehindert im Ärmelkanal bewegte, und von ihren Schiffen, die den schlimmsten Unwettern trotzen konnten. Und er benötigte für seine Geschäfte unter anderem freien Zugang zu wenig frequentierten Inseln. Seinen Herzenswunsch würde er sich ohnehin nur mithilfe des innovativen Geistes von Octave de Kérambrun erfüllen können.

39.

Les Couërons, den 6. März 1909

Liebste Julia,

ein herzlicher Dank für Ihren Brief, den ich gestern erhalten habe. Dr. Sobieski hat mir telegrafiert, dass Sie allmählich wieder Appetit bekommen. Möge diese Hydrotherapie, die vor drei Jahren solche Wunder bewirkt hat, Ihnen zu neuer Kraft verhelfen!
Ernest ist brav und fügsam. Er macht große Fortschritte. Gestern hat Miss Hershley den Kinderwagen bis zu den Lagerhallen

geschoben, und er zeigte auf die Marie-Suzanne und rief: «Hich, Hich!», worüber Mathurin und Le Corff sehr gelacht haben. Die arme Katell musste sich aber hinlegen, und ich ahne wohl, warum. Es ist traurig zu erleben, wie ihre Hoffnungen immer wieder enttäuscht werden.
Unser neues Schiff wird kommenden Monat den Pendelverkehr nach Jersey aufnehmen. Ich erwarte viel von ihm. Stellen Sie sich nur vor: 600 Pferdestärken, vierzig Tonnen Fracht, vierzig Passagiere. Es eignet sich für Handels- und Vergnügungsfahrten. Minchinton hat uns für die Wintersaison eine günstige Vereinbarung mit den Brauereien zugesagt; Sainte-Croix konnte die Salzarbeiterzunft dazu bringen, dass sie einen Teil ihrer Erzeugnisse nach Jersey schickt. So werden wir keine Leerfahrten haben.
Ich muss Ihnen auch von Minchintons neuem Vorhaben erzählen. Besser gesagt, seiner neuen Schrulle: Er will ein Schiff motorisieren, um zu den Crozetinseln zu fahren – nichts als ein Haufen antarktischer Kieselsteine. Soweit ich weiß, werden sie nur von Vögeln bewohnt. Ich habe versucht, Augustus zu vermitteln, dass es Wahnsinn wäre. Bisher konnte kein Motor dem Polarwinter standhalten. Charcot hätte mit seiner Français beinahe daran glauben müssen. Dieser verrückte Engländer läuft vor allem Gefahr, mit seiner Mannschaft im Packeis eingeschlossen zu werden und darin umzukommen.
Er lässt aber nicht locker, und Sainte-Croix springt ihm bei. Die Expedition an sich interessiert ihn kein bisschen, aber er wäre zu jeder werbewirksamen Extravaganz bereit, um das Unternehmen – das heißt, sich selbst – ins Gespräch zu bringen. Ich glaube, unser Freund würde selbst Möwen zu bezirzen versuchen, wenn sie denn wählen dürften.
Ich würde ja lieber in ein, zwei Jahren ein leistungsstarkes Ausflugsschiff ausrüsten. Aus Paris und Rennes strömen die Städter zu uns. Es würde bestimmt viel einbringen, wenn wir unsere

Flotte auf die Küstenschifffahrt ausrichten. Mir schweben kurze Kreuzfahrten vor, ein Steamship, das mit erhöhten Sitzen und einer gläsernen Kabine ausgestattet ist, um die Sicht auf die Uferlandschaft auch bei schlechtem Wetter genießen zu können. Ich lege Ihnen hiermit eine Skizze bei.
Sehen Sie es mir bitte nach, liebste Freundin, wenn ich Sie mit meinen Geschäften langweile. Sie werfen ihnen oft und zu Recht vor, mich allzu sehr in Beschlag zu nehmen. Sie hindern mich jedoch nicht daran, unaufhörlich an Sie zu denken und täglich für Ihre Genesung zu beten.
Ihre Schwester bittet mich, Ihnen liebe Grüße auszurichten.
Auch ich grüße Sie in Liebe und Treue und sende Ihnen Küsschen von unserem Sohn, der Sie lautstark vermisst.
Ihr Gatte Octave de Kérambrun

40.

Das Polarschiff war nicht der einzige Grund für seine Auseinandersetzungen mit Minchinton und – als Nebeneffekt – mit Ambroise, dem Mann, der am liebsten sogar die Möwen bezirzt hätte. Im Jahr 1909 regte der Abgeordnete eine regelmäßig angebotene Küstenfahrt an, die über Bréhat, Ouessant und Sein bis nach Groix führen sollte. Für Octave war dieses Projekt nichts als ein Hirngespinst, ein Werbegag, um «mächtig Eindruck zu schinden». Die Iroise-See sei viel zu gefährlich, ein wahrer «Schiffsfriedhof», und Octave hatte nicht die geringste Lust, ein solches Risiko einzugehen.

Ambroise war das Risiko egal. Doch so sehr der Anwalt sich dafür aussprach, mit dem Argument, immerhin sei es unerschrockenen Arbeitern auf der Chaussee de Sein nach jahrzehntelangen Anstrengungen gelungen, den Leuchtturm von Ar-Men aus dem Meer heraus zu errichten, wehrte mein Urgroßvater sein Ansinnen mit der Begründung ab, dass Ouessant einfach mörderisch blieb, Leuchtturm hin oder her.

In seinem Notizbuch hatte Octave notiert, dass der Leuchtturm von Grand Jardin die Dutzenden Schiffbrüchigen der *Hilda* nicht davor bewahrt hatte, direkt vor Cézembre im eisigen Wasser jämmerlich umzukommen. Er bezeichnete den Streit mit seinem Geschäftspartner als «heftig», ließ sich jedoch nicht umstimmen. Octave ahnte, dass er vor allem größere Bekanntheit erlangen wollte, über die Region Ille-et-Vilaine hinaus, um sich für einen höheren Posten, vielleicht sogar für ein Ministeramt, ins Spiel zu bringen.

Was immer Sainte-Croix vorschlug, wurde von meinem Urgroßvater mit Bedacht aufgenommen. Zwar brachte der Anwalt sich mehr als Minchinton in die Leitung der Schifffahrtsgesellschaft ein, wobei seine politischen Verpflichtungen ihm dafür immer weniger Zeit ließen, aber sein hitziges Temperament war nicht nach Octaves Geschmack. 1909 hatte Sainte-Croix sich mit einem Journalisten des *Salut* duelliert, was seinen Partner zutiefst empörte: «Eitel und egoistisch. Was wäre bei einer tödlichen Verletzung denn aus den Menschen in seinem Wahlkreis geworden? Und aus Katell?» Seine Ehre mit der Pistole reinzuwaschen, erschien zu Beginn des 20. Jahrhunderts, als erbitterte Wortgefechte an der Tagesordnung waren, bereits wie eine altmodische Stolzesgeste.

Ein schwerwiegenderer Vorfall sollte sein Verhältnis zu meinem Urgroßvater trüben. Im Oktober wurde Octave von Madeleine Sécardin aufgesucht, einer Schwester des Matrosen Mathurin Cabon, der seit der Unternehmensgründung für ihn tätig war. Sie war Witwe und Mutter einer fünfzehnjährigen Tochter, die im Vorjahr eine Stelle als Dienstmädchen bei den Sainte-Croix' angetreten hatte. Nun war die Kleine schwanger geworden, und ihre Mutter meinte genau zu wissen, von wem.

Octave war nicht ganz so überzeugt. Das Dienstmädchen hätte mit allen erdenklichen Männern was haben können, notierte er, und vielleicht wollte ihm die Mutter unter diesem Vorwand Geld abluchsen. Er riet ihr, sich zunächst an Sainte-Croix zu wenden, da sie ihn im Verdacht hatte. Doch als sie diesen Namen hörte, geriet die Ärmste in eine geradezu «biblische» Rage. Das habe sie, die bescheidene Weberin, ja bereits getan, sie habe den reichen, mächtigen Abgeordneten zur Rede gestellt, und er habe alles abgestritten. Was dann folgte, war umso verblüffender und auch verstörender: Sainte-Croix habe ihr Geld angeboten, viel Geld, wenn sie ihrer Tochter erlaubte, unter seinem Dach zu bleiben, wo seine Frau sich um das Baby kümmern und es als Waisenkind ausgeben würde. «Wie ein Hündchen», wiederholte die Witwe, außer sich, dass man den Bauch ihrer Tochter auf diese Weise nutzen, gewissermaßen leihen wollte. Sie befürchtete, dass man beide, die Tochter und ihr Kind, nach ein paar Jahren auf die Straße setzen würde, sobald die Begeisterung verflogen war.

Octave war völlig ratlos. Er wusste, wonach Katell sich sehnte, er wusste auch, dass eine Frau mit unerfülltem Kinderwunsch auf abwegige Gedanken kommen konnte. Zugleich war er der Meinung, dass es keinerlei Rechtfertigung dafür gab, einer Mutter ihr Baby wegzunehmen, wenn sie das nicht selbst wollte, und sei sie noch so arm, und sei es noch so barmherzig gemeint. Unterdessen war die «rechtschaffene Alte», wie Octave sie nannte, völlig verzweifelt, denn wie sollte sie noch ein hungriges Maul stopfen? Darum war sie zu ihm gekommen: nicht um Geld zu fordern, sondern Arbeit für sich und ihre Tochter, in einer der Fabriken von Kérambrun, selbst wenn sie dafür ihre bretonische Heimat verlassen mussten.

Zutiefst erschüttert suchte Octave das Gespräch mit Sainte-

Croix, mit Katell, mit dem Pfarrer. Obwohl sein Geschäftspartner weiterhin alles abstritt, war Octave offenbar nicht überzeugt. Eine Woche später notierte er, dass er Louise Sécardin und ihrer Mutter Madeleine Arbeit in seiner Fabrik in La Brède verschafft hatte: beide sollten dort in der Waschküche arbeiten. Er hatte ihnen außerdem die Zugfahrt bezahlt und Geld für die Kosten der Entbindung gegeben.

Ambroise de Sainte-Croix hatte tatsächlich etwas Teuflisches an sich. Mein Urgroßvater, dem es – verständlicherweise – missfiel, wenn das Ansehen des Unternehmens unter solchen Skandalen litt, musste, öfter als ihm lieb war, Feuerwehr spielen, um die vom allzu schillernden Anwalt entfachten Brände zu löschen.

Über das Familienleben der Kérambruns erfahre ich aus dem zweiten Handlungsbuch für das Jahr 1909 allerdings kaum etwas. Nur die private Buchhaltung lässt einige Rückschlüsse zu: Spenden an verschiedene Wohltätigkeitsorganisationen, Messstipendien, Neujahrsgeschenke für die Belegschaft, stattliche Beiträge für die Seenotrettung. Und auch Arztbesuche: Seine Frau Julia reiste 1909 dreimal nach Paris, und die Eheleute suchten Professor Pozzi – laut Wikipedia den ersten Lehrstuhlinhaber für Gynäkologie – zweimal im Hôpital Broca auf. Offenbar war Dr. Sobieski trotz seiner horrenden Preise nicht in der Lage, die junge Frau von ihren Beschwerden zu heilen. In der Hauptstadt stieg Julia im Grandhotel Meurice ab und deckte sich im Luxuskaufhaus Bon Marché ein; und Octave bezahlte, ohne zu murren, die Rechnungen der Schuster, Couturiers und Hutmacher für sie und Hélène. Er war ein großzügiger Ehemann und Schwager, der auch die Forderungen der Buchhandlungen Ollendorf (480 Frs.) und Albin Michel (340 Frs.) beglich, eine schöne Stange Geld für die damalige Zeit. Diese Abonnements waren sicher für Julia, die an Victor Hugo einen Narren gefressen hatte und all die Romane sammelte, die sich jetzt am Fußende meines Bettes stapeln.

Dafür war Octave deutlich weniger geneigt, die Wünsche des nimmersatten Minchinton zu erfüllen, der wieder einmal ein Darlehen für sein Schiff verlangte. Und zeigte erst recht keine Nachsicht mehr für den verschwenderischen Sainte-Croix, dem er manchmal über Wochen mit Bargeldvorschüssen aushelfen musste. Wofür und für wen gab der Abgeordnete solche Unsummen aus? Octave hatte festgehalten, dass die Kampagne für die Bürgermeisterwahl 1908 – eine Wahl, die Sainte-Croix knapp verlor – teuer gewesen war; am 25. Juli notierte er erbost, dass solche Unkosten nicht länger hinnehmbar waren, «jedenfalls nicht, wenn sie zulasten des Unternehmens» gingen, und dass er von seinem Geschäftspartner eine Rückzahlung verlangt hatte. Ob Ambroise die Firmenkasse geplündert hatte, um seine politische Karriere zu finanzieren?

Ab und zu gewährt der Ingenieur etwas persönlichere Einblicke – schreibt einen Gedanken nieder, eine Empfindung, einen Zweifel. Im Lauf dieses einen Jahres erscheint er in einem etwas anderen Licht, als einsamer Mann, umgeben von einer kränkelnden Ehefrau und zwei nicht ganz redlichen Geschäftspartnern. Zu seinen Eltern pflegt er zwar ein gutes Verhältnis, hat aber keine Geschwister, denen er sich anvertrauen könnte. Und so geht er wöchentlich zur Beichte und unterhält sich mit Katell, vor allem, wenn Julia in Berck weilt. In einem seiner seltenen wirklich persönlichen Einträge stellt er als Vater mit großem Mitgefühl fest, wie sehr die Frau von Ambroise unter ihrer Kinderlosigkeit leidet. Beim Sonntagstee in den Couërons konnte sie ihre Traurigkeit nicht verbergen, als sie den quietschvergnügten kleinen Ernest in Julias Abwesenheit herzte.

Mit Erstaunen lese ich, dass Octave für den 14. Dezember morgens ein Motorboot bestellt hatte, um mit Katell – Marie-Catherine de Sainte-Croix – nach Cézembre zu fahren, wo sie zum heiligen Brendan beten wollte. Ohne das Wissen ihres Mannes, der für solche Frömmelei nichts übrighatte.

41.

Die Gestalt, die der Droschke entsteigt, als der Tag allmählich die letzten Spuren der Nacht auslöscht, ist in Otter gehüllt. Ihr Gesicht verschwindet fast unter der Fellmütze. Octave hält am Fenster Ausschau, knöpft dabei seinen Mantel zu und zieht die gefütterten Handschuhe an. Mathurin, der ein paar Meter weiter bei dem Dory auf sie wartet, hat bestimmt Decken bereitgelegt.

Weder Julia, die sich in Berck erholt, noch Ambroise, der in Paris antichambriert, wissen von diesem Ausflug.

Als sie den Strand erreichen, ist Mathurin der Frau beim Besteigen des Boots behilflich. Er prüft, ob die Korkgürtel richtig sitzen, entfaltet die Decke und bleibt an Land, während Octave den Motor startet. Der Seemann ist keiner, der Fragen stellt, und erst recht keiner, der in den Kneipen tratscht. Ihn verbindet ein stillschweigendes Einverständnis mit Octave, auch wenn Welten diese beiden Männer trennen, aber der eine verdankt dem anderen so viel, dass er für ihn alles tun würde.

Das erste Stottern des Motors durchbricht die frühmorgendliche Stille. Erst letztes Jahr war der Ingenieur auf die Idee gekommen, ein Dory damit auszustatten, eines dieser leichten Boote, mit denen die Terre-Neuvas auf den Bänken Neufundlands fischen; seitdem nutzt er sie für seine Touren zu den Werften oder für seine Besuche in Dinard. So mancher würde Octave gern dazu bringen, diese Motorisierung auszuweiten, selbst Père Gautier bestürmt ihn, um eine exklusive Lizenz zu erhalten.

Diese Überfahrt hat jedoch nichts Geschäftliches an sich. Während Octave den Bug betrachtet, der durch die eisigen Wassermassen pflügt und den Winternebel durchstößt, denkt er an jenen antiken Fluss, der vom Ufer der Lebenden zum Ufer der Toten führt. Bei ihnen sollte es umgekehrt sein.

Auf der Laderampe am Kai erwarten sie zwei Soldaten, denen vor

Kälte die Augen tränen. General de Kérautret hat sie über diesen ungewöhnlichen Besuch zu dieser ebenso ungewöhnlichen Tageszeit informiert – nur wenigen Zivilisten wird gestattet, die Insel zu betreten.

Einer der beiden reicht der Frau seine Hand und dann den Arm, um ihr beim Ausstieg zu helfen, während Octave geschmeidig aus dem Dory springt, die der einfache Soldat gleich festmachen wird. Er lehnt das Angebot des Offiziers ab, sie zu begleiten – er brauche keine Eskorte, er kenne die Insel wie seine Westentasche, nachdem er sie schon als Kind kreuz und quer erkundet hat.

Das Paar lässt den Strand hinter sich und schlägt den Weg ein, der mitten über die Insel führt. Ein paar Hundert Meter weiter ragt der Felsen des heiligen Brendan auf; angeblich hatte ein Einsiedler hier vierhundert Jahre zuvor ein Gebetshaus direkt aus dem Stein geschlagen. Immer, wenn der Boden rutschiger wird, schließt der Mann seine Hand noch fester um den Arm der Frau, bis sie einen schmalen Pfad erreichen, der leichter zu begehen ist.

Die Kapelle, die nun zum Vorschein kommt, wurde aus einer Höhle heraus errichtet. Die Vorderseite ist aus Bruchsteinen gemauert und geht in ein Dach über, das den natürlichen Gegebenheiten folgt. Der Zugang erfolgt durch eine niedrige Rundbogentür aus Eichenholz, deren Glaseinsatz mit kleinen gekreuzten Sprossen versehen ist. Darüber ist ein weißes Kreuz angebracht. Außerdem ziert ein Kolbenkreuz den First des Steindachs. Zwei einfache, naive Zeichen der Weihe, die in dieser kargen Umgebung jedoch eine ergreifende Kraft entfalten.

Der Mann und die Frau (die beiden Soldaten haben gewettet, dass es sich um ein Liebespaar handelt) betreten nun die Kapelle mit den gekalkten Ziegelwänden und dem kleinen Alkoven. Diese Zufluchtsstätte aus rauem Fels strahlt eine stille, sanfte Andacht aus, die sich umgehend auf ihre Besucher überträgt. Sie schlagen das Kreuz, schließen die Tür, und auf einmal lässt das Tosen der Brandung nach, als hätte das Meer, das doch so nah ist, sich zurückgezogen.

Im Inneren ist die Luft feucht und lauwarm; ein eigentümlicher Geruch nach Salz, Stein und Torf steigt den Besuchern in die Nase.

Das Morgenlicht fällt auf eine Falte im Gewand der Madonna mit dem Kind. Katell geht auf sie zu, kniet auf den Steinboden und faltet die Hände. So inbrünstig ist ihr Gebet, dass sie darüber alles vergisst, die unbequeme Haltung, das eingestaubte Kleid und die kälter werdenden Knie. Sie vergisst sogar die Anwesenheit von Octave.

An einem nebligen Januarmorgen hat sie sich unerkannt in eine Militärzone begeben, um heimlich zu Brendan zu beten, dem uralten irischen Heiligen, an den sich ledige junge Mädchen und unfruchtbare Frauen wenden. Octave, einer der wenigen, die ihre Frömmigkeit verstehen (im Gegensatz zu ihrem Mann), hat sich beim Kommandanten der Garnison von Saint-Malo für sie eingesetzt.

Katell wird bald dreißig. Sie hat noch nie ein Kind geboren, während ihre Freundinnen aus dem Internat, Julia und überhaupt die meisten Frauen, die sie kennt (mit Ausnahme von Hélène Le Mélinaire, dieser Amazone), bereits Familien gegründet haben. Mit ihren prallen Brüsten, ihren runden Bäuchen und ihren pausbäckigen Säuglingen rufen sie bei ihr eine geradezu schmerzhafte Eifersucht hervor.

Auch sie brennt darauf, ein Baby zu bekommen. Ein kleines, warmes Wesen, das geliebt und umhegt werden will; ein Kind, dessen schon allzu lange ersehnte Ankunft sie über die Treulosigkeit ihres Mannes hinwegtrösten würde. Und vielleicht könnte ein Erbe Ambroise wieder an ihre Seite locken und ihn endlich zu Hause halten?

Als sie gesehen hatte, wie Julia sich, blass und kühl, von dem erst ein paar Tage alten Ernest abwandte und ihn wieder den Armen seiner englischen Nanny überließ, hätte Katell am liebsten geschrien. Wäre der Kleine ihr Kind gewesen, hätte sie ihn mit lauter Küssen und Liebkosungen überzogen.

Mögen die Jungfrau Maria und der heilige Brendan ihr beistehen; mögen sie ihr endlich dieses Glück gewähren, nach allzu vielen Jahren verhassten Blutens und enttäuschter Hoffnungen.

Octave betet nicht. Er denkt an seine Frau, die gerade in Berck aufwachen dürfte. Nach der Geburt von Ernest war sie anämisch, und es schien geboten, sie erneut von einem Säugling fernzuhalten, dessen Anblick sie auf seltsame Weise abstieß. Würde sie jemals von dieser zehrenden Melancholie geheilt werden? Wenn er sieht, wie Katell vor der Madonna kniet, die Hände faltet, beseelt von einer aberwitzigen Hoffnung, wird ihm eng ums Herz. Er betrachtet die blonden, zu Schnecken gedrehten Zöpfe, die unter der Fellmütze hervorlugen, ihr Profil mit der leicht gebogenen Nase, die Rundung ihrer vollen Lippen. Ganz anders als Julia, und doch sind ihre Züge jetzt von der gleichen Inbrunst geprägt wie damals die Züge seiner Frau, als sie die kleine Suzanne aus der Wiege nahm und an ihre Brust drückte.

Octave weiß, dass er seine geliebte Frau nicht zu heilen vermag, trotz der sündhaft teuren Behandlung bei diesem slawischen Irrenarzt, halb Mediziner, halb Hypnotiseur. So möchte er wenigstens den Schmerz einer teuren Freundin lindern, die ihren flatterhaften Ehemann mit dem unsteten Herzen bis zum Wahnsinn liebt.

42.

Auf dem Tresen in der Thermalbar sprangen mir die fetten Schlagzeilen des *Ouest-France* ins Auge: «Menschliche Überreste auf Cézembre entdeckt». Ein halbseitiger Artikel, auf den ich mich sogleich stürzte.

«Bei einem Einsatz auf Cézembre machten die Minentaucher der Marine aus Cherbourg eine grausige Entdeckung. Anfang des Monats hatte das Team aufgrund eines viral gegangenen Videos bereits einen Einsatz geleistet, nachdem Jugendliche eine Granate ausgegraben und sich selbst neben dem Geschoss gefilmt hatten. Bei ihrer Befragung gaben sie die Lage des Fundorts an, woraufhin eine Spezialeinheit zum betreffenden Bunker entsandt wurde.

Das erste, laut Operationsleiter Major Cazorla ‹sehr heikle› Manöver führte zur Bergung von zehn Granaten und von zwei Artilleriegeschützen, die stolze 48 beziehungsweise 85 Kilogramm wogen. Die Geschosse wurden aufgrund des hohen Explosionsrisikos gleich vor Ort entschärft.

Im Anschluss ordnete man weitere Grabungen an, um das Gebiet zu sichern. Dabei wurde ein ‹fast vollständiges› Skelett exhumiert, wie Major Cazorla berichtet. Es handelt sich möglicherweise um die Überreste eines Soldaten der deutschen Garnison, die während des Zweiten Weltkriegs auf der Insel stationiert war. Dazu sagte Per Kérézéon, Geschichtsprofessor an der Fakultät von Rennes: ‹Ein äußerst seltener Fund›, da der Inselboden durch die Bombenangriffe bei der Befreiung förmlich pulverisiert worden war.

Das Skelett wurde der Armee zur Identifizierung übergeben.

Bei dieser Gelegenheit erinnern Armee und Küstenschutzbehörde alle Besucher von Cézembre daran, dass sie die ausgewiesenen Wege nicht verlassen dürfen und auf keinen Fall versuchen sollten, in die Bunker vorzudringen.»

Dieser makabre Fund stimmte durchaus mit dem überein, was der Historiker in seinem Buch über die Befreiung der Insel geschrieben hatte: Zwei deutsche Soldaten, dem Bombenhagel wie durch ein Wunder entronnen, hatten von der wochenlangen Hölle berichtet, die sie während der Angriffe der Alliierten durchleben mussten. Da sie nicht rausgehen konnten, um ihre Toten zu begraben, schlugen sie mit Spitzhacken Löcher in den Felsboden: Behelfsgräber, die durch die Wucht der Explosionen dann hinweggefegt wurden. Einige Leichen mussten sie einfach in den Bunkern zurücklassen.

Ich hoffte inständig, dass eine Erkennungsmarke oder irgendein anderer Anhaltspunkt diesem armen Toten wieder zu einem Namen verhelfen würde. Vielleicht hatte er in Deutschland eine

Frau und Kinder hinterlassen. Vielleicht würden seine Nachkommen sich freuen, wenn sie erführen, wo die sterblichen Überreste ihres Urgroßvaters geblieben waren.

Erstaunlich, wie die Zeit alle Sünden vergibt: Wer gestern noch als Erbfeind galt, wurde heute wieder als Mitmensch angesehen, dessen Schicksal auch fünfundsiebzig Jahre nach diesen schrecklichen Ereignissen die Lebenden noch anrührte. Das Mitgefühl ist offenbar noch stärker als die Vernichtungskraft des Krieges.

In der Ferne schien die Insel, die an diesem Morgen hell wie Kreide war, nach der Hektik der vergangenen Tage friedlich zu schlafen.

Als ich später das Büchlein von Vera Kornicker über Cézembre las, erfuhr ich, dass die Amerikaner, als sie die Insel schließlich betreten konnten, zu ihrem Erstaunen Überlebende vorgefunden hatten: verstört, abgerissen, verdreckt, fast alle verwundet und durch die Explosionen ertaubt. Ein paar standen noch unter Schock und klapperten unaufhörlich mit den Zähnen, manche hatten nur Lumpen am Leib, die Hosen besudelt wegen der Ruhr, nachdem ihre Unterwäsche als Verbandsmaterial hatte herhalten müssen.

Aber sie waren am Leben.

Und als es Zeit wurde, die bedingungslose Kapitulation zu unterschreiben, erwies die amerikanische Garnison diesen völlig entkräfteten Männern der Wehrmacht, die bis zum letzten Atemzug gekämpft und unvorstellbare Qualen ausgestanden hatten, die militärischen Ehren.

43.

Von der Robinsonsinsel, wie sie in der schönen Anfangszeit genannt wurde, und den imposanten Anlagen ist nichts übrig. Am Himmel reißt der Anflug amerikanischer Bomber nicht ab. In den unterirdischen Bunkern ersticken die Männer, in Decken eingerollt, hinter ihren Gasmasken. Sie halten sich die Ohren zu, damit ihnen das Trommelfell nicht platzt. Jede Explosion bringt die Eisentür, ihr allerletztes Bollwerk, zum Beben. Dieser Block aus Panzerstahl kann leider nichts gegen den Gestank des Schießpulvers ausrichten, der die Luft sättigt, und auch nichts gegen diesen viel beunruhigenderen Geruch, dessen Ursprung unbekannt ist und der ein anhaltendes Brennen in der Lunge verursacht.

Die Lage ist verzweifelt. So verzweifelt, dass Batteriechef Seuß, der die amerikanischen Gesandten doch zweimal abgewiesen und sich so leichtfertig taub gestellt hatte, als Admiral Dönitz vorschlug, die Garnison nach Jersey abzuziehen, das Oberkommando der Marine in seiner Not um einen letzten Befehl gebeten hat – in der Hoffnung, dass man ihm diesmal die Kapitulation gestatten würde. Doch die Anweisung lautete: «Halten Sie durch.»

Durchhalten, das würde er ja gern, aber wie? Der letzte Frischwassertank wurde am Vortag durchschossen, der Proviant hält keine zwei Wochen mehr vor, die Geschützmunition ist restlos aufgebraucht, und das Rettungsschiff, das aus Jersey kommen sollte, wurde vor den Minquiers-Inseln von der englischen Luftwaffe versenkt. Von den dreihundert Mann, die noch leben, sind drei Viertel verwundet oder krank, und der süßliche Geruch von Wundbrand verpestet die Luft im Laufgraben, der als Krankenquartier dient. Einem jungen Soldaten hatte man das Bein ohne Betäubung amputieren müssen. Er hieß Rüdiger und war Ottos Freund: Beide hatten ihren zwanzigsten Geburtstag unter Bombenbeschuss erlebt. Während der Operation blieb Otto an

Rüdigers Seite und konnte am Ende nur noch hastig ein Gebet sprechen, als der Kamerad sein Leben aushauchte.

Zu dieser Pestilenz kommt noch der Gestank von Exkrementen hinzu, als Folge des allgemeinen Durchfalls, denn den ausgehungerten Soldaten steht nunmehr nur fauliges Wasser zur Verfügung, das ihnen umgehend den Darm entleert. Im Laufgraben riecht es also nach Schwefel, Skatol, Schießpulver, das Ganze verstärkt durch Blut und Schweiß, die die Uniformen der Männer tränken.

Die Überlebenden sollten diesen Geruch – den Gestank der Hölle – noch Jahre nach Kriegsende in der Nase haben.

Von den Italienern ist nur eine Handvoll Getreue bei ihnen geblieben. Die anderen haben die amerikanischen Flugblätter gelesen, die vor drei Wochen vom Himmel fielen. Und anstatt darauf zu pinkeln, wie Otto, Rüdiger und ihre Kameraden es taten, haben einige versucht, der Insel schwimmend zu entkommen.

Als Otto davon erfuhr, hätte er diese Hasenfüße, die nicht kapierten, dass man seine Ehre im Krieg bis zur letzten Patrone verteidigen muss, am liebsten eigenhändig erschossen. Doch das Meer trug sie fort, bevor er mit ihnen abrechnen konnte.

Als Vergeltungsmaßnahme schickte Batteriechef Seuß zwei Drittel ihrer verbliebenen Landsleute zum Teufel, das heißt, in einen der Bunker am anderen Ende der Insel, sollten sie dort ruhig bei lebendigem Leibe verbrennen.

Stattdessen geriet der Bunker der russischen Kriegsgefangenen in Brand. Pech gehabt.

Danach musste auch Seuß sich seine Hilflosigkeit eingestehen. Das Missverhältnis zwischen den paar Hundert Versehrten, aus dem sein Bataillon bestand, und dem pausenlosen Feuer von oben raubte einem den letzten Mut, genau wie ihr aussichtsloser Kampf gegen den Bombenhagel, der die Felsen mit ohrenbetäubendem Krachen sprengte, bevor Tonnen von Napalm, das über der Insel abgeworfen wurde, in Flammen aufging. Es setzte giftige Rauchschwaden frei und vollbrachte ein grausiges Kunststück, indem es sogar Gestein in Brand setzte.

Und wieder erschüttert eine Explosion Boden und Wände. Die Stoßwellen laufen nun wie bei einem Erdbeben. Sie breiten sich aus, das Gestein birst, ein Soldat mit Stirnverband brüllt wie von Sinnen, die Insel werde entzweibrechen und sie alle mit sich in die Tiefe reißen. Otto presst sich an die Wand, von einer uralten Angst gepackt, und hinterfragt auf einmal seine Vorstellung von Soldatenehre. Die Armee, die Befehle, das Vaterland, die stolzen Sprüche aus der Hitlerjugend und der einst so bewunderte Führer spielen keine Rolle mehr; an deren Stelle tritt eine animalische Panik, die seinen Zeithorizont auf die Länge von Sekunden schrumpfen lässt.

Während seine Gedanken rasen und sich überschlagen wie die Bilder einer Wochenschau im Zeitraffer, durchzuckt ihn auch die Frage, ob diese Itaker-Schweine, diese Knoblauchnudelfresser am Ende nicht das einzig Vernünftige getan haben, als sie die weiße Flagge auf ihren Bunker hissten und das Weite suchten.

44.

Als ich die Sonne über den Felsbrocken mit der Doppelkuppe aufgehen sah, wusste ich, was ich als Nächstes tun würde. Ein Blick auf den Wetterbericht, ein Telefonanruf – binnen einer Stunde war alles in die Wege geleitet. Am Hafen hob der Bootsverleiher bei der Prüfung meines Ausweises eine Augenbraue.

«Kérambrun wie die Motoren?»

«Richtig.»

«Dann segeln Sie gleich mit Ihrer eigenen Ausrüstung.»

Die Überfahrt würde nicht einmal eine Viertelstunde dauern. Das Wetter war herrlich, jede Welle wirbelte blaue und grüne Farbteppiche auf, die zu neuen Schattierungen verschmolzen. Die ersten Wassertaxis der Saison und die Windsurfer entlang der Bucht verliehen dem Meer bereits ein gewisses Urlaubsflair.

Seit Jahren hatte ich kein solches Gefährt mehr bestiegen. Früher hatten Guillaume und ich jeden Sommer mit einem vergleichbaren Schlauchboot Touren unternommen, auf diese Weise konnten wir dem beruflichen Hamsterrad entkommen und wieder ein paar Stunden allein verbringen. Bei unserer letzten Fahrt hatte er mir erzählt, dass er zum zweiten Mal Vater werden würde.

Ich startete den Motor, gab Gas, und als ich das letzte Surfbrett überholt hatte, pflügte ich durchs Wasser, bis ich kurz vor dem Inselstrand das Tempo drosselte. Das Anlegen ging schnell. In der nun wieder eingekehrten Stille überprüfte ich zweimal die Verankerung des Schlauchboots und ging dann über die nachgiebige Sandzunge.

Allem Anschein nach war ich allein auf der Insel.

Aus der Nähe betrachtet war Cézembre schön, steinig, wild und wüst. Viel faszinierender, als ich es in Erinnerung hatte, vielleicht weil ich inzwischen wusste, was einige Menschen dort durchgemacht hatten. Ich war nicht mehr der ahnungslose Teenager von früher, der die Insel nur als steiniges Sperrgebiet sah, auf dem er sich mit seinem Freund sinnlos besaufen konnte. Die Hänge waren mit grauen, braunen und ockergelben Flechten bewachsen; eine Mischung aus rau und weich, aus sanften Kurven und starren Linien, mit schwarzen Felsen, die den Strand geradezu schützend umschlossen, und bombenverheerten Hügeln, auf denen wundersamerweise Sträucher nachgewachsen waren. Ich hörte nichts als den Wind und Vogelschreie.

Trotz dieser Beschaulichkeit blieb der Krieg präsent: Überall ragten Warnschilder mit Totenköpfen aus dem Boden, um auf die Geschosse hinzuweisen, die noch darin steckten. Ich konnte mich nicht entsinnen, sie damals gesehen zu haben. Ob Xavier und ich bei unserer Eskapade achtlos an ihnen vorbei geschlichen und wie Tölpel auf die unter dem Gras liegenden Granatenteppiche getreten waren? Mittlerweile hatte man den Boden unter diesem Pfad bis in mehrere Meter Tiefe ausgehoben und ihm tonnenweise Mörser und anderen Schrott entnommen. Darunter Überreste von Scheinwerfern und Flachmännern und sogar eine intakte Porzellantasse mit deutschem Truppenkennzeichen, wie meine Internetrecherchen ergeben hatten. Sie waren aus dem Boden hervorgekommen wie Geister, die der Katastrophe entkommen waren.

Obwohl sie längst von einer dicken Grasschicht bedeckt waren, konnte man hinter den Maschendrahtzäunen, die den westlichen Teil der Insel absperrten, noch immer die Bombenkrater sehen. Sie waren so tief, dass Miniaturtäler entstanden waren und der Boden laut Kérézéon stellenweise bis zu sechs Metern Höhe eingebüßt hatte. Ich versuchte, mir die Wucht dieser Einschläge vorzustellen, aber sie sprengte natürlich jede Vorstellungskraft. Nach etwa hundert Metern brach der Weg ab – er war nur angelegt worden, damit man zumindest von ferne den Gipfel jenes Hügels erblicken konnte, den die Minensucher nicht geräumt hatten.

Auf der anderen Seite führte ein Tor zum begehbaren Weg, der links und rechts einfach durch zwei niedrige Drahtreihen eingegrenzt war. Ich dachte an die bereits erfolgte Räumung, an die Tausende Kubikmeter Erde, die man hatte sieben müssen, eine wahre Herkulesarbeit, damit Touristen diesen Weg in aller Seelenruhe benutzen konnten. Ich dachte an die vielen zärtlichen oder fröhlichen Momente, die sich vor dem Bombenmassaker in diesem sandigen Kessel abgespielt haben mochten, und an das viele Blut, das sich während der Feuerflut darin ergossen hatte.

Vielleicht hatten sich meine Urgroßeltern vor diesem Grauen dort geküsst. Vielleicht hatte ein Soldat an einem sonnigen Tag dort seiner Verlobten geschrieben. Ein Soldat, der vielleicht für immer unbekannt bleiben würde, dessen Leichnam nach dem

Verstummen des Waffenlärms von allen unbeachtet auf Cézembre gefangen geblieben war.

Ein paar verbogene Schienen, Überreste der Eisenbahn, die Proviant zu den Bunkern befördern sollte, erschienen mir wie ein Sinnbild für die Qualen, die Cézembre erlitten hatte, genau wie die versprengten Betonwürfel, die sich hier und da noch hielten, moderne Hinkelsteine als Kriegsmahnmal. Die nach allen Seiten drehbaren französischen «TAZ-Kanonen», die die Deutschen im Ersten Weltkrieg beschlagnahmt hatten, verrotteten in ihren Rollcontainern, unweit der stachligen Schrotthaufen, die auf die früheren Ringstände verwiesen.

Für die Schönheit von Ruinen war ich schon immer empfänglich gewesen, aber diese hatten unter ihrem Gewand aus Gräsern, Moosen und Flechten noch etwas von der erlittenen Gewalt bewahrt. Die Natur hatte die Erinnerung an die gnadenlose Schlacht um Cézembre nicht getilgt, sondern lediglich die Spuren des Schreckens abgemildert.

Ob der Bunker, der am Ende des Weges seinen dunklen Schlund aufriss, derjenige war, in dem Xavier und ich uns damals die Kante gegeben hatten? Dieser war vor Kurzem wieder betreten worden, wie ich am niedergetrampelten Gras, am Absperrband und an der aufgewühlten Erde erkannte. Durch die Türöffnung erblickte ich das Handrad, mit dem das Zahnradschloss betätigt wurde. Ich stellte mir vor, wie die Männer sich im Untergrund zusammenpferchten und die zehn Zentimeter dicke Tür mit doppelter Stahlschicht hinter sich schlossen, ohne zu wissen, ob sie das Tageslicht jemals wiedersehen würden.

Dem nagelneuen Stacheldraht zum Trotz stieg ich die paar Stufen hinunter und richtete meine Handy-Taschenlampe in den Gang: frische Fußspuren in der feuchten Erde, weißliche Rinnsale entlang der Mauer, Steinhaufen. Anders als ich es von meinem ersten Besuch in Erinnerung hatte, lag kein Abfall an diesem Eingang, der von Grasbüscheln überwuchert war. Der Reinigungstrupp hatte ganze Arbeit geleistet, oder vielleicht hatte die Insel zu ihrer ursprünglichen Wildnis zurückgefunden und hielt damit unwillkommene Besucher fern.

Hier also wurde der Leichnam ausgegraben. Mir tat dieser Soldat leid, den man in seiner Ewigkeit aus Sand und Meeresrauschen gestört, dieser Tote, den man aus seiner letzten Ruhestätte gezerrt hatte, um ihn der Neugier der Lebenden auszuliefern, und der nun auf dem Metalltisch eines Leichenschauhauses im Hôtel des Invalides lag, weit weg von der uneinnehmbaren Insel, die ihm lange Zeit Schutz geboten hatte. Weit weg von dieser Landzunge, die ein paar Jahrhunderte zuvor durch die Flut vom Festland abgetrennt worden war, diesem Gesteinsbrocken, der je nachdem Paradies oder Hölle gewesen war, Schlachtfeld oder Heiligtum, Festung oder Friedhof.

Man brauchte sich aber nur der Küste zuzuwenden, dem Meer, das am Fuße des Leuchtturms von Grand Jardin in allen Blautönen schillerte, um diese makabren Bilder abzuschütteln und den strahlenden Frieden der Fotografien wiederzufinden, die mein Urgroßvater hatte anfertigen lassen. Denn so tief die Wunden, so ungeheuer die Verheerungen waren, die Cézembre einst zugefügt wurden, hatte das britisch-bretonische Meer die kahle, die gemarterte Insel zu heilen vermocht.

45.

Gestern rief meine Schwägerin an, was sie selten tut, auch wenn wir häufig in Kontakt sind. Ich bin der Pate von Léo, ihrem zweiten Sohn – als er zur Welt kam, war Guillaume bereits tot. Meine Frau und ich hatten uns lange um den kleinen Jungen und seinen älteren Bruder gekümmert, als deren Mutter nach der Entbindung erkrankt war, und wir taten es auch danach immer wieder. Für meinen Sohn ist Léo der kleine Bruder, den er so gerne gehabt hätte. Marie-Laurence hatte sich nie beklagt, und dass kein weiteres Kind kam, hing möglicherweise mit der seltsamen Konstellation zusammen, die uns das Schicksal auferlegt hatte.

Servane fragte mich, ob sie das Wochenende mit Léo in den Couërons verbringen könne. Erstaunlich, denn sonst legte sie großen Wert darauf, niemals um einen Gefallen zu bitten. Ich hätte ja lieber ungestört in den Handlungsbüchern weitergelesen – im Band von 1909 schilderte Octave die ersten Fahrten der *Marie-Suzanne* –, aber ich verdrängte diesen egoistischen Gedanken und sagte, sie seien beide herzlich willkommen.

Die Ähnlichkeit meines Patenkinds mit Guillaume wühlte mich bei jedem Wiedersehen auf. Als ich ihn und seine Mutter am Bahnhof abholte, stellte ich fest, dass er wieder ein Stück gewachsen war. Jetzt trug er sicher Schuhgröße 43, und in wenigen Jahren würde er ein Riese sein, der ererbte Makel aller männlichen Kérambruns. Servane hatte eine neue Frisur, ihr schmales Gesicht wurde jetzt von einem kurzen Pagenschnitt umrahmt. Obwohl schon so viele Jahre vergangen waren, hatte sich ihre Trauer darin eingegraben, kaum merklich für Menschen, die sie nicht kannten, unübersehbar für alle, die vor der Tragödie mit ihr zu tun hatten.

Vom ersten Abend an war Léo, zunächst in der Brasserie du Sillon, vom Schauspiel des steigenden Wassers gebannt. Er war ein Eigenbrötler, sehr wortkarg – was ihm in der Schule immer wieder Ärger eintrug –, aber auch verrückt nach dem Meer, er konnte stundenlang reglos auf die Wellen starren, genau wie ich in seinem Alter. Während er verträumt aus dem Fenster blickte, ließen seine Mutter und ich uns die Platte mit Meeresfrüchten schmecken. Auf andere mussten wir wie ein Ehepaar wirken, das mit seinem Sohn ausging.

Meine Schwägerin fragte mich, ob die Uni mir nicht fehle. Da erzählte ich ihr von meinen jüngsten Recherchen. Sie reagierte verdutzt: «Ausgerechnet du betreibst jetzt Ahnenforschung?»

Genau wie Cécile konnte sie sich kaum vorstellen, wie ich Glanz und Gloria des Kérambrun-Geschlechts zu rekonstruieren versuchte. Ich berichtete ihr von meinen Entdeckungen, dem Archiv und den Zeitungsartikeln.

«Schade, dass du dich nicht mit Charles darüber austauschen konntest. Oder mit Guillaume. Er wollte etwas zu diesem Thema schreiben.»

«Über die Familie?»

«Nein, eher über den Beitrag, den die Firma zur Modernisierung der Seefahrt auf dem Ärmelkanal geleistet hat. Er hat euren Vater dazu befragt. Und ich meine, dass er sich dazu schon einiges notiert hatte.»

«Davon hat er mir nie erzählt.»

«Er wollte dich damit überraschen. Früher oder später hätte er es dir garantiert verraten.» Sie lächelte traurig. «Guillaume hat dir doch immer alles erzählt.»

Als er den Vornamen meines Bruders hörte, riss Léo sich vom Anblick des Meeres los. Er kannte seinen Vater nur durch Ferienfilme, Fotos und unsere Erinnerungen. Seine Faszination für das Meer rührte sicher daher, dass es eines der wenigen greifbaren Dinge war, die ihn mit seinem Vater verbanden.

Ich fragte Servane, ob sie diese Notizen aufbewahrt habe.

Sie blickte Léo an und strich ihm über den Nacken. «Nein, ich habe sie damals Charles übergeben. Sie schienen mir für ihn bestimmt.»

Anlässlich ihres kurzen Aufenthalts hatte ich für meine Besucher ein reichhaltiges Programm zusammengestellt. Am nächsten Morgen wollte Léo jedoch zuerst schwimmen gehen.

«Aber das Wasser ist noch eiskalt. Und es regnet.»

«Ich hab meinen Tauchanzug dabei.»

Servane, die sich vorgenommen hatte, ihre Söhne trotz des tragischen Tods von Guillaume nicht überzubehüten, erlaubte es ihm, wollte aber lieber im Haus auf uns warten. Und ich wusste immer noch nicht, warum sie so unvermittelt hergekommen war.

Beim Wettschwimmen wurde ich von Léo so gut wie besiegt. Er mochte erst dreizehn sein, aber technisch so gewandt, dass er schnell und geschmeidig wie ein Fisch durchs Wasser schoss.

Jetzt freute ich mich sehr, dass die beiden hier waren.

Als die Sonne endlich zum Vorschein kam, wanderten wir am späten Vormittag zu dritt zur Pointe de la Varde. Ich betrachtete mein Patenkind, das mit dem Zeichenblock in der Hand voranging – unter den Teenagern, die ich kannte, war Léo einer der wenigen, der nicht ständig mit dem Smartphone hantierte. Er erinnerte mich an das Foto von Charles als Jugendlicher. Ich fragte Servane: «Lässt man ihn in der Schule jetzt halbwegs in Ruhe?»

«Ja. Und wenn nicht, kann er sich durchaus wehren. Er bietet sogar Michel die Stirn.»

«Verstehen sie sich inzwischen besser?»

«Ja und nein. Michel möchte, dass Léo sich abhärtet. Er versteht einfach nicht, dass dieser Junge ... ganz eigen ist.»

Servane verstummte kurz und blickte aufs Meer hinaus.

«Ich kann ihm aber auch nicht vorwerfen, dass er seine Rolle als Stiefvater ernst nimmt. Für die Kinder ist das wichtig.»

Das war mir klar. Und ich wusste auch, dass meine Schwägerin sich vor allem deshalb auf eine Ehe mit diesem Mann eingelassen hatte, der zwar durch viele gute Eigenschaften bestach, aber sicher nicht durch geistige Offenheit.

Meine Schwägerin hielt ihr Gesicht in die Sonnenstrahlen, die durch die Wolkendecke brachen.

«Komisches Gefühl, hier zu sein. Ohne ihn, meine ich.»

Natürlich meinte sie mit *ihn* nicht Michel. Fast hätte ich ihr gestanden, dass es mir nach diesen dreizehn Jahren nicht anders ging.

46.

Auf dem Weg zum Bahnhof wollte Servane unbedingt am Friedhof anhalten; ich sagte, ich würde im Auto auf sie warten, weil wir in zweiter Reihe standen, aber das war nur eine Ausrede.

Als Léo zurückkam, gab seine Miene nicht preis, was der Besuch am Grab seines Vaters in ihm ausgelöst hatte. Später am Bahnsteig bedankte Servane sich bei mir, als hätte ich etwas ganz Außergewöhnliches geleistet. Ich hatte den Eindruck, dass sie hier gewissen Sorgen entfliehen wollte, auch wenn sie diese lieber für sich behalten hatte.

Als Léo am Vorabend ins Bett gegangen war, hatten Servane und ich einen Cognac getrunken. Dann noch einen. Wir redeten über meinen Vater und dessen Verhältnis zu seinen Enkeln. Am liebsten hätte Charles sich vor allen Verpflichtungen gedrückt, nach dem Tod meiner Mutter hatte meine Schwägerin ihn aber dazu genötigt, seine Rolle als Großvater zu erfüllen, so fordernd diese war: Spaziergänge in Saint-Malo während der Schulferien, Matineen in der Comédie-Française, nachdem sie mit ihrem neuen Mann ins Pariser Umland gezogen war. Wobei sie die Dauer und Häufigkeit der Besuche sorgfältig dosierte, um Anfälle von Übellaunigkeit zu vermeiden.

Ich sollte nicht ungerecht sein. Mein Vater liebte seine Enkel. Er hatte für ihre Zukunft vorgesorgt, auf ihre Absicherung geachtet und Servane Firmenanteile übertragen. Um Léos Gesundheit war er sogar so besorgt, dass er selbst mit mir darüber gesprochen hatte. Dennoch konnte er dem Drang nicht widerstehen, die Jungen bei jeder Begrüßung zunächst einmal zurechtzustutzen, als wäre ein Kind in erster Linie ein Tier, das es zu dressieren galt. Mir fiel ein, was Albina über Juste de Kérambrun gesagt hatte, diesen herrischen, gefühlskalten Vater. Hatte Charles in seiner Kindheit jemals etwas anderes erfahren als Zucht und Ordnung?

Ich hatte Servane von meiner Begegnung mit dem Buchhändler erzählt. Für mich blieb es unvorstellbar, dass mein Vater vor wem auch immer damit prahlte, dass sein Sohn Professor sei.

«Machst du das alles etwa seinetwegen?», fragte meine Schwägerin und deutete auf die Aktenstapel, die sich inzwischen bis zur Anrichte im Wohnzimmer ausgebreitet hatten.

Ich seufzte. «Guillaume ist tot. Meine Eltern sind tot. Paul ist ausgeflogen, und Marie-Laurence will mich nicht mehr sehen. Ich habe das Gefühl, am Abgrund zu stehen. Ich werde genauso enden wie er, ganz allein und verbittert.»

Das war mir einfach so über die Lippen gekommen. *In vino veritas*.

«Mit Paul ist doch alles in Ordnung ...», sagte Servane.

«Ja. Nur dass er jetzt in Deutschland ist und seine Zukunft verspielt.»

«Und was würdest du am liebsten tun? Ihn davon abhalten?» Sie nahm einen Schluck Cognac. «Unsere Kinder sind nicht unser Eigentum. Hätte dein Vater das eingesehen, hätten du und dein Bruder weniger gelitten.»

Diese Worte trafen mich wie ein Schock.

«War Guillaume unglücklich?»

«Nicht im eigentlichen Sinne. Aber es war nicht alles rosig. Dein Vater ließ ihm nicht das Geringste durchgehen.»

«Ich weiß ... Aber er arbeitete doch gern bei Kérambrun?»

«Er liebte seinen Beruf, wenn du das wissen willst. Und als Vater ist er richtig aufgeblüht. Hilfreich war auch, dass er Charles nichts nachtrug.»

Auch wenn das sicher nicht Servanes Absicht war, kränkte mich diese Bemerkung.

«So etwas kann man sich nicht einfach vornehmen.»

«Stimmt, und genau deswegen hat er eine Therapie gemacht.»

Ich erinnerte mich, wie verblüfft ich gewesen war, als mein sonst so lebenstüchtiger Bruder mich gefragt hatte, ob ich einen guten Therapeuten kenne, und er sich daraufhin zweimal pro Woche auf die Couch meines Freundes Renaud legte. Im Gegensatz zu mir war Guillaume eben jemand gewesen, der seine Probleme anpackte.

Servane betrachtete versonnen, wie das Lampenlicht am Boden unserer Gläser kupferrot aufleuchtete.

«Ich weiß ja nicht, was du dort vorfinden wirst» – sie warf einen Blick auf die Aktenstapel –, «aber ihr wart schon eine seltsame Familie.»

«Wie meinst du das?»

«Charles ging so ... unerbittlich mit euch um. Wenn deine Mutter nicht gewesen wäre ... Zum Glück ist Guillaume mit Thomas ganz anders umgegangen. Genau wie du mit Paul.»

«Nein. Ich habe ihn wegen seines Studiums unter Druck gesetzt. Und du siehst, was das gebracht hat ...»

«Aber nein, Yann, das ist doch kein Vergleich. Ich meine die Art und Weise, wie euer Vater euch behandelt hat. Tatsächlich wart ihr beide zu gutherzig für Charles. Er hielt das für Schwäche. Genau wie Michel im Fall von Léo.»

Sie seufzte. «Ist doch schrecklich, oder, wenn einem die eigenen Kinder zu gutherzig erscheinen?»

Servanes Worte hatten mich ins Grübeln gebracht. Nach ihrer Abreise musste ich wieder an die Briefe von Octave an Julia denken. An diesen liebevollen Vater, der von seiner Brut erzählte und von Ernests Gebrabbel schwärmte. Mein Urgroßvater war offenbar aus anderem Holz geschnitzt gewesen. Wo und wann war also der Bruch erfolgt?

47.

Ein Erbschaftsstreit ..., hatte Albina gemutmaßt. Ich bin mehr und mehr davon überzeugt, dass dieser erste Bruch, den mein Vater dann so beharrlich mit seinen Brüdern und später mit seinen Söhnen wiederholte – was Guillaume und mich zutiefst verletzt hat –, darin begründet ist. Und meine anfängliche Neugier, die sich gerade zu einer wahren Besessenheit wandelt, gibt mir genug Kraft und Willensstärke, um diese Tausende von Dokumenten durchzugehen. Ich überfliege die Bände, die auf die Geburt von Ernest, dem ersten Sohn, folgen. Er war ein knappes Jahr nach dem Tod seiner Schwester auf die Welt gekommen, während sein Bruder Armand, wie ich schon aus den Briefen wusste, vier Jahre später, also 1911, geboren wurde; für eine katholische Familie, zumal eine bretonische, war das ein ziemlich großer Abstand, erst recht, wenn der Ehemann wie in diesem Fall offenbar sehr in seine Frau verliebt war. Hatte es Fehlgeburten gegeben? Oder lag die Kinderpause an Julias wiederholter Abwesenheit und ihren gesundheitlichen Problemen? Die Pension Sobieski wird mehrmals erwähnt. Zwei Wochen Aufenthalt schlagen mit 970 Francs zu Buche, damals eine beachtliche Summe.

In seinen Briefen an Julia hatte Octave immer wieder geschrieben, dass er sie vermisst. Die Frage ist aber, ob er überhaupt dazu gekommen ist. Die Expansion der Firma hält ihn pausenlos auf Trab, sie frisst ihn förmlich auf. Der Eintrag über einen Hausbesuch von Dr. Montgenèvre, weil Ernest Keuchhusten hatte, führt mich zum Kind zurück. Ich würde gerne wissen, ob der Bruder meines Großvaters Nachkommen hatte. Von Étienne habe ich bei meinem letzten Anruf erfahren, dass Ernest im Krieg gefallen war. Für mich eine unerhörte Neuigkeit, obwohl militärische Leistungen sonst das Einzige waren, was in meiner Familie nicht eisern verschwiegen wurde. So wussten wir alles über Justes Zeit in der Résistance oder sogar über Octaves Aufenthalt in Fresne ... Mein Onkel hat unser Gespräch an dieser Stelle jedoch abgebrochen, vermutlich hatte ich «keine günstige Zeit erwischt», wie Albina es ausdrückte.

Aber wer könnte mir außer Étienne Auskunft geben? Seit dem Tod meines Vaters ist er von den Brüdern der letzte Überlebende. Mein Onkel Roparz, der auf der Île de Sein lebte, starb vor mehr als 15 Jahren. Jacques habe ich nie kennengelernt, den Jüngsten, der laut Albina verschwunden war, mit allen zerstritten und von allen aus dem Gedächtnis gestrichen – als wäre die Familienfehde eine Kunst, die bei den Kérambruns von einer Generation zur nächsten weitervererbt wurde.

Die Einzigen, die vielleicht noch etwas wussten, waren meine Cousinen, die Töchter von Roparz. Guillaume und ich hatten viel Zeit mit ihnen verbracht, solange wir für die Kurzferien nach Sein geschickt wurden. Mein Vater mied den Ort tunlichst, denn Roparz und Marie setzten sich aktiv für die bretonische Autonomie ein, und der Ton wurde schnell hitzig, wenn die Erwachsenen sich unterhielten.

Irgendwann wurden die Besuche aus unerfindlichen Gründen eingestellt. Und wir durften unsere Cousinen nicht mehr sehen, die in den Couërons zu unerwünschten Personen erklärt wurden, selbst dann, wenn sie im Sommer bei Étienne und Albina in Saint-Briac waren. Darüber war ich traurig, vermutlich trauriger als Guillaume; ich mochte sie sehr, vor allem Armelle, die jüngere. Wir sind im gleichen Alter.

Was aus Lénaïg, der älteren, geworden ist, habe ich nie so genau gewusst (offenbar arbeitet sie in Finnland oder Polen), und die Kontaktdaten von Armelle, die wir «Belle» nannten, habe ich schon vor langer Zeit verloren. Meine Mutter hätte sie auf Anhieb gefunden, denn sie hatte alle Verbindungen gepflegt, regelmäßig

Anrufe getätigt und Postkarten verschickt. Im Fall von Roparz hatte sie sich sogar dem Verbot widersetzt und heimlich Kontakt zu seiner Frau Marie gehalten. Das erfuhr ich, als Marie mich über den Unfalltod meines Onkels informierte. Durch sie hatte ich früher auch gelegentlich Neuigkeiten von ihren Töchtern gehört.

Ich könnte die Kisten aus Rennes öffnen und nach ihrem Adressbuch suchen, aber die Vorstellung, in ihren Sachen zu wühlen, ist mir zuwider. Stattdessen könnte ich Cécile oder Albina anrufen, wobei ich befürchte, dass sie mich irgendwann auslachen, weil ich so manisch sämtlichen Kérambruns in der Bretagne hinterherjage. Bleibt als letzte Möglichkeit das Internet. Von Lénaïg keine Spur, wahrscheinlich hatte sie geheiratet und den Namen ihres Mannes angenommen. Immerhin stoße ich auf einen Facebook-Account unter dem Namen «Armelle de Kérambrun», mit einem recht schönen Gemälde als Profilfoto. Unbedarft wie ich bin, entdecke ich erst jetzt, dass man selbst im Netzwerk angemeldet sein muss, um eine Nachricht zu senden. Diese teuflische Erfindung ist definitiv nichts für mich.

Meine Frau hätte sofort weiterhelfen können. Sie ist ständig online und veröffentlicht täglich mehrere Posts, angeblich als Werbemaßnahme für ihre Agentur. Inzwischen glaube ich, dass ein Teil ihrer «beruflichen» Kommunikation dazu diente, ihrem Pablo versteckte Botschaften zu senden. Und dass ich mich wie üblich lieber blind gestellt hatte als den Betrug anzusprechen, der sich vor meinen Augen vollzog.

48.

Der kleine Junge kennt den Namen dieses eigenartigen Geräuschs: Donner. Den hat er von Mathurin gelernt. Er weiß, dass der Donner Blitze erzeugt, riesige Lichtzacken, die am Himmel krachen, und auch, dass Blitze leuchten, aber anders als der Regenbogen, den Miss Hershley als Beispiel verwendet, um ihm die Farbbezeichnungen beizubringen, red, yellow, green, blue.

Er kriecht aus dem Bett, geht ganz leise die Treppe hinauf und schleicht sich in das große Zimmer, wo Vater immer mit dieser quietschenden Feder seine Büchlein vollschreibt. Dem Jungen droht eine strenge Bestrafung, wenn man ihn hier ertappt. Aber er möchte so gern die Blitze sehen.

Er ahnt nicht, dass hundertzehn Jahre später ein Mann, der sieben Mal so alt ist wie er, genau das Gleiche tun wird: aufstehen, barfuß ins Arbeitszimmer gehen und fasziniert verfolgen, welches Spektakel das Gewitter über dem Strand vom Sillon veranstaltet.

Zunächst grollt der von schweren Wolken verhangene Himmel. Dann heult er, bis er schließlich brüllt. Ein erstes Zickzack reißt die Nacht von oben nach unten auf, und für eine Sekunde ist der ganze Küstenstrich zu erkennen, von Saint-Énogat bis zur Pointe de la Varde. Bevor der nächtliche Vorhang wieder zufällt, enthüllt er ungeheure Farben, Farben, die nur in elektrisch aufgeladener Atmosphäre zu sehen sind, wenn in der Dunkelheit Luftmassen aufeinanderprallen: grau, ocker, braun, während das Meer ein überirdisch weißes Licht reflektiert.

Ohne den Blick einmal abzuwenden, warten der kleine Junge und der Mann reiferen Alters beide hingebungsvoll auf eine Wiederholung dieses Wunders. Erneut bekommen sie diesen senkrechten, zickzackförmigen Lichtstrahl zu sehen, der ins Wasser stürzt, den fahlen Himmel, der die Küstenlinie ein weiteres Mal in Brand setzt und einem den Eindruck vermittelt, der Blick reiche bis nach Chausey, den phosphoreszierenden Horizont, der abwechselnd die Umrisse der Grand Bé, des Fort National, des Leuchtturms von Grand Jardin, der Insel Cézembre und des Fort de la Conchée aufleuchten lässt und sie mit schwarzen Schatten drapiert, bis er auf den Felsvorsprung der Pointe de la Varde stößt.

Der kleine Junge denkt an diesen komischen Mann mit der Glatze und der langen Nase, der zweimal im Jahr mit seiner Ausrüstung kommt: schwarzer Kasten, Stativ, Vorhang und einen Behälter voller Schießpulver, den er hoch über seinem Kopf hält, bevor er ihn anzündet. Der glatzköpfige Mann kann auch Blitze erzeugen. Später kommt er mit Bildern zurück, auf denen alle ganz brav dasitzen. Wenn der Blitzemann arbeitet, darf der Junge sich nicht bewegen, nicht reden und Armand nicht zwicken.

Einmal wollte er selbst das Zauberpulver berühren, um Blitze zu machen. Doch ein Blick von Mutter reichte, um ihn davon abzuhalten.

Der Mann reiferen Alters weiß, dass er seine Kamera gar nicht erst zu holen braucht. Keine noch so ausgeklügelte Technik vermag das Bild einzufangen, das die Natur ihm gerade schenkt. Was er hier um zwei Uhr in der Früh über Dunkelheit und glühende Helligkeit erfährt, gehört zum Geheimnis nächtlicher Gewitter, und dafür gibt es keine andere Dunkelkammer als die vor Schreck oder Bewunderung geweiteten Pupillen derjenigen, die vom Donnergrollen aus dem Schlaf gerissen wurden. Es ist eine Auseinandersetzung zwischen zwei titanischen Kräften, und jedes Mal, wenn er aufreißt, demonstriert der Himmel dem Meer seine Macht und konturiert die Hügel von Cézembre so präzise wie der Pinselstrich eines chinesischen Malers.

Dem kleinen Jungen, dessen unschuldiges Herz kein Leid kennt, höchstens die Sehnsucht nach der abwesenden Mutter (aber dafür ist ja Henriette immer da), fehlen die Worte, um seine Verzückung auszudrücken, seinen Stolz, weil er ohne Wissen der Erwachsenen diesen überwältigenden Moment erlebt. Der Mann hingegen, der schon viel zu lange unter Geistern umherirrt und dem das Leid bereits große Teile seines Lebens geraubt hat, sehnt sich fast danach, dass der Blitz, der gerade die Insel getroffen hat – er hat ihn krachen hören und gesehen, wie der Feuerball zwischen beiden Hügeln niederging –, in die Couërons einschlägt und seine nur noch schmerzlichen Erinnerungen zu Asche werden lässt.

49.

Der Videoanruf meines Sohnes mitten unter der Woche ist eine schöne Überraschung. Paul hat gerade Pause und verzehrt ein riesiges Sandwich. Er gibt damit an, dass er zum ersten Mal mit den Haien geschwommen ist.

«Wie bitte?»

Er lacht auf. «Keine Panik. Es waren Babyhaie. Ich bin reingesprungen, um das Becken zu reinigen. Das war ein Mordsspaß.»

Eine etwas fragwürdige Wortwahl. Ich verscheuche die Vision von zähnenbewehrten Kiefern, die sich um die Beine meines Sohnes schließen, und versuche, ob dieser fantastischen Neuigkeit möglichst beglückt auszusehen. Während er seinen Snack hinunterschlingt, erzählt mir Paul von seiner Arbeit im Ozeaneum. Ich habe mir fest vorgenommen, vorerst weder das Wort «Hochschule» noch das Wort «Rückkehr» zu verwenden. Zu groß ist meine Angst, dass unser zartes Band reißen könnte.

«Und du, Pa, immer noch in deinen alten Akten vergraben?»

Ich drehe den Bildschirm so, dass er das ganze Arbeitszimmer sehen kann. Ein heilloses Durcheinander. Paul pfeift spöttisch.

«Wie war das mit dem Sabbatjahr?»

Touché, mein Sohn.

Ich betrachte ihn auf dem Bildschirm. Videokonferenzen haben mir zwar in den letzten Jahren die Lehre vergällt, aber jetzt empfinde ich sie als Segen, denn so kann ich mich am Anblick meines Sprösslings weiden. Mit seinen blonden Locken, haselnussbraunen Augen und dem dreieckigen Gesicht ähnelt Paul stärker seiner Mutter als mir. Weil er jetzt mehr Zeit im Freien verbringt, ist seine Haut goldbraun geworden, und er hat die Piercings aus seinen Augenbrauen entfernt, die in erster Linie Marie-Laurence und mich auf die Palme hatten treiben sollen.

«Was ich dir noch sagen wollte, Pa, deine Cousine hat mir geantwortet.»

«So schnell?»

«In den sozialen Netzwerken sind 48 Stunden eine halbe Ewigkeit. Wieso habe ich sie nie kennengelernt? Sie scheint echt cool zu sein.»

Ich winke nur ab.

«Jedenfalls weiß sie noch sehr genau, wer du bist. Und sie hat mir ihre Kontaktdaten gegeben. Sie erwartet deinen Anruf.»

Ich schnappe mir ein Post-it und notiere, was Paul mir diktiert. Er fährt fort: «Du solltest dir bei Facebook ein Profil anlegen. Dir ist schon klar, dass sich seit der römischen Antike das eine oder andere getan hat?»

«Sehr komisch.»

Paul lässt nicht locker: «Deine Cousine hat mir erzählt, dass sie einen Sohn in meinem Alter hat und eine Tochter. Und sie wollte ganz viel über mich wissen. Warum hast du ...»

Ich höre, wie ihn jemand ruft. Seltsam, seinen Vornamen deutsch ausgesprochen zu hören. Seine Pause ist vorbei. Er vertilgt seinen letzten Sandwichhappen.

«Ich muss los. Du hältst mich aber auf dem Laufenden, in Sachen Cousine, ja?»

Er wirft mir einen Luftkuss zu. Und schon ist sein Gesicht verschwunden.

Unser kurzer Austausch hinterlässt bei mir gemischte Gefühle. Ich bin glücklich, weil Paul glücklich wirkt, mit seinen Viechern im Ozeanum. Aber auch traurig, weil er offenbar sein Studium sausen lassen und sich von mir entfernen musste, um wieder froh zu werden.

Ich wende das Post-it hin und her. Immer dieses Sträuben, wenn es darum geht, jemanden anzurufen, der mit meiner Kindheit zu tun hat. Also schreibe ich eine SMS: «Liebe Armelle, wir haben uns lange nicht gesprochen, aber du warst so freundlich, Paul deine Kontaktdaten zu geben ...» So gestelzt wie das Anschreiben eines Notars, aber egal.

Als ich auf «Senden» klicke, beschleicht mich ein seltsames Gefühl. Was auf Albina oder meine Cousine Cécile wie die Schrulle eines Historikers wirken mag, entwickelt sich gerade zur richtigen Detektivarbeit. Und weil ich so tief in die Vergangenheit eintauchen will, muss ich auf Menschen zugehen, die ich dreißig Jahre lang nicht gesehen habe.

50.

Belle rief mich noch am selben Abend an. Als die anfängliche Befangenheit verflogen war, verlief das Gespräch so natürlich, als hätten wir uns erst gestern das letzte Mal gesprochen. Die Stimme meiner Cousine war voller Wärme, tiefer als in meiner Erinnerung – vielleicht vom Rauchen. Nein, sie habe unsere Besuche auf der Île de Sein nicht vergessen, unsere Kinderspiele auch nicht. Natürlich bedaure sie, dass wir uns aus den Augen verloren hatten. Von ihrer Mutter habe sie gehört, dass ich in Paris lebte und an der Uni lehrte. Sie habe sogar eins meiner Bücher in Brest ausliegen sehen, in der Buchhandlung *Dialogues*.

Und ich wusste auch nur, was meine Mutter mir gelegentlich erzählt hatte – ich meinte mich zu erinnern, dass Belle inzwischen Mutter von zwei Kindern war –, denn ich hatte meine Cousine seit damals kein einziges Mal besucht oder auch nur angerufen. Als ihr Vater beim Versuch, einen Jugendlichen vor dem Ertrinken zu retten, einen Herzinfarkt erlitten hatte, befand ich mich gerade als Gastprofessor in Brasilien. Ich hatte meine Mutter gebeten, der Familie mein Beileid auszurichten, und mir vorgenommen, mich später direkt bei meiner Tante Marie zu melden. Nach meiner

Rückkehr schob ich den Anruf jedoch von Tag zu Tag auf, weil ich mich aus unerklärlichen Gründen nicht dazu durchringen konnte. Belle war ihrerseits nicht zum Begräbnis von Soizic erschienen, denn mein Vater hatte verkündet, dass es nur im allerengsten Familienkreis stattfinden sollte. Und dieser Kreis war offenbar so eng, dass er sogar seine Nichten ausschloss.

Ich fragte meine Cousine, was sie so mache.

«Ich bin Künstlerin. Das heißt, ich gebe Malkurse an einer Kunstakademie in Brest. Und mein Mann arbeitet in der Hafenmeisterei.»

«Und Lénaïg?»

«Ist Kulturattachée in Dakar. Sie hat einen Diplomaten geheiratet.»

«Wie alt sind deine Kinder?»

«Matthieu ist zweiundzwanzig und Anaïs siebzehn.»

«Unfassbar.»

Belle schlug vor, dass wir uns baldmöglichst treffen – ob ich sie nicht zu Ostern in Brest besuchen wolle, wenn ich sonst keine Pläne hätte? Bei meinen genealogischen Recherchen würde sie mir wohl kaum helfen können, aber es wäre schön, die Kindheit gemeinsam wieder aufleben zu lassen.

Ich legte auf. Der Himmel färbte sich gerade orange-rosa, jeden Abend verweilte er ein paar Minuten länger im Hellen. Die letzten Sonnenstrahlen fielen auf das alte Messingtintenfass, das metallene Lineal und die Büroklammern. Das ungewohnte Durcheinander auf der Eichenplatte hätte meinen Vater wahnsinnig gemacht.

Was wollte ich eigentlich erreichen? Würde ich jemals nachvollziehen können, was sich vor hundert Jahren hier ereignet hatte? Um mit Charles Frieden zu schließen, war es ohnehin zu spät, egal, was ich anstellte. Ich sollte mich nicht in der Vergangenheit vergraben und einem Testament nachjagen, das schon seit Ewigkeiten in der Versenkung verschwunden war, sondern die Toten lieber wieder ungestört ruhen lassen. Und mich erneut dem Projekt zuwenden, das ich in Angriff hatte nehmen wollen, bevor ich die Notizbücher meines Urgroßvaters entdeckte. *Sie empfangen täglich Briefe aus Asien: dass in Bithynien, das jetzt eure Provinz ist, mehrere Dörfer verbrannt wurden, dass das Reich des Ariobarzanes, das an eure steuerpflichtigen Gebiete angrenzt, ganz in feindlicher Gewalt sei, dass Lucullus nach der Verrichtung großer Taten im Begriff sei, den dortigen Kriegsschauplatz zu verlassen, dass sein Nachfolger nicht hinlänglich gerüstet sei, einen so bedeutenden Krieg zu leiten ...*

Aber ich schaffte es einfach nicht.

Stattdessen plante ich, meine Cousine zu besuchen, die ich seit Jahrzehnten nicht mehr gesehen hatte.

Ich wollte mein Handy gerade wieder weglegen, als der Name meines Anwalts auf dem Display erschien. Die Mailbox, wahrscheinlich hatte er es versucht, als ich mit Belle telefonierte. Widerwillig drückte ich auf Rückruf. Maître Léandri teilte mir mit, dass Marie-Laurence nach anderthalb Jahren Verhandlung endlich bereit war, die Scheidungsvereinbarung zu unterschreiben, auch wenn diese deutlich zu ihren Ungunsten ausfiel. Die Datei lag seit vier Tagen in meinem Maileingang und ich hatte immer noch nicht darauf reagiert. Mein Anwalt klang etwas gereizt, als er mir riet, ebenfalls zu unterschreiben, es sei denn, ich wäre in Wahrheit «gar nicht daran interessiert, diese Sache abzuschließen».

Er mag zwar kostspielig sein, dieser Anwalt, aber er ist genau.

Da ich so lange nicht in meinen Mails war, quoll jetzt eine wahre Flut heraus: Sitzungstermine, Einladungen zu Symposien, Anfragen für wissenschaftliche Aufsätze. «Wir beehren uns ...»; «Es wäre uns eine Ehre, wenn Sie ...» Angesichts dieser Menge an Ansinnen und Ersuchen fragte ich mich, wie ich früher überhaupt zum Arbeiten gekommen war. Oder verstand vielmehr, warum es mir irgendwann nicht mehr gelang.

Die Vereinbarung steckte mitten in diesem nicht abreißenden

Strom. Ich überflog das Wesentliche und stellte fest, dass meine Frau in fast allen Punkten nachgegeben hatte. Beim Anblick meiner schier endlosen Liste von Forderungen beschlich mich ein Unbehagen, das an Scham grenzte. Monatelang hatte ich mir alle möglichen Fallstricke, Schikanen und Gemeinheiten einfallen lassen, mit einer Unerbittlichkeit, die unsere gemeinsamen Freunde in Erstaunen versetzte. Die meisten kehrten mir schließlich den Rücken zu. Renaud, einer der wenigen, der noch mit mir redete, war der Einzige, der mich durchschaut hatte: «Wenn zwei sich streiten, und sei es über Anwälte, stehen sie immerhin noch in Verbindung.»

Diese Klarsicht hatte ich ihm übel genommen.

Mein Sohn konnte das nicht verstehen. «Warum lässt du's nicht einfach sein, Pa?» Da wohnte er noch bei mir und verbrachte jedes zweite Wochenende bei seiner Mutter, ein Loyalitätskonflikt, der ihn bestimmt stark belastet hat.

Dass ich es nicht «einfach sein gelassen» hatte, lag daran, dass ich lange, sehr lange lieber glauben wollte, dass meine Frau Abbitte leisten und mich auf Knien um Verzeihung bitten würde. Stattdessen erklärte sie im Beisein unserer Anwälte, dass ihre Affäre meiner «emotionalen und sexuellen Unverfügbarkeit» geschuldet war. Dass sie es nicht mehr ertragen hatte, mich so zu erleben, in meine Arbeit vergraben, in ständiger Trauer, von meinem toten Bruder besessen, anstatt mich um die Lebenden zu kümmern. Es tat so weh, als hätte sie mir Säure ins Gesicht gespritzt. Ich reagierte mit Worten, die mir niemals über die Lippen hätten kommen dürfen und die sie mir nicht verziehen hat.

Ich hob den Blick und betrachtete den Horizont. Jetzt hatte er die Farbe von Blutorangen. Im Watt bildeten die Sandfalten ein Geflecht aus rötlichen Adern, die Wasser über den Strand verteilten. Binnen Sekunden verwandelte sich der Sillon in ein riesiges pochendes Herz, den die Dämmerung nach und nach mit ihrem

Schattenteppich bedeckte. Ich richtete den Blick wieder auf meinen Bildschirm. Mein Anwalt verlangte eine Entscheidung. Was würde es bringen, die Chose noch über Monate in die Länge zu ziehen? Meine Frau würde nicht zu mir zurückkommen. Sie würde nicht zurückkommen, weil unsere Ehe schon am Ende gewesen war, bevor sie mit ihrem Geschäftspartner im Bett landete.

Keine Ahnung, wann, an welcher Stelle alles zu verfaulen begann. In Wahrheit war ich restlos erschöpft gewesen, und genau deswegen war ich hierher geflüchtet. Vor der Erschöpfung eines Intellektuellen, der die Weltflucht zunächst im Schwimmbecken vollzogen hatte, der Erschöpfung eines verschlossenen Ehemannes, eines Vaters, den das beängstigende Gefühl beschlich, seinen Sohn nicht mehr zu verstehen. Eines erstarrten Wesens, das sich hinter seinen Computerbildschirm verschanzte, um nichts mehr zu sehen, nichts mehr zu hören, nicht mehr zu leiden. Wäre das noch ein paar Jahre lang so weitergegangen, hätte sogar ich mich am Ende gehasst. Beim Schwimmen im kalten Meer wollte ich vor allem die Reste dieses Lebens loswerden.

Ich atmete kurz durch, tippte ein paar Worte und klickte auf «Senden». Es versetzte mir einen Stich. Aber so konnte ich Paul wenigstens in die Augen sehen, wenn er mich das nächste Mal besuchte und von seiner Mutter erzählte.

51.

Ich orientiere mich am Wellengang. Im Grunde laufe ich nicht Gefahr, ins offene Meer hinauszutreiben, denn das steigende Wasser trägt mich in Richtung Strand. Aber da hebt mich bereits eine Welle hoch und schleudert mich ein paar Meter zurück. Beim Schwimmen sollte man nicht vor sich hin träumen.

Ich hatte die Felsenschleuse bei Niedrigwasser passiert und

den Strand von Le Pont zu Fuß erreicht. Von dort aus wollte ich zu den Couërons zurückschwimmen. Mein Apparat aus Muskeln und Gelenken kam problemlos wieder in Gang. Nach anderthalb Kilometern musste ich jedoch erkennen, dass ich meine Kräfte überschätzt oder vielmehr die des Ärmelkanals unterschätzt hatte, der zu dieser Jahreszeit kühl und rau ist. Hier Kurs zu halten, verlangt einem deutlich mehr ab als das geradlinige Bahnenziehen in einem olympischen Becken.

Ich drehe mich um und dümple als Toter Mann dahin. Der Himmel ist stahlgrau, und es beginnt zu regnen. Zwar würde ich gern noch ein bisschen dahintreiben, aber ich darf die Muskeln jetzt nicht kalt werden lassen.

Ich bringe mich in die Bauchlage zurück und schwimme weiter. Dabei zähle ich meine Armbewegungen wie früher meine Längen, so ersetzt man eine Besessenheit durch eine andere. Mit den Beinen schwinge ich die Flossen auf und ab, es zieht in den Oberschenkeln, während meine von der Kälte geröteten Hände im metronomischen Takt aus dem Wasser ragen. Bald wird meine Sehnenscheidenentzündung wieder aufflammen. Ich ziehe den Arm langsamer durch, bis zur Hüfte, den Ellbogen knicke ich sanft ab. Wasser hat einen achthundertmal höheren Widerstand als Luft, das sollte man bedenken, bevor man wie bekloppt auf dessen Oberfläche eindrischt.

Auch wenn diese Schwimmeinheit meinen Körper auf eine harte Probe stellt, fühle ich mich in meinem Element. Bald werde ich die Anstrengung, auch infolge der Ermüdung, nicht mehr spüren, werde diesen endorphinbedingten euphorischen Zustand erreicht haben, der einen sämtliche Schmerzen vergessen lässt.

Ich werfe einen Blick in Richtung Strand. Er ist weiter entfernt, als ich gedacht hätte. In meinem Hinterkopf ertönt ein Alarmsignal: ich bin erschöpft, mir ist kalt, da könnte mir schon ein Krampf gefährlich werden, trotz Bojen.

Also steuere ich das Ufer an, obwohl ich überhaupt keine Lust habe, dieses Wasser zu verlassen, das mir ungeachtet seiner Temperatur das herrliche Gefühl einer Neugeburt schenkt. Jetzt gilt es im Wesentlichen, sich zu konzentrieren, überflüssige Bewegungen zu vermeiden und genug Luft zu holen.

Man darf sich dem Meer niemals überlegen fühlen.

Wenn ich mit Guillaume schwimmen ging, folgte ich ihm oft weiter hinaus, als ich eigentlich wollte. Ich hatte Angst, wollte es mir aber nicht anmerken lassen. Fast an einer Welle erstickend, die mir in den Mund geschwappt war, hob ich den Kopf und sah seine kastanienbraunen Locken in der Sonne glänzen. Mein Bruder machte sich in solchen Fällen nie über mich lustig, im Gegenteil, er drehte um und schwamm auf mich zu. «Ganz ruhig, Yann. Mach es wie die Indianer, gleite über das Wasser. Du wirst sehen, es trägt dich.» Seine klare, beruhigende Stimme: «Keine Angst, Brüderchen, ich bin da.» Ich habe sie bis heute im Ohr.

Von Guillaume habe ich viel gelernt. Unter anderem, dass es nichts brachte, in großen Bewegungen hektisch rumzufuchteln. Man musste nur auf die Rhythmen des Meeres hören, seine Stimmung erkennen, sich davon leiten lassen und mit ihm eins werden; alles andere besorgten das Archimedische Prinzip und der Salzgehalt. Er war selbst ein eleganter, schneller Schwimmer und kraulte einen Kilometer ohne einen einzigen Spritzer. So hätte er auch an Wettkämpfen teilnehmen können, wenn er denn gewollt hätte.

Sein Sohn gerät offenbar ganz nach ihm.

Das Hôtel des Thermes kommt in Sicht. Höchste Zeit, das Ufer zu erreichen. Die Müdigkeit nimmt zu, mein Herz klopft, allein den Arm zu heben, ist ein Kraftakt. Ich halte direkt auf den Strand zu. Nur noch rund hundert Meter, und ich kann endlich stehen.

Ich werde die Körnung des Sandes wegen meiner Flossen nicht unmittelbar wahrnehmen, werde die eisige Kälte der Algen, die sich um meine Knöchel schlingen, wegen des Neoprens nicht gleich spüren. Aber ich werde wissen, dass ich wieder an Land bin.

Als ich völlig entkräftet aus dem Wasser komme, den Schnorchel aus dem Mund nehme und einen tiefen Zug Strandluft einatme, komme ich mir vor wie ein Seeungeheuer.

Im selben Moment, in dem ich meine Flossen ausziehe und der eiskalte Sand mir in die Sohlen beißt, erblicke ich die inzwischen vertraute Silhouette der Frau in der türkisblauen Regenjacke. Ich will ihr zuwinken, aber sie läuft weiter, ohne mich zu bemerken.

Auf dem Heimweg klappern mir die Zähne, und ich weiß, dass ich für diese Anstrengung morgen einen hohen Preis zahlen werde. Aber dieses raue, belebende Gefühl, dieser Stolz, dass ich mich trotz Wind und Kälte buchstäblich ins Wasser gestürzt habe, begleiten mich bis zu den Couërons. Ich verspüre Glück. Und im nächsten Augenblick frage ich mich, ob dieses Privileg, in den frühen Morgenstunden an einem menschenleeren Strand entlangzuspazieren und dann zurückzuschwimmen, vielleicht nur ein Traum ist, ein wildes Vergnügen, das mir geraubt werden wird, sobald ich aus dem Schlaf schrecke.

52.

Als sie ihren Plan ausheckten, schien die Flucht kinderleicht. Wochenlang hatten sie noch die kleinsten Details bedacht. Zunächst mussten sie ein paar dieser Korkgürtel stehlen, die man sich während der Bootspatrouillen um die Uniform schnallte. In diesem Fall würden sie auf die Uniform verzichten und sich mit der Unterwäsche begnügen, dazu noch ein kleines Bündel Kleidung, auf den Rücken gebunden.

Danach würden sie einen günstigen Moment abpassen, bei steigendem Wasser, im Morgengrauen. Ihr neuer Einsatzort kommt ihnen da zugute, man hat sie nämlich in den hinteren, besonders exponierten Teil der Insel versetzt. Da sind sie ganz unter «Itakern», wie diese deutschen Schweine sie nennen.

Und dann würden sie sich alle gemeinsam zur Nachtwache melden.

Er, Giuseppe, weiß gar nicht, warum man ihn hierhin verfrachtet hat. 1939 war er der Mobilisierung noch entgangen, im Frühjahr 1940 wurde er schließlich einberufen. In Peschici hat er Mutter, Schwestern, Hühner und das Fischerboot zurückgelassen. Er ist gegangen, weil Krieg war, und deshalb gab es im Dorf keine Arbeit mehr, auch keine Männer, und die Fische gingen einem nicht mehr ins Netz.

In Italien haben sie ihren eigenen Führer, den Duce. Der hat vieles versprochen, der Duce, viele Zugeständnisse gemacht, um dem Wahnsinnigen mit dem kleinen Schnurrbart zu gefallen. Er wollte unbedingt an der Siegertafel speisen. Unterdessen stürzte er Italien in die Hölle.

Als seefeste Kerle gesucht wurden, um die U-Boote zu bemannen, und Giuseppe von der Prämie erfuhr, meldete er sich. Der Duce war ihm egal und der Ruhm Italiens im Grunde auch. Mit der Prämie würde er aber ganz sicher die Mutter und die Schwestern durchbringen können, bis der Krieg vorbei wäre.

Die anderen rissen Witze über seinen «Urlaub» in Frankreich, über die Frauen, mit denen er dort schlafen würde. Und er lachte mit, redete sich ein, dass es so sein würde wie beim Wehrdienst, mit der Garnison direkt an der Adria, der Hitze, dem azurblauen Himmel, den Kameraden, die einen abends mit der Zigarette hinterm Ohr erwarten, nachdem man im Meer baden war.

Als er aber nach zwei vollen Tagen in Zügen, die kaum von der Stelle kamen, in Bordeaux anlangte, der stinkenden Stadt, und dann in Le Verdon, wurde ihm klar, dass er sich geirrt hatte. Niemals hätte er sich ein solches Meer vorstellen können. Ein kaltes, funkelndes, aufgebrachtes Meer, das nie zur Ruhe kam, als hätte sich der Zorn Gottes darin angesammelt.

Seine Angst behielt er jedoch für sich. Er nahm seine U-Boot-Uni-

form entgegen, seinen Packsack, seinen ersten Sold und begann die Ausbildung.

Bei seinem ersten Mal in der schwimmenden Zigarre, mit den Mangiacrauti, die ihn anbrüllten, und den lärmenden Geschossen, die am Rumpf abprallten, hätte er sich fast in die Hose gemacht. Nach einer Weile gewöhnte er sich dran. Offenbar hatten sie mehrere englische Schiffe versenkt. Bei jedem Treffer grölten die Deutschen vor Freude. Giuseppe stimmte nicht mit ein. Irgendwelche armen Teufel auf den Grund zu schicken – von wegen ehrbarer Beruf.

Nach Unterzeichnung des Waffenstillstands von September 1943 wurden er und seine fünfzig Landsleute ohne ein Wort der Erklärung schließlich hierhergebracht. Als sie die Küste von Saint-Malo erreichten, diesen neuen von Wind und Regen gepeitschten Uferstreifen in dieser anderen kalten Gegend, hatten sie erwartet und sogar gehofft, dass man sie von Bord lassen und ins Gefängnis sperren würde. Dort hätten sie gelesen und Karten gespielt, bewacht von den Francesi, die ja eine Art Vettern waren, im Gegensatz zu den Boches ... Das Boot hielt aber nicht im Hafen, sondern fuhr zu einer winzigen Insel weiter.

Was heißt Insel, eher ein Felsbrocken.

Dort würde es schlimmer werden als in der Zigarre, das war ihm sofort klar. Vierhundertfünfzig Mann waren auf dem Brocken zusammengepfercht. Russen, Polacken, Deutsche. Und sie selbst, die von den anderen schief angesehen wurden und die lästigen Pflichten aufgebrummt bekamen. Gefangen auf einer Fläche von nicht einmal 10 Hektar, mit diesem verdammten Meer, das Tag und Nacht wütete.

Nach zwei Monaten beschlossen sie zu fliehen, er, Alberto und Dino. Das Weite suchen, die Segel setzen, von dieser verfluchten Insel abhauen, bevor die englischen Flugzeuge sie abknallten. Denn die drei wussten genau, dass der kleine beschnurrbarte Führer den Krieg bald verlieren und man sämtliche Ufer von den verbleibenden Deutschen säubern würde. Itaker hin oder her, wer immer deren beschissene grüngraue Uniform trug, durfte nicht mit Gnade rechnen.

Jetzt geht Giuseppe den Plan in Gedanken noch einmal durch. Noch nie ist er so eine lange Strecke geschwommen, erst recht nicht in solch einem Meer. Trotzdem hat er eine Karte entwendet und ganz beiläufig den Fischer ausgefragt, der sie mit Fisch und anderen Lebensmitteln beliefert. Außerdem sind er und seine Kameraden doch alle drei am Meer geboren, dort, wo man Gehen und Schwimmen zur selben Zeit erlernt.

Und überhaupt, was haben sie schon zu verlieren? Sie sind zwanzig, sie haben alle eine Verlobte, eine Familie, Träume. Sie sind zwanzig und rasen im Stillen vor Wut, wenn sie an die Demütigungen denken, die sie hier erleiden.

Sie wollen nicht sterben. Nicht so.

Deswegen hat Giuseppe keine Angst vor diesen vier Kilometern vom Felsbrocken zum Festland. Denn er hat wegen des tosenden Meers so viele schlaflose Nächte verbracht, er hat sich so oft als Knoblauchfresser beschimpfen lassen, er hat so große Sehnsucht nach Peschici, nach der Mutter und den kleinen Schwestern, dass er zu dem Schluss gekommen ist, nichts, nicht einmal ein Kerker, nicht einmal das Kriegsgericht, nicht einmal die Schreckensvorstellung vom Ertrinken könne schlimmer sein, als auf diesem Felsen zu bleiben und darauf zu warten, dass die Alliierten ihm den Garaus machen.

53.

Ich stecke in meinem Neoprenanzug und sinke Meter um Meter. Die Farben, eine Mischung aus reinstem Weiß, Türkis und Blau, sind außergewöhnlich schön. Obwohl mir bewusst ist, dass ich mich in unmittelbare Gefahr begebe, habe ich keine Angst. Schwärme von silbernen und bläulichen Fischen mit immer wieder aufblitzenden Schuppen schwimmen im Kreis um mich herum. Nach und nach werden sie von langen braunen Streifen abgelöst, die kein Licht mehr durchlassen. Das Wasser, in das ich immer tiefer hinabtauche, verfärbt sich, erst zu einem trüben Blau, dann zu Dunkelgrau, und Algen winden sich wie Kraken um meinen Taucherhelm. Das Meer ist jetzt so sämig wie eine Suppe. Auf einmal weiß ich ganz genau, obwohl alles ruhig erscheint, dass das Kabel, das mich mit der Außenwelt verbindet, soeben durchtrennt wurde. Wasser dringt in meinen Helm. Obwohl ich trotz der schlammigen Flüssigkeit, die mir in den Mund schwappt, mühelos atmen kann, ist mir klar, dass ich gleich sterben werde.

Da werde ich wach und habe das Gefühl zu ersticken. Schon vor langer Zeit habe ich gelernt, diesen Traum zu unterbrechen, wenn er mich überkommt. Vielleicht hat die Flut ihn ausgelöst, die heute Nacht so stark gegen die Festungsmauer schlägt, vielleicht lag es an den zwei Gläsern Weißwein, die ich zum Abendessen getrunken habe. Ich mache das Licht an. Obwohl ich in Sicherheit in meinem Bett liege, habe ich das Gefühl, dass die braunen Algen aus dem Traum mir noch immer auf der Haut kleben.

Undenkbar, wieder einzuschlafen.

Ich stöbere im Bücherstapel an meinem Bettende. *Ein Menschenleben* von Guy de Maupassant. Den stockfleckigen Seiten entströmt der muffige Geruch von altem Papier. Ich schnuppere – jedes ältere Buch hat seine eigenen Duftkomponenten, hier sind es Leder, Kreide und Farn. Am Seitenrand finden sich hier und da zarte Bleistiftnotizen und auf dem Vorsatzpapier ein schlichtes Siegel mit den Initialen «JK». Julia, die Vielleserin, die ihre Lektüren mit Anmerkungen versah.

Ich fange an zu lesen: Die Geschichte einer blutjungen Frau, die ihre Klosterschule nur verlässt, um gleich zu heiraten, und die sich bald darauf mit der Untreue ihres Mannes auseinandersetzen muss, was ihr entsetzliches Leid und furchtbare Enttäuschung bereitet.

Ein loses Blatt fällt aus dem Buch, so dünn, dass ich es beim

Auseinanderfalten fast zerrissen hätte. «Ein niedriger, grauer Himmel schien auf der Welt zu lasten; seine tristen, gelblichen Wogen erstreckten sich so weit das Auge reichte. Sie stand lange auf der Klippe und wälzte im Kopf quälende Gedanken.»

Sätze, die sie aus dem Buch abgeschrieben hatte. Nicht gerade heiter. Ich erkenne die kindliche Schrift mit den verschnörkelten Ober- und Unterlängen wieder, die mir in der Mappe mit Octaves ehelicher Korrespondenz begegnet war. Ich blättere das Buch bis zum Ende durch, auf der Suche nach weiteren losen Blättern. Es gibt keine. Abgesehen von einem gräulichen Rechteck, etwa so groß wie eine halbe Spielkarte, das an der fahlgelben Innenklappe kleben geblieben war. Es sind noch die Knicke der Faltung zu erkennen, die dieses Briefchen auf ein winziges Format reduziert haben dürfte.

Darauf steht nichts als: «Morgen, 16 h.»

So lakonisch konnte sich eigentlich nur ein enger Angehöriger oder Freund ausdrücken. Ein Therapietermin im Home Sobieski? Eine Nachricht von ihrer Schwester, die sie zum Tee oder zu einer Theatermatinee hatte treffen wollen? Es sei denn, es handelt sich um ein Billetdoux, wie man damals sagte, um eine Verabredung mit einer Frau zu treffen, die gern traurige, sentimentale Romane las?

Nur eines lässt sich mit Gewissheit sagen: Es ist weder die Schrift von Julia noch die von Octave.

Als ich am nächsten Morgen zur Buchhandlung gehe, denke ich immer noch an diesen Zettel, der hier und heute keinen Sinn mehr ergibt, aber damals der Empfängerin viel bedeutet haben muss, jedenfalls genug, um ihn in einem ihrer Lieblingsbücher aufzubewahren. Während ich die Festungsmauer entlangspaziere, rekelt sich Cézembre in der Sonne, die durch die Wolken bricht und die Insel mit Licht besprenkelt. Tatsächlich bin ich ihretwegen unterwegs, denn ich möchte die Graphic Novel und das Buch abholen, die von ihrer Geschichte handeln.

Der Buchhändler erkennt mich auf Anhieb. Er geht meine Bestellungen holen, während ich mir die isländischen Krimis ansehe, und steckt dann ein Post-it zwischen beide Bücher.

«Die Kontaktdaten von Per Kérézéon, dem Historiker. Sie können ihn gern von mir grüßen.»

Beim Bezahlen fällt mir ein Plakat ins Auge. Besser gesagt das Foto auf einem Plakat, das inmitten einer Reihe von Porträts heraussticht. Ich traue meinen Augen nicht, bin ich denn dermaßen fixiert ... Aber ich habe mich nicht getäuscht, es ist wirklich die Frau vom Strand, ich erkenne sie an ihrem blassen Teint und vor allem an ihren Augen, deren Grün auf dem Bild künstlich wirkt. Links oben in der Ecke steht: «Escales de Binic». Das Festival findet in knapp zwei Wochen statt.

Ich verrenke mir den Hals, um den Namen der Frau zu entziffern, doch er wird leider von der Schulter des Buchhändlers verdeckt. Eigentlich könnte ich ihn fragen, da die Joggerin auch Kundin bei ihm ist. Paramé ist aber ein Dorf, und ich will auf keinen Fall, dass diese Frau von meinem Interesse Wind bekommt. Und so bedanke ich mich einfach beim jungen Mann und bewege mich wieder in Richtung Festungsmauer.

Ich gehe aber nicht zu den Couërons zurück, sondern in die Rue Mi-Grève und biege dann auf die Avenue de Moka ab.

Eine ganz alltägliche, ruhige Straße, wie man sie in jeder beliebigen Kleinstadt findet. Die Schienen der Bahntrasse, die die Avenue früher kreuzte, sind inzwischen unter Teer und Unkraut verschwunden. Den Urlaubern mit ihren Rollkoffern fällt nicht immer auf, dass die Fassaden auf dieser Seite einer Mauer weichen, hinter der steinerne Kreuze aufragen.

Der Friedhof von Rocabey.

Normalerweise meide ich diesen Ort, der in mir eine unerträgliche Beklemmung hervorruft. Und wenn ich ihn nicht ganz meiden kann, tue ich alles, um draußen zu bleiben, wie unlängst mit Servane und Léo. Ich halte es einfach nicht aus, den Namen meines Bruders und den Namen meiner Mutter auf diesen Grabstein eingraviert zu sehen.

Heute Morgen kommt mir der Friedhof aber freundlich vor, fast einladend. Trotz meiner leichten Beklommenheit gehe ich langsam durch die Reihen und begegne nur einer alten Frau und zwei Katzen. Am Ende der letzten Allee befindet sich unser Familiengrab, an die Umfriedungsmauer gelehnt. Neben den Blumen, die Servane mitgebracht hat, liegt ein Strauß vertrockneter Nelken, den bestimmt meine Tante Catherine letztes Jahr hinterlassen hat.

Ich berühre die Marmorplatte. Trotz jahrelangen Katechismusunterrichts bin ich nicht gläubig. Guillaumes Gesicht, im Medaillon gefangen, sein eingefrorenes, fernes Lächeln treffen mich wie ein Schlag. Etwas in mir sträubt sich nach wie vor, seinen Tod zu akzeptieren.

Die Buchstaben von Charles' Namen blitzen noch: Er ist der letzte Neuzugang. Im Vergleich dazu wirkt der Schriftzug meiner Mutter bereits sehr matt: «Françoise de Kérambrun, geborene Brohan, 1943–2012». Dabei wurde sie von allen, sogar von ihrem Ehemann, seit ihrer Kindheit Soizic genannt. Diese Frau, die ihre geballte Intelligenz, Herzensgüte und Heiterkeit dafür verwendet hatte, ihre Kinder vor den Anfällen kalter Wut jenes Mannes zu schützen, mit dem sie den Bund fürs Leben geschlossen hatte. Ich habe Paul vermutlich nicht einmal ein Zehntel dessen gegeben, was sie mir geschenkt hat. In meiner Vaterrolle habe ich aber zu schätzen gelernt, mit welcher Selbstlosigkeit sie sich um uns gekümmert hat.

Ich fahre mit meinem stillen Familienklagelied fort. Noch vor einem Jahr sagte mir ein Großteil der Vornamen auf dieser Stele nichts. Heute sind sie mir dank einer kleinen Schrift vertraut, die mir Tag um Tag aus ihren Leben erzählt. Diejenigen, deren Geburts- und Todesdaten ich mir in den Handlungsbüchern zusammengesucht habe, ruhen hier, angefangen bei der kleinen Suzanne mit den tragischen Lebensdaten («1906–1906»).

Armand, der Bruder von Ernest und Suzanne, starb 1933 im Alter von nur 22 Jahren, auch sein Lebensfaden riss viel zu früh. Juste, das Nesthäkchen, ist wirklich ein Kind des Ersten Weltkrieges: 1915 geboren, 1975 gestorben. Er ruht neben Léontine de Kérambrun, meiner Großmutter, die von allen Léone genannt wurde und ihr Haar als geflochtene Krone trug. Sie überlebte ihn um mehr als zwanzig Jahre.

Juste wurde früh zur Halbwaise: Seine Mutter Julia de Kérambrun, geborene Le Mélinaire (1887–1915), starb im Jahr seiner Geburt. Da war sie erst achtundzwanzig Jahre alt. Woran konnte man damals so jung sterben? An einer Grippe, durch einen Unfall oder aufgrund einer Eklampsie? Sollte sie bei der Entbindung gestorben sein, würde das die Feindseligkeit des Vaters gegenüber seinem Baby erklären.

Octave starb während der Besatzung im Jahr 1943. Da war er 63. Über seinem Namen steht der von Roparz («Robert de Kérambrun»), Bruder von Charles und Vater von Belle, der 2010 im Alter von 64 Jahren starb. In unserer Familie werden die Männer nicht besonders alt, was mich vielleicht beunruhigen sollte.

Neben dem Namen meiner Urgroßmutter hängt ein Medaillon, inzwischen derart von Regen und Salz ausgeblichen, dass man nichts mehr erkennen kann. Bestimmt das Porträt der Toten, die als große Schönheit galt.

Jacquez, mein verschollener Onkel, fehlt logischerweise. Mir fällt aber eine andere Abwesenheit auf, die von Ernest, dem ältesten Sohn von Octave und Julia. Das behütete Kind, das man im Hafen spazieren fuhr und das dort die Schiffe betrachtete. «Im

Krieg gefallen», hatte Étienne gesagt. Ob Ernest in der Nähe seines Schlachtfeldes auf einem Soldatenfriedhof begraben wurde?

Ich hebe den Kopf. Ein Vogelschwarm durchschneidet den watteweißen Himmel. Wie wunderbar friedlich dieser Ort ist. Im Gegensatz zum Schicksal derjenigen, die hier begraben sind und zwei Kriege erlebt haben, die Spanische Grippe, Witwenschaft und Gefängnis. Die Handlungsbücher meines Urgroßvaters erzählen eine Geschichte voller Trauerfälle und Gefahren; in Nächten, in denen die Gezeitenkräfte besonders stark sind, rufen mir die peitschenden Schläge der Wellen gegen die Festungsmauer in Erinnerung, dass nur einen Steinwurf von den Couërons entfernt unzählige Männer und Frauen ums Leben gekommen sind. Wie viele Menschen außer jenen, deren Namen hier in Stein gemeißelt sind, wurden von diesen Naturgewalten hinweggefegt und für immer in die Tiefe gerissen, ohne dass es je bezeugt wurde?

Eines Tages werde auch ich unter dieser Steinplatte ruhen, neben meinem Bruder. In ein paar Hundert Jahren wird der stetig steigende Meeresspiegel über der Festungsmauer liegen. Dann wird das Viertel Rocabey, einst dem Ufer abgerungen, zu seinen Ursprüngen zurückkehren. Salzwind, Wasser und Sand werden sich mit meinen Überresten vermischen und den Staub im offenen, ewig atmenden Meer auflösen. Ein beruhigender Gedanke, so paradox das anmutet.

Ich berühre den hellen Marmor, gehe ein letztes Mal die Liste der Vornamen durch. Da wollte ich immer so gern glauben, dass ich mich von meinen Vorfahren gelöst und erfolgreich geweigert hatte, meine Unabhängigkeit aufzugeben und mir diese Erblast aufzubürden. Aber ich muss doch zugeben, dass ihre Geschichte, die ich mir im Arbeitszimmer der Couërons ganz allmählich erschließe, mich in Teilen zu dem Menschen gemacht hat, der ich heute bin.

54.

Saint-Malo, den 18. März 1910

Meine liebe Julia,

danke für Ihren Brief vom 12. Nun können Sie also mit Lison baden gehen? Und Sie haben wieder zweieinhalb Pfund zugenommen? Diese ausgezeichneten Nachrichten beglücken mich sehr. Wenn die Sitzungen mit Dr. Sobieski Sie auf andere Gedanken bringen, sollten Sie sie unbedingt fortsetzen, egal, wie sehr Sie das anstrengt.
Hélène hat mir die Platten übergeben, die während ihres Besuchs bei Hodierne angefertigt wurden. Gestern brachte Léopold die Abzüge mit. Als ich Ernest das Bild von Ihnen gezeigt habe, klatschte er in die Hände. Ich bin mir sicher, dass er Sie darauf erkannt hat.
Hier gehen die Geschäfte ihren Gang. Gaiffe, der Mann aus Paimpol, möchte, dass ich einen seiner Schoner motorisiere, um damit nach Island zu fahren. Der Kessel und alle Materialien werden dort ungewohnten Temperaturen ausgesetzt: Wir reden hier von einer Dampfturbine mit vierfacher Expansion, die fast tausend PS leisten kann!
Ich glaube nicht, dass die Terre-Neuvas noch lange weitermachen können, vor allem, da die Engländer uns die Zufahrt zu einem Teil des French Shore verweigern. Aber wenn einer unserer Motoren sich tatsächlich vor Island bewährt, würden sich ganz neue Möglichkeiten ergeben. Und so könnte ich Minchinton, diesem Fantasten, auch eine Art Unterpfand geben. Er hört nicht auf, mich wegen dieser Expedition zu bedrängen. Seit Kommandant Charcot mit der Pourquoi pas? *von seiner Überwinterung auf*

der Petermann-Insel zurückgekehrt ist, ist Minchinton wie von Sinnen und erzählt mir in seinen Briefen obsessiv von seinem erträumten «Polarschiff».
Unter uns gesagt, habe ich nicht die geringste Absicht, ihm diesen Wunsch zu erfüllen.
Dafür habe ich beschlossen, Dubuisson beim Entwurf des isländischen Schoners einzubeziehen. Ich bin Ihnen dankbar, dass Sie mich dazu bewegt haben, trotz meiner Vorbehalte noch einmal mit ihm zu reden, denn er erweist sich als intelligent, ehrgeizig und überaus fleißig. Außerdem ist er nicht so stur wie die meisten anderen Schiffsbauer, die ich kenne. Ich konnte Père Gautier überzeugen, ihn mit an Bord zu nehmen. Und ich zähle auf sein diplomatisches Geschick, um mir einige Reibereien zu ersparen.
Ambroise hat gerade ein Duell überstanden, ohne den geringsten Kratzer – im Gegensatz zu seinem armen Gegner. So sehr er sich darüber amüsiert, eines Tages wird ihm sein Drang, um jeden Preis Aufmerksamkeit zu erregen, teuer zu stehen kommen, in diesem Punkt kann ich Ihnen nur recht geben. Wir hatten ja erwogen, dass Katell zu Ihnen nach Berck fährt, aber es ist noch zu früh, in ihrem Zustand ist sie nicht reisefähig.
Ihr Sohn und ich umarmen Sie zärtlich. Schreiben Sie uns bald.
Octave de Kérambrun

55.

1910, für Octave ein erfolgreiches Jahr, belegt, dass sein Ruf als Schiffsmotorenbauer inzwischen gefestigt ist: Fortan rüstet Kérambrun die Dorys aus, jene Boote, mit denen vor Neufundland gefischt wird. Es sind so viele Aufträge, dass man die Werkstatt in La Richardais erweitern muss. Bereits im ersten Quartal des

Jahres werden vierundzwanzig neue Arbeiter eingestellt. Mein Urgroßvater zeigt sich immer zufriedener über seine Zusammenarbeit mit Alexandre Dubuisson, der die Pläne für den vom Reeder aus Paimpol finanzierten Schoner fertiggestellt hat; den Motor hat er selbst entwickelt.

Die folgenden Seiten sind für mich Chinesisch. Ich verstehe nichts von diesem Doppeleffekt und der Minimierung des Treibstoffverbrauchs. Den Grundgedanken habe ich aber mehr oder weniger erfasst: Die Seefahrt soll nicht mehr auf Winde angewiesen sein, sondern mit mechanischer Kraft betrieben werden, um stürmische Zonen zu durchqueren oder hinderliche Strömungen zu überwinden, die vor der isländischen Küste besonders tückisch sind.

Octave wird von mehreren Werften in Bordeaux, Sète und Saint-Nazaire angesprochen, Letztere besucht er auf Einladung ihres Direktors Louis Beugras dreimal. Alle wollen sie Kérambrun-Motoren für ihre Fischereifahrzeuge, vor allem für die Hochseefischerei, «bis nach Island», wie man damals sagt. Viele sind bereit, ihm dafür ein Vermögen zu zahlen, sogar die Betreiber von Kreuzfahrtschiffen, die sich für seine Verfahren interessieren. So kommt es, dass Octave gewissermaßen für die Konkurrenz arbeitet – was Sainte-Croix ihm durchaus zum Vorwurf macht. Diese Art von Konkurrenz durch Trawler und Transatlantikliner stört ihn jedoch nicht.

Seine Gewinne bringen ihm tatsächlich verfügbares Geld ein, das er in den Ausbau seiner Werkstätten investiert; diese locken durch gute Entlohnung sowie Sicherheits- und Hygienemaßnahmen, die ihrer Zeit weit voraus sind – darauf achtet Octave, der sich mit Louis Beugras lange darüber beraten hat –, immer mehr hoch qualifizierte Arbeiter an. Dubuisson gründet sogar einen kleinen Fußballverein, in dem die Arbeiter sich am Samstagabend versammeln können.

Der Fracht- und Küstenschifffahrtsbetrieb der Malouinischen Schifffahrtsgesellschaft, der sich bis nach Cherbourg und Guernsey erstreckt, verfügt mittlerweile über eine Flotte von fünfunddreißig Schiffen. Deren Leistung verbessert sich stetig. Bei günstigem Wetter braucht eine *Vedette bleue* weniger als drei Stunden, um von Saint-Malo nach Jersey zu gelangen; bei einer Leerfahrt konnte eines der Schiffe die Strecke an einem Morgen in nur zwei Stunden und vierundvierzig Minuten zurücklegen. Die Jahresbilanz 1910 weist einen Überschuss aus; jeder Arbeiter, jeder Matrose erhält eine Prämie. Und Julia war bereits am 31. Januar aus Berck zurückgekehrt.

Am 8. Februar dinierte das Ehepaar bei den Tézé-Villans. Diese Einladung war mehrmals verschoben worden, da der Präfekt auf Julias Anwesenheit bestanden hatte. Octave kehrte von diesem Abend zutiefst verärgert zurück: Er hatte von Tézé-Villan erfahren, dass Cézembre in eine Strafkolonie umgewandelt werden sollte. In einer Anwandlung eloquenter Empörung schrieb er: «Dieses schöne Ufer sollte nicht von aufsässigen Soldaten und ehrlosen Rebellen beschmutzt werden.»

Es ging ihm aber nicht nur ums Prinzip. Als Pragmatiker befürchtete er negative Auswirkungen auf seine Kreuzfahrten. Denn unter solchen Bedingungen wäre es selbst mit einer Sondergenehmigung nicht mehr möglich, am Strand von Cézembre an Land zu gehen, außerdem drohte möglicherweise Gefahr von entlaufenen Sträflingen. Für die folgende Woche vereinbarte er einen weiteren Termin mit Tézé-Villan. Ob er mit ihm wieder über die Insel hatte sprechen wollen? Offenbar nicht nur, denn er notierte: «Einvernehmliche Regelung der Angelegenheit AM, aus reiner Gefälligkeit. Jetzt stehe ich in Mathieus Schuld». Mit «AM» dürfte Augustus Minchinton gemeint sein.

In den folgenden Wochen redete er mit mehreren Kapitänen, die Fähren nach Jersey und Guernsey betrieben.

Einen Monat später reiste er mit der Eisenbahn nach Paris, einem Verkehrsmittel, das er als sicher und leistungsfähig einschätzte. Unterwegs bewunderte er die Zugkraft der Lokomotive und verbrachte einen Teil der Reise im Führerhaus, aus dem er mit einem Gesicht und Händen voller Ruß herauskam. Julia begleitete ihn, um erneut einen Arzttermin wahrzunehmen («Dr. Pozzi, 90 Francs»). Ihr Mann musste aber allein zurückfahren, da sie noch der jungen Sängerin Hélène Hoppenot im Rahmen der *Concerts Colonne* lauschen wollte. Drei Tage später sollte sie mit Ambroise de Sainte-Croix im Auto zurückfahren, der in Paris an der Parlamentssitzung teilgenommen hatte. Julia lehnte diesen Vorschlag zunächst ab – offenbar ertrug sie die Nähe des Abgeordneten nicht –, ließ sich jedoch von ihrem Mann überreden. Ich kann ihre Bedenken verstehen: Wenn Sainte-Croix sein Auto auf die gleiche Weise steuerte, wie er sein Leben führte, durfte man bei ihm nicht mit der gebotenen Vorsicht rechnen.

Der Reeder hatte ohnehin keine andere Wahl, als seine Frau in der Hauptstadt zurückzulassen, da er Minchinton am nächsten Morgen in Saint-Malo erwartete. Die Unterredung fasste er in zwei Sätzen zusammen. «Er muss dieses Treiben unbedingt einstellen. Hoffentlich habe ich ihm so viel Angst eingejagt, dass er Vernunft annimmt.» Octave notierte, dass er zwei französische Supercargos einstellen und sie zum Kontor auf Jersey entsenden wollte. Die Kapitäne würden unterwegs nirgendwo anlegen dürfen, vor allem nicht in Cézembre. Offenkundig war da etwas aus dem Ruder gelaufen: Wurden Waren unterschlagen, war es Betrug? Octave hatte dem Mann aus Jersey und seinen verrückten Einfällen immer misstraut. Weder lieh er ihm das Geld, das der andere lautstark von ihm verlangte, noch stellte er ihm einen Motor für sein Polarschiff zur Verfügung. Vielleicht hatte Minchinton, besessen von dem Wunsch, seine Expeditionen in weite Ferne zu finanzieren, auf allzu schnelle, allzu einfache Weise zu Geld kommen wollen.

Als Octave noch jung und unerfahren war, hatte er die Unterstützung seiner beiden Geldgeber gebraucht. Wenige Jahre später war das Unternehmen derart gewachsen, dass er auf ihre Netzwerke angewiesen blieb, um diese Entwicklung zu tragen. Außerdem entschied er sich damals für einen Umzug, der mit erheblichen Kosten verbunden war. Da ihm die Mittel fehlten, um die Anteile von Minchinton und Sainte-Croix aufzukaufen – falls diese überhaupt zum Verkauf bereit gewesen wären –, wurde er in ihre üblen Machenschaften hineingezogen.

Trotz allem heckte er voller Begeisterung ein neues Projekt aus, das er im Frühling umzusetzen begann – den Bau eines Hauses am Sillon. Am 25. März notierte er im Handlungsbuch: «Kauf bei Maître Bidault abgeschlossen, 110 000 Francs.» Octave hatte soeben eines der letzten verfügbaren Grundstücke an der Festungsmauer erworben. Dort wollte er seinen Wohnsitz errichten, als eine Art Bekenntnis: zum Meer, zum Ufer, das er so sehr liebte und dem er sein Vermögen verdankte.

56.

Viele hatten ihm geraten, es wie die alten Reeder zu machen und sein Haus weit weg vom Tosen und Wüten des Meeres zu bauen, in Saint-Servan oder La Briantais. Seine Eltern hatten ihn auf die Gefahr einer Überflutung hingewiesen, er erinnerte sich selbst an die großen Sturmfluten (als Jugendlicher war er über die herausgerissenen Pflastersteine gesprungen) und an die Flutwelle von 1905, die die Mauer zertrümmert hatte. Außerdem war da noch der Echte Hausschwamm, der sich so lange durchs Gebälk fraß, bis es so porös war wie Pappe.

Er hatte auch Angst gehabt, die Zukunft des Unternehmens zu belasten. Zum ersten Mal würde er aus persönlichen Gründen auf seine

Gewinne zurückgreifen, was die Vedettes bleues *im Fall eines größeren Unglücks gefährden könnte. Die Motorisierung der Dorys hatte allerdings unerwartet viel Geld eingebracht, die Leute standen Schlange, um mit ihm Geschäfte zu machen, und die Auftragsbücher der Werkstätten, für die man bald einen neuen Standort in La Brède würde gründen müssen, um Bordeaux und Saint-Nazaire zu bedienen, waren für die nächsten zwei Jahre voll. Nach fast sieben Jahren, in denen Octave hart gearbeitet und umsichtig gewirtschaftet hatte, während seine Geschäftspartner ihre Gewinne einfach verschleuderten, fand er es angemessen, sich auch einmal etwas zu gönnen.*

Die Pläne hatte er im Kopf. Um sie auszuführen, ließ er Frédéric Grivolat kommen, einen angesehenen Architekten aus Rennes. Das Haus sollte drei Stockwerke, ein Zwischengeschoss und sechzehn Zimmer umfassen. Im Erdgeschoss waren Küche, Lagerraum, Speisekammer und die Zimmer der Bediensteten vorgesehen, im vorderen Teil außerdem ein Arbeitszimmer und ein Raum, um Kunden und Lieferanten zu empfangen. Diese Aufteilung entsprach nicht den damaligen Gepflogenheiten, wonach die Dienstboten in Dachkammern untergebracht wurden. Doch Octave wusste genau, was den besonderen Reiz dieses Standorts ausmachte, und Grivolat erklärte sich nach ersten Bedenken mit ihm einverstanden.

Die Haupttreppe würde zu den repräsentativen Räumen im ersten Stock führen: Der Salon, das angrenzende Esszimmer (beide mit Meerblick) und die Bibliothek gleich nebenan sollten die Augen der Gäste erfreuen. Das Türmchen am rechten Flügel würde ein Spielzimmer beherbergen und ein separater Gang zu den Zimmern des Kindermädchens und von Ernest führen. Octave malte sich bereits aus, wie die drei benachbarten Zimmer vom Lachen und Spielen weiterer Kinder erfüllt wurden.

Seit Julia ihre lange Genesungsphase hinter sich hatte, durften sie sich Sobiesksi und Dr. Pozzi zufolge neuen Hoffnungen hingeben.

Das zweite Stockwerk, gleich unterm Dach, sollte dem Ehepaar vorbehalten sein: zwei benachbarte Schlafzimmer, zwei Bäder mit fließend warmem Wasser. Im Türmchen war ein Boudoir geplant, in dem Julia ihre Schwester empfangen oder die Romane aufbewahren würde, die sie in so rasend schneller Folge las. Zwischen dem Boudoir und Octaves künftigem Arbeitszimmer sollte es eine Verbindungstür geben, wobei jenes Arbeitszimmer fast die gesamte Breite der Fassade einnehmen würde.

Noch war kein einziger Stein gesetzt, aber der zukünftige Bewohner wusste genau, dass die Aussicht aus beiden Erkerfenstern einem den Atem rauben würde.

Grivolat hatte einige Einwände gegen diesen Entwurf, denn er fürchtete den Wind, der an stürmischen Tagen vom Meer aufkommen würde. Aber Octave gab nicht nach: Man brauche doch nur die Fensterrahmen zu verstärken und alles doppelt zu verglasen. Er sah sich schon abends seine Buchführung überprüfen oder sich Notizen machen, während Julia nebenan auf einer Chaiselongue las. Der Reeder hatte so sehr unter den langen Monaten der Trennung gelitten und war manchmal so erschöpft von seiner zehrenden Arbeit, dass er die Gesellschaft seiner Frau keine Sekunde mehr missen wollte.

Um das Haus zu heizen, sobald der feuchte Winterwind wehte, hatte er ein ausgeklügeltes System von Luftdüsen entworfen, außerdem einen Lastenaufzug eingeplant, WCs und ein Badezimmer für die Bediensteten (was für Gerede sorgte). Das Wasser sollte in einem Kessel erhitzt werden, den er in seiner Werkstatt herstellen ließ, in jedem Zimmer gäbe es elektrisches Licht, außerdem noch eine Telefonleitung.

Sainte-Croix hatte sich über diesen «Größenwahn» lustig gemacht. Doch Octave ließ sich nichts von einem Mann sagen, der sein Geld für Schneiderrechnungen, Casinobesuche und teure Restaurants verschwendete – um nur die rechtmäßigen Ausgaben zu nennen.

57.

Die Segel der Kitesurfer bilden ihr bewegliches Tableau: orangerote, blaue und violette Sicheln, die lautlos am Horizont tanzen. Jeden Freitagabend bestaune ich ihr Ballett, das den Sillon zu einem riesigen Kaleidoskop macht. Wenn der eine oder andere vom Wind erfasst wird und davonzufliegen droht, bekomme ich einen Schreck, aber meistens fallen sie geschmeidig aufs Wasser zurück, mit gebeugten Knien, und fangen sich gleich wieder, bis auf wenige Pechvögel, die sich in ihren Leinen verheddern.

Während Géraldine Draouen ihr Training absolviert, leiste ich Xavier Gesellschaft. Gerade lässt er ihren gemeinsamen Labrador Nemo hinter Ästen herjagen. Vielleicht sollte ich das auch tun – einen Hund adoptieren, der mich auf meinen Spaziergängen begleitet.

Géraldine hat angeboten, mich in ihren Lieblingssport einzuführen, aber ich habe abgelehnt: Ich möchte mir nicht die Knochen brechen. Mir reicht das Schwimmen, das mir morgens gelegentlich mein Alter vor Augen führt, wenn die letzten 200 Meter sich doppelt so lang anfühlen und die Gelenke noch Stunden danach ächzen. Trotzdem bin ich mittlerweile imstande, zwei- bis dreimal pro Woche drei Kilometer im Meer zurückzulegen, egal bei welchem Wetter.

Auf dem Wasser erblicke ich eine Gestalt, die mir bekannt vorkommt: Groß und schmal hängt sie in einem schwarzen Neoprenanzug an ihrem Segel. Als sie anschließend den Strand erreicht, ihre Schwimmbrille absetzt und das Haar aus ihrer Kapuze befreit, erkenne ich das Gesicht der Joggerin. Ich beobachte, wie sie ihre Ausrüstung zusammenpackt und ihre türkisblaue Regenjacke über den Neoprenanzug zieht. Danach klettert sie die Stufen hinauf und verschwindet in einer der Gassen, die quer zur Festungsmauer verlaufen.

«Wenn du es bei der versuchen willst, wünsch ich dir viel Glück. Ein richtiger Eisberg.»

Xavier hat mitbekommen, dass ich sie beäugt habe. Es ist mir unangenehm.

«Kennst du sie?»

Geraldine ist zurück und will wissen, über wen wir reden.

«Über die große Brünette in der blauen Regenjacke», antwortet Xavier.

«Die Schneekönigin?»

«Warum nennst du sie so?», frage ich.

«Nicht mein Einfall, sondern der eines Typen aus unserem Klub, dem sie einen Korb gegeben hat. Merkwürdige Frau. Sagt höchstens Hallo und auf Wiedersehen. Seit fast einem Jahr kommt sie hierher, und wir wissen nicht mal, wie sie mit Vornamen heißt.»

Ich hingegen schon, nach einigen Recherchen im Internet. Aber das behalte ich lieber für mich.

Die Draouens waren vor Kurzem meiner Einladung zum Abendessen gefolgt. Diese war nicht ganz uneigennützig: Als wir vor dem Berg Sushi saßen, den ich beim Lieferdienst bestellt hatte, fragte ich sie nach dem Artikel im *Ouest-France*.

«Was war eigentlich auf Cézembre los?»

«Eine ungeplante Minenräumung. Weil ein paar Halbstarke die Ruinen erkundet hatten, sie nennen das Urbex und dringen zum Spaß in verbotene Orte ein – Fabriken, Tunnel, verlassene Krankenhäuser –, um dort Videos zu drehen. Dann laden sie die im Internet hoch.»

«Lagen deswegen diese Boote vor der Insel?»

«Die Kerle hatten eine Mörsergranate ausgegraben, hinter einer eingestürzten Mauer. Und zwar einen richtigen Klopper. Sie haben sie rausgeholt, sind draufgeklettert und haben sich dabei gefilmt. Der Sprengstoff war noch aktiv.»

«Da haben sie aber Glück gehabt ...»

«Ich habe die Jugendlichen vernommen. Sie waren harmlos, aber saublöd, sie dachten nur an ihre ‹Views›. Als ich ihnen erklärte, was sie da bestiegen hatten, waren sie ganz schön kleinlaut. Wäre ihnen die Granate im Bunker vor der Nase explodiert, hätten wir nur noch Fetzen vorgefunden. Also mussten sie den Film löschen, und es hatte sich mit den ‹Views›.»

Mir fiel die Ohrfeige wieder ein, die mein Vater mir damals verpasst hatte. «Na ja, als du und ich dort waren ...»

«Stimmt schon ... aber wir hätten sicher nicht mit einer Riesengranate herumhantiert, um möglichst cool zu wirken. So dämlich waren wir doch nicht, oder?»

Ich lächelte.

Xavier erzählte seiner Frau, wie er und ich uns damals über die elterlichen Verbote hinweggesetzt hatten, allerdings ohne unsere schmachvolle Rückkehr zu erwähnen.

Dann hakte ich nach: «Aber gab es auf Cézembre davor schon solche Zwischenfälle?»

«Nein. Mit der Zeit verliert Munition meistens ihre Sprengkraft. Im Bunker lag sie aber schön im Trockenen und hätte jederzeit explodieren können. Darum haben meine Kollegen sie lieber vor Ort entschärft, auf See, anstatt das Transportrisiko einzugehen. Du hast die Explosionen bestimmt gehört.»

«Ja. Ein Höllenlärm.» Es ging mir jedoch nicht um die Feinheiten der Artillerie. «Und der Leichnam?», fragte ich.

Xavier murmelte zwischen zwei Bissen Maki: «Berufsgeheimnis.»

Mein enttäuschter Gesichtsausdruck brachte ihn zum Lachen.

«Das war ein Scherz. Sein Zustand ruft aber eher nach einem Archäologen als nach der Polizei. Der Gerichtsmediziner meinte, der Tote habe mindestens fünfzig Jahre dort gelegen, vielleicht sogar länger. Ich war bei der Ausgrabung dabei und habe es mit eigenen Augen gesehen. Die Knochen steckten in einer Art Kiste. Wir haben keine Erkennungsmarke gefunden.»

«Nehmt ihr Ermittlungen auf?»

«Nein, das liegt zu lange zurück. Egal, was die Todesursache war, inzwischen ist die Verjährung eingetreten. Höchstwahrscheinlich handelt es sich um die Überreste eines deutschen Soldaten. Das Zentralarchiv der Armee wird sich der Sache annehmen. In solchen Fällen bemüht man sich immer um eine Identifizierung.»

«Und wann wird das Ergebnis vorliegen?»

Xavier verdrehte die Augen. «Die Archivmitarbeiter werden ihre deutschen Kollegen kontaktieren. Das kann Monate dauern, Jahre ...»

«Könnte der Leichnam nicht sogar noch älter sein? Ein belgischer Soldat? Ein Mönch? Oder ein Schiffbrüchiger, den man an Ort und Stelle bestattet hat?»

Géraldine warf ein: «Vor dem Ersten Weltkrieg war diese Insel doch ein richtiges Schmugglernest ... Vielleicht das Opfer eines Meuchelmords?»

«Eins steht jedenfalls fest», antwortete Xavier, «nämlich dass der Tote sich nicht selbst eingebunkert hat. Es muss also auf die Deutschen zurückgehen. Und wenn die Mauer nicht eingestürzt wäre und diese drei Spaßvögel nicht ihre kleine Kamera durch die Öffnung gesteckt hätten, wäre uns das für immer verborgen geblieben.»

Ich merkte, dass dieser Fund die Draouens zwar durchaus interessierte, aber bei Weitem nicht so stark fesselte wie mich. Für meine Freunde war dieser Mensch, den man in seiner ewigen Ruhe gestört hatte, nur eine von vielen Jammergestalten, Sträfling oder Soldat, ein Gefangener der Insel, wie es sie schon seit dem

Mittelalter gegeben hatte, ein Namenloser, dessen Identität die Erde ausgelöscht hatte und an dessen Existenz sich heute niemand mehr erinnerte.

58.

Er hat schon oft schlimme Dinge erlebt. So widerwärtige aber noch nie. Er fragt sich, ob er gut daran getan hat, diese Plackerei auf sich zu nehmen, ob der Preis, den er dafür verlangen wird, es wert ist.

Für eine Umkehr ist es jedoch zu spät.

Der Tote ist bereits völlig erkaltet und sehr schwer. Zunächst musste er ihn in die Ölplane wickeln und ihm dann die Füße mit einem Seil zusammenbinden. Danach hat er ihn Meter um Meter hinter sich hergezogen, wie ein Arbeitspferd. Der Sand gab unter seinen Füßen nach, und bei jedem Schritt sank der Leichnam darin ein, als weigerte er sich weiterzugehen.

Es waren nur zweihundert Meter, aber er hatte mehr als eine Stunde gebraucht, um die Westseite zu erreichen, wo die Erde weicher und früher der Mönchsfriedhof angelegt worden war. Am Fuße des Felsens fand er eine grasbewachsene Stelle.

Nun schaufelt er die Erde im Licht einer Sturmlampe weg. Der kühne Mond erhellt die Szenerie auf schaurige Weise.

Der Mann denkt an die Sträflinge. An jene, die sich die Handflächen aufrissen, als sie diesen Boden voller Salz und Kieselsteine durchwühlten. Kaum zu glauben, dass er heute Abend den Totengräber spielt. Dass er den Leichnam eines Mannes, mit dem er gegessen, gelacht und getrunken hat, mit eigenen Händen bestatten wird, ohne Priester und ohne Sakrament.

Obwohl die Nacht kühl ist, klebt das Hemd vor lauter Schweiß an seiner Haut. Und wenn Licht auf seine Hände fällt, werden die dunklen Flecken sichtbar, die sie besudeln.

Erde, Blut.

Endlich ist das Loch tief genug. Ächzend kippt er den Toten hinein. Er macht das Kreuzzeichen, bevor er das Loch wieder zuschüttet, zunächst mit der Schaufel, dann mit beiden Händen, wie ein Tier, das seine Beute verscharrt. Als die weiße Plane unter den Humusbrocken verschwunden ist und die Steine, die er aufgehäuft hat, das Grab verdecken, wird er plötzlich von Müdigkeit überwältigt.

Er atmet tief ein und schaut in den Himmel. Es könnte eine herrliche Nacht sein, eine Nacht, in der nur Wind und Brandung zu hören sind, während am Himmel die Sterne blinken.

In seiner Erinnerung sollte sie einer der schlimmsten Momente seines Lebens bleiben. Unwirklich in ihrem Grauen.

Dennoch fühlt er sich nicht im Geringsten schuldig. Was geschehen ist, ist geschehen. Und er reagierte so, wie er es in stürmischen Zeiten gelernt hat: ja nicht zögern, das Dringendste zuerst erledigen, retten, was zu retten ist, und Blei in Gold verwandeln, wenn sich dazu die Gelegenheit bietet.

59.

Obwohl ich die Gänge in beide Richtungen abgelaufen war, hatte ich sie nicht entdeckt. Ob sie ihren Auftritt abgesagt hatte? Ich konnte mich nicht damit abfinden und unternahm einen zweiten Rundgang. Die Mienen dieser vielen Autoren hinter ihren Tischen, blasiert, begierig oder von Langeweile übermannt, machten mich schwindlig. Schließlich erblickte ich sie doch am Ende einer Reihe, sie saß zwischen einem weißbärtigen Patriarchen und einem Zeichner, der gekleidet war wie ein Rockstar.

Sie trug eine helle Bluse, Jeans und eine blaue Wollweste, kein Make-up, keinen Schmuck. Ihre Eleganz war von fast protestantischer Schlichtheit.

Ich warf einen Blick auf die Bücher, die vor ihr lagen. Die sichtlich geschrumpften Stapel bestanden nur aus zwei Titeln: *Mit der Ebbe verschwunden* und *Geheimnisvolle Flora*. Ihr Name stach in weißen Buchstaben aus dem Einband hervor: Rebecca de Sainte-Croix.

Als ich das Programm dieses Literaturfestivals im Internet aufgerufen hatte, traute ich meinen Augen nicht. Ich hatte sogar angenommen, dass es sich um eine Verwechslung handelte. Doch das Namenskärtchen auf ihrem Tisch besagte das Gegenteil. Verwendete sie ein Pseudonym?

Ich nahm ein Exemplar von *Mit der Ebbe verschwunden* in die Hand. Rebecca de Sainte-Croix – wie seltsam, sie so zu nennen – hatte mich nicht bemerkt; der Zeichner berührte sie am Ellbogen, um sie auf mich aufmerksam zu machen. Sie hob den Kopf. Ihr freundlicher, wenngleich etwas distanzierter Gesichtsausdruck passte so gar nicht zum bösen Spitznamen, den Géraldine Draouen für sie verwendet hatte. Als unsere Blicke sich kreuzten, wirkte sie ratlos. Offenbar versuchte sie, mich einzuordnen, aber es gelang ihr nicht. Ich kam ihr zu Hilfe.

«Der Mann mit der Mütze. In Saint-Malo.»

«Ach ja.»

Ich wusste nicht, wie ich das Gespräch fortsetzen sollte.

«Sie sind also Schriftstellerin.»

«Sagen wir lieber, ich schreibe in meiner Freizeit.»

«In der Sie offensichtlich sehr fleißig sind.»

Ich war mir selbst peinlich. Es wäre besser, den Mund zu halten und ihren Roman zu kaufen. Sie schien verlegen, als ich ihr das Exemplar reichte.

«Sie sind zu nichts verpflichtet.»

«Ich bestehe darauf. Meine Mütze steht tief in Ihrer Schuld.»

Sie schlug das Buch auf. «Ihr Vorname?»

«Yann. Yann de Kérambrun.»

Ich hatte gehofft, dass mein Name etwas bei ihr auslösen würde, aber er schien ihr nichts zu sagen und bewirkte nicht einmal dieses erstaunte Heben der Augenbraue, das mir in der Region sonst manchmal begegnete. Sie schrieb ein paar Worte auf die Titelseite. Ich nutzte die Gelegenheit, um die Frage zu stellen, die mir keine Ruhe ließ: «Sind Sie vielleicht mit den Sainte-Croix' aus Paramé verwandt? Mein Urgroßvater hatte einen Geschäftspartner dieses Namens.»

Sie hielt kurz inne. «Wie hieß er denn mit Vornamen?»

«Ambroise. Ambroise de Sainte-Croix.»

Sie schien zu überlegen. «Ja, da gibt es eine Verbindung.»

Hinter mir hatten sich bereits mehrere Leser brav angestellt. Ich hätte dem nächsten Platz machen müssen. Aber nach dieser Äußerung konnte ich es kaum dabei bewenden lassen.

«Ich bin Historiker und recherchiere gerade zur Schifffahrtsgesellschaft meines Urgroßvaters. Hätten Sie denn etwas Zeit, um mit mir über Ambroise zu reden?»

«Jetzt gleich?»

«Ähm ... nein, natürlich nicht. Aber wir könnten in Saint-Malo einen Kaffee trinken, wenn Sie mal wieder dort sind.» Fast hätte ich «nach Ihrem Kitesurfen» hinzugefügt, aber ich beherrschte mich. Sie sollte nicht erfahren, dass ich sie so ausdauernd beobachtete.

Sie sah mich an, mit Augen, deren Farbe so eindrucksvoll war wie beim letzten Mal. Diese Augen hätte ich ewig betrachten können.

«Gern. Wie soll ich Sie kontaktieren?»

Ich suchte reflexartig Taschen und Brieftasche ab. Aber meine Visitenkarten waren in Paris geblieben, zusammen mit dem Rest meiner Sorbonne-Ausstattung. Als die Frau – sie als «Rebecca» zu bezeichnen, fiel mir immer noch schwer – meine Verlegenheit bemerkte, bat sie mich um das Buch und notierte etwas unter ihrer Signatur. Jetzt war es wirklich höchste Zeit, den Platz freizugeben.

Als ich mich verabschiedete, sagte sie kein Wort. Aber sie reichte mir erstaunlicherweise die Hand, um meine zu schütteln, eine Geste, die ich – zu Recht oder zu Unrecht – als eine Art Versprechen deutete.

60.

Ich schritt die Gänge wieder auf und ab. Rebecca de Sainte-Croix sollte nicht den Eindruck gewinnen, dass ich nur ihretwegen gekommen war. In meiner Handfläche behielt ich aber die Erinnerung an den warmen Druck ihrer Finger.

Am Zeltausgang saß ein Antiquar hinter seinem Stand. Im bunten Durcheinander, das auf wackligen Böcken ruhte, fielen mir die Kästen voller Postkarten auf. Im Fach «Ille-et-Vilaine» steckte alles Mögliche: Schnappschüsse von Badenden in ihren Einteilern aus Wolle mit weitem Armausschnitt, Aufnahmen des Casinos und des Grand Hôtels, die Festungsmauer von Saint-Malo nach einem Sturm und die im Bassin Vauban vertäute *Pourquoi pas?*. Das Aufkommen des Tourismus kurz vor der Jahrhundertwende hatte die gewaltige Bildmaschinerie so zuverlässig in Gang gesetzt wie ein Kérambrun-Motor.

«Haben Sie vielleicht Fotos von Cézembre?»

Mit seinem Bart, seiner Schirmmütze und den nikotingelben Fingern schien der Antiquar direkt einem Film aus den 50er-Jahren entsprungen. Wortlos zog er ein paar dicke Aktenordner hervor und blätterte die laminierten Seiten um.

Sein Fingernagel mit Trauerrand deutete auf drei Karten. Das erste Foto, Nummer 34 einer Sammlung, die der Côte d'Émeraude gewidmet war, bot von Dinard aus eine ganz ungewohnte Sicht auf die Insel («Blick auf Fort de Harbour und die Insel Cézembre»). Das zweite war eine aberwitzige Luftaufnahme, die die zerbombte Insel nach dem Krieg zeigte. Die Krater, mit denen ihre Oberfläche übersät war, hatten das Gestein aufgerissen und die Felsen zu einer Art Mondlandschaft voller Schutt gemacht. Kein einziger Strauch oder Grashalm hatte das Gemetzel überlebt.

Vor allem das dritte Foto fesselte mich. Vom Meer aus aufgenommen, zeigte es vier Boote – zwei Ketschs und zwei Barken –, die nur einen Steinwurf vom Strand entfernt vor Anker lagen. Im Vordergrund rahmte eine Reihe von Sträuchern und Büschen eine kleine Gruppe aus Männern und Frauen, die sich am Strand versammelt hatten, während im Hintergrund drei Silhouetten, die aufgrund einer optischen Täuschung seltsam nah erschienen, auf eine Felsnase geklettert waren. Eine Frau hatte sich bis zur Spitze des Vorsprungs gewagt und balancierte mit ausgebreiteten Armen am Rand des Abgrunds. Wollte sie damit ihrer Höhenangst trotzen oder andere zum Lachen bringen?

Die Aufnahme in Schwarz-Weiß verlieh dem Sand eine kräftige, körnige Textur, und der verhangene Himmel ließ das Relief der Felsen im gedämpften Licht mit eigentümlicher Klarheit hervortreten. Aus diesem Blickwinkel wirkte Cézembre sanft, fast mediterran. Eine Oase der Ruhe, in der man Federball spielen oder sonntags im Schatten der Tamarisken picknicken konnte.

Das stilisierte *H* der Signatur am unteren Kartenrand war mir nicht unvertraut: Es war das gleiche *H* wie auf den Werbebildern, die Octave hatte anfertigen lassen, um seine Schiffe ins beste Licht zu rücken. Als ich den Buchhändler fragte, warum diese Karte zwanzigmal teurer war als die anderen, sah er mich mitleidig an. Dann zog er sich die erloschene Kippe aus dem Mundwinkel. «Das ist eine Aufnahme von Hodierne, mein Herr.»

«Na und?»

«Sie kennen die Gebrüder Hodierne nicht? Die Harcourts der Côte d'Émeraude?»

Angesichts seines tadelnden Blicks fühlte ich mich um ein Haar beschämt. Ich schüttelte den Kopf, bezahlte die drei Postkarten und steckte sie behutsam in das Buch mit der Widmung von Rebecca de Sainte-Croix. Ich hätte vom Antiquar gern mehr über diese berühmten Hodiernes gehört, aber er war wieder in sein mürrisches Schweigen verfallen.

Erst als ich den Bus bestiegen hatte, der mich zum Bahnhof von Saint-Brieuc zurückbeförderte, schlug ich das Buch auf: «Für Yann de Kérambrun, in Erinnerung an einen besonders stürmischen Tag. Herzlich, R. De Sainte-Croix.»

Unten links noch ein Zusatz: «r.lund35@oxo.dk».

61.

Nachdem «Rebecca de Sainte-Croix» bei meiner ersten Suche nicht viel ergeben hatte («Verfasserin von zwei Romanen, Biologin aus Leidenschaft, lebt in Paris»), erhielt ich für «Rebecca Lund» Tausende von Treffern. Ich durchforstete die ersten zweihundert, aber es schien kein einziger auf die Frau vom Strand zu passen. Dafür konnte ich zweifelsfrei feststellen, dass ihre E-Mail-Adresse von einem dänischen Anbieter stammte.

Danach recherchierte ich «Hodierne Frères» und begriff allmählich, warum der Antiquar meine Unwissenheit moniert hatte: Diese Fotografen waren berühmt, sehr berühmt sogar. Das Institut für Fotografiegeschichte bot auf seiner Website eine ausführliche Darstellung der Studiogründung von François und Albert Hodierne 1892. Im Jahr darauf stieß ihr jüngerer Bruder dazu, gefolgt von François' Frau Marguerite und seiner ältesten Tochter Eugénie. Beide Frauen arbeiteten als *Piqueuses*, wie man damals Retuschiererinnen nannte.

Der Touristenansturm nach Fertigstellung der Zugstrecke hatte zu einer riesigen Nachfrage nach Postkarten geführt, die sich als

Modeerscheinung rasant verbreiteten. Das in Paramé ansässige Studio Hodierne sah sich durch den Erfolg zur Expansion gezwungen: eine Filiale wurde unweit des Casinos auf dem Sillon eröffnet, eine weitere in Saint-Servan.

François fertigte als Stammfotograf von Würdenträgern und Berühmtheiten die Porträts an. Der Bürgermeister Jouanjean, der Dichter Botrel und der Forschungsreisende Charcot waren ihm vor die Linse gekommen, ebenso wie der Pilot Roland Garros und Präsident Poincaré während ihrer Besuche in Saint-Malo.

Albert hatte sich auf die Seefahrt spezialisiert. Er war ein enger Freund von Mathurin Méheut und nahm an mehreren Überfahrten auf Schiffen der französischen Marine und der Terre-Neuvas teil, die ihm Aufnahmen vom Großmast oder von einem sturmgepeitschten Bug aus ermöglichten. Er hatte sogar von einem Heißluftballon aus die Küstenlandschaft fotografiert. Es hieß, dass er sich für seine Arbeit überallhin wagte, bei Wind und Wetter. Eine Einstellung, die an das Motto meines Urgroßvaters erinnerte.

Auf der Website gab es ein Foto, das kurz nach dem Untergang der *Hilda* im Jahr 1905 aufgenommen worden war. Dem Blickwinkel nach war es offenkundig von einem anderen Boot aus gemacht worden, nur wenige Meter von den Überresten des geborstenen Schiffes entfernt. Wenn man mit den Riffen rund um die Insel und den heftigen Strömungen an ihrer Nordseite vertraut war, konnte man sehen, dass Albert bei schwerem Wetter gearbeitet hatte, in höchster Gefahrenlage.

Der historische Abriss stammte von einem gewissen «E. Bathori». Er endete mit einem Verweis auf ein zehn Jahre zuvor veröffentlichtes Werk: *Die Gebrüder Hodierne, Künstler und Bewahrer bretonischer Geschichte*. Dieses Buch war jedoch selbst bei den bestsortierten Onlineantiquariaten nicht zu finden. Auch der Link zur «Stiftung Bretonische Landschaften», die einen Index aller Postkarten erstellte, die in der Region produziert wurden, funktionierte nicht mehr. Ich klappte meinen Laptop zu. Für diesen Abend reichte es.

Am nächsten Morgen fiel mir das Aufstehen schwer. Ich hatte die halbe Nacht damit verbracht, *Mit der Ebbe verschwunden* zu lesen. Der Roman handelte von einem reichen bretonischen Anwalt, der nach einem Segeltörn von einem Tag auf den anderen verschwunden war. Seine Familie wartete monatelang darauf, dass seine Leiche wieder auftauchte, doch vergebens. Allein seine Witwe wollte nicht glauben, dass er gestorben war. In Begleitung eines Cousins mit detektivischem Spürsinn machte sie sich auf die Suche nach ihrem verschollenen Mann und fand ihn schließlich in der Gaspésie, wohin er vor dem drohenden Bankrott geflohen war.

Rebecca de Sainte-Croix' Roman war in einem gut lesbaren, schnörkellosen Stil verfasst, die Handlung ansprechend und gut strukturiert. Die ausufernden Beschreibungen der küstentypischen Flora und Fauna führten hier und da zu gewissen Längen, die jedoch ihren eigenen Reiz hatten. Meinem umweltbewegten Sohn hätte das sicher sehr gut gefallen.

Ich brannte darauf, mich mit der Autorin zu verabreden, obwohl mir bewusst war, dass ich mich bisher bei jedem Zusammentreffen wie ein völliger Tollpatsch verhalten hatte. Nur mein Status als Historiker könnte mir bei ihr vielleicht wieder etwas Ansehen verschaffen. Ich würde mich bei meinen Recherchen fortan auf Ambroise de Sainte-Croix konzentrieren, denn inzwischen lag es auf der Hand, dass er als Vorlage für Rebeccas Roman gedient hatte.

Zuvor musste ich jedoch noch eine familiäre Pflicht erfüllen.

62.

In der Bahnhofshalle erkannte ich Armelle auf den ersten Blick. Ihr kastanienbraunes Haar war jetzt blond gefärbt, aber ihr voller Mund und die grünbraunen Augen hatten sich trotz der Fältchen ringsum nicht verändert. Wir zögerten kurz und umarmten uns dann. Auf dem Vorplatz wies meine Cousine die Richtung zur Straßenbahn: «Ich wohne ganz in der Nähe der Haltestelle.»

Brest erschien mir heller und sauberer als in meiner Erinnerung. Für gewöhnlich brachte ich die Stadt nicht mit ihrer Bucht in Verbindung, sondern mit der Klinik von Dr. Inizan, der mich wegen einer Netzhautablösung operiert hatte. Er war ein Regimentsfreund meines Vaters und genauso schroff wie dieser, aber er hatte mein Auge gerettet. Ich hatte diese schrecklichen Autofahrten nicht vergessen, die äußerste Anspannung meiner Mutter, weil sie sich um mich sorgte, ihren Mann aber auf keinen Fall verärgern wollte. Charles hätte sich dieses Hin und Her sparen können, dennoch nahm er sich dafür Zeit, die er eigentlich nicht hatte; allerdings wurde auch diese fürsorgliche Geste bei ihm zu etwas Bedrückendem.

Belle – ihr Spitzname war mir spontan wieder über die Lippen gekommen – bewohnte eine Hochhauswohnung im Stadtteil Saint-Marc. Von dort aus hatte man einen unverbaubaren Blick auf den Hafen. Sie deutete auf das Dach eines grauen Gebäudes in ein paar Hundert Metern Entfernung. «Dort arbeitet Bertrand.»

Ich war ihrem Mann noch nie begegnet.

«Das ist er», sagte sie und zeigte auf einen dunkelhaarigen Mann mitten im Mehrfachbilderrahmen, der an einer Wohnzimmerwand hing.

Mein Auge blieb an den anderen Fotos hängen. Ganz oben links posierte eine fünfundzwanzig Jahre jüngere Belle im weißen Kleid am Arm desselben Mannes, der einen Anzug trug.

«Deine Hochzeit?»

«Wir haben euch eingeladen, aber nie eine Antwort erhalten.»

Davon hatte ich nie etwas erfahren.

Und ich war selbst nicht in die Verlegenheit gekommen, irgendwen zu meiner Hochzeit einzuladen. Eines Abends hatte Marie-Laurence mir eröffnet, dass sie schwanger war. Mir war das zu früh, zu schnell. Bei den Kérambruns steht man aber zu seiner Vaterschaft, ob man sich nun darüber freut oder nicht. Drei Wochen später heirateten wir überstürzt, nach Feierabend, nur im Beisein von Guillaume und Marie-Laurences bester Freundin. Im Nachhinein muss ich gestehen, dass diese Eile nicht zuletzt meiner gewaltigen Angst vor dem Vaterwerden geschuldet war. Wenn man umgehend zum Standesamt flitzte, gab es wenigstens kein Zurück mehr.

Meinen Eltern erzählten wir bei einem Mittagessen von unserer Heirat. Um ihnen die Nachricht zu versüßen, gaben wir auch gleich die Schwangerschaft bekannt. Mein Vater war derart entrüstet, dass er den Raum verließ und die Tür hinter sich zuschlug. Da ich ihn kannte, war ich keineswegs verwundert, aber für Marie-Laurence war das ein Schlag ins Gesicht. Meine Mutter hatte Tränen in den Augen und umarmte uns beide abwechselnd. Ich erkannte zu spät, dass wir ihr eine Feier versagt hatten, von der sie träumte. Doch obwohl sie mit ihrer Schwiegertochter wenig gemeinsam hatte, nahm sie Marie-Laurence sehr herzlich auf.

Heute würde ich nicht mehr so vorgehen. So egoistisch, so brutal. Aber ich war noch keine dreißig, hatte eine unvollendete Doktorarbeit und eine links-feministische Lebensgefährtin, von der ich schon im Vorfeld wusste, dass sie meinem Vater missfallen würde. Es ging über meine Kräfte, Charles missbilligenden Blick auf dem Standesamt zu ertragen und mit ihm über die kirchliche

Trauung zu streiten, die sowohl Marie-Laurence als auch ich auf jeden Fall vermeiden wollten.

Die Kérambruns machten das bei Pauls Taufe wieder wett, die Charles mit großem Pomp in den Couërons beging. Mir wäre eine konfessionslose Feier lieber gewesen. Weil ich aber bei meiner Mutter einiges wiedergutmachen wollte, sträubte ich mich nicht. Die halbe Bretagne war eingeladen, um sich an Champagner und Dragées zu laben, wobei mein Vater es nicht für nötig befunden hatte, meine Cousinen ebenfalls auf die Gästeliste zu setzen.

Bei einer Tasse Kaffee fasste Belle für mich zusammen, was sich bei ihr in den letzten dreißig Jahren getan hatte. Sie war mit dem Hafendirektor verheiratet, ihr Sohn studierte in England, und ihre Tochter ging noch aufs Gymnasium. Ihre Mutter – meine Tante Marie – hatte nach dem Tod von Roparz das Haus auf der Île de Sein verkauft und lebte nun in Port-Tudy. Sie war an Parkinson erkrankt und wurde Belle zufolge allmählich dement.

Danach schlug meine Cousine vor, mir ihre Gemälde zu zeigen. Diesen Moment hatte ich von Anfang an befürchtet: Müsste ich mich jetzt ein ganzes Wochenende lang für irgendwelche Ölschinken begeistern?

Wie falsch ich gelegen hatte, vollkommen falsch. So vertraut diese Landschaften erschienen, hatten die Seestücke, die Belle malte, eine starke und fast verstörende Anziehungskraft. Der Himmel, dessen blass leuchtende Palette von Hellgrau bis Wollweiß reichte, war von bleiweißen und türkisblauen Schlieren durchzogen; das Meer funkelte moosgrün, bläuliche Kämme krönten immer bewegtere, wildere Wellen. Die Frauen- oder Kindergestalten auf manchen Bildern hatten ebenfalls etwas ganz Eigenes, Beunruhigendes an sich: erstarrte Figuren, den Blick auf den hellen Himmel gerichtet, als kündigte sich gerade ein Sturm an, dessen unsichtbare Vorzeichen sie allein zu erkennen und zu deuten vermochten.

Ein Bild fiel mir besonders ins Auge, auf eine Staffelei gestellt, zeigte es die Rückenansicht einer Frau in hellem Kleid, mit zartem Nacken und einer pelzgefütterten Mütze, aus der ein Federbusch ragte. Sie stand am Meeresufer, wo ein tiefschwarzer Felsen aus dem Nebel auftauchte, und schien etwas zu fixieren, was dem Blick des Betrachters verborgen blieb. Die untere linke Ecke der Leinwand war noch unvollendet.

Genau so hatte ich mir Julia de Kérambrun vorgestellt: allein stand sie dem Meer gegenüber und vertraute ihm das Geheimnis ihrer tiefen Verzweiflung an.

Dieses Gemälde faszinierte mich. Am liebsten hätte ich meine Cousine gefragt, ob es zu kaufen war, fürchtete aber, es könnte ungehobelt wirken. Und so sagte ich lediglich – und aufrichtig –, dass ich ihre Bilder grandios fand.

«Jetzt übertreib mal nicht. Erzähl mir von dir.»

Als wir wieder im Wohnzimmer saßen, fasste ich knapp zusammen: meine Promotion, Habilitation, meine Heirat, die Geburt von Paul.

«Der scheint ja hinreißend zu sein, dein Sohn. Was macht er?»

«Er ist in Deutschland und kümmert sich um Seelöwen. Das hätte deinen Vater sicher gefreut ...»

Wir sprachen über Roparz, der sich so sehr für seine innig geliebte Île de Sein eingesetzt hatte.

«Schlimm, was du alles durchgemacht hast», nahm Belle den früheren Faden wieder auf. «Ich wusste von meiner Mutter, dass dein Bruder gestorben ist. Ich war so traurig für dich und Soizic. Und ich wäre gern zum Begräbnis gekommen, aber da dein Vater ja ...»

Ich runzelte die Stirn. «Mein Vater was?»

«Er meinte, er wolle keinen von uns dabeihaben.»

Am Tag, an dem sein Sohn bestattet wurde ... Abscheulich.

«Tut mir leid. Er konnte wirklich ...»

«Ich weiß.» Belle trank einen Schluck Kaffee. «Weißt du noch, wie er uns zur Schnecke gemacht hat, als wir zum Grand Phare aufgebrochen waren, ohne ihm Bescheid zu geben? Noch nie wurde ich von einem Erwachsenen dermaßen angeschrien. Ich wusste nicht mal, dass so etwas möglich ist.»

Daran erinnerte ich mich tatsächlich nicht, aber er hatte mich so oft «zur Schnecke gemacht», wie Belle es so schön ausdrückte, dass mein Gedächtnis einen Teil der Festplatte meiner Kindheit einfach gelöscht hatte. Dafür wusste ich noch sehr genau, wie locker und entspannt es bei den Alt-68ern Roparz und Marie zuging. Es gab keine festen Essenszeiten, man durfte mit freiem Oberkörper und in Shorts herumlaufen, am Quai des Paimpolais baden, bis Einbruch der Dunkelheit mit den Söhnen des Nachbars Fußball spielen. So viel Freiheit war für Guillaume und mich so ungewohnt, dass sie uns fast Angst machte.

Mein Vater hatte Roparz und Marie immer nur «die Hippies» genannt.

Belle riss mich aus meinen Erinnerungen. «Jetzt lebst du also wieder in der Bretagne? Und hast die Firma übernommen?»

«Nein. Jetzt führt Cécile die Geschäfte, die Tochter von Étienne.»

«Dann lehrst du noch an der Uni?»

«Zurzeit nicht.»

Wir hörten, wie die Wohnungstür aufgesperrt wurde. Belles Mann war vom Hafen heimgekehrt.

Bertrand erinnerte mich auf Anhieb an meinen Freund Renaud Catalayud, den Psychiater: hinter seinem trockenen Humor verbarg sich ein warmherziger Mann. Offenbar war er nicht überrascht, einen Cousin seiner Frau vorzufinden, der seit einer Ewigkeit von der Bildfläche verschwunden war. Sein Job bestand darin, über ein Imperium von Frachtschiffen zu herrschen, die Anlagen zu kontrollieren, die Sicherheit der Arbeiter zu gewährleisten und mit Reedern und Besatzungen aus aller Herren Länder zu verhandeln. Er war sozusagen der Oberhäuptling des Hafens von Brest. Was er mir erzählte, stimmte durchaus mit einigem überein, das mein Urgroßvater in seinen Handlungsbüchern festgehalten hatte.

Anaïs, die Tochter, aß mit uns zu Abend und bestürmte mich mit Fragen zu ihrem Cousin Paul. Sie teilte mir mit, dass er und sie schon «auf Insta über PN chatten» würden – ich fragte nicht, was diese Vokabeln bedeuten sollten. Sie hoffe sehr, ihn baldmöglichst «IRL» zu sehen – in echt –, übersetzte sie netterweise, als sie meine Ratlosigkeit bemerkte.

Am nächsten Tag erkundete ich Brest in Begleitung meiner Cousine. So wie auf Cézembre das Gras im Verlauf dreier Generationen nachgewachsen war, hatte die Stadt sich mit ihren Läden, Gärten und Straßenbahnen von den Bombardierungen erholt, die sie dem Erdboden gleichgemacht hatten. Doch nur noch wenige Straßen jenseits des Pont de Recouvrance erinnerten daran, wie Brest vor dem Krieg ausgesehen hatte.

Während dieses Spaziergangs fragte mich Belle nach dem wahren Grund für meinen Besuch. Aus Feingefühl hatte sie damit gewartet, bis wir wieder unter uns waren.

«Was sind das für Recherchen? Und was möchtest du wissen?»

«Ich bin zufällig auf die Notizbücher unseres Urgroßvaters gestoßen – Octave. Darin schreibt er über die Expansion seines Unternehmens, über den Bau seiner Schiffe. Auch über seine Kinder. Und Albina meinte, seine Söhne hätten sich um das Erbe gestritten ... Hat Roparz dir manchmal von seinem Vater erzählt, von Juste?»

Meine Cousine dachte kurz nach. «So gut wie nie.»

«Und erinnerst du dich an ihn?»

«Nein, er ist ziemlich bald nach meiner Geburt gestorben. Dafür erinnere ich mich sehr gut an Léone.»

«Tja, sie vergisst man nicht so leicht ... Und weißt du vielleicht, warum mein Vater sich mit deinen Eltern überworfen hatte?»

Belle seufzte. «Jein. Dein Vater hat meinen immer von oben herab behandelt. Er hielt ja alle seine Brüder für Taugenichtse ... Unsere Väter haben sich generell nur getroffen, weil unsere Mütter so viel Wert darauf legten.»

Natürlich.

«Deinem Vater missfiel alles, wofür meiner sich engagierte.»

«Die bretonische Autonomie?»

«Nicht nur. Ganz abgesehen davon, dass Papa kein Heißsporn war, auch wenn Charles das Gegenteil behauptete ... Der Bombenanschlag auf die McDonald's-Filiale in Quévert hat ihn entsetzt. Er wollte doch nur, dass man den Kindern in der Schule Bretonisch beibringen darf ... Jedenfalls haben sie sich in erster Linie wegen der Firma gestritten.»

«Kérambrun?»

«Ja. Roparz hatte sich in den 1970er-Jahren Seite an Seite mit einer grünen Partei engagiert. Er war ein Anhänger von Dumont ... Damals hielt man sie alle für durchgeknallt. Wenn sie sehen könnten, was heute los ist ... Und so hat mein Vater deinem Vater vorgeschlagen, die Motorenproduktion umzustellen. Damit die Schiffe weniger Öl verbrauchen, vor allem nach der Katastrophe mit der *Amoco Cadiz*.»

Wenn Charles eines nicht ertragen konnte, dann das – dass man seine Arbeitsweise infrage stellte. Guillaume hatte es auf die harte Tour gelernt.

«Dann wurde es immer schlimmer. Papa, der ja Anteile besaß, forderte deinen Vater auf, entsprechende Maßnahmen zu treffen. Andernfalls wollte er seine Anteile verkaufen. Dein Vater hat ihn nicht ernst genommen. Er hielt Papa für einen Versager, für einen unscheinbaren kleinen Linken, der lieber im entlegensten Hinterland den Lehrer gab als zum Ruhm derer von Kérambrun beizutragen. Papa hat aber Wort gehalten. Er hat seine Anteile verkauft. Charles musste sich Geld leihen, um sie aufzukaufen, um ein Vielfaches ihres ursprünglichen Werts. Von da an waren alle Brücken abgebrochen. Dein Vater bezeichnete uns als ‹Spinner›, und Papa beschimpfte ihn als Aasgeier des Kapitals. Es war uns untersagt, euch anzurufen oder in Saint-Briac zu sehen.»

Rückblickend kam es mir widerlich vor, Kinder auf diese Art und Weise in Erwachsenenkonflikte hineinzuziehen.

«Vor ein paar Tagen bin ich zum Friedhof gegangen, und da habe ich den Namen deines Vaters gesehen. Warum wurde er in Saint-Malo bestattet?»

«Die Île de Sein wäre ihm lieber gewesen, aber Marie hat dort kein Nutzungsrecht bekommen. Blieb das Familiengrab. Was das angeht, hat Charles es dann doch nicht gewagt, sich meiner Mutter zu widersetzen.»

Belle erzählte diese Geschichte offenbar ohne jeden Groll. Trotzdem ahnte ich, dass der Streit eine tiefe Wunde gerissen hatte. Ich hätte mich gern für Charles' Verhalten entschuldigt und meine Tante Marie um Verzeihung gebeten. Aber das würde nichts ungeschehen machen. Stattdessen fragte ich: «Es gab doch noch einen Bruder, oder, Jacquez?»

«Ach, Jacquez ... Das ist ein Thema für sich.»

«Ich habe erst vor Kurzem von Albina erfahren, dass er verschollen ist. Mein Vater hatte mir gegenüber behauptet, er wäre gestorben.»

«Inzwischen bestimmt ... Er ist mit zwanzig von zu Hause weggegangen, ohne eine Adresse zu hinterlassen. Danach hat er sich nie wieder gemeldet, kein Anruf, kein Brief. Roparz hat lange nach ihm gesucht, ohne irgendeine Spur von ihm zu finden. Das hat ihn unendlich traurig gemacht. Ich glaube, er hat seinen kleinen Bruder sehr geliebt.»

«Weißt du, warum er weggegangen ist?»

«Nein. Mein Vater ließ durchblicken, dass es gewisse ‹Probleme› gegeben hatte, aber ich habe keine Ahnung, was er damit meinte.»

Ich erinnerte mich an den Brustton der Überzeugung, in dem Charles mir «er ist jung gestorben» geantwortet hatte, als ich ihn zum ersten und letzten Mal nach Jacquez fragte; den Vornamen hatte ich im Laufe eines Gesprächs aufgeschnappt. Nun kehrte ich zu unserem Stammbaum zurück. «Ich bin auch auf einen Großonkel gestoßen, Ernest, der, genau wie Jacquez, nicht im Familiengrab ruht. Er soll im Krieg gefallen sein.»

Belle wirkte verdutzt. «Nie gehört. Aber warum interessierst du dich so für diese Leute? Wegen deiner Nachforschungen?»

«Eigentlich bin ich Fachmann für Piraterie im Mittelmeer der Antike.»

«Na klar ... Wobei wir wieder beim Meer und bei den Schiffen wären.»

Da war ich sprachlos. Hätte meine Cousine mir geglaubt, wenn ich ihr beteuert hätte, dass mir im Grunde noch keine Verbindung aufgefallen war, zwischen den vielen Jahren, in denen ich die Geheimnisse des Seeverkehrs im Mittelmeer erforscht hatte, und der Geschichte meiner malouinischen Reederfamilie? Wobei ... *Denn nicht bloß die Tapferkeit des Kriegers ist von dem Musterbild eines großen Feldherrn zu fordern, sondern es gibt noch viele ausgezeichnete Eigenschaften, die jener Tatkraft hilfreich zur Seite stehen müssen. Und zwar vorerst, wie groß muss die Uneigennützigkeit eines Feldherrn sein! Wie groß seine Mäßigung in allen Dingen! Wie groß seine Redlichkeit, seine Gefälligkeit, sein Verstand und seine Menschenfreundlichkeit!*

Ob meine Schreibblockade, die just eingetreten war, als ich zum ersten Mal im Leben über genug Zeit verfügte, um an dieser Monografie zu arbeiteten, mit diesen Berührungspunkten zu tun hatte? Sollte mich die Beschäftigung mit diesem Meeresvölkchen dazu gebracht haben, das starke Band zwischen meinem Vater und mir anzuerkennen?

Wie ironisch das Leben doch war, es konfrontierte uns ohne Vorwarnung mit all unseren Widersprüchlichkeiten, anlässlich eines Wiedersehens, das dreißig lange Jahre auf sich warten ließ.

63.

Dank Bertrand, der mich unbedingt durch sein Reich hatte führen wollen, durfte ich das Allerheiligste betreten, die Kommandozentrale des Hafens. Von dort aus bewunderte ich das millimetergenaue Ballett der Kräne und Gabelstapler, die Tausende von Containern entluden oder auf dem Deck von Massengutfrachtern stapelten. Zu Zeiten von Octave und Ambroise wurde diese Arbeit mit Flaschenzügen und auf dem Rücken der Arbeiter verrichtet. Unten am Kai zeigte mir Belles Mann ein Schiff von fast hundert Metern Länge, die *Abeille Bourbon*.

«Unser Hochseenotschlepper. Ein richtiges Schmuckstück. Gut 21000 PS, 19,5 Knoten Höchstgeschwindigkeit. Damit kann man mühelos 200 Tonnen abschleppen.»

Dieses einzigartige Schiff wurde zur Überwachung der Passage eingesetzt, die man heutzutage als «Schiene von Ouessant» bezeichnete.

«Wusstest du, dass die Entwürfe für den allerersten Notschlepper von deinem Urgroßvater stammen? Er hatte dann aus dem Stand ein Schiff ausgerüstet und es der Stadt Saint-Malo geschenkt.»

«Das wundert mich nicht. Er scheint ein sehr großzügiger Mann gewesen zu sein.»

«Leider wurde das Schiff im Januar 1914 fertiggestellt und während des Ersten Weltkriegs zum Zerstörer umgebaut. Es wurde von einem deutschen U-Boot versenkt.»

Wir waren am Fuß der Gangway angekommen.

«Komm, ich stell dir den Pascha vor.»

Ein solches Privileg hätte ich mir nie träumen lassen. Aber der Name «Kérambrun», von Bertrand ausgesprochen, bewirkte Wunder.

Es war der Kommandant, der mir im Ruderhaus erzählte, dass unsere Firma einige Bestandteile seines Triebwerks hergestellt hatte. Etwas beschämt gab ich mir alle Mühe, meine Unwissenheit zu verbergen. Der Erste Offizier führte uns dann von der Brücke in den Maschinenraum. Wenn die Motoren liefen, konnte man sich dort unmöglich ohne einen dicken Lärmschutzhelm aufhalten. Diese mechanische Kathedrale aus Eisen, Rohren, Handrädern und blinkenden Anzeigentafeln hätte Octaves Herz sicher höherschlagen lassen.

Die *Abeille* war ein Wunderwerk an Kraft und Schiffstechnik: ein Monster, das von vier gewaltigen Maschinen angetrieben wurde und haushohe Wellen durchqueren konnte. Aber diese ganze Ausrüstung wäre laut Erstem Offizier nutzlos ohne die zwölf Rettungsschwimmer, die sich an Deck wagten, um Schleppseile zu spannen, während der Wellengang so heftig war, dass man keine fünfzig Zentimeter weit sehen konnte. Bei schwerem Wetter war jede Minute im Freien lebensgefährlich.

Als ich von Bord ging, hatte ich das Gefühl, den Stolz und die Hingabe meines Urgroßvaters ein wenig besser zu verstehen. Das Meer hat immer das letzte Wort, aber es musste berauschend, vielleicht sogar erhebend gewesen sein, ihm mit immer raffinierteren Schiffen zu trotzen. Bertrand führte mich anschließend zu einem Kai, wo ein RIB auf uns wartete.

«Wohin fahren wir?»

«Wirst schon sehen.»

Und ich sah. Ich sah, atmete und roch die Iroise-See, die Octave de Kérambrun, so waghalsig er auch gewesen war, nicht hatte befahren wollen. Trotz des klaren Wetters und eines mäßigen

Windes waren die Strömungen beängstigend stark; ohne mechanischen Antrieb und die Erfahrung meines Begleiters wären wir wohl binnen kürzester Zeit zu den Riffen abgetrieben. Bertrand zeigte mir die Leuchttürme von La Vieille, Tévennec und natürlich Ar-Men, der von seinen Wächtern als «Hölle der Hölle» bezeichnet wurde.

Derart durchgeschüttelt, von Wind und Wellen berauscht, empfand ich eine geradezu körperliche Freude: die Freude, am Leben zu sein, mich hier als schwaches Menschlein mitten im Strudel halten zu können, während ich versuchte, mit meiner Kamera Bruchteile einer wilden, ursprünglichen Schönheit einzufangen. Dieser Ort, wo trübes Wasser brodelte, eine wahre Hexensuppe, dieser Kessel aus Gegenwind und Wellengang führte mich zu Octaves und meinen eigenen Überlegungen zurück, als ich die Festungsmauer am Ufer des Sillon betrachtete: Hier hatte der Mensch endlich seine Lektion gelernt. Er machte keine Anstalten mehr, das Meer einzuhegen, zu erobern oder zu zähmen, sondern pflanzte ihm in aufopferungsvoller Arbeit und mit unendlicher Geduld eine Reihe von Leuchttürmen ein, zur Warnung vor der Unerbittlichkeit der nächtlichen See mit ihren Riffen und Untiefen, ihrem majestätischen Wasser.

64.

Gleich wird er loslassen. Seine Hände sind blau, wie tot; das Wasser traktiert ihn am ganzen Körper mit eiskalten Nadeln. Seine Achseln sind vom rauen Holz zerkratzt, seine Stirn ist aufgeschlagen, und er kann nicht sehen, wie sich das rote Rinnsal seines Blutes mit dem schwarzen Wasser vermischt. Seit mehr als einer Stunde klammert er sich an dieses Stück Holz, nachdem das Wasser infolge des Aufpralls in den Rumpf eingedrungen und das Schiff entzweigebrochen ist. Geschrei, Gerenne, Sturz in die Fluten, Strudel eisiger Wellen in der verschneiten Nacht, die sich über den Bug und die zerfetzten Segel legte. Zweimal dachte er, einen Felsen umklammern zu können, doch der glitschige Stein entglitt seinen Fingern.

Er ist erst fünfzehn Jahre alt. Und er will nicht sterben. Aber gegen das Schicksal ist der Mensch machtlos. Die Augen fallen ihm langsam zu. Wird er seine Toten im Himmel wiedersehen, wie der Pastor immer sagt? Wird er Mary wiedersehen, die an Typhus gestorben ist? Seinen Vater, der vom Dach eines im Bau befindlichen Hauses fiel? Er, Jimmy Roscoe, wird sich nicht in Krämpfen winden. Er braucht nur die Lider zu schließen, seine Finger zu lösen, das Wasser in seine Lunge strömen zu lassen, und dann wird der Schlaf ihn verschlingen. Ihm ist so kalt, dass er nichts spüren wird.

Er wird sinken, er sinkt. Ein Geräusch hallt von fern in seinen Ohren. Ihm fallen die Meeresgeschöpfe ein, von denen der Lehrer ihnen erzählt hat, die Meerjungfrauen, und er fragt sich, ob sie gekommen sind, um ihn ins Grab zu singen. Was hier nachhallt, ist aber kein Gesang, sondern ein Schrei, harsch, schrill und hoch, der an seinen Ohren reißt. Hört man Schreie, wenn man tot ist? Ist er tot? Wer schreit?

Dieser Schrei ist so verzweifelt, so gewaltig, dass er den tödlichen Schlummer, in den Jimmy Roscoe gerade versinkt, zunichtemacht. Mit übermenschlicher Anstrengung reißt der Junge die Augen auf und erblickt auf einem Bretterhaufen, der von den Wellen geschaukelt wird, eine Art Korb. Ein winziger Fleck bewegt sich darin. Ein Tier? Ein Baby? Ein lebendes Baby?

Aus welcher verborgenen Quelle entspringt die Hoffnung, wenn man alles verloren glaubt? Was gibt einem die Kraft, das Stück Holz loszulassen, mit seinen blauen, toten Händen nach dem Bretterhaufen zu greifen, sich auf dieses jämmerliche Floß zu hieven und den kleinen Moses aufzufangen, der beinahe in die Fluten gekippt wäre? Das Baby schreit immer noch. Schnee und Wind blenden ihn. Doch plötzlich brechen Lichter durch die Nacht. Er hört Stimmen, französische Stim-

men. Männer werfen Seile von den Felsen, Rettungsringe. Die Schreie des Babys haben das Rauschen der Brandung übertönt. Jimmy Roscoe schreit jetzt selbst wie verrückt. Wenn es eine Chance auf Rettung gibt, dann jetzt.

65.

Je schneller ich Informationen über Sainte-Croix sammelte, desto früher hätte ich einen Grund, Rebecca Lund zu kontaktieren. Und nichts eignete sich besser für Recherchen über eine Person des öffentlichen Lebens als die zeitgenössische Regionalpresse. Kaum war ich aus Brest zurück, eilte ich in die Mediathek von Rennes. Ich hatte mir viel von der Tageszeitung *Ouest-France* erhofft, die bei ihrer Gründung im Jahr 1899 noch *Ouest-Éclair* hieß. Leider gaben die Mikrofiches nicht viel her. Die Zeitung berichtete vor allem Neuigkeiten aus Rennes und ließ nur wenig Raum für die Ereignisse in den Küstenstädten.

Der Bibliothekar riet mir, den *Républicain* zu sichten, der seit 1903 erschien. Er meinte, dort sei Sainte-Croix vermutlich häufiger erwähnt worden. Tatsächlich vertrat diese Publikation radikalsozialistische Thesen und wendete sich ausdrücklich gegen den Klerus. Außerdem gab es eine Zeitung mit monarchistischen Tendenzen, *Le Salut*. Diese berichtete ausführlich über die Kontroversen zwischen den damaligen Politikern und druckte sogar Auszüge aus ihren Reden. Doch vor allem fesselte *Le Salut* seine Leser durch die Rubrik «Vermischtes», prall gefüllt mit romanhaften Reportagen, nach denen das Publikum gierte. Falls die Flucht des Geschäftspartners meines Urgroßvaters allgemeines Aufsehen erregt hatte, würde ich in dieser Rubrik sicher fündig werden.

Besser gesagt, hätte ich sicher fündig werden können: Die Mikrofiches wurden gerade digitalisiert, und die Originale ließen sich nur mit einer Sondergenehmigung des Mediathekleiters einsehen. Es würde etwa zehn Tage dauern. Ich füllte den Papierkram umgehend aus und wurde danach vor den Computer gesetzt, der die digitalisierten Ausgaben des *Républicain* bereithielt. Ich gab «Ambroise de Sainte-Croix» und dann «Octave de Kérambrun» ein: Ihre Namen wurden in mehr als dreihundert Artikeln gelistet. Der Bibliothekar hatte mir erklärt, dass die Indexierung halb automatisiert erfolgt war. Es konnte also durchaus sein, dass nicht einmal alle Nennungen erfasst wurden.

Seit meiner Ankunft waren bereits fast zwei Stunden vergangen. Weil mir nur noch wenig Zeit blieb, begann ich mit Ambroise.

Der erste Artikel, den ich anklickte, war vom 21. Mai 1906; das Ende einer Woche, in der Sainte-Croix zur allgemeinen Überraschung bei den Parlamentswahlen den ersten Wahlkreis gewann, in dem er für den Linksblock kandidiert hatte. Erstaunlich war weniger seine Wahl als die mehrere Tausend Stimmen Vorsprung gegenüber seinem Gegner. *Le Républicain* bejubelte diesen Sieg und zeichnete nebenbei ein enthusiastisches Porträt des neuen Abgeordneten. Es wurde besonders hervorgehoben, dass Sainte-Croix von 1904 an «ständig in der Region unterwegs gewesen war und viele treue Sympathisanten gewonnen hatte, was sich bei dieser Wahl bewährte».

Ich konnte jetzt besser nachvollziehen, warum der Anwalt sich mit Octave zusammengetan hatte. Obwohl seine Familie mütterlicherseits aus Paramé stammte, war Sainte-Croix in den Augen der hiesigen Wähler immer noch ein Pariser. Für seine Kandidatur, die man heute als «Fallschirmabwurf» bezeichnen würde, benötigte er die Unterstützung von lokalen Größen. Und wer hätte ihm ein besserer Partner sein können als mein Urgroßvater mit seiner bretonischen Abstammung, seiner Kenntnis der nautischen Branche, seinen Schiffen, die die Küste auf und ab fuhren, und seiner Umgänglichkeit?

Der Artikel endete mit einem Seitenhieb auf die voreingenommene Berichterstattung des *Salut* und dessen verabscheuungswürdige Engstirnigkeit: Anstatt den Erdrutschsieg von Sainte-Croix anzuerkennen, wurde dort behauptet, dass man die Wähler, deren Zahl angeblich «überraschend stark» angestiegen sei, unter Druck gesetzt habe.

Man musste kein Kenner der Materie sein, um zwischen den Zeilen herauszulesen, dass man Sainte-Croix Klientelismus oder sogar Korruption unterstellt hatte.

In einer Kurzmeldung aus dem Jahr 1910 wurde das berühmte Duell zwischen Sainte-Croix und dem Journalisten vom *Salut* thematisiert, das Octave in seinem Notizbuch erwähnt hatte. Als offizieller Grund wurden Aussagen angegeben, die die «politische Ehre» des Herausforderers verletzt hätten. Das Gefecht endete mit dem Sieg des Abgeordneten, nachdem dieser seinen Gegner leicht am Schlüsselbein getroffen hatte.

Danach tauchte der Name Sainte-Croix bei zahlreichen Gelegenheiten wieder auf: Verhandlungen mit streikenden Seeleuten, Beteiligung am Ausbau der Gemeinde Paramé, harter Widerstand gegen den Bischof, um das Prinzip der Laizität hochzuhalten. Dieser Mann begab sich ohne Zögern dorthin, wo die Gemüter sich erhitzten, trat vor Scharen von zornigen Arbeitern oder Fischern. In Paris war er nicht minder aktiv: Im Parlament sprach er sich vehement für ein Gesetz aus, das Frauen erlaubte, als Anwältinnen tätig zu werden, und gewann nach einer erbitterten Debatte die Abstimmung. Manchmal ging es auch um Belanglosigkeiten, so wurde hier und da über seine Teilnahme an Regatten berichtet; *Le Républicain* nannte ihn einen hervorragenden Segler. Wenn man Octave glaubte, zog es seinen Geschäftspartner in der Freizeit eher zum Baccarat-Tisch als zu sportlicher Betätigung. Aber der Abgeordnete hatte wohl erkannt, wie nützlich es war, sich öffentlich für diesen Wassersport zu begeistern. Wollte er nicht als

Fürsprecher der Wählerschaft von Saint-Malo fungieren, die seit Jahrhunderten vom und für das Meer lebte?

Obwohl die Zeit mir davonlief, schweifte mein Blick unwillkürlich über die anderen Artikel. Diese altväterliche, leicht schwülstige, gelegentlich mit einer Prise Ironie versetzte Prosa gab das Leben in der *Cité corsaire* zu Beginn des vorigen Jahrhunderts auf höchst lebendige Weise wieder: Nachrichten – ein kleines Mädchen war von der Straßenbahn überfahren worden, der Brückenkran hatte Feuer gefangen – standen neben Kleinanzeigen für Friseure oder Salben und Stellenangebote. Diese Stadt mit ihrer Bourgeoisie, ihren Näherinnen, Seetang-Sammlern und Bademeistern war genau so, wie mein Urgroßvater sie gekannt hatte. Die Gezeiten und das periodische Wüten des Meeres hatten ebenso viel Nachrichtenwert wie das, was die Menschen trieben.

So wurde in hochtrabendem Stil geschildert, wie eine besonders heftige Brandung einen Teil der Mauer abgebrochen hatte oder wie die Villengärten überschwemmt worden waren. Wenn es zu Schiffbrüchen kam, waren sie tödlich, weil es noch keine Rettungsausrüstung gab; beim ersten Überfliegen der Artikel war mir der Name unserer Firma im Zusammenhang mit einem solchen Schiffbruch aufgefallen, doch nun fand ich die Seite nicht mehr. Mehrmals im Jahr veröffentlichte die Zeitung die schaurige Liste jener Menschen, deren Leichen man aus dem Wasser oder am Strand geborgen hatte. Es gab allerlei Arten von Seetoten: arme Kerle, nach einer Schlägerei erstochen, die in der Nähe der Laderampen trieben; ertrunkene Matrosen, von der Strömung angeschwemmt, die nach Wochen unter Wasser nicht mehr zu erkennen waren. Besonders lädierte Überreste, die man nicht hatte identifizieren können, wurden im Massengrab beerdigt. Hinzu kamen die Opfer der Hochseefischerei, die Terre-Neuvas, für die das *Libera me* öfter gesungen wurde, als ihnen lieb sein konnte. Sie fanden ihr Grab in der Regel auf dem Meeresgrund.

Trotz dieser Unwägbarkeiten hatte die Küste sich hier als bemerkenswert widerstandsfähig erwiesen, den Fotos nach zu schließen, mit denen die Artikel bebildert waren. Man brauchte nur an die völlig verbauten Küsten von La Roche-sur-Yon oder Soulac denken, wo die Mutter meines Freundes Renaud lebte, um sich klarzumachen, dass das nicht für alle Meeresorte galt. Oft hatten gierige Makler und Bauunternehmer verstümmelte Strände und Massenbebauung hinterlassen, wie ein Tier, das überall seinen Kot verstreut.

Aber die Natur hatte sich gerächt. Nachdem sie erlebt hatte, wie die Menschen weiterhin ihren Raubbau betrieben, indem die Leute, die die Küste zunächst aufkauften und dafür vor allem Bestechungsgeld ausgaben, sie anschließend für das Dreifache weiterverkauften, hatte sie zurückgeschlagen. Mit Winterstürmen, verheerenden Fluten, monströsen Brechern, die den Strand von Verdon mit Unmengen von Kies und toten Quallen verseuchten. Einige Ferienhochhäuser schwebten nun am Rand des Abgrunds, bis zu den Grundmauern erodiert. Deren Erdgeschoss, eine Kloake aus Algen und Schutt, wartete nur auf den nächsten Sturm, der das Gebäude umreißen und in den Sand stürzen lassen würde.

Diese schicken Wohnungen «direkt am Meer» – bald direkt im Meer – würden das gleiche Schicksal erleiden wie die halb verschütteten deutschen Küstenbunker: durch die Brandung versandet, umgekippt, zu grotesken Ruinen verkommen, die Touristen zum Spaß für die Dauer eines Selfies erklommen.

In Saint-Malo war man klüger gewesen. Zuerst hatte man die Mauer als Deich errichtet, dann wurden Tausende von Wellenbrechern in den Sand gepflanzt, ein Wald aus Eichenfässern, dem Wasser zugewandt, wie zur Erinnerung an die Bäume, die Tausende Jahre zuvor hier gewachsen waren. Erst danach baute man die Villen entlang des Sillon. Zunächst vereinzelt, später in dichter Reihung, und man verlangte von den Architekten wahre

Wunder an Harmonie und Eleganz. Das Grand Hôtel de Paramé, in dem heute das Thermalbad untergebracht ist, war mit seinem Panoramafenster zum Meer die profane Kirche dieser maritimen Gemeinde.

Bei den Gezeiten zur Tagundnachtgleiche zog sich das Wasser so weit zurück, dass es nur noch als blauer Strich jenseits des Vorlands zu sehen war. Doch der Pegel stieg jedes Jahr weiter an, die Winterstürme trugen immer gewaltigere Sandpakete zum Mauerwerk, sodass die unteren Treppenstufen darunter verschwanden; ein paar Jahre zuvor hatte einer dieser Stürme die Fensterscheiben der Brasserie du Sillon gesprengt. Eines Tages würde den Couërons das Gleiche widerfahren wie den verlorenen Wiesen von Cézembre. Sie würden als Phantasma in das kollektive Gedächtnis eingehen, wie die versunkenen Dörfer, die unter dem Wasser der Staudämme schlummern und deren Kirchtürme in sommerlichen Trockenperioden unversehrt wieder auftauchen.

Hoffentlich würde ich dieses Schauspiel nicht mehr miterleben.

66.

Dieses Haus wird die Wiege seiner Dynastie sein, das hat Octave bestimmt. Es soll auch in hundert Jahren noch stehen, um seine Enkelkinder zu beherbergen, von denen er sich Dutzende erhofft.

Der Reeder wollte ein imposantes und komfortables Haus, das aber nicht zu protzig sein durfte. Der Architekt, der schnell erkannte, wie hoch die Ansprüche seines Kunden waren, und der gern mit diesem dynamischen, fortschrittlichen Mann zusammenarbeitete, konnte ihn nur dazu bewegen, wenigstens am rechten Flügel der Fassade ein sechseckiges Türmchen mit einem kleinen Glockenturm aus Sizun-Schiefer anzubringen. Durch die grauen Dachziegel würde es einen sehr schö-

nen Kontrapunkt bilden, außerdem könnte Madame sich so jederzeit am Meereslicht erfreuen.

Wenn sie sich beeilten, wäre der Bau im nächsten Frühjahr abgeschlossen. In diesem Jahr des Wartens sollte Octave sich das oft vor Augen führen, als eine Art Trost, wenn die Tage ihm zu lang wurden, wenn er sich mit dem x-ten säumigen Zahler auseinandersetzen, dem Verkäufer einer verdorbenen Ladung Paroli bieten oder die Eskapaden von Sainte-Croix ausbügeln musste. Und er sollte sehr viel später wieder daran denken, nach diesem unseligen Januartag, der ihm so viel Kummer und schlaflose Nächte bereitete.

Davon ahnte er aber noch nichts. Als er an diesem Märzmorgen aus der Kanzlei seines Notars trat, malte er sich aus, wie er nach Fertigstellung seines Hauses die Gebrüder Hodierne rufen würde, um es verewigen zu lassen; wie die Fassade seiner Villa, die er «Les Couërons» taufen wollte, in die bei Touristen heiß begehrte Postkartensammlung von Paramé eingehen würde. Danach wollte er ein Fest veranstalten, zu dem die feine bretonische Gesellschaft herbeiströmen, einen Abend, über den die Presse berichten und der seine Kritiker zum Schweigen bringen würde. Denn es mangelte nicht an Schwarzsehern und an Feinden von Sainte-Croix, die voraussagten, dass auf eine so rasante Expansion zwangsläufig der Niedergang folgen musste ...

Die Einweihungsfeier in den Couërons sollte ein für alle Mal demonstrieren, wie mächtig die Malouinische Schifffahrtsgesellschaft war.

Und der Reeder wollte dort noch einen anderen, persönlicheren Triumph feiern, einen Triumph, der um vieles geheimer, heikler und wesentlicher war: die Heilung seiner Frau.

Denn er hatte sich für Julia in diesen Wahnsinn gestürzt, den das stattliche, vielleicht allzu stattliche Haus am Meer bedeutete. In der Hoffnung, dass dieses neue Heim, an dessen Wänden keinerlei Gespenster, keinerlei Schatten eines toten Kindes und keinerlei Erinnerungen an vergossene Tränen hafteten, seine über alles geliebte Frau wieder aufleben lassen würde.

67.

Bevor ich die Mediathek verließ, hatte ich mir eine Handvoll Artikel ausdrucken lassen. So hastig ich sie zusammengewürfelt hatte, würde mir diese kleine Ausbeute vorerst genug Stoff bieten, bis ich meine Sondergenehmigung erhielt. Mir war aufgefallen, dass Ambroise in den Jahrgängen 1911 und 1914 häufiger erwähnt wurde als in den anderen Jahren. Und das mit gutem Grund: 1911 wurde der Abgeordnete Opfer eines schrecklichen Vorfalls, über den *Le Républicain* Folgendes berichtete:

Versuchter Mord an einem Volksvertreter

Als am heutigen 1. Mai der Festzug zur Feier des Tages der Arbeit, angeführt von Monsieur de Sainte-Croix, marschierte, trat ein junger Mann mit einer Pistole in der Hand aus der Menge hervor und feuerte zwei Schüsse auf den Abgeordneten ab. Danach rief er ‹Es lebe die Anarchie›. Ein paar Fischer aus Paramé hielten den Fanatiker fest, sodass die Gendarmen Warnschüsse abgeben mussten, um den Täter der Menschenmenge zu entreißen, die ihn zu lynchen drohte.
Der Abgeordnete Sainte-Croix wurde am Kopf getroffen. Man fuhr ihn im Rettungswagen ins Krankenhaus von Rennes. Ein Chirurg aus Paris ist jetzt, kurz vor Drucklegung, unterwegs zu ihm.
Der Attentäter wurde als Théophraste Nizard identifiziert. Geboren in Saint-Méloir-des-Ondes, aufgewachsen in der Obhut staatlicher Fürsorge, zwanzig Jahre alt. Er ist offenbar ohne festen Wohnsitz und ohne Beschäftigung, nachdem er eine Zeit lang an Bauprojekten

von Père Gautier mitgearbeitet hatte, der ihn wegen Agitation entließ. Er vertritt anarchistische Ideen, was ihm den Spitznamen «Starkschnauze» eingetragen hat, und ist bereits bei Schlägereien in Cancale und Perros-Guirec mit der Polizei aneinandergeraten. Seine ehemaligen Kameraden halten ihn für naiv und leicht beeinflussbar, für einen seelisch labilen jungen Mann, der den Theorien des Revolutionärs Kropotkin verfallen ist.

Mehrere Zeugen gaben zu Protokoll, dass er vor den Schüssen dreimal die Losung «Tod dem Volksverräter» wiederholt hat.

Wir werden unseren Lesern berichten, wie es um Monsieur de Sainte-Croix steht, sobald wir Neues wissen. Unterdessen wünschen wir ihm und seiner Familie alles Gute und rasche Genesung.

Im Handlungsbuch von Octave – drei Bände allein für das Jahr 1911 – ist das schlimme Ereignis festgehalten, und man kann dank dieser Aufzeichnungen nachvollziehen, wie es weiterging. Die Kugel war zwar nicht in die Schädelhöhle des Abgeordneten eingedrungen, aber der Schock hatte eine «Hirndrucksteigerung» ausgelöst. Am Tag danach erreichte der renommierte Chirurg Prof. Hachet Rennes mit dem Schnellzug und bohrte Ambroise noch am selben Abend den Schädel auf. Ich mag mir gar nicht vorstellen, wie ein solcher Eingriff noch vor dem Ersten Weltkrieg vorgenommen wurde. Gab es damals wenigstens wirksame Betäubungsmittel? Mein Urgroßvater notierte die Kosten für den Einsatz des Chirurgen – wieder einmal hatte er für diesen turbulenten Partner das Unmögliche versucht, obwohl dieser ihm mehr Ärger als Freude zu bereiten schien. Oder hatte Octave den Chirurgen vor allem Katell zuliebe kommen lassen?

Am 3. Mai chauffierte er sie, die bis dahin bei ihrem Mann geblieben war, persönlich nach Saint-Malo und nahm sie in den Couërons auf. «Möge Gott ihr beistehen und ihr genug Kraft geben, um die Prüfungen zu ertragen, denen sie schon viel zu lange ausgesetzt ist.»

Offenbar bezog er sich nicht nur auf das jüngst erfolgte Drama.

Zur allgemeinen Verblüffung kam Ambroise de Sainte-Croix am 5. Mai wieder zu Bewusstsein. Er wirkte verwirrt und orientierungslos, aber er öffnete die Augen und sprach. Am 11. Mai erkannte er seine Frau wieder; am 14. Mai konnte Octave sich mit ihm unterhalten. Im Lauf dieses kurzen Gesprächs erwähnte der Abgeordnete die Fährverbindung nach Guernsey. Mein Urgroßvater konnte es nicht fassen. Auch die Ärzte waren erstaunt, dass der Patient «nach diesem schweren Eingriff seine Fähigkeiten so schnell wiedererlangt hatte». Prof. Hachet erhielt eine ansehnliche Prämie, und Octave mietete für Katell, die ihren Mann tagtäglich im Krankenhaus besuchte, eine möblierte Wohnung in Rennes. Später kam Ambroise in ein kostspieliges Sanatorium. Es dauerte zwei Monate, bis er genesen war.

Die Persönlichkeit von Marie-Catherine de Sainte-Croix hatte etwas an sich, das Octave besonders anrührte – oder war es das Schicksal dieser Frau, die er auf die Insel mitgenommen hatte, damit sie zu einem längst vergessenen irischen Heiligen beten konnte? Bemerkenswert, wie er sich für sie ins Zeug legte. Ob es zwischen ihnen mehr gegeben hatte als Freundschaft? Ob die Sympathie, die zwei vereinsamte Menschen füreinander hegten, sich in ein tieferes Gefühl verwandelt hatte, nachdem Julia so oft abwesend war und Sainte-Croix seine Frau ständig betrog?

Ambroise kehrte schließlich am 28. Juli 1911 vollständig geheilt nach Hause zurück. Im August war er wieder auf den Beinen. Zwar musste er sich noch ein paar Monate lang schonen, aber er war nicht gelähmt, und seine kognitiven Fähigkeiten waren unversehrt. Nur sein linkes Auge blieb verkümmert und teilweise blind. Octave notierte lediglich: «Möge dieses Unglück ihn künftig zu mehr Mäßigung anregen.»

68.

Saint-Malo, den 16. Oktober 1911

Meine liebe Julia,

seit drei Tagen kein einziger Brief. Schreiben Sie mir doch bitte, um mich zu beruhigen, und seien es nur ein paar Worte.
Die Bauarbeiten kommen gut voran. Grivolat ist ein schräger Vogel, aber er weiß seine Arbeiter zu führen. Der Maler Majorelle, den ich aus Nancy habe kommen lassen, verspricht uns herrliche Dinge.
Alexandre Dubuisson würde sich gern mit Ihnen über die Inneneinrichtung der Bel-Armand beraten. Ich habe ihm versichert, dass wir Ihre Rückkehr abwarten würden, um das alles zu besprechen.
Wir werden ihn auf dem Empfang sehen, den wir ausrichten wollen, sobald Sie wieder zu Hause sind. Die Tézé-Villans sind auch eingeladen. Wenn Sainte-Croix sich wohl genug fühlt, wird er zu uns stoßen. Ich weiß, dass Sie seine Gesellschaft nicht besonders goutieren, aber die jüngsten Ereignisse haben ihn anscheinend etwas weiser werden lassen.
Außerdem könnte solch ein geselliges Beisammensein unter Freunden Katell aufheitern, das hat sie nach einem weiteren traurigen Vorfall bitter nötig.
Ich grüße Sie zärtlich.
Octave

69.

Um einen besseren Eindruck von Ambroises Persönlichkeit zu bekommen, sollte ich mir idealerweise seine Korrespondenz mit Octave vornehmen. Doch leider verhält es sich damit wie mit dem Familienalbum: Die Aktenordner, die seine Briefe enthalten müssten, sind unauffindbar, das gilt übrigens auch für den Briefwechsel mit Augustus Minchinton. Kurz wähnte ich mich am Ziel, als ich zwei dünne, staubige Mappen fand, auf deren Etikett *Le Savouroux-Sainte-Croix* prangte. Die darin enthaltenen Briefe hatte mein Urgroßvater aber nicht an den Abgeordneten geschrieben, sondern an dessen Frau Katell. Und das schon seit dem Jahr 1897.

1897 … Dabei taucht Sainte-Croix, wenn mich nicht alles täuscht, erst ab 1904 in den Handlungsbüchern auf. Also kannte Octave Marie-Catherine lange, bevor sie den Anwalt heiratete. Was bedeutete sie meinem Urgroßvater wirklich? Die banalen Botschaften, die in der ersten Mappe versammelt sind, werden es mir sicher nicht verraten: Dankeskärtchen für einen Bootsausflug zum Archipel Les Ébihens, für ein Geburtstagsgeschenk, für eine Theatervorstellung in Paris, bei der sie in Begleitung ihrer Eltern und des jungen Octave die große Sarah Bernhardt auf der Bühne erlebt hatte. Er und sie nennen sich beim Vornamen und duzen sich, was damals geradezu unerhört ist: *Lieber Octave, würdest du mitkommen, wenn Maman wie geplant im Frühjahr in die Hauptstadt reist?* Nie wird klar, was zu dieser Vertrautheit geführt hat. Ob Octave Marie-Catherine den Hof gemacht hat, bevor er um Julia warb? Oder sind er und die junge Frau irgendwie verwandt?

Angesichts des zeitlichen Abstands stehen meine Chancen, die wahre Natur ihrer Beziehung zu ergründen, gleich null. Damals waren Vertraulichkeiten nicht gern gesehen, im Gegenteil, man war gehalten, Freuden und Nöte, im Grunde alle Gefühle in einen Schleier des Anstands zu hüllen. Nur die Geheimnisse, die mein Urgroßvater gelegentlich seinen Notizbüchern anvertraute, gewähren mir hier und da einen Einblick in das, was sonst verschwiegen wurde – Fehlgeburten, Krankheiten, Anfälle von Verzweiflung oder ungestillte Sehnsüchte. Und so konnte ich nur Mutmaßungen über die emotionalen Höhen und Tiefen dieser Menschen anstellen, die anlässlich einer Schiffstaufe so gleichmütig vor den Fotografen des *Républicain* posierten oder, wie ich später erfahren sollte, vor der Linse der Gebrüder Hodierne. Feierlich und wie aus dem Ei gepellt. Bemüht, um jeden Preis standesgemäß zu erscheinen.

70.

Eine schöne Frau. Nein, eine sehr schöne Frau, mit ihrem ovalen Gesicht und dem dunklen Haar, das durch den weißen Hut tiefschwarz erscheint. Sie trägt ein makelloses Kleid, Handschuhe aus Florettseide und hat mit erhobenem Arm ihre Pose eingenommen. So gestellt diese wirken mag, hat sie keine Wahl, wenn der Fotograf genug Zeit bekommen soll, um sie in Aktion zu verewigen.

Tatsächlich hält diese Frau, die am Rande des Kais steht, umgeben von Herren in Schwarz, von denen einer die Schärpe in den Farben der Trikolore trägt, eine Flasche Champagner in der Hand, die an einem Faden hängt.

Offenbar haben sich sämtliche Honoratioren der Stadt, außerdem Freunde, Bekannte, Seeleute, deren Familien und unzählige Schaulustige vor dem Vauban-Becken versammelt und freuen sich auf den symbolträchtigen Moment der Schiffstaufe.

Es ist nicht klar, wie weit die Tradition zurückreicht – manche sagen, bis ins antike Griechenland. Und die Engländer behaupten, dass «ein Schiff, das keinen Wein gekostet hat, Blut kosten wird». Daher war Julia de Kérambrun bei aller Erschöpfung bereit, diesem Festakt beizuwohnen. Als Patin des Schiffes bleibt ihr ohnehin nichts anderes übrig. Aber sie nimmt diese Anstrengung auch ihrem Mann zuliebe auf sich, denn sie weiß, wie viel Herzblut er in den Bau des Schiffes gesteckt hat. Er hat es nach ihrem kleinen Engel benannt, der ihnen viel zu früh entflogen ist.

Nachdem sie feststellen musste, wie enttäuschend das Eheleben war, hatte Julia die kleine Suzanne, diesen Sonnenschein, der urplötzlich ihr Leben erhellte, heiß und innig geliebt. Immerzu küsste sie ihre winzigen Hände, das zarte Aderngeflecht an ihrer Schläfe und ihre pochende Fontanelle, genoss ihre Wärme, ihren Geruch nach Mandeln und süßer Milch. Es war eine Qual, sich über Nacht von ihr losreißen zu müssen.

Als sie ihre vergötterte Tochter tot in ihrer Wiege vorfand, schmerzte es sie so sehr, dass sie selbst zu sterben glaubte.

Jetzt sollte sie aber nicht an den geliebten kleinen Körper denken, an die weiche Haut, die Puppenhände. Nicht hier, nicht jetzt. Weil heute ein Festtag ist und alle Augen auf sie gerichtet sind.

Ambroise steht ein paar Meter entfernt und unterhält sich mit dem Hafendirektor, obwohl er weiß, dass dieser für ihn nicht viel übrighat. Aber natürlich lässt er keine Gelegenheit aus, Beziehungen zu pflegen. Katell begleitet ihn, sichtlich abgemagert unter ihrem Sonnenschirm scheint sie vom Arm ihres riesigen Mannes zu baumeln. Auch der Polizeipräfekt ist gekommen, und Julia bemerkt, dass er die Augen nicht von ihr wenden kann. Der Mann aus Jersey hingegen fehlt. Umso besser. Sie kann diesen Minchinton mit seinem bohrenden Blick nicht leiden, der ihr immer so nahe rückt, dass sie sein Rasierwasser und seinen übermäßig heißen Atem riechen kann.

Während der Bürgermeister die Menge mit einer Rede ergötzt, beobachtet Julia Ambroise: ein leutseliger, charmanter, stets lächelnder Mann, deutlich größer als die meisten anderen, die ihn umringen.

Die Sonnenstrahlen, die von seiner krausen Haarmähne aufgefangen werden, bilden einen flammenden Heiligenschein um seinen Kopf; das entbehrt nicht einer gewissen Ironie bei einem Mann, der alles andere ist als ein Heiliger und seine Frau mit jeder Schürze dieser Gegend betrügt. Arme Katell.

Derart in Gedanken versunken, bemerkt Julia nicht, dass der Bürgermeister seine Rede beendet hat. Ein Rippenstoß ihrer Schwester bringt sie in die Wirklichkeit zurück. Sie lächelt, zeigt ihr berühmtes Lächeln, das ihr von Männern so viel Bewunderung einbringt und die Feindseligkeit ihrer Frauen, hebt den Arm und wartet auf das Zeichen des Fotografen, sobald er bereit ist, das Magnesium zu entzünden. Dann wirft sie die Flasche gegen den Schiffsrumpf. Doch anstatt zu zerplatzen und das Schiff zu bespritzen, prallt die Flasche zurück, und ein enttäuschtes Raunen geht durch die Menge.

Es wird insgesamt drei Anläufe brauchen, bis der stählerne Bug sich als stärker erweist als das Glas und das Publikum endlich zu klatschen beginnt.

Aber wie der Journalist des Républicain *voller Zuversicht schreibt (oder wollte er nur Sainte-Croix schmeicheln?): «Gehen wir davon aus, dass dies der* Marie-Suzanne, *Juwel einer der erfolgreichsten und sichersten Flotten unserer Küste, nichts anhaben wird.»*

71.

Als meine Sondergenehmigung eintraf, ließ ich alles stehen und liegen und machte mich zur Mediathek von Rennes auf. Diesmal konzentrierte ich mich auf den Frühsommer 1914, weil Sainte-Croix damals die Flucht ergriffen hatte. Die ersten Meldungen stammten vom 9. Juni: «Das rätselhafte Verschwinden des Ambroise de Sainte-Croix» – «Ist der Abgeordnete Sainte-Croix auf der Flucht?» Je mehr sich das Geheimnis um sein Verschwinden verdichtete, desto länger wurden diese Meldungen. Ein Artikel im *Salut* fiel mir besonders auf:

Seit bald zwei Wochen ist der Abgeordnete Ambroise de Sainte-Croix sang- und klanglos verschwunden. Zuletzt wurde er am 6. Juni in Saint-Malo gesehen, wo er mit seinem Geschäftspartner Octave de Kérambrun verabredet war, doch ohne bei ihm zu erscheinen. Laut übereinstimmenden Aussagen, soll er sich nach England eingeschifft haben. Durch die Gattin von Sainte-Croix und seinen Partner alarmiert, haben die Seebehörden flächendeckende Suchmaßnahmen eingeleitet. Von Barneville bis Perros-Guirec wurden sowohl Beschreibungen der Félix *– des Schiffs, das der Abgeordnete bestiegen haben soll – als auch Fotografien des Gesuchten ausgehängt, bisher ohne Erfolg.*

Seither wurden auch keine Wracks gefunden, obwohl der Ärmelkanal pausenlos von Kérambrun-Vedettes *abgesucht wird.*

Niemand weiß, was geschehen ist. Es ist jedoch allgemein bekannt, dass die politischen Umtriebe des Herrn de Sainte-Croix ihm zahlreiche Feindschaften eingetragen haben. Seine erste Amtszeit war von Skandalen überschattet, und das Unternehmen, an dem er beteiligt ist, musste sich nach dem tragischen Untergang der Marie-Suzanne *den Zorn der Hinterbliebenen stellen. Seit dem Verschwinden des Abgeordneten drängen sich die Gläubiger vor dem Wohnsitz von Octave de Kérambrun.*

Wollte Ambroise de Sainte-Croix dem Bankrott entgehen, indem er sich nach England oder Amerika absetzte? Hat er sich kaufen lassen, wie so viele Abgeordnete? Der Panamaskandal hat ja gezeigt, dass die vermeintlichen Volksvertreter dieser sogenannten Republik sich nur allzu gern für ihre Willfährigkeit entlohnen lassen, sobald sich eine Gelegenheit ergibt.

Wir werden unsere werte Leserschaft über die Ergebnisse der Suche auf dem Laufenden halten. Vorerst sind alle, die zweckdienliche Hinweise zum Verschwinden des Ambroise de Sainte-Croix geben können, aufgefordert, diese der Polizeidienststelle von Saint-Malo zu melden. Es soll dafür eine Belohnung geben.

Die folgenden Artikel, geprägt von der gleichen Mischung aus Häme und Kolportage, wiederholten mit mehr oder weniger Aplomb die Fluchthypothese und fügten hier und da ein paar neue «Informationen» hinzu: Man habe Sainte-Croix in New York gesichtet, er habe eine portugiesische Bank angeschrieben, er sei mit einer englischen Geliebten durchgebrannt und so weiter und so fort. Wenn das Blatt sich auch früher dieser Methoden bediente, um von Ambroise zu berichten, war es kein Wunder, dass der Abgeordnete dessen Chefredakteur zum Duell herausgefordert hatte.

Dann kam der verhängnisvolle August 1914 mit der allgemeinen Mobilisierung und dem Kriegseintritt Frankreichs, was diesen Spekulationen ein Ende setzte.

In dieser kritischen Phase, in der die Marke Kérambrun wieder einmal aus den falschen Gründen ins Scheinwerferlicht des *Salut* geraten war, stand Octave den Journalisten Rede und Antwort (um Katell zu schonen?), beharrte auf Ambroises Redlichkeit, gab an, er wisse nichts über mögliche Schulden seines Partners, und äußerte die Befürchtung, es könne sich um einen Unfall handeln, doch ohne die eine oder andere Hypothese zu bestätigen.

Es gelang ihm allerdings nicht, dem Chefredakteur Einhalt zu gebieten, der sich nicht um Umsicht scherte und nach Herzenslust austobte. Genau wie nach dem Attentat verbreitete die Zeitung ätzende Bemerkungen über diese Vertreter der Linken, die auf großem Fuß lebten und damit ihre glühendsten Anhänger verdrossen, und rief die Worte in Erinnerung, die Théophraste Nizard äußerte, als er auf Ambroise schoss («Tod dem Volksverräter»), als sollte das die Attacken und Unterstellungen rechtfertigen, denen der Abgeordnete nun ausgesetzt war.

72.

Saint-Servan, den 3. Juli 1914

Lieber Octave,

wie Du vielleicht schon erfahren hast, hatte ich am Mittwoch einen Termin bei Deinem Freund Tézé-Villan. Ich habe ihm meine Bedenken vorgetragen.
Er hat mir nicht geglaubt. Er mag Ambroise nicht, und ich nehme an, es kommt ihm sehr zupass zu glauben, oder glauben zu lassen, dass mein Mann sich davongemacht hat.
Ich habe versucht, ihn vom Gegenteil zu überzeugen. Warum hätte Ambroise so etwas tun sollen? Sein Amt als Volksvertreter ist sein ganzer Stolz, und das Unternehmen bedeutet ihm viel, wie Du weißt. Vor allem hätte er mich niemals verlassen, nachdem wir drei Tage zuvor erfahren hatten, dass Gott uns diesmal endlich gewähren könnte, wonach wir uns schon so lange sehnen. Du hättest sein Gesicht sehen sollen, als ich ihm die Neuigkeit verkündete …
Natürlich hat er seine Fehler. Du und ich haben oft darüber gesprochen. Aber so sind manche Männer eben. Ist meiner deswegen gleich ein Verbrecher?
Manche sagen mir, ich solle «zur Vernunft kommen». Andere, wie Pater Lescoët, meinen, ich solle die Hoffnung nicht aufgeben. Aber welche Vernunft? Welche Hoffnung? Nein, Ambroise hat sich nicht mit einer anderen Frau und Geld, das er dir entwendet hat, nach England abgesetzt. Jeden Tag zittere ich davor, dass die Flut mir seinen Leichnam zurückbringt, und ich weine bei der Vorstellung, dass er vielleicht irgendwo verletzt, eingesperrt oder tot ist.
Weil ich in meinem Zustand nicht reisefähig bin, bitte ich Dich,

an meiner statt nach Jersey zu fahren, um Augustus aufzusuchen. Es ist sehr befremdlich, dass wir seit jener Nacht nichts mehr von ihm gehört haben. Labouërie hat mir gesagt, dass die englische Polizei auf keinen Fall ermitteln will. Befrage Augustus, beobachte ihn. Du wirst bestimmt merken, ob er Dich belügt oder nicht.

Zu guter Letzt bitte ich Dich inständig, alles in Deiner Macht Stehende zu tun, um diese abscheulichen Verleumder vom Salut *zum Schweigen zu bringen. Es ist für mich unerträglich, dass sie meinen Mann als Feigling schildern, der sich vor dem drohenden Krieg drücken will.*

Ich weiß, dass ich Dir damit viel abverlange, mein lieber Octave. Aber Du bist nun mal meine letzte Hoffnung. Hilf mir bitte, im Namen unserer Freundschaft, ich flehe Dich an.

Katell de S.-C.

73.

Die zweite Mappe mit der Aufschrift «Le Savouroux-Sainte-Croix» enthielt die Briefe, die Katell und Octave vom Sommer 1914 bis Oktober 1919 wechselten. Der Brief, den ich gerade gelesen hatte, und alle folgenden hatten nichts mehr mit der heiteren Unbeschwertheit ihrer Jugendbriefe zu tun. Sie waren in Eile verfasst, drängend und voller Sorge, weil Ambroise im Juni 1914 plötzlich verschwunden war und seine Frau sich mit aller Kraft gegen die Vermutung wehrte, er wäre tot.

Marie-Catherine, die den Andeutungen über ihren «Zustand» nach endlich schwanger war, wollte Himmel und Hölle in Bewegung setzen, um ihren Mann zu finden, den Mann, über den so hässliche Gerüchte kursierten. Am liebsten hätte sie die Präfektur, die Polizei und die Hafenbehörde belagert, musste sich aber auf Anweisung von Dr. Montgenèvre ins Bett legen, weil sie sonst ihr Baby zu verlieren drohte. In ihrer Verzweiflung flehte sie Octave an, nichts unversucht zu lassen. Und natürlich betete sie ohne Unterlass, gemeinsam mit Pater Lescoët, der sie jeden Tag besuchte.

Was hatte diese Frau nur durchgemacht.

Neben den Briefen seiner Freundin hatte Octave auch Notizen, Listen und Antworten auf Anfragen archiviert. Er hatte sich eine Kopie des Hafenregisters von Saint-Hélier besorgt, in dem die Einfahrt der *Villefromoy* am Vormittag des 7. Juni vermerkt war, eines Schiffes, das von der Malouinischen Schifffahrtsgesellschaft ausgerüstet worden war. Außerdem Abschriften der Listen von *foreign travellers*, die die Hotels an die Polizei übermittelten. Der Name Sainte-Croix war nirgendwo verzeichnet.

Von einem Brief zum nächsten schwand allmählich die Hoffnung auf eine Rückkehr des Verschollenen. Doch Katell ließ nicht locker. Bis sie am 18. Juli auf einmal schrieb: «Angesichts jenes Briefs sollte ich mich wohl tatsächlich damit abfinden. Aber ich bringe es einfach nicht fertig.»

Welchen Brief meinte sie?

Octave wachte weiterhin über Katell, insbesondere in finanziellen Fragen. Er bat seinen Buchhalter, dafür zu sorgen, dass die Frau von Ambroise eine Rente erhielt. Gleichzeitig tilgte er die Schulden seines Geschäftspartners, die meisten davon Spielschulden. Das erinnerte mich an das Gewese um die Nachfolge meines Vaters, an Jacques Rodriguez, der Intrigen spann wie ein florentinischer Kardinal. Ich konnte mir kaum vorstellen, wie eine Frau, die vor Sorge und Kummer außer sich war, mit diesen unendlich komplizierten Gelddingen hätte fertig werden sollen, während sie doch nur eines wollte: ihren Mann wiederfinden, tot oder lebendig.

Man hatte Maître Tréhondart, den Anwalt, nach Saint-Briac entsandt, um die Angelegenheiten der verlassenen Ehefrau zu entwirren. Bei jedem Besuch traten weitere Kalamitäten zutage. Sainte-Croix hatte so viele Gläubiger hinter sich gelassen wie der kleine Däumling weiße Kieselsteine. Der Anwalt fand unter anderem heraus, dass das Haus in Saint-Briac, das zu Katells Mitgift gehörte, mit einer Hypothek belegt war. Octave kaufte die Hypothek umgehend mit seinen Dividenden auf und musste dafür außerdem auf sein persönliches Vermögen zurückgreifen, wobei er den Notar um absolutes Stillschweigen bat.

Katell bedankte sich, bedankte sich unaufhörlich. Als die Schulden ihres Mannes, von denen sie nicht das Geringste ahnte, ans Licht kamen, war sie zutiefst erschüttert und fragte sich, was am Abend des 6. Junis wohl wirklich vorgefallen war. Trotzdem gab sie nicht auf, verlangte immer wieder ein weiteres Nachfragen, Nachhaken, Nachforschen.

Im Winter 1914 änderte sich der Ton. Die Briefe wurden länger und auch resignierter. Katell berichtete Octave, der in der Garnison von Brest stationiert war, von ihrer fragilen Gesundheit, von ihrer steten Angst vor einem neuen «Vorfall». Zwar ließ sie für ihren Mann Messen lesen, aber sie erwähnte seine mögliche Rückkehr mit keinem Wort mehr. Sie war erleichtert, dass sie wegen ihres Zustands nicht in die Kirche zu gehen brauchte, wo man ihr inzwischen mit einer Mischung aus Verachtung und Mitleid begegnete. Ein Unbekannter hatte mit Ruß «DIEB» auf die Fassade ihres Hauses geschrieben.

Die verlassene Ehefrau litt wie die übrige Zivilbevölkerung unter dem Krieg und seinen Entbehrungen; sie überlegte, wer mehr zu bedauern sei, die im Feld Gefallenen oder die Familien, die sie zurückließen. Voller Bitterkeit schrieb sie an Octave: «Soldatenwitwen werden wenigstens respektiert, wenn sie weinen.»

Ende November hatte sie Zwillingstöchter zur Welt gebracht.

Anfang 1915 vertraute sie Octave an, wie die «Kleinen» gediehen und wie schwer es war, nahrhafte Milch für die beiden zu finden, untergewichtige, schwächliche Frühgeborene. Sie bedauerte, dass Julia sie nicht häufiger sehen wollte, trotz oder wegen des Babys, das sie selbst gerade entbunden hatte: «Unsere von Krieg und Unglück betroffenen Kinder sollten sich doch als Brüder und Schwestern lieben lernen.»

Dass ihr Mann es sich versagt haben sollte, seine Töchter kennenzulernen, machte Katell fassungslos; ab und zu floss ihr ein «Warum?» aus der Feder. In diesem Wort steckte ihre ganze Ratlosigkeit.

Katell de Sainte-Croix' nervöse, ungleichmäßige Handschrift kündete von der Wut einer Frau, die lange nicht wahrhaben wollte, dass ihr geliebter Mann sie offenbar ohne Erklärung von einem Tag auf den anderen verlassen hatte, und die nun bei Gott und den Menschen nach der Lösung jenes Rätsels suchte, das sie innerlich zerfraß.

Später fand sie sich damit ab.

Ab 1916 wurden die Briefe seltener. Zwei oder drei pro Jahr, um Geschäftliches zu regeln oder sich für die eine oder andere Gefälligkeit zu bedanken. Im Jahr 1917 schickte sie zwei Traueranzeigen: Clarence und Marie-Louise Le Savouroux, die Eltern von Katell, waren kurz hintereinander an der Spanischen Grippe gestorben. Und sie hatte geglaubt, diese Krankheit selbst auch nicht zu überleben. Sie bedankte sich bei Octave, weil er die Zwillinge währenddessen bei sich aufgenommen hatte. 1919 teilte sie ihrem alten Freund in einem Telegramm aus Paris mit, dass es um sie «nicht gut» stehe. Sie bat darum, ihn so schnell wie möglich zu treffen. Ein paar kurze Nachrichten, um sich zu verabreden, eine Grußkarte. In einem letzten Brief aus dem Jahr 1920 bestätigte Katell vage, sie habe bestimmte «Vorkehrungen» getroffen und erwähnte das Datum, an dem der berühmte Dr. Pozzi sie operieren würde. Sie hoffe, «das Übel zu besiegen», schrieb sie, ohne dieses Übel zu benennen.

Ihr Brief endete auf ergreifende Weise:

«Sollte Gott mich zu sich rufen, vertraue ich dir meine lieben Töchter an. Ich weiß, dass du über sie wachen wirst wie über deine eigenen Kinder. Du wirst sie beschützen und trösten, diese unschuldigen Geschöpfe, die nichts als Krieg, Verlassenheit und Tränen erlebt haben.»

EBBE

74.

Direkt unter ihrer geraden schmalen Nase hatte sie einen winzigen Leberfleck, der mir bei unseren früheren Begegnungen nicht aufgefallen war. Ihre Haut, rund um die Augenwinkel von einigen Krähenfüßen durchzogen, war so zart, dass sie durchsichtig schien. Violette Schatten unter den Augen, hohle Wangen, die an Marlene Dietrich erinnerten – Géraldine Draouen hatte nicht ganz falsch gelegen, diese strenge Schönheit hatte etwas Nordisches an sich.

«Was hätten Sie gern?»

Die Stimme des Kellners riss mich aus meiner Betrachtung. Rebecca bestellte russischen Tee und ich einen Cappuccino, außerdem ein paar Crêpes, um unser Treffen zu verlängern. Sie kam gleich zur Sache.

«Sehe ich das richtig – Sie sind der Urenkel von Ambroises Geschäftspartner?»

«Yann de Kérambrun, zu Ihren Diensten. Ein seltsamer Zufall, finden Sie nicht?»

Ihre Augenbrauen zuckten. «So groß ist die Bretagne nicht. Würden wir nur gründlich genug recherchieren, würden wir sicher herausfinden, dass wir mit der Hälfte der Leute verwandt sind, die hier um uns herum sitzen, von den Touristen mal abgesehen.»

Eins zu null für sie. Ich stellte meine erste Frage: «Könnten Sie mir sagen, in welchem Verhältnis Sie zu Ambroise stehen?»

«Er war mein Urgroßvater.»

Eine so direkte Verwandtschaft hatte ich nicht vermutet. Ich zog mein rotes Notizbuch heraus und schlug die Seite mit dem von mir erstellten Stammbaum auf: «Hier sehen Sie, wie meine Familie sich zusammensetzt.»

Rebecca Lund betrachtete die Jahreszahlen, die Namen, die Pfeile. Sie kniff die Augen zusammen und sagte: «Das muss ja eine Heidenarbeit sein, all diese Leute ausfindig zu machen ...»

Ich verspürte einen Hauch von Stolz.

«... aber ich verstehe trotzdem nicht, warum Sie sich für meinen Urgroßvater interessieren. Streng genommen sind Sie nicht mit ihm verwandt, oder?»

Zwei zu null. Ich bog mir die Wahrheit ein wenig zurecht. «Ich bin Historiker und erforsche gerade die Geschichte des Unternehmens, das von unseren beiden Urgroßvätern gegründet wurde. Wussten Sie, dass es sogar drei Gesellschafter waren?»

«Nein.»

Ich hatte erwartet, dass sie ein gewisses Interesse an ihrem Vorfahren zeigen würde. Was ich ihr erzählte, ließ sie aber offenbar kalt. Der Kellner half mir kurzfristig aus der Verlegenheit, als er uns die Tassen und Teller vorsetzte. Zu meiner großen Überraschung nahm Rebecca mein Angebot an, von den Crêpes zu naschen. Sie sprach mit einem ganz leichten Akzent, im Grunde kein Akzent, sondern eher eine bestimmte Art und Weise, die Vokale zu dämpfen, deren Ursprung ich nicht festmachen konnte. War sie vielleicht Russin? Skandinavierin? Dabei sprach sie Französisch so fließend wie eine Einheimische.

Ich fuhr mit meinen Erklärungen fort, erzählte von den Handlungsbüchern und von meinem Wunsch, die ersten Jahrzehnte der Firmengeschichte zu rekonstruieren. Ich gestand Rebecca, wie sehr ihr Name auf dem Plakat des Buchfestivals in Binic meine Neugier geschürt hatte, ohne ihr zu verraten, dass ich sie am Strand zu beobachten pflegte.

«Das ist mein Pseudonym. Mein bürgerlicher Name ist Lund. Genauer gesagt Lund-Pianta.»

Also gab es irgendwo einen Herrn Lund oder einen Herrn Pianta. Das hätte ich mir denken können. Fast hätte ich sie gefragt, welcher der beiden Namen ihr Mädchenname war, aber sie kam mir zuvor.

«Meine Großmutter hieß Marthe. Marthe de Sainte-Croix. Sie war die Tochter von Ambroise und hatte eine Tochter namens Geneviève und einen Sohn namens Marien. Er hat meine Mutter in zweiter Ehe geheiratet. Pianta ist sein Familienname, nach dem Mann meiner Großmutter, und Lund der Familienname meiner Mutter.»

Erleichtert fragte ich: «Haben Sie Geschwister?»

«Ich hatte einen Halbbruder. Er war zwanzig Jahre älter als ich.»

Die Vergangenheitsform sprach Bände. Ich fragte mich, ob die Trauer auch so schmerzte, wenn man nicht zusammen aufgewachsen war. «Leben Ihre Eltern noch?»

«Ja. Mein Vater war Diplomat. Meine Mutter ist Dänin, und ich bin in Kopenhagen aufgewachsen. Dort wohnen sie jetzt.»

Während wir uns unterhielten, hatte Rebecca den Crêpes-Teller praktisch leer gegessen. Und ich dachte, sie ernähre sich von Karottensaft und Bio-Tofu ... Sie kehrte zum Thema zurück. «Jetzt sagen Sie mir mal, warum genau Sie mich treffen wollten.»

Tagelang hatte ich an der Formulierung meiner Bitte gefeilt – während ich auf ihre Antwort bezüglich meines Terminvorschlags wartete. «Ich wüsste gern, ob Sie weitere Informationen zu diesem Zweig Ihrer Familie haben, den Sainte-Croix'. Fotos, Dokumente ... Der Held Ihres Romans ist doch Ihr Urgroßvater?»

Sie seufzte. «Mehr oder weniger. Ich weiß aber nur, was man mir über ihn erzählt hat. Mein Vater hätte Ihnen vielleicht weiterhelfen können, aber er ist fast neunzig und in keiner guten Verfassung. Er hatte ohnehin keine Verbindung zu seiner bretonischen Familie, hat weder seinen Großvater noch seine Großmutter mütterlicherseits gekannt. Seine Mutter Marthe lebte in Saint-Jean-de-Maurienne. Dort ist mein Vater auch zur Welt gekommen.»

«Hieß Ihre Urgroßmutter vielleicht Katell?»

«Mir wurde immer von einer Marie-Catherine erzählt.»

«Ja, das ist sie.»

Rebecca trank einen Schluck Tee. «Und was wissen Sie über die Sainte-Croix'?»

In einem Atemzug zählte ich auf: «Ambroise war Anwalt und betätigte sich politisch. Er vertrat den Linksblock. In der Region war er bekannt wie ein bunter Hund und ließ sich überall blicken, wo was los war. Sehr ehrgeizig, recht extravagant. Ich vermute, dass er sich mit meinem Urgroßvater zusammengetan hat, um Wähler zu gewinnen. Er hatte außerdem eine Menge Feinde, den Zeitungen von damals zufolge. Seine Frau konnte zunächst nicht glauben, dass er sie verlassen hatte. Sie dachte, man hätte ihn entführt und eingesperrt oder ermordet. Am Ende hat sie sich mit seinem Verschwinden abgefunden.»

Rebecca staunte. «Da wissen Sie mehr als ich. Sogar sehr viel mehr.»

«Ich dachte, Ihr Buch beruhe auf wahren Ereignissen.»

«Nein, die Geschichte meiner Familie war lediglich ein Aufhänger.»

«Wissen Sie denn, warum Ambroise weggegangen ist?»

«Mir wurde nur erzählt, dass er von einem Tag zum nächsten das Weite gesucht hat. Just nachdem seine Frau ihm eröffnet hatte, dass sie schwanger war. Das muss für sie schrecklich gewesen sein. Er hatte sich nach Kanada abgesetzt und ist bis zum Ende seines Lebens dort geblieben.»

«Nach Kanada? Wie hat man davon erfahren?»

«Er hat von Nova Scotia aus Briefe verschickt. Aber er ist nie zurückgekehrt ... Für seine Familie war es sehr schwer, vor allem, weil unmittelbar nach seinem Verschwinden der Erste Weltkrieg ausgebrochen ist. Meine Großmutter und ihre Schwester haben ihre Mutter Marie-Catherine ein paar Jahre danach verloren. Kurz nach Kriegsende. Ich glaube, die Ärmste ist an gebrochenem Herzen gestorben.»

«Sie wurde von einem Pariser Chirurgen operiert, Samuel Pozzi. Er war auf Gynäkologie spezialisiert. Vielleicht hatte sie Krebs.»

«Aber woher wissen Sie das alles?»

«Aus ihrer Korrespondenz.»

Endlich konnte ich punkten. Ich reichte Rebecca den Brief von Katell, den ich in eine Prospekthülle gesteckt hatte. Sie hielt ihn so weit von sich gestreckt, dass ich ihr meine Lesebrille anbot. Sie setzte sie ohne zu zögern auf. Nach der Lektüre gab sie mir den Brief zurück, wenn auch widerstrebend. Sie wirkte verstört. Ich fragte sie, ob sie wisse, wer Katells Zwillingstöchter aufgezogen hatte. Rebecca meinte, sie seien bei Cousins untergekommen, die in Saint-Malo lebten. Ihre Großmutter Marthe wurde im Alter von siebzehn Jahren mit einem Gebirgsjäger aus Chamonix verheiratet und musste ihre innig geliebte Schwester Blandine zurücklassen. Sie war gerade mal achtzehn, als sie den Vater von Rebecca zur Welt brachte.

«So jung ...»

«Vor allem so traurig. Meine Großmutter hat mir kurz vor ihrem Tod erzählt, dass sie sich mit sechzehn in ihren Cousin verliebt hatte. Der Vater des jungen Mannes wollte aber nichts von einer solchen Ehe wissen. Um Marthe von ihrem Cousin fernzuhalten, hat man sie mehr oder weniger gegen ihren Willen verheiratet. Der Onkel hatte wahrscheinlich auch keine Lust mehr, für beide Waisenmädchen zu sorgen.»

«Wissen Sie, wie dieser Onkel hieß?»

«Nein. Bei uns wurde nie über diese Geschichte gesprochen. Man hat mir nur gesagt, dass die Flucht von Ambroise eine Schande für die Familie gewesen war. Eine richtige Schmach.»

«Aber wovor ist er denn geflohen?»

«Ich habe nicht die geringste Ahnung.»

Schließlich zeigte ich ihr das Foto der drei Gesellschafter am Hafen – das ich dem Album von Albina entnommen hatte – und deutete auf den Mann mit der Löwenmähne. Auch das Foto hielt sie weit von sich gestreckt.

«Das sieht ganz nach ihm aus. Ich kenne aber nur sein Hochzeitsfoto. Die Familie hat viele Erinnerungsstücke entsorgt.»

«Die *damnatio memoriae* ...»

«Wie bitte?»

«In solchen Fällen hat man im antiken Rom sämtliche Spuren vernichtet.»

Der Teesalon leerte sich nach und nach. Ich fragte Rebecca, ob sie noch einen Wunsch habe. Sie warf einen diskreten Blick auf ihre Uhr.

«Danke, aber ich muss los. Ich fürchte, ich konnte Ihnen nicht wirklich behilflich sein, Monsieur de Kérambrun.»

«Nennen Sie mich bitte Yann.»

An ihrer Stelle hätte ich tausend Fragen gestellt, die restlichen Briefe einsehen wollen, verschiedene Hypothesen erwogen, versucht, mehr zu erfahren ... Stattdessen wollte sie jetzt gehen, obwohl wir noch gar nicht über ihr Buch gesprochen hatten, über ihre Leidenschaft fürs Joggen oder ihr Interesse an der Küstenflora. Ob sie zu einer anderen Verabredung wollte? Ich stellte eine letzte Frage, weniger in Erwartung einer Antwort als vielmehr, um Rebecca noch ein wenig aufzuhalten: «Könnte jemand anders in Ihrer Familie Fotos oder Briefe aufbewahrt haben? Ich habe bisher vergebens nach dem Briefwechsel von Octave und Ambroise gesucht.»

«Ich sagte Ihnen doch, wir hatten keinerlei Andenken. Das einzige Bild, das ich von Ambroise kenne, habe ich bei meiner Tante Geneviève gefunden, als ich meinen Roman schrieb. Und mein Vater ist so viele Male umgezogen ... Falls es noch etwas gibt, müsste es sich inzwischen in Kopenhagen befinden. Oder bei meiner Tante in Saint-Jean-de-Maurienne. Wenn ich das nächste Mal dort bin, frage ich sie, versprochen.»

75.

Als wir den Teesalon verließen, erzählte Rebecca, dass sie in der Nähe des Thermalbads wohnte – die erste private Information, die sie mir gewährte. Zu wissen, dass sie sich nur wenige Minuten von den Couërons entfernt befand, war für mich aus unerfindlichen Gründen eine Beruhigung. Wir legten einen Teil ihres Heimwegs gemeinsam zurück. Während wir an der Festungsmauer entlangliefen, stellte sie mir ein paar Fragen zu meiner Arbeit, eher aus Höflichkeit denn aus aufrichtigem Interesse. Ich beantwortete sie bereitwillig, erzählte von meinem Sabbatjahr und meiner Abhandlung über die Piraterie. Und ich nutzte die Gelegenheit, um ihr zu sagen, wie sehr ihr Buch mir gefallen hatte und dass ich von den Naturbeschreibungen beeindruckt war. Ich meine, dabei auch Paul erwähnt zu haben.

Sie beharrte darauf, dass allein der Ausgangspunkt für die Romanhandlung auf Tatsachen beruhte. Alles andere habe sie nicht recherchiert, sondern imaginiert. Für die Flora und Fauna hingegen interessiere sie sich schon lange. Ab und zu drosselte Rebecca das Tempo, um den Strand zu betrachten, die Möwen, das Meer. In diesem spätnachmittäglichen Licht, das vom Wasser reflektiert wurde, waren ihre Augen von überirdischer Schönheit. Zu meinem großen Bedauern ließ sie sie jedoch hinter einer Sonnenbrille verschwinden. Als ich vor den Couërons stehenblieb, hob sie die Augenbrauen. «Hier wohnen Sie?»

«Im Haus meines Urgroßvaters. Ihre Urgroßeltern waren sicher des Öfteren hier.»

Ich hätte sie ins Haus bitten sollen. Doch ich traute mich nicht. Rebecca Lund hielt auf höfliche, aber dezidierte Weise Abstand, als wollte sie lieber abseits der Welt und der anderen verharren.

Da wurde mir klar, dass es nur dann zu einem weiteren Treffen kommen würde, wenn ich die Initiative ergriff. Beim Abschied schlug ich ihr vor, mich mal zu besuchen, um die anderen Briefe ihrer Urgroßmutter zu lesen. Sie sagte: «Warum nicht.» Immer noch besser als ein Nein.

An diesem Abend war ich so euphorisch wie seit Jahren nicht mehr. Die anderthalb Stunden, die ich in ihrer Gesellschaft verbracht hatte, beseelten mich. Trotzdem ermahnte ich mich zur Vernunft. Komm schon runter, Yann. Du machst dir was vor, und das wirst du bereuen. Diese Frau hat mit dir nichts am Hut. Sie hat garantiert einen Mann, eine Gefährtin, Kinder, einen Hund oder drei Katzen. Und sie scheint auch kein bisschen auf bretonische Junker mit Adelsprädikat zu stehen.

Erstaunlich, wie aufgewühlt ich war. Nach dem Weggang meiner Frau, den rastlosen Nächten, in denen ich mir manisch die Bilder von Marie-Laurence und Pablo im gleichen Bett vor Augen führte, glaubte ich, jede Bindungsfähigkeit eingebüßt zu haben. Monatelang brannte ich nur so vor Eifersucht. Weiß Gott, wozu ich mich ohne Paul an meiner Seite hätte hinreißen lassen. Danach hatte ich mich, von der flüchtigen Affäre mit meiner Kollegin abgesehen, auf keinerlei Beziehung mehr eingelassen. Ich wollte nie wieder so leiden.

Rebecca Lund, oder Pianta, mochte die herrlichsten Augen haben und keinen Ehering tragen, aber sie war bestimmt nicht ungebunden. Und ich hatte bei ihr nicht das geringste, auch nur unbewusste Anzeichen dafür entdeckt, dass sie dem Mann gefallen wollte, der ihr gegenübersaß. Darauf legte sie einfach keinen Wert.

Aufgrund meiner Neigung zum Bovarismus, wie mein alter

Freund Renaud es ausdrücken würde, würde ich einen hohen Preis zahlen, wenn ich mich in Rebecca verliebte.

Und doch hatte ich nur eines im Sinn: Ich wollte sie wiedersehen.

76.

Er hat die Nase in sein flauschiges Fell vergraben, seine Pfoten unter das Kinn gesteckt und sich in ein Kissen gekuschelt. Sonst schmiegt er sich an ihren warmen Leib, während sie sich ausruht oder stundenlang rechteckige Gebilde in den Händen hält, die sie immer wieder betrachtet und auseinanderfaltet. Danach legt sie diese auf den Boden, streichelt ihn, gibt ihm Küsschen auf den Kopf, und er schnurrt ohne Unterlass, wobei er sie die ganze Zeit verliebt ansieht. Er klettert auf ihre Brust, schläft dort ein, und sie schließt ihn in die Arme, atmet den Duft nach Bergamotte und Haselnuss seines jungen Fells. Drückt sie ihn zu fest, maunzt er empört oder deutet mit geschlossenen Pfotenballen einen Hieb an, der stets harmlos bleibt. Wenn sie aber dieses seltsame Geräusch macht, wenn ihr nasses Gesicht sein Haarkleid benetzt und er die Wellen ihrer Verzweiflung spürt, sträubt er sich nicht und nimmt ihren Kummer auf.

Wie er hierhergekommen ist, weiß er nicht. Er erinnert sich nur an die Kälte, die Angst und die Einsamkeit, als er aus dem gemütlichen Korb gerissen wurde, in dem er an den Zitzen seiner Mutter gesaugt hatte. Als hätte sie sein Leiden gespürt, nahm die Riesin ihn an sich, wärmte ihn und verbot jedem, insbesondere dem brüllenden kleinen Monster, ihn anzufassen. Sie reichte ihm Untertassen mit Milch und weichen Brocken, trug ihn, der sich in ihren Armen einrollte, mit sich herum, ließ ihn nach Federwedeln schnappen oder Korkbällen nachlaufen und ummantelte ihn mit einer Zärtlichkeit, die ihn von seinem unermesslichen Schmerz heilte.

Wenn sie unter sich sind, legen sie sich manchmal beide keuchend auf den Boden, wenn sie zu lange gespielt haben. Er reibt Kopf, Schnauze und Schnurrhaare an ihrem Kopf, um sie, so winzig er ist, in seinen Kätzchengeruch einzuhüllen. Ihre Blicke treffen sich – auch wenn sie nicht zur selben Spezies gehören, weiß er, dass zwischen ihnen eine perfekte Verbindung besteht, die der bedingungslosen Liebe, dass Leid oder Freude des einen im anderen widerhallt. Er weiß auch, dass sie ihn am liebsten hat, nicht das brüllende kleine Wesen, den Mann in Schwarz oder die spröde Frau, die sich vor ihm fürchtet und die er jedes Mal kratzt, wenn sie sich ihm nähern will; er weiß, dass sie ihre Lippen nur an sein Fell drückt, um diese Laute hervorzubringen, diesen Gesang, den er nicht versteht, aus dem er aber eine raue, tiefe Verzweiflung heraushört.

Gerade erwacht er aus einem bedrückenden Traum, er war in der Abstellkammer eingesperrt und hatte vergeblich nach ihr gerufen. Sie ist schon seit vielen Tagen nicht mehr da, nicht wenn er einschläft, nicht wenn er aufwacht, und die Zeit steht still. Er ist traurig, er langweilt sich. Und dann betrachtet er vom Turmfenster aus die höhnisch lachenden Möwen.

Eine von ihnen ist gerade vom Geländer, auf dem sie saß, hochgeflogen. Sobald ein Vogel seine Flügel und Schwungfedern entfaltet, ist er nichts als reine Perfektion, ein aerodynamisches Wunder, das sich auf die Luft stützt und sie lautlos zerteilt. Die Möwe gleitet mit dem Wind in Richtung offenes Meer und sucht mit ihrem Auge die blaue Fläche nach beweglichen Flecken ab. Am Deck der Schiffe oder in ihrem Kielwasser finden sich immer Fisch- und andere Futterreste, um die man sich lauthals zankt. Ein Schwarm Vögel ist stets ausdauernder als die Menschen, die sie jagen. Bevor es Abend wird, hat die Möwe sich satt gefressen und kann sich auf der Festungsmauer niederlassen, um mit gleichgültigem Blick die schwarzen Silhouetten an sich vorbeiziehen zu sehen.

Heute braucht sie sich am klaren Himmel nicht anzustrengen, keine

Wolke verschleiert ihre Beute, die Luft ist belebend, der Wind schnell. Die Möwe schwingt sich auf und sieht, wie sich an der Flussmündung der dunkle Auswuchs der Stadt von der goldenen Sandzunge, den zartgrünen Wiesenquadraten, den gelben Feldern und jaspisgrünen Hainen abhebt. Wo sie nur ihre Federn und ihre Kenntnis der Winde benötigt, bräuchte der Mensch ein Flugzeug, um denselben Ausblick zu genießen. Eine Maschine aus Eisen und Kerosin, in das hundertelf Jahre später ein hochgewachsener, schwermütiger Geschichtsprofessor steigen sollte, weil ein Freund einen zweistündigen Flug gebucht hatte, um ihm den Gegenstand seiner Faszination aus der Luft zu zeigen.

Von oben betrachtet, besteht die Stadt aus einer Kette von wasserumspülten Felsen, bildet ein Netz von Tomboli und Nehrungen, die durch Brücken und Becken verbunden wurden, um ein Spinnennetz aus Stahl und Zement zu schaffen: eine trotzige, raffinierte und erschreckend fragile Konstruktion. Und es zeigt sich, dass die Insel, die aus dem friedlich plätschernden und schäumenden Wasser hervorbricht, einst ihre Festlandcousine gewesen war, fast könnte sie selbst heute die Arme nach dem gegenüberliegenden Ufer ausstrecken. Sie bleibt aber vom Krieg gezeichnet, bei der trostlosen Flachheit der Felsen angefangen, die ihrer Unebenheiten beraubt wurden. Auf diesem künstlich abgetragenen Relief haben Beton, Mauerwerk und in Sechseckform gegossener Zement weißliche Muster auf dem Boden hinterlassen, als hätte ein Kind zum Spaß geometrische Formen darauf abgepaust.

Aus der Luft erscheint Cézembre winzig und friedlich. Wie konnte ein so kleiner Felsenhaufen so viel Schmerz und Raserei aufnehmen?

Und doch bleibt er unverwüstlich.

Das Katerchen schließt die Augen, flüchtet sich in einen Traum, in dem sie wieder da sein wird. Die Möwe öffnet ihre, um sich auf einen silbern blitzenden Fisch zu stürzen, der seiner Reuse entkommen ist. Der Mann schießt Fotos aus dem Cockpit heraus, überwältigt vom gänzlich ungewohnten Blick auf diesen Ort, an dem er sein neues Leben festgemacht hat.

Im Grunde erzeugt ein jeder selbst die Bilder, die er zum Überleben braucht.

77.

Während Mélanie die Schlüssel zurückbrachte, begleitete ich die Juroren zum Restaurant der Sorbonne. Keiner von ihnen ahnte, wie viel Energie ich hatte aufbringen müssen, um diese Dissertation zu lesen, meine Ansprache vorzubereiten, in den Zug zu steigen und der Disputation beizuwohnen. Nachdem ich monatelang nichts als bequeme Jeans und Sweater getragen hatte, fiel es mir schwer, Anzug und Krawatte überzustreifen. Hätte ich Mélanie nicht so gerngehabt, hätte ich meine Teilnahme rundweg abgesagt.

Im Hof begegnete mir ein Mediävist aus meinem Fachbereich. Als er mich begrüßte, hatte er offenbar vergessen, dass wir uns ein Jahr lang nicht gesehen hatten, und schwadronierte von irgendeiner Konferenz, deren Brisanz in seiner Darstellung an die eines Dritten Weltkriegs heranreichte.

Bei Tisch wurde über Publikationen, Fördermittel und den ewigen Stellenmangel geredet. Ein recht eitler Professor, der aus Reims angereist war, lenkte einen Gutteil des Gesprächs auf das hochdotierte Forschungsstipendium, das er gerade ergattert hatte. Schön für ihn.

Vor zwanzig Jahren hatte ich an der Stelle des heutigen Kandidaten gestanden. Ich schwitzte in meinem Anzug und hatte mehr Angst vor Charles, der hinter mir saß, als vor der illustren Kommission, die mich befragte.

Um mir damals das Recht zu erwerben, eines Tages in diesem

Restaurant zu speisen, hatte ich gewisse Dinge opfern müssen: die vermeintliche Unbeschwertheit der Jugend – ich erinnerte mich nicht, sie gekannt zu haben –, das Reisen, das Fotografieren. Als Ehemann und Vater hatte ich mein Bestes getan und versucht, möglichst souverän zu wirken, ob bei Geburtstagsfeiern oder beim Kinderarzt, dabei war ich meistens körperlich präsent und geistig abwesend.

Nur auf eines hatte ich nicht verzichtet, auf das Schwimmen.

Nach dem Mittagessen ging ich zu Fuß zur Nationalbibliothek. Es war erst der 10. Juni, aber die Hitze war bereits unerträglich, und das trockene Gift der Abgase verstärkte die Sehnsucht nach dem morgendlichen Schwimmen am Sillon. In der Bibliothek passierte ich die Schleusen, zog das Jackett aus und füllte den Inhalt meiner Taschen in die Sicherheitswanne um. Dieses Ritual, dem ich mich früher einfach unterworfen hatte, ärgerte mich nun, weil es so kompliziert war. Nach fünfundzwanzig Jahren hatte ich meinen Bibliotheksausweis zum ersten Mal nicht rechtzeitig verlängert. Ich musste eine Reihe von Formularen ausfüllen und dann einem kleinkarierten Bibliothekar haargenau erklären, was ich hier suchte, während er mich musterte, als wäre ich ein Einbrecher mit finsteren Absichten.

Auf einmal bedrückte mich alles, was mit meinem früheren Leben zu tun hatte.

Und dann durfte ich mir endlich im angenehm gekühlten Saal W *Die Gebrüder Hodierne, Künstler und Bewahrer bretonischer Geschichte* aushändigen lassen. Vierhundertfünfzig Seiten voller Texte, Abbildungen und Tafeln, mit einer Einführung von «E. Bathori». Diese wollte ich unbedingt lesen und mich zugleich auf die Fotos stürzen, aber ich hatte nur zwei Stunden Zeit. Also blätterte ich das Buch durch wie ein Daumenkino und sah Porträts, Bauwerke, Schiffe und Landschaften als bewegte Bilder an mir vorbeiziehen. Und während ich fern von Wind und Meer in einem versenkten Gartengeschoss im Herzen von Paris weilte, tauchten plötzlich Cézembre, der Sillon und die Festungsmauer vor mir auf. Zwar in ihrer Gestalt von vor hundert Jahren, aber sie entsprachen so genau jenen Schilderungen auf den Seiten mit der kleinen gedrängten Schrift, dass ich das Gefühl hatte, alten Freunden wieder zu begegnen.

Bei Historikern sollte Vernunft über Gefühl gehen. Diese eiserne Regel versuchten wir unseren Studenten Jahr für Jahr einzuschärfen. Doch vor diesen Fotografien kapitulierte ich und ließ jede Distanz und Objektivität sein. Die Bilder wurden ein Jahrhundert zuvor von Menschen gemacht, die ihre Küste über alles liebten. Ihre ganz Leidenschaft schien in den Aufnahmen durch, ließ sie erstrahlen und transzendierte sie zugleich.

Mit ihrem Können, Talent und Einfallsreichtum hatten die Gebrüder Hodierne das fließende, flirrende Küstenlicht besser eingefangen, als ich es mit meiner Kamera modernster Machart jemals könnte, jenes unheimliche, changierende Licht, das mir auch in Belles Gemälden begegnet war. Sie hatten die urwüchsige Kraft der Küstenlandschaft eingefangen, den furchterregenden, hingebungsvollen Tanz von Meer und Mensch, sobald dieser der Anziehungskraft des Wassers erlegen war und seine prächtigen Villen möglichst nah am Ufer errichtete – als könnte er Herr über dieses Element werden, nur weil er von seinem prunkvollen Fenster aus den Ärmelkanal überblickte.

Das Meer revanchierte sich in regelmäßigen Intervallen mit Stürmen, tonnenweise Sand und starken Böen. Es rüttelte an Deichen und Mauern, zerschmetterte Schiffe, versetzte dem Stolz und den Flotten der Reeder heftige Dämpfer, um ihnen zu zeigen, wer hier das Sagen hatte.

Der Sillon, wie die Gebrüder Hodierne ihn sahen, war das Gegenteil einer Postkarte – so widersprüchlich das anmuten mag. Hier hatte die Unruhe ihren festen Ort, hier, wo magnetische

Kräfte sich zweimal am Tag umkehrten, wo die Wellen in einem unerbittlichen Ballett aus Schaum und Licht den Strand stürmten, wo Leben und Tod sich immer wieder neu offenbarten, wo alles immer wieder durcheinandergewirbelt wurde, Salz und Tang, Aufbruch und Rückkehr, Sieg und Niederlage. Und nun betrachtete ich durch die Augen dieser unerschrockenen Künstler, die ihre profunden chemischen Kenntnisse und ihr Arsenal an optischen Tricks in den Dienst einer Kunst in höchster Perfektion gestellt hatten, die Villen, von denen einige vollendet waren und andere sich noch im Bau befanden, betrachtete Cézembre, deren Umrisse in Dunst gehüllt waren, und die Pointe de la Varde, die hinter dem langen, hellen Satz des Strandes einen markanten schwarzen Punkt setzte.

Zwischen den Aufnahmen von Meer und Horizont zogen im Zeitraffer Gesichter an mir vorbei, unendlich viele Gesichter, einige vertraut, andere wildfremd, darunter Freunde, Verwandte, Geschäftspartner von Octave, dessen Notizhefte mir nun erlaubten, in deren Leben einzutauchen.

78.

Sie haben Glück, ich war auf dem Sprung in die Auvergne. Ihre Mitternachtsbotschaft hat mich aber neugierig gemacht.»

Vor mir stand eine Frau mit kurzem kastanienbraunem Haar, feinen Gesichtszügen und grauen Augen. Ihre Stimme war weich und wohlklingend, Balsam für die Ohren. Das war sie also, «E. Bathori» – das E. stand für Élisabeth –, die Historikerin, die das Werk der Gebrüder Hodierne veröffentlicht hatte. Nach meinem Bibliotheksbesuch hatte ich den Abend damit verbracht, die Webseiten von klassischen und modernen Antiquaren und sogar den Online-Schwarzmarkt für Bibliophile abzugrasen, bis ich schließlich feststellen musste, dass dieses Buch überall vergriffen war.

In meiner Verzweiflung schickte ich eine Nachricht an die E-Mail-Adresse, die ich auf der Webseite des Instituts für Fotografiegeschichte gefunden hatte. Dort wurde Élisabeth Bathori als Mitarbeiterin geführt. In meiner Mail erklärte ich ihr kurz, warum ich mich für diese herausragenden bretonischen Fotografen interessierte, und bat um ein Treffen. Ich hatte meinen beruflichen Account genutzt, denn «die Sorbonne» konnte durchaus als Türöffner wirken.

Bathori antwortete binnen einer Stunde, was mich sehr verblüffte, und schlug ein Treffen am nächsten Morgen in aller Frühe vor. Ich sagte umgehend zu, auch wenn ich deswegen meine Rückreise nach Saint-Malo verschieben musste.

Ihr Institut befand sich in der Rue Gabriel-Laumain, eine Nebenstraße der Rue d'Hauteville, von deren Existenz ich bis dato nichts geahnt hatte. Ich ging zu Fuß hin. In den morgendlichen, noch etwas verschlafenen Straßen, die einen letzten Hauch Frische bargen, war ein Rest nächtlichen Friedens zu spüren.

Die Historikerin erwartete mich am Eingang des Gebäudes, das um diese Uhrzeit noch für das Publikum geschlossen war. Nach einem kurzen Händedruck führte sie mich in ihr Büro. Wie mein Pariser Arbeitszimmer war es mit Büchern, Archivunterlagen und Akten vollgestopft. Hier herrschte allerdings makellose Ordnung. Meine Gastgeberin bot mir einen Kaffee an, den ich gern annahm, und kam sofort auf das eigentliche Thema zu sprechen.

«Ich finde es erstaunlich, dass Sie zu den Gebrüdern Hodierne forschen. Ihr Spezialgebiet ist doch eher die Geschichte des Altertums, nicht wahr?»

Also hatte sie sich ebenfalls im Internet kundig gemacht.

Ich erzählte ihr von meinem Erbe, den Couërons, Octaves Archiv und den Werbeanzeigen der Firma, für die alle drei Hodiernes Bildvorlagen geliefert hatten.

«Stimmt, Albert Hodierne fotografierte unter anderem Meeresansichten und verkaufte sie an Postkartenverlage. Ich habe nachgeschaut: Ihre Familie war tatsächlich Kundin der Hodiernes. Und zwar im großen Stil. Die Gebrüder waren oft für sie tätig.»

«Wo sind die Fotos, die Sie für Ihr Buch zusammengestellt haben?»

«Hier im Haus. Ich war für den Erwerb dieser Sammlung zuständig. Das steht auch im Vorwort.»

«Tut mir leid, ich hatte keine Zeit, es zu lesen.»

«Dann fasse ich das Wichtigste für Sie zusammen. Ich wusste von der Existenz dieses Fotostudios in Saint-Malo. Ich wusste auch, dass es zu seiner Zeit einen ausgezeichneten Ruf genossen hatte. Aber ich kannte nur ein paar Postkarten von Albert, die in Serie gedruckt worden waren, und zwei, drei Porträts von François, die ich in Zeitungen entdeckt hatte. Ich dachte mir schon, dass es viel mehr Erzeugnisse aus diesem Studio gab, aber ich wurde nirgends fündig. Das Postkartenmuseum verfügte nur über ein Dutzend Aufnahmen, die Regionalarchive von Saint-Malo und Rennes hatten kaum mehr zu bieten. Und auch in den Auktionshäusern nicht das Geringste, kein Originalabzug, keine Fotoplatte, keine Filmrolle. In solchen Fällen gibt es nur zwei Erklärungen: Entweder wurde der gesamte Nachlass zerstört, oder er verbarg sich irgendwo ganz unversehrt ... Zwei Jahre später bekam ich zufällig mit, dass ein Satz Fotos aus dem Studio Hodierne auf eBay angeboten wurde. Aufnahmen des Casinos von Paramé, die ich noch nie gesehen hatte. Ich nahm Kontakt zu den Anbietern auf und fuhr dann zu ihnen. Ein junges Ehepaar, das sich gerade ein altes Haus in Saint-Malo gekauft hatte.»

«Wo genau in Saint-Malo?»

«Auf der Hafenseite. Saint Irgendwas ...»

«Saint-Servan.»

«Richtig. Das Haus war ziemlich heruntergekommen und wurde nie entrümpelt. Übrigens ein Grund, warum die Käufer den Preis drücken konnten. Das junge Paar hat mir einen Haufen Holzkisten auf dem Dachboden gezeigt. Sie enthielten Tausende Fotoplatten, unzählige Alben voller Abzüge ... ein wahrer Schatz, gut verpackt, in exzellentem Zustand. Die jungen Leute wussten nicht, was sie damit anstellen sollten. Die Frau wollte einen Container mieten und die Kisten im Müll entsorgen. Ich stand praktisch unter Schock, auch wenn ich mir Mühe gab, das nicht offen zu zeigen. Ich bat die beiden, die Kisten vorerst nicht anzurühren, erstellte ein Gutachten und überredete sie, das Ganze geschlossen ans Institut zu verkaufen.»

«Und sie haben sich darauf eingelassen?»

«Auf eBay hatte man ihnen für die zehn Fotos einen Spottpreis geboten. Und sie hätten Tausende absetzen müssen, mal abgesehen von den unverkäuflichen Fotoplatten. Das hat sie entmutigt. Also waren sie hellauf begeistert, dass wir ihnen den ganzen Plunder abnahmen. Und auch noch dafür bezahlten.»

«Da hat Ihr Institut aber ein schönes Schnäppchen gemacht ...»

Élisabeth Bathori runzelte die Stirn. «Wir haben die beiden nicht übers Ohr gehauen, wenn Sie das andeuten wollten. Zu diesem Zeitpunkt waren die Aufnahmen noch vollkommen wertlos. Nur eine Handvoll Leute wussten überhaupt, wer die Hodiernes waren, und noch weniger waren der Meinung, dass man sie dem Vergessen entreißen sollte, außer mir nur Hélène Hivert und unser Chefarchivar Alain Behr ... Erst durch unsere Arbeit, durch das Ausstellen und Einordnen, haben die Bilder an Wert gewonnen. Und das war wirklich keine leichte Aufgabe. Sehen Sie mal.»

Sie entrollte ein Plakat, das in einer Ecke gelegen hatte: *Die Gebrüder Hodierne: zwischen Land und Meer.* Die Ausstellung hatte zwei Jahre zuvor im Musée du Luxembourg stattgefunden. Das war komplett an mir vorbeigegangen. Damals hatte ich aber ohnehin die Lust an praktisch allem verloren.

«Wie kommt's, dass sich vor Ihnen niemand dafür interessiert hat?»

Sie dachte nach. «Die Hodiernes sind ein Fall für sich. Sie hatten einen Riesenerfolg, waren weit über die Grenzen der Bretagne hinaus bekannt, hatten einen erlesenen Kreis an Kunden, einige reisten sogar aus England an. Albert und François speisten beim Bürgermeister und bei Charcot. Nach dem Ersten Weltkrieg kannte man aber nicht mal mehr ihren Namen.»

Wie bei Ambroise, nur dass er noch viel stärker im Licht der Öffentlichkeit gestanden hatte ... In der Publikationsliste von Élisabeth Bathori war mir die Biografie eines Soldaten und Fotografen aus dem Ersten Weltkrieg aufgefallen. Offenbar kannte sie sich mit dieser Epoche gut aus.

«Albert war von den dreien der talentierteste. Er machte die Seeaufnahmen und begab sich dafür in Lebensgefahr. 1914 wurde er als Armeefotograf einberufen. 1915 verbrannte er bei lebendigem Leib in seinem Lastwagen. Der Älteste, François, machte die Porträts und Familienfotos. Er war für das gehobene Bürgertum vor Ort tätig, und auch für die Presse. Manchmal nahm er seine Kunden auf eine Bootstour mit und fotografierte sie gemeinsam mit seinem Bruder auf offener See. Das war damals recht ungewöhnlich ... Jeder Würdenträger, den es nach Saint-Malo verschlug, suchte sein Studio auf.»

«Ist er auch im Krieg gefallen?»

«Nein. Er wurde zwar bei einem Giftgasangriff in Ypern getroffen, aber er hat ihn überlebt. 1917 ist er an die Front zurückgekehrt und hat weiterhin als Artillerist gedient. Nur um einen Tag nach dem Waffenstillstand an der Spanischen Grippe zu sterben. Genau wie Apollinaire ...»

«Und der jüngste Bruder?»

«Léopold. Der hatte einen Klumpfuß und wurde deswegen ausgemustert. Er war in diesem Trio der Chemiker, er präparierte die Platten, nahm die Beschichtungen vor, stellte die Entwicklerlösungen her und machte die Abzüge ... In Saint-Malo bin ich Leuten begegnet, deren Eltern ihn persönlich gekannt hatten. Er hatte den Ruf, unausstehlich zu sein, ein richtiger Menschenfeind. Vielleicht lag es am Tod seiner Brüder ... Er hatte aber ein leidenschaftliches Interesse an Optik. Auf dem Dachboden habe ich auch einen kompletten Satz von Linsen aus Deutschland gefunden. Haben Sie die Körnung der Fotos bemerkt?»

Mein Auge war nicht so geschult wie ihres, aber mir war aufgefallen, dass diese Bilder den Betrachter sofort in Bann schlugen, im Gegensatz zur kitschigen oder rein dokumentarischen Anmutung der meisten Postkarten aus dieser Zeit.

Bathori nahm ein Exemplar ihres Buches und zeigte mir ein Bild, das vom Ende der Festungsmauer aus aufgenommen worden war. Das einsame Haus hatte im schwachen Licht etwas Gespenstisches an sich, das auch gut zu einem Horrorfilm gepasst hätte.

«Dieses tiefe Schwarz, die Kontraste, die Schatten: Das stammt alles von Léopold. Nach dem Krieg hat er das Studio geschlossen. Aber er machte weiterhin Abzüge von den Platten, die seine Brüder hinterlassen hatten.»

«Gab es Erben?»

«Nein. Albert war ledig. Die Frau und die Tochter von François starben zeitgleich mit ihm an der Spanischen Grippe. Und Léopold hatte seinerseits nie geheiratet. Er wohnte mit seiner verwitweten Haushälterin und deren Tochter zusammen. Böse Zungen behaupteten, sie sei auch seine Tochter. Das Haus haben dann diese beiden Frauen geerbt. Vermutlich haben sie die Platten gemeinsam verpackt, denn auf den Etiketten sind zwei verschiedene Schriften zu sehen. Und als schließlich auch die Tochter starb, wurde das Haus samt Inhalt zum Verkauf angeboten.»

«Sie hatten Glück, dass die Fotos so gut erhalten waren. Die Seeluft kennt kein Pardon ...»

«Die Kisten waren mit Blei versiegelt. Sämtliche Platten und Filme sind unversehrt geblieben. Einige wurden erst hier und jetzt abgezogen, in Paris.»

Wie fragil solche historischen Zeugnisse waren. Eine nachlässige Erbin, ein von Hausschwamm befallener Dachboden, wo der Pilz sich von Zellulose ernährt hätte, oder Vermieter, die schnell alles entrümpeln wollten, wie ich es in den Couërons zunächst auch vorhatte, hätten genügt, um das Werk der Gebrüder Hodierne für immer zunichte zu machen.

«Wirklich ein Wunder, dass Sie darauf gestoßen sind.»

Elisabeth Bathori lächelte. «Sie wissen ja, wie das ist: zwanzig Prozent Glück, achtzig Prozent Durchhaltevermögen. Aber um ehrlich zu sein: Mein Besuch in Saint-Malo hat sich durchaus gelohnt. Danach konnte ich das Buch veröffentlichen, wir haben die Ausstellung gemacht, die Medien haben sich dafür interessiert, und so hat das Werk der Hodiernes endlich die verdiente Anerkennung bekommen.»

Mir kam der Antiquar wieder in den Sinn, sein Kopfschütteln angesichts meiner Ignoranz.

«Ihr Buch scheint ja wirklich überall vergriffen zu sein. Wissen Sie, wie ich an ein Exemplar gelangen könnte?»

«Sie sind ungefähr der Dreißigste, der mir diese Frage stellt. Nein, es gibt keine mehr. Mein Verleger hat letztes Jahr Konkurs angemeldet.»

Die Enttäuschung stand mir ins Gesicht geschrieben. Élisabeth Bathori sah mich von der Seite an.

«Aber ich könnte Ihnen die Originale aus dem Kérambrun-Bestand zeigen, wenn Sie Zeit haben.»

Ja, die hatte ich. Von mir aus den ganzen Tag.

79.

Ich hätte nicht gedacht, dass ich unter dem Auge einer Überwachungskamera eine Sicherheitsschleuse und eine Lichtschranke überwinden müsste, um zu den Fotos zu gelangen. Bathori erklärte mir, dass Originalabzüge des Instituts bei Auktionen gelegentlich fünfstellige Beträge erzielten. Nachdem wir die Lichtschranke passiert hatten, schaltete sich eine Lüftungsanlage ein, und in einer Ecke überwachte ein Hygrometer die Luftfeuchtigkeit. Denn das Umkippen der Chemikalien und das Entflammen der Zelluloidfilme, die der kleinste Funken in Brand setzen könne, seien mindestens ebenso zu fürchten wie potenzielle Diebe.

In Metallschubladen auf Schienen lagerten wie in einer Apotheke Reihen von Kartons. Die Historikerin ging schnurstracks auf einen davon zu und nahm einen Stapel heraus. Auf dem Rücken eines Albums konnte ich «Kérambrun» in Kapitälchen lesen. Das führte zu einer merkwürdigen Dissoziation und dem Gefühl, mein Familienname gehörte mir nicht mehr ganz, und ich müsste mich darauf vorbereiten, in der Zeit zurückzugehen, um jene kennenzulernen, die ihn vor mir getragen hatten.

Bathori bot mir einen Platz an einem von Halogenlampen erhellten Tisch an. Sie legte den Stapel ab und bat mich, nichts anzufassen, während sie Platz nahm. Die Fotos waren in drei Kategorien unterteilt: Werbung, Schiffe und Porträts. Drei identische Alben mit Seiten aus einfachem Karton und schwarzem Einband. Mit ihren behandschuhten Händen schlug die Historikerin eines nach dem anderen auf. In den Werbebildern erkannte ich die Originale aus den Couërons wieder, wo ich vor sechs Monaten zum ersten Mal das Archiv geöffnet hatte.

Schiffe waren die Helden der Alben mit den Nummern 1 bis 5. Offensichtlich hatte Octave komplette Serien von jedem Modell machen lassen. Der Fotograf war immer nach demselben Schema vorgegangen: Er hatte Bilder vom Bug, dem Galion, der Brücke und der Kajüte unter verschiedenen Blickwinkeln aufgenommen, aber auch von den Motoren. Man sieht die rohe Schönheit des Stahls, den Glanz der Zylinder und Kolben, verstärkt durch Dampfschwaden, die schimmernde Rohre umhüllen; die Bilder hatten die Kraft der Fotoreportagen von Lewis Hine, die etwa zur selben Zeit in amerikanischen Fabriken entstanden.

Jede Serie enthielt – als Pflichtprogramm sozusagen – ein Foto von der Schiffstaufe – dabei wirkte die *Marie-Suzanne* vor dem Objektiv der Brüder Hodierne vollkommen anders als auf der Reproduktion, die ich im *Républicain* gefunden hatte.

Im sechsten Album konnte ich Schritt für Schritt den Bau des Hauses in den Couërons verfolgen, das damals noch «Villa Kérambrun» hieß. Faszinierend zu beobachten, wie die vertrauten Mauern Stein für Stein aus einer Lücke zwischen den Fassaden emporwuchsen. Ich tippte mit dem Zeigefinger darauf.

«Da wohne ich jetzt.»

«Beeindruckend», sagte Bathori und blätterte weiter.

Wenn ich ein Element oder ein Detail wiedererkannte, kommentierte ich die Bilder, und die Historikerin machte sich Notizen, um ihre eigenen Informationen zu vervollständigen.

Als sie das siebte Album aufschlug, wusste ich sofort, dass ich die Hälfte meines (oder vielmehr Charles') Vermögens dafür geben würde, es mit nach Hause zu nehmen. Es enthielt Porträts, zu Dutzenden. Da war sie, die Erinnerung, nach der ich in den Couërons wochenlang vergeblich gesucht hatte, in diesem stillen Keller in der Rue Gabriel-Laumain stieg sie auf einmal vor meinen Augen auf: Octave, der Mann mit den hellen Augen auf dem Foto von Jersey, mit der schönen, blassen Frau von der Taufe der *Marie-Suzanne* (das musste Julia sein); Octave mit einem kleinen Jungen und einem Baby im Arm (Ernest und Armand?); Octave in

Uniform; Octave, älter oder mit strengerer Miene, diesmal ohne Julia, flankiert von zwei Jungen in kurzen Hosen; ein paar Seiten weiter wieder er, sitzend, eine etwas dralle Frau in Schwarz steht neben ihm und blickt halb streng, halb sorgenvoll auf die drei Kinder in Kleidchen und Schnürstiefelchen, die vor ihnen auf einer samtbezogenen Bank wie die Orgelpfeifen aufgereiht sind.

Die Kinder sind ungefähr gleich groß. Eines hat eine verwirrende Ähnlichkeit mit Paul, als er im gleichen Alter war. Die beiden anderen sind Mädchen.

«Das ist mein Urgroßvater, Octave de Kérambrun», sagte ich. «Gibt es Legenden zu den Fotos?»

Überaus vorsichtig nahm die Historikerin das Bild aus seiner Klarsichthülle. Auf der Rückseite stand: «Octave de Kérambrun und seine Kinder.»

«Ich wusste gar nicht, dass er auch Töchter hatte.»

«Es sind Zwillinge. Ist Ihnen nicht aufgefallen, wie ähnlich sie sich sind?»

Ihre Ähnlichkeit war offensichtlich. Angesichts ihres Alters mussten die beiden Katells Töchter sein. Ob sie die Frau in Schwarz war? Sie wirkte älter als Octave und ihrer Kleidung nach eher wie eine Dienstbotin oder Gouvernante. Und warum stand da nur: «Octave de Kérambrun und seine Kinder», ohne den Namen der Frau? Hatte er die Kinder womöglich adoptiert? Ich sagte zu meiner Kollegin, wie ungewöhnlich es doch sei, dass es kein Familienalbum in dem Haus gebe, und sie stimmte mir zu.

«Ausgeschlossen, es muss eines gegeben haben. Schon, um diese Fotos aufzubewahren.»

Ich weiß nicht, wie viel Zeit wir in diesem Keller verbracht haben. Élisabeth Bathori, die bei meiner Ankunft so gehetzt gewirkt hatte, war es nun überhaupt nicht mehr. Auch wenn sie die Bestände wahrscheinlich auswendig kannte, hatte sie offensichtlich immer wieder Lust, sie von Neuem zu erkunden.

Mich faszinierten die Bilder doppelt: Zunächst einmal packten mich die Personen, von denen manche für mich zum ersten Mal ein Gesicht bekamen. Gleichzeitig aber bewunderte ich die Kunst, mit der sie verewigt worden waren. Diese ausdrucksvollen Schatten, die Dreidimensionalität der Gesichtsknochen, die Feinheit der Züge, die samtige Textur der Haut! Die Außenaufnahmen wiederum, die dem Wind gelegentlich eine vorwitzige Locke oder einen schief sitzenden Hut erlaubten, gaben die Atmosphäre der stürmischen Westküste mit ihrem intensiven Licht beeindruckend treu wieder.

Nichts an diesen Fotos war tot oder starr. Im Gegenteil, sie schafften das Wunder, Partikel der Zeit einzufangen, die menschliche Haut mit einem unvergänglichen Perlmuttglanz zu überziehen und durch Posen, Mienen, Kleider das Bild einer untergegangenen Provinzbourgeoisie zu zeichnen, die zu der Zeit, als die Seebäder entstanden, ihr Glück in der Eroberung der Küste suchte, einer neuen Generation, die es drängte, das von den hellen Goldstränden und dem smaragdgrünen Wasser verheißene Kapital zu mehren. Der Octave in dieser Bildergalerie mit dem gedrungenen Körper und dem scharfen Blick schien wie auf dem Porträt aus Jersey vor gezügelter Energie fast zu bersten – ganz anders als Julia, deren helle, feuchte, fast traurige Augen fast immer anderswo waren; nicht einmal die sporadische Anwesenheit eines kleinen Jungen, der auf ihrem Knie hockte oder sich in die Satinfalten ihres Kleides schmiegte, konnte sie ganz zu den Ihren zurückholen.

80.

In ein paar Minuten wird Lison losgehen, um sie zu suchen. Sie ist vor über einer Stunde verschwunden, ohne zu sagen, wohin sie wollte.

Das ist nicht das erste Mal. Sie geht, verflüchtigt sich. Wenn sie zum Abendessen nicht zurück ist, schickt man, rasend vor Angst, die Dienstboten aus.

Alle glauben, das Richtige zu tun. Doch sie hat sie und ihre Fürsorge satt. Diese ständige Überwachung – oder wie soll man diesen Wahn, sie überall, wo sie ist, zu verfolgen, anders nennen?

In Saint-Malo läuft sie den Strand entlang. Einmal wurde sie mitten in der Nacht in Rothéneuf gefunden. Nein, sie ist nicht verrückt. Sie wollte nur barfuß spazieren gehen, Atem schöpfen. Feste Erde und harten Stein unter den Sohlen spüren. Denn wenn Sturm und Wellen an dem zu großen, zu neuen Haus rütteln, hat sie Angst.

In Saint-Servan hat es ihr besser gefallen. Dort verbrachte sie nachmittags immer ein, zwei Stunden in Suzannes Zimmer mit der Wiege und der scharlachroten Tagesdecke, einem Geschenk von Katell. Dort roch es noch immer nach Bergamotte und der Hautmilch ihrer kleinen Tochter, zumindest kam es ihr so vor.

Den Ort zu verlassen, an dem ihr Kind sein Leben aushauchte, hatte ihr das Herz gebrochen.

Doch er hatte wie immer nichts begriffen.

In Berck dehnt sich die Nordsee ohne Gebrüll aus. Beim Auflaufen tobt und klagt sie nicht stürmisch, sondern breitet sich sanft über den Strand und lässt die langen Sandzungen silbrig schimmern. In diesem friedlichen Meer könnte sie stundenlang schwimmen, auch wenn der Bademeister protestiert, es lenkt ihre Gedanken von Suzanne ab und löst den Schmerz in seinen kalten, salzigen Wassern auf.

Schon oft war ihr danach, ganz weit hinauszuschwimmen. Für immer. Die Welt würde sich auch ohne sie weiterdrehen, dachte sie, wenn sie Ernest auf einem Foto in den Armen von Katell oder Hélène sah. Octave hätte lieber ihre Schwester heiraten sollen.

Doch dann kam dieser Abend, an dem die Finsternis wich.

Sie stand mitten in der Menge, es war zu heiß, zu laut, eine Migräne kündigte sich an. Ihr wurde schwindlig, sie wankte, es war, als wölbte der Boden sich ihr entgegen.

Plötzlich war er hinter ihr und nahm sie am Ellbogen.

Eine feste, warme Liebkosung. Dann glitt seine Hand ihren Arm entlang bis zum Handgelenk, in dem das Blut pochte. Blieb dort so lange liegen, bis sie ihr Gleichgewicht wiedergefunden hatte, und zog sich dann, wie bedauernd, zurück.

Nur ein paar Sekunden, aber es war, als hätte sie sich versengt.

Ihre Blicke kreuzten sich. Er wurde bleich, wie überrascht von der eigenen Kühnheit.

Sie wusste fast nichts über Sinnlichkeit, hatte aber instinktiv das Aufflammen seines Begehrens erkannt. Und wie ungeheuer diese Macht war, die ihr da plötzlich aus dem Nichts erwuchs. Durch eine Zurückweisung hätte sie diesen Mann töten können, das wusste sie. Und dieses Bewusstsein erfüllte sie und gab ihr wieder das Gefühl zu leben, das ihr schon seit langem abhandengekommen war.

Während ihr Mann sich mit dem Bürgermeister unterhielt, ihr Mann, der so höflich und so berechenbar war und so blind für ihren Schmerz, begriff sie wie in Zeitlupe, was in ihr vorging. Suzannes Tod hatte eine gähnende Leere in ihrem Inneren hinterlassen, die danach lechzte, gefüllt zu werden.

Ein Gedicht aus den «Betrachtungen» *fiel ihr dazu ein:*

Dunkle Segnungen des Alls,
Liebe lässt die Seele sie verstehen
Und nur dies Flämmchen – falls –
Das Unendliche uns sehen.

Vier Verse, die in ihrem Kopf wie Donner rollten.

Vier Verse.

In seinen Augen hatte sie sich fallen gesehen.

81.

Bis zum Schluss habe ich befürchtet, dass er sich verspätet oder den Anschluss verpasst. Aber nein, da sehe ich Paul schon mit seiner Wachstuchtasche über der Schulter aus dem Zug steigen. Seit Weihnachten sind seine Haare länger geworden und seine Haut dunkler. Ich umarme ihn. Mein Sohn ist ein paar Zentimeter größer als ich.

Er hat mir so gefehlt.

Wir gehen in den R4-Club, wo er von seiner Reise erzählt, von den Seelöwen, um die er sich Sorgen macht, von Werner, dem anderen Pfleger in seinem Team. Dieser Job scheint zu seinem Leben geworden zu sein. Wir sollten vielleicht zu gegebener Zeit über seine Zukunft sprechen, denke ich. Verwerfe aber die Idee gleich wieder.

Die stumme Trauer, die Paul in Paris mit sich herumschleppte, hat sich verflüchtigt. Ich muss zugeben, die Distanz zu mir hat ihm gutgetan.

Er richtet sich im ersten Stock ein, in dem Zimmer nach hinten hinaus, wo ich in seinem Alter geschlafen habe. Les Couërons kennt er seit seiner Kindheit. Ich koche Tee, er kommt in die Küche und nimmt zwei Porzellantassen aus dem Geschirrschrank.

«Die mochte Mamie Soizic am liebsten.»

Es freut mich, dass er noch an seine Großmutter denkt. Während er im Schrank nach Keksen sucht, beobachte ich ihn heimlich. Nach zehn Monaten Einsamkeit kann ich es gar nicht fassen, ihn hier bei mir zu haben.

Er erzählt wieder vom Leben im Ozeaneum, von Deutschland, von seinen Kollegen. Kommt auf die Verschmutzung der Ozeane zu sprechen. Regt sich auf. Wir müssen was tun, bevor es zu spät ist, sonst sterben die Fische an dem ganzen Plastik und Gift in ihrem Magen und wir mit ihnen! Und was ist mit den Algen? Den Korallen? Dem Meeresboden?

Kurz, die Deutschen haben aus meinem Sohn einen überzeugten Grünen gemacht.

Ich betrachte dieses neue Gesicht, diese mir unbekannte Seite an ihm. Ich habe einen schweigsamen, verschlossenen Jungen verlassen und begegne jetzt einem enthusiastischen jungen Mann. Ich frage mich, ob er verliebt ist. Oder ist es seine jugendliche Unschuld, die ihn von innen erleuchtet? Doch solcherart Fragen werden bei den Kérambruns nicht gestellt.

Trotz Nieselregen besteht Paul darauf, nach dem Tee spazieren zu gehen. Er fragt mich nach seinen Cousins in Brest aus.

«Das ist echt irre, dass ihr euch die ganze Zeit nicht getroffen habt. Warum wart ihr eigentlich zerstritten?»

«Wir waren gar nicht zerstritten, nur unsere Eltern. Aber am Sonntag kommen sie alle. Da feiern wir deinen Geburtstag schon ein bisschen vor.

Paul lächelt: «Super!»

Ich brenne vor Neugier darauf, wie es um seine Projekte steht. Was er aus seinem Leben machen will und wann er nach Frankreich zurückkommt. Er geht bis zur Spitze der Festungsmauer unterhalb des Hôtel des Thermes und schaut aufs Meer hinaus.

«Das hat mir gefehlt!»

«Aber dort gibt's doch auch ein Meer.»

«Ja, die Ostsee. Schön, aber nicht mit dem hier zu vergleichen.»

Kurz schöpfe ich wieder Hoffnung. Das Jahr in Stralsund ist vielleicht nur ein Intermezzo, eine Auszeit, um Bilanz zu ziehen und meine Trennung von seiner Mutter zu verdauen.

Unterhalb des Vorlands erblicke ich eine vertraute Silhouette. Diesmal joggt Rebecca Lund nicht, sondern trägt Jeans unter ihrer unerlässlichen türkisfarbenen Windjacke und hat eine Papiertüte in der Hand. Pauls Stimme reißt mich aus meiner Betrachtung.

Er erzählt, dass er bei seiner Mutter Zwischenstation gemacht hat.

«Sie ist froh, dass du die Scheidung akzeptiert hast.»

Ich weiß nicht, was ich sagen soll. Wie entschuldigt man sich bei seinem Kind dafür, dass man sein Zuhause in die Luft gejagt hat? Paul hebt eine Muschel auf und rollt sie zwischen den Fingern.

«Ich bin auch froh. Eure Geschichten waren schwer auszuhalten.»

Dafür ist Deutschland vielleicht der Preis.

Nach einem ungewöhnlich frostigen Winter ist der Frühling extrem warm. In der Brasserie du Sillon, die schon ziemlich voll ist, wird uns der von mir reservierte Tisch am Fenster zugewiesen. Wie mein Patensohn damals lassen wir uns von dem Spektakel draußen fesseln: Während der einsetzende Regen die Illusion nährt, dass Dunst aus dem Meer aufsteigt, holt dieses Schwung für die Flut – seine *remontada*, sagt Paul, dem entfallen ist, wie schnell das geht. Als ich ihm von meinem Vorhaben erzähle, nach Cézembre zu schwimmen, macht er große Augen.

«Hey, das ist doch irre weit!»

Ich versichere ihm, dass ich die nötigen Vorsichtsmaßnahmen ergreifen werde. Seit ich hier bin, bemühe ich mich, meine Ängste und Befürchtungen nicht über meine Wünsche bestimmen zu lassen – mehr oder weniger erfolgreich, denke ich, weil mir Rebecca einfällt und dass ich es immer noch nicht geschafft habe, den Kontakt zu ihr wiederanzuknüpfen. Paul, der zwar immer Vegetarismus predigt, aber trotzdem nicht auf Meeresfrüchte verzichten kann, verschlingt seine Austern. Mit Freude sehe ich, wie ihm der Fang des Tages mundet und der Sancerre – dabei habe ich ihm doch gestern noch Kakao gekocht! Gerne höre ich ihn über COP 26, die Erderwärmung und das Pariser Klimaabkommen dozieren; mag es, wenn er mich neckt und fragt, ob wir in den nächsten Tagen zusammen Boot fahren könnten.

Bleibt das Thema, das wir beide sorgfältig umschiffen. Es steht heute Abend nicht auf der Tagesordnung.

Nach der langen Trennung möchte ich einfach ein paar Stunden das angenehme Gefühl genießen, der Vater meines Sohnes zu sein.

82.

Nein, Paul, ich sage nicht Nein. Aber es ist eine schwerwiegende Entscheidung. Du musst mir Zeit lassen, darüber nachzudenken. Und mit mir darüber reden.»

Darüber reden ... das klang nach Kapitulation. Mein Sohn hat es sofort registriert – und wirkte unglaublich erleichtert.

Er hatte mir soeben verkündet, dass er sein Studium in Maisons-Alfort nicht wiederaufnehmen würde, sondern in Bremen Biologie studieren wolle. Er habe alles gründlich durchdacht, alles Nötige zur Anrechnung seiner bisherigen Leistungen unternommen und Deutschkurse absolviert, um das erforderliche Sprachniveau zu erreichen. Sogar einen Flyer von der Uni hatte er mitgebracht, in dem die Kompetenz der Profs und des Max-Planck-Instituts gerühmt wurde.

Man könnte sagen, dass ich diese Neuigkeit eher reserviert aufgenommen habe.

An seiner angespannten Miene und den hochgezogenen Schultern konnte ich erkennen, dass er Angst vor dem Gespräch gehabt und sich seit Wochen darauf vorbereitet hatte. Mir war es genauso ergangen, ich wusste, wie viel Mut man brauchte, um den Eltern in solchen Belangen die Stirn zu bieten. Was sollte ich ihm denn entgegenhalten? Er hatte in den zwei Jahren Vorbereitung und dem ersten Jahr an der Uni wie ein Berserker geschuftet. Wahrscheinlich zu viel – das wäre eine mögliche Erklärung. Außerdem jobbte er seit fast einem Jahr halbtags für wenig Geld in seinem Ozeaneum, denn es war für ihn Ehrensache, nicht einen Sou mehr zu verlangen als den bescheidenen Unterhalt, den er von mir bekam. Auf Kosten der Eltern «Sabbaticals» aneinanderzureihen, wie es einige meiner Studenten taten, war nicht seine Art.

Was er mir darlegte, waren keine Flausen oder Luftschlösser. Es war ein wohlüberlegter, ausgereifter Plan. Ihn aus Prinzip abzulehnen und damit einfach vom Tisch zu wischen wäre so dumm wie ungerecht gewesen.

Das Problem war, dass er wegwollte. So weit weg und für so lange Zeit.

«Weiß deine Mutter davon?»

«Ich wollte erst mit dir darüber reden.»

Das war Balsam für mein Herz, reichte aber nicht. Es kränkte mich, dass er so beiläufig Jahre der Trennung in Kauf nahm.

Aber gekränkt oder nicht – ich wollte meinem Sohn auf jeden Fall die Vorwürfe, Schuldgefühle und sarkastischen Bemerkungen ersparen, die ich für mein Recht auf ein selbstbestimmtes Leben hatte hinnehmen müssen. Die vor Versagensangst verknoteten Eingeweide bei jeder Prüfung, die Brechanfälle vor jedem Betreten des Hörsaals, die Angst, das Gesicht zu verlieren. Er sollte nicht nächtelang büffeln, bis er morgens, wenn es Zeit war, ins Lycée zu fahren, im RER vor Müdigkeit weinte, er sollte nie das verzweifelte Gefühl haben, nicht zu genügen, was auch immer er täte.

Als ich mein Baby im Krankenhaus zum ersten Mal in den Arm nahm, war ich überwältigt von dem Gewicht dieses kleinen, warmen und doch so zerbrechlichen Körpers, der uns vollkommen ausgeliefert war. Damals hatte ich mir geschworen, ihn zu beschützen vor allem, was ihm wehtun könnte, mich eingeschlossen. Und ich hatte mir geschworen, nie und unter keinem Vorwand meine Kinder – ich wusste damals noch nicht, dass es nur eins sein würde – mit meinem Willen zu erdrücken. Und um keinen Preis der hässlichen Versuchung nachzugeben, aus ihnen Klone meiner selbst zu machen, Verlängerungen meiner Wünsche.

Offenbar war nun die Zeit gekommen, Wort zu halten.

Die nächsten drei Tage verflossen in heiterer Gelassenheit. Unsere Diskussion hatte den Abszess zum Platzen gebracht. Und ich hatte mir erst einmal verboten, auf das Thema zurückzukommen. Wozu an der Wunde kratzen?

Es war erst Mitte Juni und ziemlich warm. Viel zu warm eigentlich. Vor ein paar Jahren hätten wir uns noch darüber gefreut. Doch nun mischte sich die Sorge hinein, dass sich diese verfrühte Hitze schon vor dem offiziellen Sommeranfang in ganz Frankreich festsetzte.

Wir nutzten das schöne Wetter, um spazieren oder schwimmen zu gehen, und mästeten uns in den Pausen mit Meeresfrüchten und Galettes. Paul berichtete ausführlich von seinem neuen Leben in Deutschland, den Online-Sprachkursen und seiner Absicht, nächsten Sommer an einem Projekt teilzunehmen, bei dem per Schiff Müll aus dem Meer gefischt werden sollte. Jedes seiner Worte war ein Pfeil in mein Herz. Andererseits wurde seine Entschlossenheit dadurch immer deutlicher. Er erzählte von Inseln in Südostasien, die bald von der Landkarte verschwunden wären und deshalb «Klimaflüchtlinge» produzierten. Den Keys in Florida drohe dasselbe Schicksal.

«Glaubst du, dass es auch hier einmal so weit kommt?», fragte ich.

«Das ist wohl unvermeidbar. Zwischen einem halben und einem Zentimeter pro Jahr steigt der Meeresspiegel von jetzt an. Und schau, wie nah es schon ist!»

Das stimmte. Wenn die Chaussée du Sillon nach der Springflut im Sand versunken war und der Asphalt voller Tang, musste man nicht Ozeanografie studiert haben, um zu erkennen, dass die Gefahr vor der Tür stand.

Zu Hause zeigte ich Paul Octaves Register und die Fotos, die mir Étienne geliehen hatte. Er betrachtete interessiert die alten Bilder und löcherte mich mit Fragen: Wer diese Leute waren, was sie machten, in welchem Verwandtschaftsverhältnis wir zu ihnen standen. Dann kam er wieder auf seine Cousins zurück. Er konnte es kaum erwarten, sie kennenzulernen.

«Ich wusste gar nicht, dass du dich so für unsere Familie interessierst ...»

«Mamie Soizic hat gesagt, es ist wichtig zu wissen, woher man kommt ...»

«Da hatte sie recht.»

«... aber das einzig wirklich wichtige Erbe ist die Liebe, die man bekommt.»

«Da hatte sie auch recht.»

Paul zeigte auf die Jugendlichen, die, in schwarze Anzüge gezwängt, neben Juste standen.

«Sie sehen traurig aus, findest du nicht?»

«Du weißt schon, dass man damals auf Fotos nicht gelächelt hat.»

«Nein, schau doch, sie sehen richtig traurig aus.»

Auf der Rückkehr sahen wir wieder Rebecca am Strand. Seit Pauls Ankunft war es mir einigermaßen gelungen, sie aus meinen Gedanken zu vertreiben. Sie hatte wieder ihren Sportdress an: schwarze Laufhose und Sneakers, dazu eine Riesensonnenbrille und ein hellblaues T-Shirt statt der Windjacke. Ich hatte erwartet, dass sie nur aus der Ferne winkte, doch zu meiner großen Überraschung blieb sie neben uns stehen. Ich musste sie also nur noch vorstellen.

«Rebecca Lund-Pianta. Mein Sohn Paul.»

Sie lächelte.

«Der Apfel fällt nicht weit vom Stamm ... Sie arbeiten also in Deutschland?»

Dann sagte sie ein paar Sätze auf Deutsch, auf die Paul mühelos antwortete. Da ich nicht verstand, was sie miteinander sprachen, hatte ich für ein paar Sekunden den verstörenden Eindruck, mein Sohn wäre *wirklich* zum Ausländer geworden.

«Wir haben uns gerade alte Familienfotos angeschaut», sagte ich zu Rebecca. «Wenn Sie in den nächsten Tagen Lust hätten, vorbeizukommen ...»

«Warum nicht? Ich melde mich.»

Dann lief sie weiter und verabschiedete sich wie immer mit einem Winken, ohne sich umzudrehen.

Paul stieß einen leisen Pfiff aus.

«Bist du in sie verliebt?»

«Nein, gar nicht!»

«Aber du stehst auf sie!»

«Quatsch!»

«Wollen Sie sich nicht meine Familienfotos anschauen?», flötete Paul mit zuckersüßer Stimme, und ich brachte ihn mit einem Puff zum Schweigen.

«Sie ist meine Nachbarin. Und ihr Urgroßvater war der Geschäftspartner von meinem. Darüber schreibt er in seinen Handlungsbüchern.»

«Ist sie Deutsche?»

«Ich glaube nicht. Ihre Mutter ist Dänin.»

«Sie spricht aber Deutsch wie eine Deutsche. Und sie hat solche Augen ...»

Das war nicht zu übersehen.

«Du weißt ja, Pa, wenn du eine Freundin hast, kannst du es mir ruhig sagen. Das schockt mich nicht. Maman hat ja auch ihren Kerl, diesen ...»

Er suchte nach einer Bezeichnung für den Liebhaber seiner Mutter, ließ es aber dann bleiben, weil er anscheinend nichts fand, das abfällig genug war. Er hatte ihn noch nie leiden können, aber seit er mit Marie-Laurence zusammengezogen war, war es ganz vorbei.

«Sprich nicht so über ihn ... Wir sind einer Meinung, dass er nicht die hellste Kerze auf der Torte ist. Aber er ist immerhin der Partner deiner Mutter.»

«Hör auf, Papa! Er ist dumm wie Brot, und das wissen wir beide. Aus dem kommt doch nur heiße Luft. Und er benutzt Maman, weil er hofft, durch sie noch mehr Geld zu verdienen.»

Das war der Moment, um Abbitte zu leisten.

«Paul, ich ... ich habe mich nicht gerade mit Ruhm bekleckert bei der Scheidung von deiner Mutter. Ich habe Dinge gesagt, die ich nicht hätte sagen sollen. Ich war sehr wütend.»

«Schon okay. Ich liebe euch beide, und eure Geschichten sind mir egal.»

Mit seinen bald zweiundzwanzig Jahren war mein Sohn abgeklärter als sein Vater mit fünfzig.

«Lädst du deine schöne Dänin jetzt zum Tee ein?»

Mir war das peinlich. Er sah mich lachend an.

«Stimmt gar nicht, dass du auf sie stehst. Du stehst total auf sie.»

83.

Die Ankunft unserer Verwandten aus Brest belebte mit einem Schlag das Haus in den Couërons. Gegenseitige Vorstellungen, Umarmungen, Ausrufe des Erstaunens. Belle überreichte mir ein riesiges, in den *Ouest-France* eingeschlagenes Paket: ihr inzwischen fertig gemaltes Bild, das ich in Brest bewundert hatte. Ich war so gerührt, dass ich gar nicht wusste, wie ich mich bedanken sollte. Inzwischen schlug Paul, der sich mit seinen unbekannten Cousins und Cousinen gleich gut verstand, Anaïs vor, sie durch die Villa zu führen.

Eine Stunde später kam Cécile mit ihren drei Söhnen und ihrem Mann. Um fünf Uhr holte ich Servane und ihre Söhne mit dem R4 vom Bahnhof ab, während meine Cousine bis Saint-Briac fuhr, um Étienne und Albina einzusammeln. Meine Tante und mein Onkel würden im Hôtel des Thermes übernachten. Insgesamt waren wir sechzehn – schon lange hatte das Haus nicht mehr von so vielen Stimmen, Rufen und Gerenne im Treppenhaus widergehallt.

Paul stand im Zentrum der Aufmerksamkeit. Anaïs verschlang ihn mit den Augen, während Cécile ihn mit Fragen über Deutschland bombardierte. Servanes Sohn Léo warf sich buchstäblich in seine Arme – er liebte seinen großen Cousin abgöttisch. Paul packte seine Geschenke aus: von Belle auch ein Bild für ihn, von Étienne und Albina ein Buch über die Ozeane, von Cécile und ihren Kindern CDs mit amerikanischem Space Rock – von einer Gruppe, die sich lustigerweise Granddaddy nannte. Von mir gab es nur einen Scheck mit einem Kärtchen «Für deinen Bootsführerschein». Bevor er mich umarmte, zwinkerte er mir zu.

Belle, die seit ihrem dreizehnten Lebensjahr nicht mehr hier gewesen war, staunte, das Haus so unverändert vorzufinden, «als hätte es die ganze Zeit in seinem eigenen Saft geschmort». Während sie mit Cécile Erinnerungen austauschte, ging ich mit Bertrand, dem Hafenmeister von Brest, in mein Arbeitszimmer. Als guter Seemann blätterte er interessiert in Octaves Aufzeichnungen und hielt sich vor allem bei den Skizzen manchmal länger auf.

Unten, auf der Terrasse im Erdgeschoss, lehnte Léo an Servane, die mit Albina sprach. Er war einen Kopf größer als meine Schwägerin. Die Arme um den Hals seiner Mutter gelegt, schaute er aufs Meer hinaus. Und ich sah in ihm mich in seinem Alter.

Im Salon, wo wir uns alle versammelt hatten, öffneten wir Pauls Geburtstagschampagner. Mit Fragen zu seinen Plänen bestürmt, sprach er von seinem Studium in Bremen, als wäre das schon abgemacht. «Also, wenn meine Eltern damit einverstanden sind», fügte er dann doch noch hinzu und sah mich dabei von der Seite an. Dem kleinen Fuchs war von Anfang an klar gewesen, dass er die Schlacht gewonnen hatte.

Étienne gratulierte ihm zu seiner Entscheidung und erwähnte den Namen einiger herausragender deutscher Professoren. Danach vertieften sich die beiden in ein Gespräch über den Klimawandel. Albina verdrehte die Augen – sie hatte diese Argumente bestimmt schon Tausende Male gehört.

«Stimmt es, dass es im Mittelalter einen Tsunami gab?», fragte Bertrand.

«Victor Hugo spricht davon, aber die große Flutwelle von 709 ist eine Legende; oder, wenn es dir lieber ist, ziemlich übertrieben. Heute denkt man eher an einen heftigen Sturm, der stark genug war, einen Teil der Küste unter Wasser zu setzen und einen tiefen Eindruck bei den Menschen zu hinterlassen. Weil nicht einmal eine Naturkatastrophe einen derartigen Anstieg des Meeresspiegels hätte erklären können. Das muss viel früher passiert sein. Und hat wahrscheinlich Jahrhunderte gedauert.»

«Und was ist passiert?», fragte Paul.

«In Eiszeiten zieht sich das Meer zusammen. So ähnlich wie das Wasser in deinem Gefrierfach, wenn du Eiswürfel machst. Vor siebzehntausend Jahren war der Ärmelkanal nicht so tief wie heute. Hundert, hundertzwanzig Meter vielleicht. Damals kam man zu Fuß nach Jersey oder nach Südengland.»

«Das klingt verrückt!», rief Belle, die nur die meerumschlungene Île de Sein kannte.

«Ja und nein. Stell dir so etwas wie den Mont-Saint-Michel vor, nur in viel größerem Maßstab. Weite Wiesen und überflutete Ebenen mit Passagen für den Verkehr ...»

«Woher weiß man das denn?», fragte Paul.

«Geologie. In einem Überschwemmungsgebiet wurden fossile Bäume aus dem Neolithikum gefunden, die man *Couërons* nennt.»

«Kommt daher der Name des Hauses?»

«Mit Sicherheit. Man erkennt sie daran, dass sie waagerecht in der Erde liegen und die Wurzeln einen 45°-Winkel zum Stamm bilden. Das bedeutet, dass diese Bäume schon vor der Überschwemmung hier gewachsen sind und die Flut erst später über sie hinwegging. Durch sie wissen wir, dass der Meeresspiegel definitiv gestiegen ist. Manchmal treten sie auf Feldern zutage, wie die Knochen von 1914 in Verdun ... Beim ersten Kontakt mit der Luft wird das Holz hart wie Stein. Und wenn man es verbrennen will, stinkt es bestialisch.»

Ich erinnerte mich, schon etwas darüber gelesen zu haben.

«War nicht dort, wo heute der Strand ist, früher ein Wald, der bis Cézembre reichte?»

Étienne lächelte.

«Der sagenhafte Wald von Scissy! Oder Querckelonde, wie er nach anderen Quellen hieß. Hugo nannte ihn ‹Druidenwald›. Auch der gehört ins Reich der Legende. Allerdings gab es einen dichten Bewuchs zwischen Küste und Insel. Daher die grüne Farbe des Wassers. Auf manchen Satellitenfotos kannst du die Grenze erkennen. Die kann ich dir zeigen, wenn es dich interessiert.»

Paul hörte seinem Großonkel andächtig zu.

«Ich hätte dich echt gern als Prof an der Uni gehabt.»

Meine Piratengeschichten haben nie so viel Begeisterung ausgelöst, dachte ich ein wenig bitter. *Kann ich da noch sagen, dass das Meer für die Händler sicher war, wenn zwölf Lictoren in die Macht der Seeräuber gelangten? Soll ich noch an Cnidus oder an Colophon oder an Samus, sehr erhabene Städte, erinnern oder an die unzähligen anderen, die erobert wurden, da ihr ja wisst, dass eure Häfen und die Häfen, von denen ihr eure Lebenskraft bezieht, in der Hand der Seeräuber gewesen sind? Wisst ihr etwa nicht, dass der sehr berühmte Hafen Caieta, der voll von Schiffen war, unter den Augen des Praetors von Seeräubern geplündert wurde?*

Étienne sah mich an, und ich entdeckte erste Anzeichen von Müdigkeit in seinem Gesicht. Zur Ablenkung gab ich das Signal zum Abendessen, die ganze Gesellschaft erhob sich und setzte sich an den großen Tisch mit Blick zum Meer.

Paul und ich hatten den Vortag in der Küche verbracht, der Tisch bog sich unter den Speisen. Während die Kinder sich damit amüsierten, die Teller aus dem Lastenaufzug zu holen, setzte ich mich neben Cécile und fragte sie im Vertrauen:

«Wie geht's Kérambrun?»

«Sehr gut», erwiderte sie. «Stell dir vor, Rodriguez hat schon wieder versucht, mich zu hintergehen. Noch dazu per Mail. Der Partner, den er kontaktiert hat, hat mich um Erklärungen gebeten, so bin ich ihm auf die Schliche gekommen. Jetzt habe ich genug Kündigungsgründe gegen ihn in der Hand.»

«Und wenn er zum Gegenangriff übergeht?»

«Das soll er nur versuchen! Ein Buchprüfer nimmt gerade seine Spesenrechnungen auseinander. Mit dem, was wir da gefunden haben, sind wir an der Grenze zur Veruntreuung. Ich könnte sogar Strafanzeige gegen ihn stellen. Und es ist nicht auszuschließen, dass ich es auch tue.»

«Bravo!»

«Du weißt, dass ich ihn nur aus Treue zu deinem Vater behalten habe. Ich wollte ihm die Demütigung ersparen, drei Jahre vor der Rente entlassen zu werden. Aber ich hatte unrecht. Morsche Bretter sollte man entfernen.»

Mein Vater hatte definitiv die richtige Wahl getroffen. Cécile verfügte über die Hellsicht und Beharrlichkeit, die er bei mir so schmerzlich vermisst hatte.

Das üppige Essen und die aus dem Keller geholten Flaschen trugen dazu bei, die Zungen zu lösen. Belle fragte mich nach dem Fortschritt meiner Ahnenforschung, und ich fasste den Stand der Dinge in groben Zügen für alle zusammen: die banale Geschichte von einem hart arbeitenden Geschäftsmann, seiner kränkelnden Frau und Teilhabern, die ihm einige Kopfschmerzen bereiteten; und die weniger banale von der Flucht eines Teilhabers, der Schande über die Firma brachte, dem Streit zwischen den Kindern und der Aufnahme (oder Adoption?) zweier Mädchen, die nicht seine Töchter waren. Keiner am Tisch wusste davon.

Étienne hatte die beiden hypothetischen Tanten nie kennengelernt oder auch nur von ihnen gehört. Was logisch erscheint, wenn man das Heiratsalter von Rebeccas Großmutter Marthe bedenkt: Die Töchter Katells mussten lange vor der Geburt meines Onkels das Haus verlassen haben.

Als ich erwähnte, durch welch merkwürdigen Zufall ich die Nachfahrin von Ambroise kennengelernt hatte, redeten plötzlich alle durcheinander, und Cécile, die genau wie Albina den ersten Roman von Rebecca de Sainte-Croix gelesen hatte, rief: «Ist ja verrückt!»

Nach dem Abendessen beschlossen die Kinder, ein mitternächtliches Bad zu nehmen. Cécile war dagegen, aber die größeren bettelten so lange, bis wir nachgaben. Paul und Gaspard, Céciles Ältester, mussten mir schwören, die Jüngeren nicht aus den Augen zu lassen. Sie versprachen es. Ein paar Minuten später tobte die ganze Meute in Badekleidung und Flipflops mit zahllosen Handtüchern im Gepäck durchs Treppenhaus. Ich versuchte, die Mütter – und mich selbst – mit der Versicherung zu beruhigen, dass man sie vom Balkon aus schreien hören würde. Nur Céciles Mann Nejmeddine sah nicht so aus, als ob er sich Sorgen machte. Er war Physiotherapeut und schaffte es mit seiner heiteren, ruhigen Art seit fünfundzwanzig Jahren, die Adrenalinschübe meiner Cousine abzufangen.

Während die Kinder draußen herumtollten, zeigte ich den Erwachsenen die Fotos, die ich vor Kurzem mit Paul angesehen hatte. Sie waren entzückt von den Gesichtern und den Frisuren und spielten Ähnlichkeiten-Erkennen. Eine Weile lang hielt Belle das Porträt von Julia in der Hand, das ich mit dem Handy im Institut aufgenommen hatte. Trotz der miserablen Auflösung waren die samtige Haut, die gerade Linie der Nase, die dichten, langen Wimpern und das schwere, glänzende Haar, das sie streng gescheitelt trug, gut zu erkennen. Hatte Léopold Hodierne, der Chemiker, den Abzug womöglich retuschiert und geschönt, um das Gesicht in dieser Vollkommenheit erstrahlen zu lassen? Aber auch wenn es so wäre, bliebe unsere Ahnin eine außergewöhnliche Schönheit – nicht verwunderlich, dass die Hälfte der Männer in der Stadt sich immer nach ihr erkundigte, wenn sie nicht da war.

Das Gespräch zerfaserte ein wenig. Belle sprach über Roparz, ihren Vater, und beklagte den ewigen Familienzwist.

«Charles konnte nicht anders, er musste mit jedem streiten», warf Étienne ein. «Nur durch den Verkauf meiner Anteile konnte ich die Katastrophe vermeiden, die deinem Vater zugestoßen ist.»

Er lächelte Albina zu. In all den Jahren hatten mein Onkel und meine Tante sich ihre ergreifende Zärtlichkeit bewahrt – etwas, das ich mit meiner Ex-Frau nie hatte. Ich erzählte von Octave, der so liebevoll mit seinen Kindern umging – zumindest in seinen Büchern.

«Mit unserem Vater aber nicht», sagte Étienne, «das kannst du mir glauben!»

«Du hast gesagt, dass sein erster Sohn im Zweiten Weltkrieg gefallen ist. Weißt du, wo er begraben liegt?»

Mein Onkel seufzte. Der Wind trug das Geschrei unserer Kinder, die einander gerade mit kaltem Wasser bespritzten, durch das offene Fenster herein. Ich fürchtete schon, dass Étienne wieder in eine seiner Absencen verfallen war. Aber er nahm das Gespräch wieder auf.

«Irgendwo in Pommern.»

«Warum so weit weg?»

«Weil er bei der LVF war.»

Einen Moment lang war ich sprachlos.

«Was ist die LVF?», fragte Nejmeddine.

Étienne presste die Lippen zusammen.

«Die französische Freiwilligen-Legion», antwortete ich an seiner Stelle. «Kollaborateure, die in Wehrmachtsuniform an der russischen Front kämpften.»

Nejmeddine und die anderen machten große Augen. Offenbar hatten sie noch nie von diesem wenig ruhmreichen Kapitel der französischen Geschichte gehört.

«Von wegen ‹Legion›!», ereiferte sich Étienne. «Verbrecher waren das, Fanatiker und Hitzköpfe. Soweit ich weiß, war Ernest Überzeugungstäter. Er hatte sich dem faschistischen PPF angeschlossen und war begeistert von dessen Führer Jacques Doriot und seinen Theorien. Als die Nazis ein paar bretonischen Nationalisten den Kopf verdreht hatten, wollte er natürlich auch mitmischen.»

«Davon hast du mir nie erzählt», sagte Cécile nachdenklich.

«Ich habe es auch erst spät erfahren. Sehr spät.»

«Ich habe über deine Frage zum Erbe nachgedacht», wandte mein Onkel sich wieder an mich. «Es ist nicht unwahrscheinlich, dass Octave deswegen unserem Vater die Leitung der Firma übertragen hat. Es war ihm bestimmt zuwider, was aus seinem Ältesten geworden war.»

«Und mein Vater? Wusste er Bescheid?», fragte Belle.

«Ja. Nach dem Tod von Juste fand Roparz die Dokumente, er hat ein bisschen recherchiert und ist dann auf die Spur von Ernest de Kérambrun gestoßen. An der Seite von Lainé, Péresse und Konsorten war er bei der bretonischen SS-Miliz, ‹Bezen Perrot›, wie sie sich nannten ...»

Étienne sah mich an.

«Du weißt, Roparz und mir war das ziemlich egal. Aber deinem

Vater machte es Angst. Angst, dass die Sache herauskommt und den Ruf unserer noblen Firma befleckt. Als Roparz dann auch tot war, flehte Charles mich an, nie ein Wort darüber zu verlieren. Heute finde ich, dass da in eine harmlose Angelegenheit zu viel hineingeheimnisst wurde. Geschichte ist, wie sie ist. Außerdem sind all diese Menschen schon lange tot und begraben.»

«Trotzdem eine ganz schöne Last, wie Schulden», fand Bertrand.

«Für mich nicht. Da hat einfach einer vor achtzig Jahren aufs falsche Pferd gesetzt und dafür an der russischen Front mit dem Leben bezahlt. Traurig, aber er wollte es so. Dass es mein Onkel war, ist mir völlig egal.»

Er machte eine kleine Pause.

«Ich habe mich noch nie von den Verirrungen der Toten betroffen gefühlt. Was die getrieben haben, geht mich nichts an. Wir sollten uns lieber um die Lebenden kümmern. Die Fauna, die Flora, das Meer ... sie gehen vor unseren Augen zugrunde ... Ist euch nicht aufgefallen, wie heiß es ist seit ein paar Tagen? Dabei haben wir noch nicht Sommer ... Zwei Drittel der Erde sind von Wasser bedeckt. Wenn das Leben im Meer ausstirbt, sterben wir auch aus. Dein Sohn hat recht, Yann, wir sollten über die Zukunft nachdenken. Und zwar bald.»

84.

Bewohnte Häuser atmen nachts unterschiedlich. Heute Abend hat das Haus in den Couërons meine Familie in seine Mauern geschlossen. Nun wachen sie über ihren Schlaf. Wann hatten sie zum letzten Mal so viele Kérambruns beherbergt? Und vor allem: Wie lange war es her, dass es hier so fröhlich zuging? Es war nach Mitternacht, als ich Étienne und Albina zum Hôtel des Thermes begleitete. Das Wiedersehen mit Belle und den Großneffen habe Étienne eine Energie verliehen, die sie seit Wochen nicht mehr an ihm erlebt habe, flüsterte meine Tante mir ins Ohr.

Nachdem die beiden weg waren, gingen wir zum Whisky über. Mit Belle und Cécile plauderte ich bis zwei Uhr früh. Und jetzt bin ich so aufgekratzt von dem Fest oder vom Alkohol, dass ich keinen Schlaf finde.

Ich mag den Gedanken, dass unser kleines Geburtstagsfest ganz nach Octaves Geschmack gewesen wäre, hatte er doch seit jeher davon geträumt, der Patriarch einer Großfamilie zu werden, und unter großem Aufwand eine Villa mit sechzehn Zimmern für seine Nachkommenschaft erbauen lassen. Doch das Schicksal gefiel sich in grausamer Ironie: Octaves Tochter Suzanne starb mit anderthalb Monaten, sein Zweitgeborener Armand mit zweiundzwanzig und sein Ältester Ernest mit fünfunddreißig, nachdem er sein Leben in den Dienst einer ehrlosen Sache gestellt hatte. In diesem Alter wurde Octave Witwer und übernahm die Erziehungsverantwortung für fünf Kinder, davon zwei Waisen, die nicht seine Töchter waren.

Hier wird es unbegreiflich: Warum hat er seine Liebe nicht auf seinen Letztgeborenen Juste übertragen, zumal in einer Epoche, in der sich Dynastien über männliche Erben fortpflanzten? Warum schickte er den kleinen Jungen, der als Baby seine Mutter verloren hatte, so früh ins Internat?

Das Meer grollt in der Ferne – bald kommt die Flut. Abends um elf hielt Cécile, die Glucke, wie sie mein Bruder immer genannt hatte, es nicht mehr aus und holte die Kinder vom Strand. Als sie zurückkamen, bebte die Treppe unter ihren Schritten. Céciles Söhne Gaspard und Aurélien steckten noch einmal kurz den Kopf durch die Tür.

«Reg dich nicht auf, Maman, wir wollten bloß nach Cézembre schwimmen!»

«Wie bitte? Mitten in der Nacht? Seid ihr nicht ganz bei Trost?», rief meine Cousine mit halb erstickter Stimme.

Die Jungs barsten fast vor Lachen, ganz begeistert davon, dass es ihnen gelungen war, sie zu erschrecken.

«Ätsch, reingefallen, Maman! Aber Onkel Yann will es machen!»

Da hatte sich Paul bestimmt verplappert.

«Was ist das wieder für eine Geschichte?», wollte Cécile von mir wissen.

«Ach, nichts. Vielleicht versuche ich es diesen Sommer ein Stück mit einem Freund, und seine Frau begleitet uns mit dem Boot.»

Léo sah mich mit leuchtenden Augen an, was Servane nicht entging.

«Nie und nimmer! Nicht einmal dran denken!»

«Und du machst auch keinen Blödsinn, klar?», sagte sie zu mir.

Dass sie diese Warnung aussprach, die sonst nie Ratschläge erteilte, wog doppelt schwer. Also machte ich es wie die Kinder und versprach es.

Doch ich träume immer öfter von dieser Überquerung, und ich will es allein schaffen. Als könnte ich, wenn ich die Insel aus eigener Kraft erreichte, in die weit zurückliegenden Zeiten eintauchen, von denen Étienne erzählte, in denen die Geometrie der Erden und Sande so anders war, dass die Kanalinseln noch eine Halbinsel bildeten. Dann könnte ich durch einen vom Seewind gewiegten Eichenwald zum Couvent des Récollets gehen. Jenen Wald, den im Lauf der Jahrhunderte die Gezeiten fällen und mineralisieren würden, indem sie Saft und Fasern aus dem Holz saugten und Salz, Eisen und Kieselsäure darin ablagerten.

Irgendwann schlief ich ein, umgeben von Bildern versunkener Blätterdächer und zu Säulen erstarrter Stämme.

85.

Chausey ist eine wilde Insel vor Granville. Größer als Cézembre, voller Vögel und außergewöhnlicher Farben. Xavier hatte mich auf die Idee gebracht, dorthin zu segeln; er wollte auch unser Skipper sein. Am Tag davor kam er nach Couërons, wo wir den Seewetterbericht durchgingen: bedeckt, Westwind. Mit auflaufendem Wasser ginge es los, dann würden wir mit der Strömung segeln und eine Nacht dort verbringen, bevor wir zurückkehrten. Paul war von dem Vorschlag begeistert.

An Cézembre entlang segelten wir hinaus, bald lag die Pointe de la Varde hinter uns. Der Wind war schwächer als vorhergesagt, gerade so kräftig, dass wir nicht kreuzen mussten. Xavier zeigte Paul, wie man das Boot steuert. Und ich musste anerkennen, dass mein Sohn von den Segelkursen, die ihm seine Großmutter geschenkt hatte, mehr profitiert hatte als ich von denen, die mir mein Vater finanziert hatte.

Nach zwei Stunden hatte es aufgeklart, und wir beendeten die Überfahrt unter einem fast wolkenlosen Himmel. Von Zeit zu Zeit begegneten uns Schnellboote der Compagnie Corsaire, entfernte Cousinen jener Schiffe, die mein Ahnherr Anfang des letzten Jahrhunderts vom Stapel gelassen hatte. Ein Delphin – Paul sah ihn als Erster – begleitete uns vielleicht hundert Meter weit.

Es war ein einziges langes Gleiten bis Chausey, leuchtende Stunden in meiner Erinnerung. Die sanfte Dünung kräuselte kaum die Wasseroberfläche, in der sich funkelnd das Licht brach. Paul stand mit Sonnenbrille auf der Brücke, lächelnd, die Haare vom Wind zerzaust. An diesem Tag entstand das Foto, das heute auf meinem Schreibtisch steht.

Wir ankerten im Sound-Kanal. Auf der Insel gab es nur eine Handvoll Häuser; außer den Fischerhütten lauter stattliche, hinter

Bäumen geduckte Gebäude. In einem davon hatte der Maler Marin-Marie gewohnt. Gewiss waren die Tage hier außergewöhnlich. Bitter und schrecklich im Winter und bei Schlechtwetter, wenn Wind und Wellen die Boote im Hafen festhielten; paradiesisch im Frühling, wenn sich die verschiedenen Nuancen von Grün, Safran und Graubraun entfalteten, bevor die Touristen anreisten und das friedliche Leben der Einwohner störten. Ein gelber Briefkasten der Post von Granville, der gar nicht in diese kaum von Menschenhand berührte Landschaft passen wollte, bildete den einzigen Bindestrich zum Kontinent. Nicht weit entfernt von der Stadt so isoliert zu leben, erschien mir in dem Moment ideal – in Saint-Malo hatten mich das Leben und die anderen zu schnell wieder eingeholt.

Während die steigende Flut die meisten Felsen um die Insel – der Legende nach sind es dreihundertfünfundsechzig – verschluckte, bis nur noch ein paar von ihren schwarzen Köpfen aus dem Wasser ragten, lagen Paul und ich im üppigen Gras und betrachteten die Wolken. Ein paar Zentimeter von uns entfernt landeten Vögel. Mein Sohn sagte nichts, er genoss den Augenblick. Und ich war schon lange nicht mehr so heiter gewesen.

Von der Überfahrt und unserem Fußmarsch erschöpft, gingen wir um zehn Uhr zu Bett. Ich, der ewig Schlaflose, schlief durch bis zum nächsten Tag. Als ich die Augen aufschlug, wurde es Tag über dem Archipel. Die letzten kohlschwarzen Streifen der Nacht zerrissen und gaben das durchscheinende Herz der Morgenröte frei. Der Horizont färbte sich über dem Wasser rosa und begann zu funkeln, bevor er sich in unendlich zarte Blautöne auflöste. Das ist weit entfernt von den grell türkisen, eindeutigen Himmeln über dem Mittelmeer; Wasser, Erde und Luft scheinen sich hier immer zu mischen, miteinander zu verschmelzen und sich nur widerstrebend zu trennen.

Mit dem Fotoapparat in der Hand verließ ich das Haus und ging zum Ufer. Das Meer, das in der Ferne Wellen schlug, umschmeichelte die braunen, tangumkränzten Felsen mit seinem Geruch nach Salz und Brandung; ein Geruch, der für mich seither mit dem Lauf der Zeit verknüpft war. Das Meer hatte mich adoptiert, beruhigt, getröstet. Ich war nun eins seiner Kinder. Vielleicht hatte ich auch nie aufgehört, es zu sein.

86.

Vom Frühstückszimmer aus beobachtete Xavier die flockigen Wolkengebilde am Himmel. Das frische Grün der Blätter leuchtete in der Morgensonne und hob das blasse Gold des Sandes hervor. Dann konsultierte mein Freund stirnrunzelnd die Wetter-App auf seinem Handy.

«Steife Brise am Nachmittag. Hättest du etwas dagegen, früher zurückzufahren?»

«Du bist der Käpt'n.»

Ich klopfte bei Paul, der noch ganz kleine Augen hatte vom Schlaf. Zehn Minuten später setzte er sich zu uns und verschlang eine Ladung Pancakes und Marmeladentoasts, der kleine Vielfraß. Die Wirtin pflichtete Xavier bei.

«Wenn das hier losgeht, ist es nicht gut. Ich weiß nicht, ob die Nachmittagsfähren dann noch fahren. Passt auf euch auf!»

Eine halbe Stunde später legten wir ab. Aufgrund der frischen Brise schaukelte das Schiff mehr als auf der Hinfahrt, aber die Querung verlief ohne Zwischenfälle. Heimlich verfluchte ich Xavier, dass er uns dem kleinen Paradies so früh entrissen hatte; doch gegen elf nahm der Wind zu, und der Kampf gegen das Abdriften des Bootes begann. Xavier steuerte, Paul und ich führten auf seinen Befehl Segelmanöver aus, die immer schneller aufeinanderfolgten. Das Schiff stampfte jetzt stärker. Paul wurde minütlich blasser, man sah, dass ihm schlecht wurde.

Nach einer Stunde rauschten wir bei fünfzig Knoten auf rauer See dahin. Rumpf, Segel und Mast leisteten der Gewalt, die unser Boot von allen Seiten anfiel, tapfer Widerstand. Der Sturm machte einen von zwei Befehlen Xaviers unhörbar und unsere Manöver von Mal zu Mal wirkungsloser.

Mehrere Böen brachten das Boot in eine besorgniserregende Krängung. Sie tauchten aus dem Nirgendwo auf, fuhren in die Segel, spannten sie bis zum Zerreißen und ließen sie dann wieder los, einer Katze vergleichbar, die mit einer Spitzmaus spielt. Kaum hatte das Boot sich wieder aufgerichtet, begann das Spiel von Neuem. Ich fierte ständig die Leinen, um Spannung herauszunehmen, aber der Wind war mir immer ein Stück voraus.

Nachdem wir dieses Spiel eine Stunde lang gespielt hatten, überzog sich der Himmel mit Bleiglanz. Xavier schickte uns nach unten, Neoprenanzüge holen. Ohne es zu merken, hatte er einen barschen Tonfall angenommen, der nichts Gutes verhieß. Die Anzüge waren uns zu kurz. Mühsam quetschten wir uns hinein und legten die Rettungswesten an. Ich übernahm das Steuer, während Xavier sich umzog. Dann hängten wir uns alle an die Rettungsleine. Mein Freund zeigte keinerlei Anzeichen von Furcht. Aber wir hatten begriffen, dass unsere Lage sich verschlechterte.

Nach zwanzig Minuten relativer Ruhe dachte ich schon, der Sturm sei abgeflaut, da brachte uns eine Bö von Nordwest aus dem Gleichgewicht. Xavier schrie, wir müssten sofort das Großsegel reffen, um die Windlast zu verringern. Doch bevor ich dazu kam, war es schon zu spät. Der Wind hatte die Richtung gewechselt, das Boot krängte erneut, und ich hatte auf einmal das Gefühl, dass wir die Kontrolle verloren hatten. Von den Wellen hin und her geworfen, hörten wir Segel und Mast furchterregend ächzen. Der Wind kam nun von achtern und peitschte uns schonungslos voran, Regen troff von unseren Neoprenanzügen.

«Wir müssen halsen!», schrie Xavier.

«Können wir nicht den Motor anlassen?», schrie ich zurück.

«Bei der Schlagseite könnten wir kentern.»

Angst packte mich. Halsen ist ein kompliziertes Manöver, das binnen Sekunden zum Mastbruch führen kann. Ich hatte es ein-, zweimal bei schlechtem Wetter mit meinem Vater gemacht. Sein Gesicht verkrampfte in solchen Momenten – wie das von Xavier gerade. Aber er hatte recht, uns blieb keine andere Wahl. Bei der Lage der Dinge könnte uns jede höhere Welle zum Kentern bringen.

Ich erklärte Paul den Ablauf: Auf Xaviers Signal hin würde ich die Spannung des Segels verringern, daraufhin müsste er es sofort mit der anderen Schot einholen und so schnell wie möglich umschwenken, damit der Wind es von der richtigen Seite träfe. Das Manöver erforderte Kraft und Geschicklichkeit.

Beim ersten Mal kurbelte Paul nicht schnell genug, und der Baum schwang blitzschnell zu mir zurück. Ich konnte gerade noch rechtzeitig den Kopf einziehen, bevor er mir um die Ohren flog. Beim zweiten Mal hatten wir die Rollen getauscht, aber mein Sohn holte die Schot einen Augenblick zu früh dicht, und die ganze Mühe verpuffte. Allmählich wurde ich panisch. Beim dritten Versuch sah ich das Segel umschwenken und hörte einen furchtbaren Knall, ich befürchtete schon einen Mastbruch. Schließlich drehte das Segel doch nach Backbord und blähte sich im Wind.

Ich war so erleichtert, dass ich die Sturzwelle übersah, die über das Boot hereinbrach. Sie kam von hinten, fegte mit ohrenbetäubendem Getöse über das Deck und sog mich bei ihrem Rückzug von Bord. Ich hörte den Karabiner klacken, als er sich von der Sicherheitsleine losriss und ich in die Luft flog.

Als Erstes spürte ich eisige Kälte und wie das Wasser an Hals und Ärmeln in den Neoprenanzug drang. Ohne Zeit zum Atemholen, wurde ich in ein opakes Grün geschleudert. Das versetzte mir einen Adrenalinstoß. *Jetzt kommt's drauf an,* sagte ich mir. Ich bewegte mich nicht, leistete keinen Widerstand, wie mein Vater es mir beigebracht hatte. Die wenigen Sekunden, in denen ich das Gefühl hatte unterzugehen, weil mir der Sauerstoff fehlte, erschienen mir wie eine Ewigkeit. Aber Ruhe zu bewahren, war eine Frage von Leben und Tod – bis ich mir über meine Flanke streichen, mit einem Griff die Reißleine finden und kräftig daran ziehen konnte.

Die Rettungsweste katapultierte mich aus dem Wasser wie einen Champagnerkorken. Wieder an der Oberfläche, spuckte ich Wasser und holte tief Luft. Aber wo war das Boot? Zuerst sah ich nur schäumende Gischt, dann in der Ferne – *viel zu weit weg,* dachte ich – die Umrisse eines kleinen Segelboots. Ich wollte darauf zuschwimmen, aber die Weste störte. *Du schaffst es!*

Eine Welle traf mich von der Seite, dann noch eine. Ich schluckte Wasser. Das wiederholte sich zweimal. Das Gewicht meiner Schuhe und des vollgesogenen Anzugs zog nach unten, aber die Schwimmweste hielt mich oben. Der Wellenschlag betäubte mich fast – jetzt verstand ich zum ersten Mal, warum Seeleute sagen, dass das Meer sie durchgewalkt hat.

Wie üblich bei Gefahr, konnte ich absolut klar denken und überlegte blitzschnell: Ich war ein geübter Schwimmer, der Neoprenanzug würde die Kälte noch ein paar Minuten abfangen, und dank der Schwimmweste würde ich nicht untergehen. Doch die wütenden Schläge der Wellen erschwerten jede Bewegung und hinderten mich daran, richtig Atem zu holen. Wenn es in diesem Rhythmus weiterginge, bekäme ich bald zu wenig Sauerstoff.

Und vor allem driftete ich immer weiter ab, weil eine mächtige Strömung mich vom Boot wegzog. Xavier hatte die Segel gerefft, um zu verlangsamen, doch trotz seiner Anstrengung, in meine Richtung zu drehen, machte er weiter Fahrt auf dem alten Kurs.

Ein Schrecken durchfuhr mich. Ich wollte nicht sterben. Nicht so, nicht vor den Augen meines Sohnes.

Von da an war alles nur noch eine Frage der Methode. Mich erst an den äußeren Rand der Strömung treiben lassen, dann schräg schwimmen, um mich herauszuziehen – eine Technik, die ich von meinem Vater gelernt hatte. Dann mich so wenig wie möglich bewegen und versuchen, oben zu bleiben, bis das Boot sich nähert, was es schließlich auch tat. Halb blind vom Salz, das mir auf der Hornhaut brannte, sah ich, wie Paul eine orangefarbene Boje auswarf, ich versuchte, in diese Richtung zu schwimmen. Ich war so auf mein Ziel fixiert, dass ich die Welle nicht kommen sah. Wieder schluckte ich Wasser.

Und hatte gerade die Zeit zu begreifen, dass eine weitere Woge von vorn auf mich zurollte, stark genug, um mich die hart erkämpften Meter zurückzuwerfen. Ich wollte durchtauchen, doch das verhinderte die Rettungsweste. Als der Kamm mich buchstäblich umwarf, zwang ich mich, mit ausgebreiteten Armen auf dem Rücken liegen zu bleiben, um wieder zu Atem zu kommen. Es wurde immer schlimmer. In dem Moment hörte ich ganz deutlich Guillaumes Stimme an meinem Ohr: «Nicht bewegen, kleiner Bruder. Du kannst nicht untergehen. Das Wasser trägt dich auf jeden Fall.»

Ich drehte mich wieder auf den Bauch, die Augen fest auf die Boje gerichtet, und schwamm weiter. Ich konnte meine Hände nicht mehr spüren, meine Füße waren wie Blei. Die Kälte ging mir durch und durch; ich hörte mein Herz in der Brust trommeln, als wollte es zerspringen. Aber ich gab nicht auf. *Eins, zwei, drei, vier,* zählte ich. Die Wellen vorbeilassen, den Schlag hinnehmen. *Das Wasser trägt dich auf jeden Fall.* Meter um Meter näherte sich der orangene Fleck der Boje. Irgendwann konnte ich die Schrift an der Seite lesen und begriff, dass sie fast in Reichweite war. Also nutzte ich meine letzten Kräfte, spannte mich wie eine Feder und warf mich mit der Kraft der Verzweiflung in ihre Richtung. Ich fühle noch, wie meine Finger das glitschige Plastik berühren, abrutschen, sich noch einmal anklammern, bis ich ein Stück der Rettungsleine erwische.

Von da an hätte mich nichts mehr zum Loslassen bewegen können.

Es war eine der tröstlichsten Empfindungen meines Lebens, als ich mit Schulter und Hüfte auf die Planken fiel. Mindestens eine Minute lang blieb ich so liegen, bevor ich literweise Salzwasser erbrach. Mein Sohn war bleich geworden und ließ meine Schulter nicht mehr los.

«Pa, du hast uns ja einen Schreck eingejagt!»

Xavier, der am Ruder geblieben war, um das Boot zu stabilisieren, winkte mir zu, und ich reckte triumphierend den Daumen. Ohne Umschweife nahm Paul seinen Platz am Steuer wieder ein. Ich war merkwürdig ruhig. In dem Moment, da ich Guillaumes Stimme gehört hatte, war mir klar geworden, dass das Meer mir nichts anhaben könnte, heute jedenfalls nicht. Und dass alles andere eine Frage der Entschlossenheit war.

Ich hatte gedacht, dass mein Lebenswille durch die mir auferlegten Prüfungen geschwächt worden sei. Dabei hatte ich mich selbst in einen tiefen Brunnen voll Einsamkeit und Melancholie fallen gelassen, seit meine Frau und Paul weg waren. Die Antidepressiva, zu denen mein Freund Renaud mir dringend riet, hatte ich ebenso abgelehnt wie alle Treffen oder Abendessen, zu denen meine Kollegen mich mitschleppen wollten, sogar Nadias Liebe hatte ich zurückgewiesen. Manchmal dachte ich an den Tod – eine beängstigende Perspektive, die mich aber teilweise von meinen Qualen erlöst hätte.

Doch als mein Leben einmal tatsächlich bedroht war, wurde mir plötzlich bewusst, wie sehr ich daran hing und dass ich unbedingt weiterleben wollte. Ich war gar nicht so abgeklärt, wie ich mir versucht hatte einzureden. Im Gegenteil, mich erfüllte ein wilder, hemmungsloser Lebensinstinkt.

87.

Erst als wir in den Hafen von Bas-Sablons eingelaufen waren und ich den Beton der Pier unter meinen Füßen spürte, überfiel mich der wahre Schrecken. Wir waren durchnässt bis auf die Knochen, unsere Gesichter trieften. Xavier und ich wussten, dass ich dem Tod von der Schippe gesprungen war.

«Der wird was von mir zu hören kriegen, mein Kumpel», flüsterte er mir ins Ohr. «Das reicht jetzt mit diesen Parisern, die immer nur Schrott im Internet kaufen.»

«Na ja, schließlich ist keiner tot ...»

«Weil du ein guter Schwimmer bist.»

Dann wandte er sich an Paul.

«Na, du kleiner Süßwasserkapitän? Freust du dich schon auf deine Hochsee-Expedition?»

Mein Sohn lächelte, immer noch blass.

«Ich mach vorher ein Praktikum bei dir.»

Zu Hause versuchte ich den ganzen Abend bis in die Nacht, mich aufzuwärmen. Vergebens. Ich zitterte innerlich. Ich wäre fast ertrunken und wusste, dass mir das noch lange nachgehen würde. Aber ich verspürte ohnehin nicht den Wunsch, das Geschehene zu vergessen.

Am nächsten Tag lieferte uns der strömende Regen einen guten Grund, zu Hause zu bleiben. Beim Frühstück sprach Paul mit mir, während ich mir Butter aufs Brot schmierte und zugleich in Endlosschleife den Moment vor mir sah, als die Woge mich zum Meeresgrund zog und die klare Stimme meines Bruders an meinem Ohr ertönte. Dieser Kipppunkt, an dem ich beschloss zu leben, obwohl ich glaubte, dass die Partie schon verloren war.

Mein Sohn wollte noch einmal die Fotos sehen, die ich ihm gezeigt hatte. Die von seinem Urgroßvater schienen ihn zu faszinieren. Als wir zu dem Bild mit Juste als Kind kamen, zeigte ich auf die beiden blonden Mädchen.

«Schau mal, eine von ihnen muss die Großmutter von Rebecca sein, der Frau, die wir am Strand gesehen haben.»

«Also stimmt die Geschichte wirklich? Und ist nicht nur ein Vorwand zum Baggern?»

Ich verzog das Gesicht.

«Pass auf, was du sagst!»

Paul zeigte auf das Foto von Juste mit seinen vier Söhnen.

«Ist das Opa Charles?»

«Nein, der da, der zweite von links.»

«Ein schöner Mann. Sieht aus wie ein Schauspieler. Oder ein Pianist.»

«Hm, mit Kunst hatte diese Familie nicht viel am Hut. Obwohl ... Étienne hat mir erzählt, dass dein Großvater gut zeichnen konnte.»

Paul drehte seinen Sessel zu mir.

«Sag mal, Pa, war Opa Charles eigentlich nett zu euch?»

«Warum fragst du?»

«Nur so, interessiert mich.»

Ich suchte nach der besten Antwort. Verzichtete dann aber auf Ausflüchte.

«Nein, er war nicht sehr ... nett, wie du sagst. Er war ein strenger Vater. Aber das waren die meisten Männer seiner Generation.»

Paul seufzte.

«Hat er euch deshalb ins Pensionat geschickt, dich und Onkel Guillaume?»

«Internat. Das ist etwas anderes. Und es war sehr gut.»

Das war nicht gelogen. Der strengste Beratungslehrer war zehnmal nachsichtiger als mein Vater.

Pauls Unverständnis war mit Händen zu greifen. Er würde seine Kinder auf gar keinen Fall in ein solches «Pensionat» stecken, sondern sich liebevoll um sie kümmern. Schon als kleiner Junge hatte er immer die Hündin meiner Mutter im Arm gehabt ... Um abzulenken, zeigte ich ihm die Anzeigen, die Octave für seine Schiffe in Auftrag gegeben hatte. Anders als ich erkannte mein Sohn sofort, was als Vorbild für das Firmenemblem gedient hatte.

«Ist das auf der Zeichnung deine Insel?»

«Ja, genau!»

«Können wir morgen hinfahren? Ich würde sie zu gern sehen, nachdem du mir so viel von ihr erzählt hast.»

Eigentlich war der Ausflug schon geplant, aber ich musste mir eingestehen, dass ich keine Lust hatte, so bald nach der Sache bei Chausey wieder in See zu stechen.

Nicht die geringste, genau genommen.

Die Wettervorhersage kam mir zu Hilfe. Der mit der Springtide verbundene Seegang würde die Insel unzugänglich machen, sodass auch die regulären Fähren den Betrieb einstellten. Es wäre Wahnsinn, auch nur den kleinen Zeh in diese Suppe zu stecken.

Die nervös anrollenden Wellen hatten den Sillon von Badenden und Surfern leer gefegt. Die Temperatur entsprach endlich wieder der Jahreszeit. Paul und ich machten einen Spaziergang, von dem wir nass wie begossene Pudel heimkehrten. Mein Sohn musste sich damit begnügen, Cézembre durch Charles' Fernglas vom Büro aus zu betrachten. Ich versprach, bei seinem nächsten Besuch mit ihm hinzufahren. Eine Art Garantie auf die Zukunft ... vor allem aber eine Methode, nicht daran zu denken, dass der Tag seiner Abreise näher rückte. Selbst er schien zurzeit ein wenig Angst vor dem großen Sprung zu haben.

An seinem letzten Tag kosteten wir jeden Moment aus: tranken Kaffee im Hôtel des Thermes, aßen Galette in der Stadt und schauten am Friedhof vorbei – für mich war es das dritte Mal in weniger als einem Monat. Diesmal jedoch sprang ich über meinen Schatten und begleitete Paul zu unserem Familiengrab. Er wollte unbedingt Blumen für seine Großeltern darauf legen. Der Bretagneaufenthalt hatte bei dem kleinen Pariser Expat in Deutschland paradoxerweise den Wunsch geweckt, seine «Wurzeln» wiederzuentdecken, wie er sagte.

Am Grab sprach ich in Gedanken mit meiner Mutter. Bilder aus der Wohnung in der Rue Sainte-Croix-de-la-Bretonnerie stiegen wieder in mir auf. Ein unvergänglicher Schmerz, von dem man nachts träumt, egal wie viele Jahre es her ist. Paul berührte meinen Arm.

«Alles okay, Pa?»

«Alles gut.»

Beim letzten gemeinsamen Mittagessen für längere Zeit bot ich Paul an, ihm beim Umzug nach Bremen zu helfen. Er lehnte höflich ab («Keine Sorge, ich mach das schon»), womit er mir auch zu verstehen gab, dass er seinen alten Vater nicht unbedingt in seiner Nähe haben wollte. Versprach aber, am Ende des Sommers, vor Semesterbeginn, in den Couërons vorbeizukommen.

«Bis dahin hast du genug Zeit, die schöne Rebecca zu bitten, dir ein bisschen Deutsch beizubringen.»

Ich tat, als wollte ich ihm meine Serviette ins Gesicht werfen.

«Nur nicht unverschämt werden, *mi fili!*»

Schweren Herzens, aber in der Gewissheit, dass diese acht Tage wie eine kleine Sonne in meiner Erinnerung leuchten würden, brachte ich meinen Sohn zum Bahnhof. Zum ersten Mal seit Jahren hatten wir mehr miteinander geteilt als ein eiliges Mittagessen oder ein paar Worte über den Tagesablauf. Er hatte sich gefreut, seine Cousins und Cousinen aus Brest kennenzulernen und Léo und den Rest der Familie wiederzusehen. Unsere Diskussion über seine Zukunft – eine Bombe, die er geschickt zu entschärfen wusste – und der Schrecken auf der Rückfahrt von Chausey, die fast in einer Katastrophe geendet wäre, hatten uns merkwürdigerweise einander angenähert.

Aber ich machte mir keine Illusionen, meine Ängste, Sorgen und Gewissensbisse würden im Handumdrehen wiederkehren und mich in schlaflosen Nächten quälen. Ich würde mir einreden, dass Pauls Umzug nach Deutschland eine Katastrophe wäre, mir Vorwürfe machen, dass ich mich nicht genug bemüht hätte, ihn davon abzubringen, und mir die Schuld dafür geben, dass er möglichst weit fliehen musste.

Wenigstens war es mir gelungen, nicht den Teufel an die Wand zu malen und Pauls Hoffnungen im Keim zu ersticken. Es war ein stiller Sieg über meine Dämonen, glanzlos und nur für mich allein – der mir aber viel bedeutete.

88.

Als ich zurückkomme, umfängt mich die Stille des leeren Hauses. Nachts hat sich das Meer so weit zurückgezogen, dass sein Grollen besänftigt zu sein scheint. Könnte ich das doch bloß auch von mir behaupten! Ich schalte die Deckenlampe an und betrachte das Gemälde meiner Cousine, das nun an meiner Zimmerwand hängt. Diese Gestalt mit dem halb verdeckten Gesicht fängt mich jedes Mal wieder ein, sie bleibt ein unergründliches Rätsel mit ihren Geheimnissen, Hoffnungen und Verheißungen. Ich stöbere in Julias Büchern und ziehe wahllos eins raus: Es ist ein Gedichtband mit dem Titel *Die Krallenkette.* Gut lesbarer Druck auf nachgedunkeltem Papier. Ein Fünfzeiler ist mit Bleistift angekreuzt.

Wer alles Lieben bloß verlacht,
Der irrt, der irrt,
Scheint doch die Sonne Tag und Nacht;
Was war, was wird,
Es stirbt, der Tod gibt auf nichts acht.

Die Wege sind kurz ... Julia de Kérambrun, die große Unbekannte, von der nichts geblieben ist außer den Briefen, die Octave ihr schrieb, ein verblasstes Medaillon auf dem Friedhof und ein paar Fotos. Und diese Seiten mit ihren Anmerkungen, aus denen ich das Beben einer verletzten Seele herauszulesen meine, die wie eine Harfe des Schmerzes von der zartesten Empfindung in Schwingungen versetzt wird. Ich stelle die Gedichte von Cros wieder ins Regal und kehre zu Hugos *Betrachtungen* zurück. Am abgegriffenen Einband mit dem kunstvoll verzierten Buchdeckel lässt sich der Wert des Buches für seine Besitzerin erahnen. Manche Seiten fallen von selbst auf – weil sie wohl unermüdlich immer und immer wieder gelesen wurden. Dazwischen sind getrocknete Blätter eingelegt, Teile von Programmheften, Spielkarten sowie ein Telegramm auf lavendelfarbenem Papier, das mit der Zeit vergraut ist. *«Gut in Bochum angekommen. Brief folgt. O.»*

In den von Julia markierten Versen geht es oft um die Liebe. Ob sie deren mystische Dimension angesprochen hat? Oder klangen für sie darin irdischere Verstrickungen an?

Oh Hügel! Furchen ihr! Atem, Seufzer, Hauchen!
Welch Lob auch Wälder-, Fluss-, Talgrün brauchen,
Ernst steigt es auf zu Gott, Vater aller Tage –
Und alles Weiße kennt keine Liebesklage.

Wenig spricht dafür, dass Octave mit seinen Handlungsbüchern und seinem Pragmatismus die glühende Romantik seiner Frau teilte. Im Grunde ihres Herzens war Julia *sentimental* – ein Wort, das heute, nach einem Jahrhundert, in dem Liebe zu einem größeren Tabu geworden ist als mit jemandem ins Bett zu gehen, den man erst seit zwei Klicks kennt, ziemlich abfällig klingt. Nie, nicht einmal meinem Freund Renaud gegenüber, hätte ich zugegeben, dass ich aus der Vorstellung, für den Rest meines Lebens in einer für viele vielleicht hoffnungslosen Treue mit ein und derselben Frau zusammenzubleiben, für lange Zeit Kraft geschöpft habe. Als ich Marie-Laurence in Pablos Armen sah, zersprang mein Ideal in tausend Stücke. Und diese Enttäuschung habe ich bis heute nicht verkraftet.

Bei meiner Pariser Kollegin Nadia hat mein ewiges Zaudern, dieses ein Schritt vor, zwei Schritte zurück, bis ich endgültig die Flucht antrat, eine heillose Verwirrung angerichtet; wenn ich daran denke, ist es mir furchtbar peinlich. Und dass mich Rebecca Lunds Schweigen so beunruhigt – obwohl sie gar keinen Grund hat, sich bei mir zu melden –, zeigt, dass ich wohl noch nicht abgeschlossen habe mit all diesen Gefühlen.

Aus dem Hugo-Band fällt ein vierblättriges Kleeblatt. Ein paar Seiten weiter finde ich eine Fotografie zwischen zwei Gedichten. Ein Wickelkind in den Armen der schönen blassen Frau mit den streng gescheitelten schwarzen Haaren. Julia trägt ein weißes Kleid, in dem der Ansatz ihres Busens sichtbar wird. Die Haare sind flüchtig hochgesteckt, ein paar Strähnen ragen aus dem Knoten hervor. Sie hält die Kleine an ihre Brust gedrückt und sieht sie verliebt an. Nichts erinnert an die Marmorstatue bei den Schiffstaufen und auf den Porträts, hier steht eine Frau aus Fleisch und Blut, ganz und gar leibhaftig in dieser leidenschaftlichen Umarmung.

Das Baby weiß noch nichts von der Welt, es kennt nur die warme Haut seiner Mutter, die Stimme des Vaters und die Hände des Kindermädchens. Seine Fäustchen sind geballt, die Augen nur dunkle Schlitze. Das Köpfchen unter den Kräuselfalten des Spitzenhäubchens zurückgeworfen, ist es dem Mysterium des Schlafes hingebungsvoll verfallen.

Ein erstaunliches Bild, intim, fast schamlos, sehr ungewöhnlich für die damalige Zeit. Wer hat es aufgenommen? Hatte die Muse der Fotografie Julias Schwester Hélène Le Mélinaire geküsst? Oder wollte Octave, der verliebte Gatte, diesen Anblick – die Frucht seiner Lenden friedlich schlummernd in den Armen seiner Angebeteten – verewigen? Unwahrscheinlich, dass die Brüder Hodierne damit beauftragt waren – kein Fremder hätte zu einer so privaten Szene Zutritt gehabt, in der Julia einen ungeheuren, urwüchsigen Liebeshunger ausstrahlt und ihre Tochter in den Armen hält wie ein Bollwerk zwischen sich und dem Rest der Welt. In ihrem schimmernden Blick liegt ein seltsamer Glanz, der auf keinem anderen Bild zu sehen ist.

Auf der Rückseite nur ein Name: «Suzanne».

89.

Das Rauschen des Meeres verfolgt sie bis in den entlegensten Raum des Hauses, ihr Schlafzimmer. Nachts erwacht sie schweißgebadet; sie sieht die nach oben gekehrten Handflächen eines Kindes, dessen Brust sich nicht mehr hebt, eines Körpers, den die Wellen forttragen, und kann nichts dagegen tun. Ihr Atem stockt, sie hat das Gefühl zu ertrinken.

Die Flut war hoch am Abend des Dramas, hat man ihr später erzählt.

Um ihr rasendes Herz zu beruhigen, greift sie nach einem Buch von Victor Hugo und rezitiert jene Verse, die sie auswendig kennt: «Arme Mutter, ihre Augen Glanz im Dunkeln, / Als, ohne Luft zu holen, stimmlos, ohne Schlaf / Sie ihres roten Kindleins Schlummeratem traf.»

Der Dichter, dem später der Tod der eigenen Tochter das Herz bricht, spricht zu ihr wie ein Bruder. Und wenn ihr weltliches Gebet im Morgengrauen keine Wirkung mehr zeigt, erliegt sie meist der widerlichen Betäubung der Laudanum-Phiole, die ihr Montgenèvre gibt. Und die ihr Dr. Sobieski jedes Mal wieder abnimmt, wenn sie nach Berck kommt – «zu ihrem eigenen Besten», wie er behauptet.

Werden diese Leute denn nie müde, immer besser zu wissen als sie selbst, was gut für sie ist?

Sich bei Octave darüber zu beschweren, hat sie sich nie getraut. Er ist so beschäftigt, dass man immer den Eindruck hat, ihm seine ohnehin rare Zeit zu stehlen. Er macht ihr Angst, dieser Mann, der alles so methodisch angeht, mit dieser kalten Leidenschaft: Schiffe, Motoren, Kinder oder ein Haus. Bei ihm jagt ein Projekt das nächste.

Manchmal hasst sie seine zwanghafte Lebensgier.

Wäre er bereit gewesen, nach Suzannes Tod mit ihr gemeinsam zu trauern, statt die Zeit zu stoppen, die seine Schiffe für die Überfahrt brauchten, hätte sie ihm vielleicht verziehen.

Aber das tat er nicht.

Im Gegenteil, er musste ja immer weitermachen, *wie er es nannte.*

Natürlich hat er dafür bezahlt. Für die Totenmessen, für ihre Reisen nach Berck, bis sie «von ihrem Nervenleiden geheilt» war, für ihre Bücher, ihre Modistinnen, ihre Medikamente.

Aber musste er sie gleich wieder schwängern, kaum dass sie wieder zu Hause war?

Mit Entsetzen sah sie, wie ihr Bauch sich rundete, ein paar Monate nach Suzannes Tod, schwer von einem anderen Körper, den sie nicht wollte.

Sie träumte davon, dass dieses Wesen sich von ihr losmachte und abging, wie es Katell ständig passierte, das wäre ihr lieber gewesen als zitternd darauf zu warten, dass es stirbt.

Aber das Kind krallte sich fest.

Nach Monaten zwischen Schwindelanfällen und Brechattacken und gequält von Tausenden kleinen Wehwehchen brachte sie es unter furchtbaren Schmerzen zur Welt, in einer Flut aus Blut und Urin und von so grausamen Krämpfen geschüttelt, dass sie schon fürchtete, die Geburt nicht zu überleben.

Und dann produzierten ihre Brüste keinen Tropfen Milch für den Säugling, den sie von seinem ersten Schrei an ablehnte.

Sollte sie sich ein zweites Mal das Herz zerreißen lassen, wenn auch er stürbe?

Octave, der immer für alles eine Lösung wusste, ließ eine Amme aus Côtes-du-Nord kommen.

Als sie trotz aller Vorsichtsmaßnahmen und obwohl sie sich bemühte, ihren Mann auf Abstand zu halten, ein drittes Mal schwanger wurde, hatte sie nicht mehr die Kraft, sich gegen das Schicksal zu stemmen. Ihres ist besiegelt, sie ist dazu verdammt, kleine Kérambruns zu produzieren und diese Folter immer wieder durchzustehen, bis das Alter sie davon erlöst, wenn sie nicht vorher am Kindbettfieber stirbt, worum sie manchmal in ihren Gebeten fleht.

Aber sie lächelt weiter auf Empfängen und Dîners, wirft Champagnerflaschen gegen Schiffsrümpfe, geht zur Messe und organisiert Wohltätigkeitsbazare. Gekonnt weist sie Freunde und Geschäftspartner ihres Mannes in die Schranken, wenn sie ihr schmeicheln, weil sie heimlich davon träumen, sie zu besitzen – ihre lastenden Blicke und zweideutigen Berührungen spürt sie genau. Manchmal beneidet sie sogar die Witwen der Seeleute um das Glück, keinen Mann mehr zu haben, der sie belästigt.

Die Frau des angesehensten Reeders der Côte d'Émeraude ist erschöpft. Ihr einziger Trost ist ein Kätzchen namens Löwe, das sie vor dem Tod gerettet hat – seine Weichheit erinnert sie an Suzannes Haut. Aber wie schwach ist dieser winzige Deich gegen den tödlichen Schwindel, der sie Tag für Tag überfällt.

90.

1912, ein eher ruhiges Jahr für Octave, ist gekennzeichnet durch die pompöse Einweihung der Villa in den Couërons. Die Familie wohnt hier zwar schon seit ein paar Wochen, aber die Feierlichkeiten, die eigentlich am Ende des letzten Jahres stattfinden sollten, wurden wegen der Geburt von Armand, dem zweiten Sohn der Kérambruns, verschoben. Er kam am Weihnachtstag des Jahres 1911 zur Welt.

Anfang 1912 notiert Octave, dass Julia an «starkem Fieber» leidet und die Liste der Ausgaben für Ärzte und Medikamente immer länger wird. Mitte des Jahres klagt er selbst über Kreuzschmerzen, die er der «Überanstrengung» durch die Geschäfte zuschreibt. Der kleine Junge dagegen ist kerngesund. Im Januar wird zusätzlich zu der englischen Gouvernante eine neue Amme eingestellt. Sie heißt Henriette Stohellou, kommt aus Groix und verdient dreißig Francs für vierzehn Tage. Wie nach der Geburt von Ernest reist Julia nach Berck, wo sie den ganzen Februar und einen Teil des Monats März verbringt.

Wider jede Erwartung beschließt Octave im Frühjahr, eine wöchentliche Schiffsverbindung von Brest nach Belle-Île einzurichten, die weiter nach Groix und Ouessant gehen soll. Wenn er nun dieses lange aufgeschobene Versprechen erfüllt, dann nicht, um Ambroise, der inzwischen von dem Anschlag genesen ist, eine Freude zu machen; sondern um vor dem Stapellauf des isländischen Schoners seine Motoren in der Iroise-See zu testen, die Schiffe an ihre Klippen schmettert, bis sie zerschellen. Der Reeder ist natürlich bei der Jungfernfahrt an Bord – er ist keiner von denen, die andere in Gefahr alleine lassen – mit Alexandre Dubuisson und seinem Getreuen Le Corff. Für diese Schiffsverbindung wurde eine handverlesene, erfahrene Mannschaft zusammengestellt.

Octave beschreibt «schreckliche Brecher, die das Schiff zum Schlingern bringen», und «wütende Stürme». Nach sechs Monaten bricht er den Versuch ab, nachdem ein Frachtschiff mit einer sechsköpfigen Mannschaft fast die Felsen gerammt hätte; nur durch die Kaltblütigkeit des Kapitäns, der geschickt die Motorleistung drosselte, wurde die Katastrophe verhindert. Octave duldet keine Kompromisse, wenn es um die Sicherheit seiner Leute geht, und da seine Schiffe schon Windstärke 11 und Wellen von der Größe seines Hauses in den Couërons überstanden haben, kommt er zu dem Schluss, dass er den Test umstandslos beenden kann.

Nach Julias Rückkehr wird am 17. April das Haus eingeweiht. Von diesem Fest hat Octave seit Monaten geträumt. Er hat riesige Summen für eine Vielfalt von Speisen ausgegeben und ein Vermögen bei Weinhändlern, Floristen und Fotografen gelassen. Der außergewöhnliche Prunk schlägt sich auch in der Gästeliste nieder, die so viele Leute von Rang und Namen umfasst, dass Reporter vom *Ouest-Éclair* und dem *Républicain* (aber natürlich nicht vom *Salut*) entsandt wurden, um über deren Eintreffen zu berichten. Der Architekt Grivolat kommt aus Rennes. Sainte-Croix ist auch dabei. Nicht aber Minchinton – er ist anscheinend unerwünscht. Laut *Ouest-Éclair* sind auch der Polizeipräfekt, der Garnisonskommandant und Bürgermeister Gasnier-Duparc, Ambroises Konkurrent, zugegen.

Sechs Wochen später fährt Octave, von seinen Kreuzschmerzen erlöst, nach Amerika. Es ist eine lange Reise, die ihn acht Wochen von seiner Familie trennen wird. Er will sich mit amerikanischen Motorenherstellern treffen, von denen er sich vielversprechende technische Neuerungen erhofft. Am 8. Mai schifft er sich in Liverpool auf der *Mauretania* ein, ein Notizbuch im Gepäck. Befreit von dem Trubel im Büro, hat er an den langen Tagen an Bord viel Zeit zu schreiben.

Er ist des Lobes voll für die *Mauretania*, beschreibt minutiös die Funktionsweise der vier Dampfturbinen mit ihren 68000 Pferdestärken, die gigantischen Schrauben und vor allem die unerhörte Geschwindigkeit von 24 Knoten. Was für eine Leistung! Hat die *Mauretania* nicht auch das Blaue Band gewonnen, diese Trophäe, die sich europäische und amerikanische Großmächte streitig machen, um ihre nationale Überlegenheit zu beweisen?

Während der Überfahrt gewinnt Octave die Sympathie des Kapitäns, der den «ausgezeichneten Ruf» des Hauses Kérambrun kennt. Er bittet ihn mehrmals an seinen Tisch, zeigt ihm das Schiff von oben bis unten und erlaubt ihm sogar, ins Allerheiligste, den Maschinensaal, vorzudringen. Obwohl er eher schlecht als recht Englisch spricht, unterhält sich Octave auch mit dem Schiffsingenieur und eilt nach jedem Gespräch sofort in seine Kabine, um alles festzuhalten. Ich überspringe die Passagen, wo es um Direktantrieb, Propellerwellen und Untersetzungsgetriebe geht; kann aber anhand der vielen Zeichnungen und Tabellen erkennen, dass diese Tage für Octave von phänomenaler Bedeutung waren, wahrscheinlich die interessantesten seines Lebens.

Nach fünf Tagen geht er in New York an Land. Amerika gefällt ihm nicht besonders, schreibt er an Julia, er findet die Häuser zu hoch, den Reichtum protzig und die Manieren schlecht. Er, der die mondäne Welt des alten französischen Adels gewohnt ist, ist schockiert, wenn er bei Tisch nach seinem Vermögen gefragt wird oder nach den Löhnen, die er seinen Arbeitern zahlt. Dennoch bewundert er den Pragmatismus dieses erfinderischen Volkes und macht sich Gedanken über die neue Welt, wo ein Verkäufer von «heißen Hunden», wie man dort in Brot gepackte Würstchen nennt, oder ein bescheidener Schneider, der vor Kurzem aus Odessa gekommen ist, ein Vermögen machen kann, wenn er nur hart genug arbeitet. Ihm fällt auf, dass er bei Einladungen immer von farbigen Menschen bedient wird, die auch in den Fabriken nur die niedrigsten Tätigkeiten ausüben. Ob er das als normal oder irritierend empfindet, erfahren wir nicht.

In Begleitung eines Dolmetschers begibt er sich anschließend nach Chicago, Detroit und Cleveland. Hier sind die bedeutendsten Automobilwerke beheimatet. Am laufenden Band finden Besichtigungen, Gespräche, Dîners statt. Octave beobachtet, sammelt, hält fest, mehr denn je ist er davon überzeugt, dass die Zukunft der Schifffahrt von den Motoren abhängt. «In drei Generationen», schreibt er, «wird Segeln nur noch ein Freizeitvergnügen oder eine Erinnerung für Nostalgiker sein.»

Er vermisst Julia, die ihn mit Briefen und Telegrammen auf dem Laufenden hält. Immer wieder schreibt er ihr, wie sehr er es bedauert, ihr dieses pulsierende Land, das ihn nach dem ersten Schock mehr und mehr fasziniert, nicht zeigen zu können. Da sie ihn nicht begleiten wollte, hat er sie der Obhut der Tézé-Villans anvertraut, die sie nach Hossegor mitnahmen. Ein zwischen den Seiten verbliebenes Telegramm flog über den Atlantik, um Octave mitzuteilen, dass sie gut angekommen seien. Sainte-Croix steckt mitten in der Kampagne für die Regionalwahlen von 1912 – ein Sieg würde ihn zum Abgeordneten und Bürgermeister von Saint-Malo befördern. Die Geschäftsführung hat Octave Dubuisson überlassen; Hélène Le Mélinaire sollte ihn dabei unterstützen, dient ihm jedoch merkwürdigerweise als Sekretärin.

Octave sieht in seiner Amerikareise die Gelegenheit, sich ein Bild von den Fähigkeiten des jungen Schiffbauingenieurs zu machen, den er als «brillant und vertrauenswürdig» einschätzt; er hat vor, ihm vor Ende des Jahres eine Beteiligung vorzuschlagen. Die beiden Männer unterhalten einen regen Schriftverkehr – ein paar Telegramme liegen noch gefaltet zwischen den Seiten. Und wieder einmal rühmt der Reeder die Wunder der Technik, die Nachrichten von seiner Firma oder seiner Frau binnen Stunden über den Ozean bringen.

Am 10. Juli 1912 tritt er seine Heimreise an; im Gepäck unter anderem ein motorisiertes rotes Blechauto mit Pedalen für Ernest und ein riesiger Teddybär für Armand. Außerdem hat er beim berühmtesten Juwelier New Yorks einen Saphirring mit passenden Ohrringen erworben – Julias Geburtstagsgeschenk.

An Hélène, Katell, seine Eltern und Schwiegereltern hat er selbstverständlich auch gedacht. Sogar ein Fernrohr für Dubuisson ist dabei. Octave ist zwar sparsam, aber ein guter Ehemann, Vater und Sohn. Dass er so viel Geld ausgibt, um Familie und Freunde zu beschenken, soll ihnen zuallererst zeigen, wie sehr er sie liebt.

91.

Die Aussicht, die Sie hier haben, ist grandios!»

Dem konnte ich nicht widersprechen. Vor allem zu dieser Tageszeit, wenn das Licht wie Goldstaub auf der Wasseroberfläche liegt und Cézembre zu seinem schwarzen Juwel macht. Vom Balkon im ersten Stock aus beobachtete ich gemeinsam mit Rebecca das Auflaufen des Wassers. Wie ich seit Tagen gehofft hatte, waren wir uns wieder am Strand begegnet, und sie hatte endlich meine Einladung angenommen, die Briefe ihrer Urgroßmutter bei mir anzusehen. Einen Teil des Nachmittags hatten wir mit deren Lektüre verbracht. Und jetzt stand sie neben mir, die Ellbogen auf die Brüstung gestützt.

Als ich die beiden Bündel vor sie hingelegt hatte, überflog sie erst einmal alles ohne Kommentar, während ich weiter Octaves Register zu entschlüsseln versuchte. Die Stille wurde nur vom Rascheln der Seiten durchbrochen, die sie behutsam umblätterte. Falls die Klagen der verzweifelten Katell sie berührt haben sollten, war ihr das nicht anzumerken. Erst als ich ihr das letzte Dokument vorlegte, in dem Katell den Willen äußert, ihre Töchter nach ihrem Tod Octave anzuvertrauen, war ihr eine gewisse Verblüffung anzusehen.

«Mir wurde immer gesagt, ein Familienmitglied habe sie bei sich aufgenommen. Aber sie hatten doch keine verwandtschaftliche Beziehung mit Ihrem Urgroßvater, oder?»

«Soweit ich weiß, nicht.»

Rebecca gab mir das vergilbte Papier zurück, das so alt war, dass es uns fast zwischen den Fingern zerfiel.

«Ihr Vorfahr war erstaunlich großherzig. Warum hat er das getan, Ihrer Meinung nach?»

«Er war praktizierender Katholik, sehr fromm und hochmoralisch. Und wie Sie gesehen haben, mochte er Katell sehr ...»

Allmählich fragte ich mich auch, wie sehr.

Rebecca ließ ihren Blick über das Mobiliar und die Holzvertäfelung des Salons schweifen.

«Komische Vorstellung, dass meine Großmutter und meine Großtante mal hier saßen.»

«Und Sie sehen sogar dasselbe wie sie. Hier hat sich fast nichts verändert.»

Ich führte sie durchs Haus. Sie bewunderte die Architektur, die Zimmerfluchten, das Fischgrätparkett und die Verkleidung der Bibliothek. Im Büro blieb sie vor den beiden Erkerfenstern stehen.

«Was für ein Glück, an so einem Ort zu wohnen.»

Ich wagte es, sie zu fragen, wo sie wohnte.

«In Courtoisville. Über dem Fotografen.»

Ich wusste genau, was sie meinte. Mein Vater hatte Guillaume und mich regelmäßig in dieses Fotostudio geschleppt, um Neujahrskarten für seine «Freunde» – die vor allem Geschäftspartner waren – machen zu lassen. Die heilige Familie in makelloser Pose vereint für die Zeit einer Sitzung.

«Dann wohnen Sie ganz nah am Strand. Gut zum Joggen.»

«Und Sie noch näher, gut zum Schwimmen. Bewundernswert, dass Sie wirklich bei jedem Wetter ins Wasser gehen.»

Sie beobachtete mich also auch. Ich fühlte mich ein wenig geschmeichelt. Im Treppenhaus, das uns zum großen Salon zurückführte, fragte ich sie weiter aus.

«Sind Sie schon lange in Saint-Malo?»

«Achtzehn Monate.»

Kein Wort darüber, wo sie davor gelebt hatte. Ich sollte bald begreifen, dass diese Lücken zu ihrem Leben gehörten – Informationen nur tröpfchenweise und ein höflicher Rückzug, wenn man dachte, ihr etwas nähergekommen zu sein. *Die Schneekönigin.*

Diesmal hatte die Königin ihre eigene Lesebrille mitgebracht, türkisfarbene Halbmonde, die ihr sehr gut standen. Ehrlich gesagt, stand ihr alles, angefangen bei der weißen Bluse über den Männerpullover aus Kaschmir (wem der wohl gehörte?) bis zu der ausgewaschenen Jeans, die sich an ihre langen Beine schmiegte. Die Garderobe einer wohlhabenden Frau, bedacht auf Understatement. Woher stammte das Geld? Vom Erfolg ihrer Romane, einem gut bezahlten Beruf oder dem Einkommen eines Partners? Auch das hatte sie bisher für sich behalten.

Ich erzählte ihr von dem Duell und dem Attentat auf Ambroise.

«Seltsamer Mensch», sagte sie. «Ich kann verstehen, dass man in der Familie nicht gern darüber sprach.»

«Er war ein wilder Hund, der sich ständig Ärger eingehandelt hat.»

Ich berichtete von der Episode mit dem geschwängerten Dienstmädchen.

«Ein Wunder, dass er wiedergewählt wurde bei diesem Ruf», bemerkte sie.

«Na ja, andere haben vor nicht allzu langer Zeit Schlimmeres verbrochen.»

«Das stimmt allerdings.»

Wir lächelten beide.

«*Le Salut* wirft Sainte-Croix vor, Stimmen gekauft zu haben», fuhr ich fort. «Meiner Meinung nach sind diese Vorwürfe allerdings mit Vorsicht zu genießen. Der Chefredakteur der Zeitung war ein Royalist, der anscheinend nichts Besseres zu tun hatte, als Ambroise zu diffamieren.»

«Und was denken Sie? War er ein Betrüger?»

«Schwer zu sagen, ob er so unehrlich war, wie seine Verleumder behaupten. Jedenfalls hat er sich wirklich sehr ins Zeug gelegt für die Fischer und Arbeiter.»

Rebeccas Blick schweifte zum Horizont und verschlang die Lichtspiele an dem mit Kumuluswolken betupften Spätnachmittagshimmel, der an ein Gemälde von Charles Belle erinnerte. Der Briefstapel lag vor uns. Ich suchte nach irgendeinem Vorwand, sie zum Bleiben zu überreden.

«Hätten Sie Lust auf ein Glas Portwein?»

Rebecca schien zu zögern. Schließlich nickte sie, magisch angezogen von den Fenstern des Salons. Offenbar wirkte der Zauber der Couërons.

Wir nahmen auf der Terrasse im Erdgeschoss Platz. Rebecca schnupperte mit geschlossenen Augen an ihrem Glas, bevor sie daran nippte. Der purpurne Portwein, sein schwerer, süßer Duft, das Rauschen des Meeres, die Spiegelungen im Watt; und vor allem die Gegenwart dieser rätselhaften Frau, die mir gegenübersaß, als wäre sie immer schon da gewesen. Die Spaziergänger auf der Festungsmauer warfen uns neidvolle Blicke zu. In dem Bewusstsein, dass die sinnliche Chemie dieses fast vollkommenen Augenblicks sich nie wiederholen würde, kostete ich jede Sekunde aus.

«Ausgezeichnet», befand sie nach dem ersten Schluck.

«Mein Vater war ein Connaisseur.»

«Sind Sie hier aufgewachsen?»

«Nein, wir waren nur in den Ferien hier. Ihre Großmutter hat mehr Zeit in diesem Haus verbracht als ich.»

Rebecca wirkte auf einmal nachdenklich.

«Die arme Marie-Catherine. Zwei Kinder zu versorgen, und der Mann macht sich aus dem Staub, um dem Skandal zu entgehen.»

«Ehrlich gesagt, kann ich nur schwer verstehen, warum er abgehauen ist. Sie hat ihm doch gerade erst verkündet, schwanger zu sein ...»

«Man weiß nie, wozu manche Männer in dieser Situation fähig sind.»

Ihr Ton ließ darauf schließen, dass wir uns auf vermintem Terrain befanden. Also kam ich lieber selbst auf das Thema zurück, das uns beide beschäftigte.

«Konnten Sie doch noch etwas über die legendären Briefe von Ambroise herausfinden?»

«Nein. Ich habe meinen Vater am Telefon danach gefragt, aber sein Gedächtnis ... na ja. Wenn ich Tante Geneviève das nächste Mal anrufe, kann ich sie auch noch mal fragen.»

Rebecca stellte ihr Glas ab und warf einen diskreten Blick auf ihre Uhr.

«Ich muss Sie leider verlassen.»

Sie war schon aufgestanden, damit verflog auch meine Hoffnung, mit ihr zu Abend zu essen. Bevor sie ging, zog sie ein Buch aus der Tasche.

«Das hätte ich fast vergessen. Tut mir leid, vielleicht ist es ein bisschen eitel als Geschenk ...»

Ihr zweiter Roman. Hätte ich ihr gestehen sollen, dass ich ihn schon in der Buchhandlung bestellt hatte? Als ich mich bedanken wollte, winkte sie ab.

«Ich habe zu danken. Für diese Briefe. Für diesen Blick. Und für den Portwein.»

Ich hätte erwidern sollen, dass sie jederzeit auf ein Glas vorbeikommen könne, aber ich tat es nicht.

Während sie die Freitreppe hinunterging und ich von oben ihren Nacken betrachtete, dachte ich, ohne sie zu kennen, dass Rebecca Lund in einem anderen Leben einmal ganz anders gewesen war. Dass sie diese müde Falte im Mundwinkel nicht immer schon hatte und auch nicht die Traurigkeit in ihren Augen. Dass es, bevor sie nach Saint-Malo kam, eine heitere, spontanere, weniger misstrauische Person gegeben hatte. Der jedoch etwas widerfahren war, das sie zu dieser distanzierten, ironischen Persönlichkeit gemacht hatte, dieser Frau, an der Blicke und Aufmerksamkeiten hängen blieben, ohne sie zu erreichen. *Einer Schneekönigin.*

92.

Eine der Fototafeln, die von der Küstenschutzbehörde auf der Kuppe von Cézembre aufgestellt worden waren, berührte mich ganz besonders. Man sah darauf zwei Häuser, festgezurrt an der Nordwestflanke mit Blick aufs Ufer. Im Hintergrund längliche Flachdächer, die mit der Landschaft verschmolzen, vermutlich die Militärbaracken der ehemaligen französischen Garnison. Oder war das Gebäude schon wieder ein Gefängnis geworden, dieses Cézembre-Biribi, das Octave so bestürzt hatte? Durch die Bildmitte verliefen die Fundamente einer uralten Steinmauer, vielleicht Überreste des Couvent des Récollets. Jüngere Mauerteile waren stehen geblieben; dorthin gelangte man über eine Treppe und eine hölzerne Brücke, bei der nicht erkennbar war, was sie überspannte.

Anfang des 20. Jahrhunderts zeugten nur ein verwehtes Durcheinander flüchtiger Spuren, ein paar Ruinen und eine Handvoll

Häuser von der Anwesenheit des Menschen auf der Insel. Sie waren spärlich gesät, ohne etwas zu verunstalten, und ließen auf den Felsen Gräser und ein Stück Wiese sprießen.

Nichts im Vergleich zu späteren Fotos, als die Organisation Todt auf Cézembre gelandet war und die Wehrmacht hohe Baracken errichtet hatte, die der Insel den Charakter einer schmierigen Vorstadt verliehen. Die Straße, der Bretterzaun um die Baustelle und die Kaserne hatten den bukolischen Charme der Insel zerstört; Soldaten trugen Zementeimer zur Errichtung der Befestigungsanlagen auf dem Rücken. Ein düsterer, grauer, schon damals beschädigter Ort, auch wenn die jungen Männer mit den unscharfen Gesichtern vor Stolz auf ihre Leistung lächelnd zu ihrem Kameraden mit dem Fotoapparat aufschauten. Die Garnison zählte damals fast fünfhundert Mann, zusammengedrängt auf weniger als zehn Hektar und eingeschlossen vom Meer – die Enge muss unerträglich gewesen sein.

Einmal hatte ich abends nach dem Kitesurfen den Draouens vorgeschlagen, auf der Insel zu picknicken, und war mit ihnen im Schlauchboot hingefahren. Géraldine, die nur den Strand kannte, begleitete uns bis ganz nach oben. Sie staunte über die Reste der deutschen Befestigungsanlagen, deren verbogener, manchmal bloß liegender Betonstahl von der Gewalt des finalen Ansturms zeugten. Wir gingen an dem Bunker entlang, wo man die Leiche gefunden hatte.

«Ich habe übrigens Neuigkeiten für dich», sagte Xavier. «Laut Colonel Rozen sind sie gar nicht mehr so sicher, dass es sich dabei um einen Soldaten handelt. Sie haben weder eine Erkennungsmarke noch irgendein Abzeichen noch Reste einer Uniform gefunden ... Der Anthropologe will es mit einer Radiokarbondatierung versuchen. Aber nur zu wissenschaftlichen Zwecken.»

Rozen ... Der Name kam mir bekannt vor, ich konnte mich aber nicht erinnern, woher.

«Glaubst du, dass dieser Colonel mit mir sprechen würde?»

«Nur wenn du ihm etwas Neues zu sagen hast. Wenn nicht, würde es mich sehr wundern. Warum interessieren dich diese Knochen so?»

Schwer zu sagen. In meiner Recherche kam Cézembre öfter vor als zu erwarten: als Firmenemblem, als Ort von Octaves Verlobungspicknick und Gebetsstätte der armen Katell; als Ausflugsziel, das Passagieren der Malouinischen Schifffahrtsgesellschaft als Sahnehäubchen angepriesen wurde; als Schmugglernest und zuletzt als malträtierter Vorposten des Ärmelkanals.

Als letztes Komma der Erde vor dem Meer war Cézembre auch ein Sinnbild der Hoffnungen und Leidenschaften dreier Männer: Octave de Kérambrun, Ambroise de Sainte-Croix und Augustus Minchinton, die es sich zum Ziel gesetzt hatten, mit ihren schnellen Schiffen die See zu durchpflügen und zu deren Königen zu werden. Dass dort auch noch ein Skelett entdeckt wurde, musste einfach meine Neugier wecken.

Ich saß mit meinen Freunden im Gras und sah zur Küste hinüber, die ich in- und auswendig kannte, weil ich sie so oft entlanggegangen war. Von hier aus betrachtet, erschienen die Häuser winzig, und die Villa war nicht größer als ein Stecknadelkopf. Was wohl die Mönche und Zuchthäusler dachten, wenn sie in der Ferne die Mühlen sahen, die Wucherung der Cité d'Alet, der Wiege der Stadt, und die lange Sandzunge des Sillon, als der Strand noch ein Uferstreifen war, auf dem gestrandete Boote lagen und Tang, den Frauen mit Handkarren einsammelten.

Haben sie ihren Frieden gefunden? Die einen, die zum Beten hier waren? Und die anderen? Welche Hölle, welche Qualen mussten sie erleiden? Und der Tote? Wie war er hierhergekommen?

In diesem Moment nahm die merkwürdig vage, aber hartnäckige Idee, die mir seit einer Weile durch den Kopf geisterte, Gestalt an.

Zu gewagt, zu schwammig war sie mir vorgekommen, um sie mit jemandem zu teilen. Aber ich wurde sie auch nicht mehr los.

Ich schloss kurz die Augen, nahm den Duft der Gräser und das Toben der Brandung in mich auf und nahm mir vor, den Historiker Per Kérézéon zu besuchen.

93.

«Wir haben uns doch schon mal gesehen!»

«Ich glaube nicht.»

«Doch, das weiß ich genau. Vor ungefähr fünfzehn Jahren waren Sie bei mir, um mich nach den Anfängen des Tourismus an der Côte d'Émeraude zu befragen.»

«Das war nicht ich, das war mein Bruder.»

«Ich erinnere mich, dass er etwas über die Entwicklung des Fährverkehrs im Ärmelkanal schreiben wollte. Hat er es auch gemacht?»

«Er ist bei einem Motorradunfall ums Leben gekommen.»

«Das tut mir leid.»

Per Kérézéon und ich saßen auf einer Bank nahe der Bibliothek. Er hatte ein Treffen in der Cafeteria vorgeschlagen, mich dann aber, kaum hatten wir unsere Becher in der Hand, nach draußen gezogen. Er war um die fünfzig, in Jeans und kurzärmeligem Hemd. Seine eisengrauen Haare und die sonnengegerbte Haut bildeten einen auffallenden Kontrast zu seinen durchdringenden blauen Augen. Wäre ich ihm im Zug oder in einem Wartesaal begegnet, hätte ich diesen Mann mit den muskulösen Armen und den gräulichen, abgesplitterten Fingernägeln an den massigen Händen wohl eher für einen Fischer gehalten als für einen Historiker.

«Tut mir leid für den informellen Rahmen», sagte er. «Aber ich mag es nicht, eingesperrt zu sein.»

Wie gut ich ihn verstehen konnte! Angesichts der lang gezogenen rechteckigen Gebäude des Campus, über den verspätete Studenten eilten, beglückwünschte ich mich, diesem Gefängnis entkommen zu sein. Kérézéon sah mich mit amüsiert funkelndem Blick an.

«Was verschafft mir die Ehre eines Besuchs durch den hochmögenden Kollegen von der Sorbonne? Antoine hat mir erzählt, Sie interessieren sich für Cézembre.»

«Antoine?»

«Antoine Pirel, der Buchhändler.»

«Ich wohne in einer Villa gegenüber der Insel, in den Couërons.»

«Die kenne ich! Es war eine der letzten, die dort gebaut wurden. 1911 oder 1912, meine ich. Und eine der schönsten. Ihr Vorfahr hatte große Pläne. Er war einer der umtriebigsten Männer der Küste und hat quasi das Prinzip der Kanalfähren erfunden. Er war ein Visionär. Das habe ich übrigens auch Ihrem Bruder gesagt.»

«Ich habe Ihr Buch fast fertiggelesen. Es ist bemerkenswert.»

Der Historiker deutete ein Lächeln an.

«Danke. Dann wissen Sie ja schon alles.»

«Ich würde gern ... Haben Sie von der Leiche gehört, die auf Cézembre gefunden wurde?»

«Natürlich! Ich wurde auch dazu interviewt, habe aber nirgends etwas darüber gefunden.»

«Die Armee ermittelt in diesem Fall.»

Kérézéon verdrehte die Augen.

«Dann wird die Lösung des Falles noch dauern! Sollte es sich tatsächlich um einen Soldaten handeln, wäre es allerdings ein Wunder, dass noch Reste von ihm erhalten sind. Gefallene wurden durch die Bombardierung quasi pulverisiert. Dieses Kapitel des Krieges war von unerhörter Brutalität gekennzeichnet. Wussten Sie, dass Cézembre der Ort in Europa ist, der bei der Befreiung die meisten Bomben pro Quadratmeter abgekriegt hat? Mehr als Dresden oder Brest ...»

«Ich habe Fotos gesehen ...»

«Beeindruckend, nicht wahr? Mein Großvater, der in Saint-Malo lebte, hat erzählt, sie hätten Cézembre buchstäblich in Flammen aufgehen sehen. Es brannte tagelang, riesige schwarze Rauchwolken stiegen von der Insel auf. Sie atmeten das ganze Zeug ein und fragten sich, ob sie sich damit vergifteten. Sie dachten, Cézembre würde einfach untergehen.»

«Aber wenn es kein deutscher Soldat war, wer könnte es dann gewesen sein?»

«Da hat man die Qual der Wahl ... Cézembre war nie ein Ort für Chorknaben, auch nicht zur Zeit der Mönche. Es gab Schmuggel und vor dem Bau des Leuchtturms auch Piraterie. Für Strandräuber waren die Klippen ein Geschenk des Himmels ... So ging es mehrere Jahrhunderte lang. Und obwohl die Insel im 19. Jahrhundert zur Festung ausgebaut wurde, war sie trotzdem nicht die ganze Zeit besetzt. Die Armee ließ nur ein, zwei Wachposten dort, und die sind nachts bei Schlechtwetter bestimmt nicht auf den Felsen herumgeklettert.»

Es gab auch Bestechung. Als Beweis führte der Historiker an, dass die Wirte an der Küste zwischen März und Dezember 1911 Whisky und Bier zu konkurrenzlos niedrigen Preisen ausschenkten. Die Fässer seien aus England gekommen – via Cézembre, hieß es.

Wir, deren Vorfahren den König Antiochus mit der Flotte und den Perseus überwanden, und die Katharger, Menschen die sehr geschickt und geübt im Seewesen sind, in Seeschlachten besiegt, konnten auf keinste Weise den Seeräubern gleichwertig sein, hatte Cicero in seiner berühmten Rede über Pompeius geschrieben. Sofort fielen mir die Vorladung Minchintons und das von Octave verhängte Anlegeverbot auf der Insel ein. War das die dubiose Geschichte, die der Polizeipräfekt unbedingt vertuschen sollte?

Auf meine Frage nach der Leiche wurde Kérézéon gesprächig; offensichtlich hatte er sich schon Gedanken darüber gemacht. Wäre es ein Streit unter Schmugglern gewesen, hätten die Mörder seines Erachtens genug Zeit gehabt, die Leiche im Meer zu versenken – Géraldine Draouen war zu demselben Schluss gekommen. Er tendiere eher zu einem Gefangenen der Strafkolonie.

« ‹Cézembre-Biribi› – mein Vorfahr schreibt darüber in seinen Notizbüchern.»

«In seinen Notizbüchern, sagen Sie?»

Das begehrliche Glitzern in seinen Augen sagte mir, dass ich einen Fehler gemacht hatte. Um abzulenken, brachte ich das Gespräch wieder auf das Zuchthaus zurück. Im Lager habe ein drakonisches Regime geherrscht, erzählte er. Die Gefangenen litten an Hunger, Entbehrungen und Kälte und wurden von sadistischen Bestien bewacht, die ihre Zeit damit verbrachten, Strafen zu erfinden, ganz zu schweigen von der nicht enden wollenden Gewalt unter den Häftlingen selbst. Die Sterberate war außerordentlich hoch. Aber wenigstens hätten die Toten das Recht auf ein Begräbnis gehabt.

«Mein Vorfahr sagte, er sei gegen die Errichtung des Straflagers gewesen.»

«Da war er nicht der Einzige ... Stellen Sie sich vor, man würde eine Art Guantánamo auf der Île Saint-Louis einrichten ... Als es ein paar Gefangene geschafft hatten, schwimmend von der Insel zu fliehen, wurde ganz schnell die Reißleine gezogen und die Aufrührer in die tiefste Wüste der französischen Maghreb-Kolonien geschickt. Danach wurde die Insel zu einer belgischen Strafkolonie, die war nicht mehr ganz so brutal. Vielleicht ist einer der Insassen gestorben und dort begraben worden.»

Er trank seinen Kaffee aus.

«Die Belgier waren sehr fromm. Sie haben die Kapelle von Saint-Brendan restauriert ... Aber sagen Sie, was sind das für Notizbücher, die Sie erwähnt haben?»

Ich hatte geahnt, dass er sie gerne sehen würde.

«Eine Art Handlungsbuch. Hauptsächlich Finanzen. Darüber hinaus schreibt er ab und zu über seine Geschäftspartner, Ambroise de Sainte-Croix und Augustus Minchinton.»

«Ein englischer Reeder, nicht wahr?»

«Ich habe nichts über ihn gefunden. Nicht einmal im Internet.»

«Er war in irgendetwas verwickelt ... Ah, jetzt fällt es mir wieder ein: der Untergang der *Marie-Suzanne*. Ich habe eigens Nachforschungen angestellt, doch nach dem Krieg war er wie vom Erdboden verschluckt. Das ist sehr merkwürdig, denn er scheint eine Menge Geld angehäuft zu haben.»

Das bestätigte meine Vermutung, dass nicht nur einer, sondern *zwei* Teilhaber des Unternehmens unter ungeklärten Umständen verschwunden waren. Der Name des Schiffes war mir schon in Artikeln des *Salut* in Rennes untergekommen. Auch der *Ouest-Éclair* erwähnte die Katastrophe, die anscheinend zahllose Opfer gefordert hatte. Ich hätte den Kollegen gern weiter dazu befragt, hatte aber schon zu viele Eisen im Feuer.

«Und Ambroise de Sainte-Croix? Ein typischer Mann seiner Zeit, nicht wahr?»

«Ein komischer Kauz war er. Man munkelte, dass er untergetaucht sei, um einem Bankrott zu entgehen. Und es später nach der Kriegserklärung nicht mehr zurück nach Hause schaffte.»

«Wäre das denkbar?»

«Nicht ganz auszuschließen jedenfalls. Damals glaubte man, man müsste den Deutschen nur eine ordentliche Abreibung verpassen, dann wäre der Spuk in ein paar Monaten vorbei. Wir wissen ja, wie es ausging ... Wenn Sainte-Croix wirklich in Kanada festsaß, wie es in der Zeitung stand, hat er womöglich kein Passagierschiff für die Heimkehr gefunden. Und wer weiß, was ihm dann dort widerfahren ist.»

«Im *Salut* stand, er sei geflohen, um der Einberufung zu entgehen.»

«Das kann ich mir allerdings nur schwer vorstellen. Dieser Mann hat sich an der Seite der Arbeiter auf Demonstrationen geprügelt. Er forderte andere zum Duell und fiel in Parlamentsdebatten wie ein Berserker über rechte Abgeordnete her. Er war schon ein schräger Vogel, aber man kann nicht behaupten, es hätte ihm an Mut gefehlt.»

Mein Kollege warf einen Blick auf seine Uhr.

«In zehn Minuten muss ich eine Nachprüfung abnehmen. Aber ich würde unser Gespräch gern fortsetzen.»

Ich nickte, obwohl ich wusste, worauf das hinauslief. Aber um mehr zu erfahren, war ich zu Zugeständnissen bereit.

94.

Ich bin wegen Robrieux hier. Wegen dem muss ich ackern wie ein Sklave. Gut, wir sind keine Engel, das will ich jetzt nicht behaupten. Aber Robrieux ist viel schlimmer. Der Drecksack hat Blut an den Händen, und zwar mindestens so viel wie wir. Der einzige Unterschied ist seine Uniform.

Sonnal und ich sind mit demselben Schiff aus Fès hergekommen. Er wegen Befehlsverweigerung, ich, weil ich dem Hauptmann die Fresse poliert hab. Dass Leute mich Bastard nennen, bin ich gewohnt. Aber wenn einer vor anderen sagt, dass meine Mutter die größte Hure in der Bretagne ist, seh ich rot. Das hat ihn drei Zähne gekostet.

So bin ich nach Biribi gekommen.

Aber ich bereue nichts. Nur weil man von ganz unten kommt, wie sie sagen, hat man doch eine Ehre.

Im Arrest haben sie gesagt, ich werde das Land und das Meer wiedersehen, da hab ich mich gefreut. Nach fünfundzwanzig Tagen hab ich es schon ganz unten im Schiffsbauch gerochen. Das ist ganz was anderes als das Mittelmeer, diese warme Brühe, die nach Scheiße und Algen stinkt.

Wenn ich schon in der Bretagne bin, wäre ich natürlich lieber woanders als auf dem Steinhaufen da. Zum Beispiel würde ich gern mal in Saint-Coulomb vorbeischauen, der Gemeinde, wo ich geboren bin, und nur mal ganz kurz den Hafen und die Boote sehen.

Aber in Biribi ist man ja nicht zum Vergnügen.

Im ersten Monat hab ich wirklich geglaubt, ich geh drauf. Tagsüber Zwangsarbeit, in der Nacht Schweinkram. Da pisst du bald Blut aus allen Löchern. Aber Sonnal und ich haben uns das nicht gefallen lassen. Er hat nämlich geboxt in Toulon und hat mir gezeigt, wie's geht. Natürlich nicht die schönen, sportlichen Bewegungen, nein, sondern die kleinen gemeinen Geraden und solche Sachen, zum Beispiel wie man dem andern die Eier verdreht oder ihm mit der Faust aufs Genick haut. So haben wir uns Respekt verschafft. Und keiner hat sich mehr mit uns angelegt.

Kaum zu glauben, aber Hierarchien gibt es überall, auch unter Knastbrüdern.

Wilmès und Secquelin haben sich dann auch noch uns angeschlossen. Und wir vier waren einfach die Stärksten, das wusste jeder.

Sonnal haben sie geschnappt, da wollte er grade schimmliges Brot aus der Küche klauen. Die Feuchtigkeit hier macht alles rott, der Fraß zerrinnt dir einfach zwischen den Fingern. Aber Sonnal hat gesagt, lieber schimmliges Brot im Bauch als nur Luft.

Wir sind aber gar nicht dazu gekommen, seinen graugrünen Kanten runterzuwürgen.

Wie der Robrieux zum Appell ruft, war uns schon klar, dass wir unsere Knochen nummerieren können. Der Kotzbrocken hat uns ein Loch im Sand graben lassen, viereckig, schmal und fast so tief, wie ein

Mensch hoch ist. Dann haben sie Sonnal gebracht, die Hände im Rücken gefesselt, und ihn reingeworfen.

Grade die Schultern standen noch raus.

Dann hieß es: In vier Stunden ist Hochwasser, und ihr dürft zuschauen, wie euer Kumpel absäuft. Das wird euch lehren, kein Essen zu klauen.

Die ganze Zeit standen wir dort in der bleiernen Sonnenhitze. Sonnal in seinem Loch hatte zu wenig Platz, um sich hinzusetzen. Wir konnten uns wenigstens alle zwei Stunden für fünf Minuten auf unsere Fersen hocken. Der Erste, der nicht sofort aufstand, kriegte eins mit dem Gewehrkolben übergezogen. Am Ende spürten wir unsere Gräten nicht mehr, und unsere Zunge klebte am Gaumen.

Wir haben gesehen, wie die Flut stieg.

Bei der ersten Welle, die seinen Kopf erreicht hat, hat Sonnal nichts gesagt. Nur Wasser gespuckt. Bei der zweiten hat er angefangen zu schreien. Bei der fünfzehnten hat er nach seiner Mutter gerufen. Sein Loch ist mit Sand vollgelaufen, bald würde er nicht mehr rauskommen. Er hat uns so flehend angeschaut, dass wir was tun sollen. Nie hab ich so viel Hass in meinen Adern gespürt. Meine Wut auf den Hauptmann in Fès war nichts dagegen. Ich hätte mir gern den Lederknüppel von Robrieux geschnappt und sein Kakerlakenhirn im Sand verspritzt.

Nur dass hinter ihm vier Bewaffnete standen. Die hätten den Ersten, der sich rührt, kaltgemacht. Darauf haben die Schweine ja nur gewartet. Dass wir uns wehren und sie auf uns schießen können. Damit wären sie auf einen Schlag vier Störenfriede los gewesen.

Also haben wir nicht mit der Wimper gezuckt, ich und Wilmès und Secquelin, auch wenn es uns den Magen umgedreht hat, Sonnal so brüllen zu hören wie Vieh. Und die anderen kotzte unser Gehorsam ganz schön an.

Irgendwann ging Sonnal das Wasser bis zu den Haaren. Die Zeit zwischen zwei Wellen war nicht mehr lang genug, um Wasser zu spu-

cken und Luft zu holen. Algen klebten an seinem Kopf, den er in alle Richtungen drehte.

In dem Moment sagt Robrieux, dieses Aas: «Holt ihn raus!»

Ihr wisst ja gar nicht, was es heißt, einen aus dem Sand zu ziehen.

Wir haben schon gedacht, dass wir alle ersaufen.

Am Ende haben wir's doch geschafft. Aber Sonnal hat sich nicht mehr bewegt, und Wilmès und Secquelin haben gesagt, er ist tot. Da habe ich ihn von hinten in die Arme genommen und mit beiden Fäusten fest auf seinen Bauch gedrückt. Das habe ich als Junge einmal bei meinem Onkel gesehen, als ein Fischer ordentlich Wasser geschluckt hatte. Ich spürte, wie Sonnals Rippen brachen. Einmal, zweimal, dreimal, viermal.

Endlich hat er den Kopf bewegt. Und literweise Wasser gekotzt. Dann hat er nur noch gejammert, schlimmer als jedes Weib. Zur Baracke zurück mussten wir ihn tragen.

Jedes Mal, wenn wir uns danach dem Strand genähert haben, sind seine Augen in den Höhlen herumgerollt, bis nur noch das Weiße zu sehen war. Und nachts hat er gebrüllt wie einer, der aus der Irrenanstalt ausgebüxt ist.

Zwei Wochen danach hat uns der Colonel zum Löschdienst verdonnert. Das hieß runter zum Strand und Kisten entladen, teils bis zum Hals im Wasser. Das wäre auch mit dem Boot gegangen, aber die Schweine hatten Spaß daran, uns mit den Kisten auf den Schultern ins eisige Meer zu jagen.

Auf den Befehl hin macht Sonnal ein ganz komisches Gesicht, und seine Augen rollen wie irre in alle Richtungen. Außerdem geht er ganz krumm und schief, weil ihm seit dem bewussten Tag die Rippen wehtun.

Deshalb rührt er sich keinen Millimeter, wie der Colonel «Abmarsch!» schreit, als ob seine Füße festgeklebt sind.

Robrieux geht mit erhobenem Knüppel auf ihn zu.

Da fängt Sonnal an rumzuschreien, er will nicht an diesen Drecks-

strand, in dieses Dreckswasser, und Robrieux soll einfach scheißen gehen. Dann zieht er ein schiefes Gesicht und schnappt sich einen Stein. Dabei kann der arme Kerl sich nicht einmal anständig aufrichten, um ihn zu werfen.

Zwei Kugeln in den Bauch und eine in den Kopf, als Fangschuss.

Drei Tage haben die Schweine ihn vor unserer Baracke verfaulen lassen. «Als Warnung.»

Wilmès, Sequelin und ich haben ihn dann auf der Insel begraben. Na ja, was heißt begraben? Wir haben ihn oben verscharrt, wo wir halbwegs ein Loch buddeln konnten. Dort war wohl früher mal ein Friedhof für Mönche. Sonnal war schon ganz angelaufen und labberig. In seine aufgequollene Brust war «Knastbruder mit goldenem Herz» eintätowiert. Wir haben ihn in ein altes Segel gewickelt.

Wilmès, der an den lieben Gott glaubt, ist zu der alten Kapelle hin und hat irgendwas vor sich hingemurmelt.

Am übernächsten Tag haben wir das Boot geklaut und sind gleich damit abgehauen.

Ich kenne das Fahrwasser, und das aus gutem Grund. Als ich nämlich klein war, ist meine Mutter dort zu den Soldaten gegangen. Ich blieb am Strand, und sie brachte mir immer Kekse mit.

Meine Mutter tat, was sie konnte.

Wegen der Strömungen müssen wir in Rochebonne an Land gehen. In Saint-Coulomb werde ich meinen Cousin Pierrot um Hilfe bitten. Wenn wir es klug anstellen, kommen wir drei vielleicht bis nach Le Havre oder Paimpol. Dort könnten wir unter anderem Namen auf einem Fischerboot oder einem Kohlefrachter anheuern. Dann wandern wir nach Amerika oder Australien aus und werden reich. Die Leute sagen, dass es dort Gold- und Kupferminen gibt und man mit ein bisschen Glück schnell ein Vermögen machen kann.

Und wenn wir es nicht schaffen, hoffe ich, dass wir genügend Zeit haben, den Bürgern ein, zwei Geldbeutel aus der Tasche zu ziehen und uns ein gutes Essen und nette Frauen zu genehmigen. Damit wir uns wenigstens einmal den Bauch vollschlagen und das Herz erfreuen, bevor die Bullen uns schnappen und wir wie die Hunde krepieren.

95.

Am Tag nach unserem Treffen bekam ich eine E-Mail von Per Kérézéon. Sie enthielt die Kopie eines seiner Artikel: «Schiffbrüche an der Küste von Saint-Malo im 20. Jahrhundert – Gründe und Auswirkungen.» Ich fing auf der Stelle an zu lesen. Er beschrieb darin den Unfall der *Hilda*, die 1905 vor Cézembre an den Klippen des Rocher de Courtils zerbrochen war. Dem Unglück fielen hundertfünfundzwanzig Personen zum Opfer, meist englische Gemüsebauern.

Ebenso tragisch verlief der Schiffbruch der *Marie-Suzanne* ein paar Jahre später. Im Januar 1913 wurde das Schiff von einem Schneesturm erfasst – ein an der Küste extrem seltenes Vorkommnis – und an die Nordwand der Insel geschmettert. Die meisten Passagiere schafften es noch, die Rettungswesten anzulegen, mit denen das Schiff bestückt war, sich dann an die Felsen zu klammern oder sogar zum Strand zu schwimmen, wo ihnen die Wärter des belgischen Strafbataillons zu Hilfe kamen. Für etwa dreißig Menschen jedoch, darunter ein Großteil der Mannschaft, kam jede Hilfe zu spät.

Die *Marie-Suzanne*. Das stolze Schiff, von dem Octave in den Briefen an seine Frau berichtet hatte und das von ihr mit Glanz und Gloria am Quai Duguay-Troin getauft worden war ... So also war das Schmuckstück der Flotte, in das sein Entwickler so große Hoffnungen gesetzt hatte, untergegangen. Jetzt tat es mir leid, dass ich mir nicht die Zeit genommen hatte, den Artikel aus dem *Ouest-Éclair* zu kopieren, und ihn nur überflogen hatte.

Doch mein Vorfahr hatte für mich Archivar gespielt. Im Handlungsbuch von 1913 fand ich drei Zeitungsausschnitte zwischen den ersten Seiten. Darin wurde ausführlich über den Hergang des Unfalls berichtet und die Namen der Toten wie die der Überlebenden genannt. Alle Reporter zogen eine Parallele zum Untergang der *Hilda*.

Le Républicain, der als Erster berichtete, titelte: «Die Katastrophe der *Marie-Suzanne*». Detailliert wird der zeitliche Ablauf wiedergegeben: Das Schiff kam aus Jersey, wo es am 12. Januar um 15 Uhr mit mehreren Tonnen Fracht und 62 Passagieren an Bord abgelegt hatte, als es vor Cézembre in den Schneesturm geriet. Seit Menschengedenken hatte es in Saint-Malo so etwas nicht gegeben. Als man um 20 Uhr noch nichts von der *Marie-Suzanne* gehört hatte, nahm man an, es sei umgekehrt. Erst die Besatzung der *Trébizonde,* eines anderen Schiffs der Vedettes bleues, das trotz starken Seegangs frühmorgens von Jersey zurückkam, weil es am Vortag vom Sturm in Saint-Hélier festgehalten worden war, sah die Trümmer im Wasser treiben.

Später sei bekannt geworden, dass der Direktor der Strafkolonie einen Boten aufs Festland schicken wollte, um Hilfe zu holen, aber angesichts der Nutzlosigkeit dieses Unterfangens – es herrschte dichtes Schneegestöber, und Sturmböen peitschten meterhohe Wellen empor – schließlich davon Abstand nahm. Die Männer, die sich in dieser Nacht nach draußen wagten, um sich der Überlebenden anzunehmen, seien wahre Helden, was auch immer sie in der Vergangenheit getan hätten. In den Gewölben einer Kasematte habe man sechsunddreißig Überlebende gefunden, berichtete der Reporter des *Républicain,* «elendig zitternd und mehr schlecht als recht gewärmt von dünnen Decken und klarer Suppe, die für die Soldaten bestimmt waren»; mehrere waren verletzt oder fieberten.

Dreizehn Tote seien aus dem Wasser gezogen und in dem zu

einer Kapelle umfunktionierten Speisesaal aufgebahrt worden. Nun warte man auf den Pfarrer, der in See stechen wollte, sobald es das Wetter erlaubte.

Drei Tage später stand im *Salut,* dass Holz und ein Tischler nach Cézembre transportiert worden seien. Die Insassen der Strafkolonie sollten die Leichen einsammeln, die nach und nach antrieben, während die Wärter beim Zimmern der Holzsärge halfen; zwischen Saint-Malo und Saint-Cast seien danach noch sieben Leichen aufgetaucht. *Le Salut* betonte den «schweren Verlust für die Reeder Kérambrun, Sainte-Croix und Minchinton, die in der gesamten Bretagne für ihre unerschrockenen Kapitäne bekannt sind – was offenbar auch eine Kehrseite hat». Damit wurde dem Unternehmen auf ziemlich durchsichtige Weise unterstellt, zu wenig auf die Sicherheit geachtet zu haben.

Ouest-Éclair wiederum legte den Schwerpunkt der Berichterstattung auf die unerhörten klimatischen Bedingungen und die Tapferkeit der Retter. Die Vedettes bleues seien trotz des «grässlichen» Wetters den ganzen nächsten Tag mit vier Booten unterwegs gewesen, um nach Schiffbrüchigen zu suchen. Einer der Reeder habe sogar persönlich an der Rettungsaktion teilgenommen. Unter den Überlebenden sei auch ein vier Monate altes Baby gewesen, das ein mutiger junger Zwiebelhändler namens Jimmy Roscoe gerettet habe.

Die Tradition verlangte, eine Liste der Opfer zu publizieren: Boissier, Burel, Fauré, Gicquel, Herbin, King, Le Roux, Gunslay, Porcon und Robidou und andere hatten an diesem Tag ihr Leben verloren; Cleach, Jézéquel, Lebrujean, Mathews, Perrec und Tanguy hätten mehr Glück gehabt. Acht Tage nach dem Drama galten noch zwölf Personen als vermisst. Das Baby, Timothy Swancott, war unter den Überlebenden aufgeführt; seine Mutter Harriet dagegen blieb verschollen.

Das Handlungsbuch von 1913 ist anders als die anderen. Octave macht jeden Tag lange Eintragungen mit vielen Streichungen und Gekrakel, was bei ihm äußerst ungewöhnlich ist. Offenbar ist er zutiefst erschüttert durch die Tragödie, deren niederschmetternde Arithmetik er Tag für Tag festhält.

96.

13. Januar. *Die* Marie-Suzanne *ist gestern vor Cézembre gesunken. Die* Solange, *die* Belle-Hermine, *die* Trébizonde *und die* Courdouan *sind unterwegs, um nach Schiffbrüchigen zu suchen. 62 Passagiere und 40 Tonnen Fracht waren an Bord.*

15. Januar. *13 Tote, davon 7 Besatzungsmitglieder. Ich konnte mit dem Ersten Offizier sprechen, dem einzigen Überlebenden der Mannschaft außer dem englischen Bootsmann. Der Arme steht unter Schock. Sie wurden von dem Schneesturm erfasst und von einer Bö gegen die Klippen geschleudert. «Wir haben nichts gesehen, Monsieur de Kérambrun, es war, als hätte uns der Teufel in ein Fass voll Ruß und Watte gesteckt.» Er sagt, er hat noch nie so viel Angst gehabt.*

Mit Le Corff wieder auf der Trébizonde eingeschifft. Es war so kalt, dass die Schoten auf dem Deck festfroren. Zwischen den Wellentälern konnte ich das Wrack sehen oder was davon übrig war. Was für ein schrecklicher Anblick, diese aufgeplatzten Fässer, der zertrümmerte Rumpf und sogar ein Kleidungsstück, das an einem Felsen hing. Eine Frauenleiche stieg quasi vor unseren Augen auf, drei Belgier haben sie unter Lebensgefahr eingeholt. Le Corff meint, es bestehe keine Hoffnung mehr, Überlebende zu finden.

16. Januar. *Zwei Gerettete sind an einer Lungenentzündung gestorben, einer davon war Wallace, der englische Bootsmann. Die Frau, deren Leiche wir auftauchen sahen, ist wohl die Mutter des wie durch ein Wunder geretteten Babys. Gott halte seine schützende Hand über dieses Waisenkind!*

17. Januar. *Habe ich mich der Sünde des Stolzes schuldig gemacht, weil ich dachte, dass meine Schiffe gegen ein solches Unglück gefeit sind? Minchinton, der gestern aus Jersey kam, teilt meine Skrupel nicht. Für ihn sind das eben die Risiken der Reederei. Wie kann einem der Tod Unschuldiger so gleichgültig sein? Ich hatte darum gebeten, noch einmal das Wrack zu besichtigen. Ich möchte verstehen, wie das passieren konnte. Général de Kérautret, der eine Militärpatrouille hingeschickt hat, versichert mir aber, das sei unnötig, da die Trümmer bereits im Meer zerstreut sind.*

18. Januar. *Begräbnis der Seeleute. Unerträglicher Anblick der weinenden Witwen und Waisen. Alle reden vom Schneesturm. Was nichts daran ändert, dass der Bauplan meiner Schiffe sie unsinkbar machen sollte.*

19. Januar. *Mélanie Douarn, ein Mädchen, das von einer Bohle am Hals getroffen wurde, ist letzte Nacht gestorben. Sie war erst vierzehn Jahre alt. Und noch eine Leiche in Saint-Cast: Juguin, der Salzer aus Courtoisville.*

20. Januar. *Die Versicherungsgesellschaft wird in drei Tagen einen Vertreter schicken. Ambroise ist zuversichtlich; aber selbst wenn sie alles bis auf den letzten Sou bezahlen, wird der Ruf der Vedettes bleues auf ewig von dieser Tragödie befleckt sein.*

21. Januar. *Insgesamt neunzehn Personen haben ihr Leben auf der* Marie-Suzanne *verloren. Der kleine Junge in Armands Alter ist gestern in den Armen seiner Amme entschlafen – er war zu lange im eiskalten Wasser ... Nach seinem Vater, einem Amerikaner, wird immer noch gesucht. Ich habe Pater Lescoët gebeten, die Messen zu lesen.*

22. Januar. *Tézé-Villan hat mir gestattet, die Protokolle einzusehen. Die Aussagen der Zeugen stimmen weitgehend überein: Das Schneegestöber vor der Hafeneinfahrt nach Saint-Malo hat das Feuer des Leuchtturms verdunkelt, das Schiff wurde trotz der Bemühungen des Kapitäns vom Sturm nach Cézembre gedrückt, die mörderische Welle traf es von Steuerbord und warf es gegen die Klippen, wodurch der*

Rumpf aufriss. War die Ladung gleichmäßig verteilt? Der Stauer ist tot, ihn kann ich nicht mehr fragen.

Die Leiche von Cummings, dem Kapitän, ist heute Nacht in Saint-Cast-le-Guildo angetrieben. Hätte er nicht in seiner Uniform gesteckt, hätte man ihn nicht identifizieren können. Die wenigen Male, die ich diesem Mann begegnet bin, erschien er mir ungeduldig und nervös. Wo genau hat er vorher gearbeitet? Aus Trägheit habe ich Minchinton vertraut, der ihn uneingeschränkt empfahl. Ich fürchte, ich habe da einen fatalen Fehler begangen. Ich muss noch einmal Lucas, den Ersten Offizier, befragen. Der Gedanke, dass das Schiff womöglich einen Konstruktionsfehler hatte, raubt mir den Schlaf.

23. Januar. *Ein paar Stunden Erholung dank Laudanum. Doktor Montgenèvre war da und hat Julia Bettruhe verordnet. Die Katastrophe hat sie in eine unbeschreibliche Trübsal gestürzt. Ich befürchte einen Rückfall, sie hört gar nicht mehr auf, von dem toten Baby und von Suzanne zu sprechen. Sie ist sicher, dass sie dem Schiff durch die Taufe Unheil brachte.*

24. Januar. *Streit mit Minchinton über die Pensionen für die Witwen und Waisen der Besatzungsmitglieder. Er argumentiert, wir seien nicht verantwortlich für den Sturm. Sicher, aber dennoch! Diesmal kam mir aber Sainte-Croix zu Hilfe, was nur recht und billig ist, wenn man solche Thesen verbreitet wie er. Aber ich fürchte, aus seiner flammenden Beredsamkeit herauszuhören, welchen Nutzen er sich von dieser Initiative an den Wahlurnen verspricht.*

25. Januar. *Ich habe Lucas, den Ersten Offizier, getroffen und ihn möglichst geschickt zu befragen versucht. Warum konnte der großartige Motor der* Marie-Suzanne *sie nicht rechtzeitig aus der Felsenfalle befreien? Hatte er eine Havarie? Wurde der Heizkessel durch die Kälte in seiner Arbeit behindert? Alles nein, versicherte Lucas. Aber ich bemerkte sein Zögern. Dann forderte ich ihn auf, vor Gott zu schwören, dass kein Zwischenfall das Manöver beeinträchtigt habe.*

Der arme Teufel rollte verzweifelt die Augen, brach in Tränen aus und knickte ein. Die Wahrheit ist, dass Cummings unter Missachtung seiner Warnungen befahl, die Motoren hochzufahren, um sich aus dem Wirbelsturm zu befreien. Aber das Schiff war schon zu nahe am Ufer, und dann kam die Welle. Ergebnis: Die Marie-Suzanne *rammte mit voller Wucht die Klippen, was zu einer Beschädigung des Rumpfes führte, und die Wellen zerquetschten sie dann endgültig an der Nordwand der Insel. «Beim Kopf meiner Frau, Monsieur de Kérambrun, der Wind war irre. Wir waren in Teufels Hand.» Dann fügte er noch hinzu: «Wenn Kommandant Cummings es wie durch ein Wunder doch noch geschafft hätte, wäre er heute ein Held.»*

Wie auch immer. Ich habe mein Schiff einem Hitzkopf anvertraut, der die Katastrophe womöglich erst ausgelöst hat.

97.

Auf diesen Seiten, die den Charakter eines Tagebuchs annehmen, entdecke ich einen doppelt verletzten Octave. Aufgrund der Toten natürlich, für die er die erdrückende Verantwortung trägt. Aber auch, weil er Angst hat, einen Fehler gemacht zu haben. Sein Ingenieursstolz ist ebenso erschüttert wie sein christliches Gewissen. Den restlichen Einträgen nach zu schließen – die ich nur überfliegen konnte, weil es so viele waren –, sind die folgenden Monate ausschließlich dem Umgang mit den Folgen der Tragödie gewidmet. Da treten Gutachten und Gegengutachten gegeneinander an, die Versicherungen lassen sich schließlich vom Ausnahmecharakter des Schneesturms überzeugen und erklären sich bereit, Schadenersatz zu leisten. Folge: Die Preise der Policen für die übrige Flotte steigen in schwindelerregende Höhen.

Zu den Fragen der Herren aus Paris und London schweigt Lucas, der Erste Offizier, eisern. «Wir haben uns auf einen Nervenzusammenbruch berufen», schreibt Octave. Aber er weiß genau, was Sache ist.

So genau, dass er im März einen Sparfonds für die Witwen und Waisen einrichtet. Um so schnell wie möglich zu handeln, setzt er das, was von seinen privaten Mitteln übrig ist, bei der Bank dafür ein, Kredit zu bekommen. Julia ist leidend (sie scheint Probleme mit dem Essen zu haben und zeigt Anzeichen von Anämie), organisiert aber zwei Wohltätigkeitsbasare im Februar und im März, die 4700 bzw. 6200 Francs einbringen. Ihr Mann lobt das «bewundernswerte Engagement» seiner Gattin. Ambroise lässt seine freundschaftlichen Beziehungen zu ein paar Journalisten des *Républicain* spielen, um die allzu negative Berichterstattung über das Unternehmen einzudämmen. Beim *Salut* ist das nicht möglich, im Gegenteil: Das monarchistische Blatt steigert sich in seinen Artikeln in immer heftigere Vorwürfe hinein und bemüht sich nicht einmal mehr darum, es bei Andeutungen zu belassen. Das ernte man, wenn man das Meer verhöhne, heißt es dort etwa; kaum verhüllt wird damit gesagt, die Reeder spielten in ihrer Profitgier mit dem Leben der Passagiere.

Am schrecklichsten aber ist für Octave die Begegnung mit Lyndon Swancott, dem Vater des toten Jungen. Der Mann, der Ölfelder in Amerika besitzt, war auf Geschäftsreise in Europa, seine französische Frau besuchte währenddessen Verwandte. Es hat acht Tage gedauert, bis sein Prokurist ihn in Portugal ausfindig machen konnte, um ihm die Todesnachricht zu übermitteln. Am Boden zerstört, weil er es nicht rechtzeitig zum Begräbnis schaffte, wollte Lyndon Swancott die Reeder sprechen. Minchinton und Sainte-Croix, deren Englisch besser war als das meines Urgroßvaters, dolmetschten.

Die Trauer dieses Ehemanns und Vaters macht einen tiefen Eindruck auf Octave. Auch er hat ein Kind verloren, er weiß, wie schrecklich das ist, auch wenn Männer in der damaligen Zeit so etwas kaum je äußern. «So einen Baum von einem Mann in Tränen ausbrechen zu sehen war einer der schlimmsten Momente meines Lebens.»

Doch Swancott weint nicht nur. Er nimmt sich Anwälte, droht, spricht davon, einen Prozess gegen die Firma anzustrengen. Was heute eher banal klingt, war damals schwerwiegender: Da die maritime Welt vor hundert Jahren fatalistischer war als unsere, war man es nicht gewohnt, Urteile der Seegerichtsbarkeit in Zweifel zu ziehen. Minchinton trifft sich mehrmals mit Swancott in Saint-Malo und London, um ihn von einer Klage abzubringen. Vergebens. Der Fall landet schließlich bei einem Richter namens Sajman. Sainte-Croix kennt ihn und nutzt seinen ganzen Einfluss und sein politisches Gewicht als Abgeordneter, um den Richter von der Haltlosigkeit der Forderung zu überzeugen.

Er ist nicht der Einzige, der die Sache so sieht. So hält Octave nach einem Treffen mit dem Hafenmeister dessen Aussage fest, nachdem es von einer «traurigen Sturheit» zeuge, den Reeder für einen vom Himmel gesandten Schneesturm haftbar zu machen. Auch die Provokationen des *Salut* verpuffen. In der Piratenstadt Saint-Malo, die seit Jahrhunderten mitansehen musste, wie ihre Söhne vom Meer verschlungen wurden, fand man die Beharrlichkeit des Amerikaners wohl eher verächtlich, ein Zeichen von Schwäche, der Unfähigkeit, Schicksalsschläge hinzunehmen.

Was sie wohl über Octave gedacht hätten, hätten sie gewusst, dass er nächtelang über den Plänen der *Marie-Suzanne* saß, um den Fehler zu finden? Auch er kann das Unglück nicht hinnehmen. Und lässt weiterhin massenhaft Messen für die Familie Swancott und die anderen Toten lesen.

Im Juni wird die Klage des Amerikaners von Richter Sajman abgewiesen. Diesmal kann mein Vorfahr sich zu seinem Teilhaber nur gratulieren. Doch die Lösung des Falles hinterlässt einen bitteren Nachgeschmack. Er hätte dem trauernden Vater gern etwas Geld zukommen lassen, um ihn seiner Anteilnahme zu versichern. Doch das wird ihm von den Firmenanwälten untersagt, da eine solche Geste einem Schuldbekenntnis gleichkomme. Und was wiegen Octaves Gewissensbisse schon angesichts der Grausamkeit des Schicksals? Am Ende wird Walcott in seine Heimat Oregon zurückkehren und nicht mehr über den Fall gesprochen werden.

Die Geschäfte müssen natürlich weitergehen. Wo gehobelt wird, fallen Späne, es gibt eben keine gefährlichen Passagen ohne Schiffbruch. Die Malouinische Schifffahrtsgesellschaft ist der verlängerte Arm des Handels zwischen Saint-Malo, England und den Kanalinseln, der Motor des Tourismus, die wirtschaftliche Lunge der nördlichen Bretagne. Das Handlungsbuch erweckt den Eindruck, dass die Honoratioren der Gegend genauso wie der famose Richter Sajman nicht gerade erpicht darauf sind, sich Ärger mit Sainte-Croix einzuhandeln, der in dem Wahlkreis, in dem er gerade wiedergewählt wurde, das Sagen hat.

Mit diesem Unglück, dem ersten in ihrer Geschichte, büßt die Firma eine Menge Geld ein: Ein Entschädigungsfonds muss eingerichtet werden, es gibt keinen Zuschlag für die Verbindung nach Jersey, und ein neues Schiff muss den Verlust des gekenterten Juwels der Flotte kompensieren. Octave durchlebt ein Jahr der Höllenqualen. Er hat Schuldgefühle wegen der Opfer – deshalb beichtet er jede Woche bei Pater Lescoët –, Angst um seine Frau – wieder Arztrechnungen und ein Aufenthalt in der Pension Sobieski –, macht sich Sorgen um seinen jüngsten Sohn Armand, der an Koliken leidet, und kalkuliert täglich neu, um die Bilanzen auszugleichen.

Mehr als einmal fragt er sich, ob er nicht die Villa verkaufen oder wenigstens eine Hypothek aufnehmen soll.

Eine umfangreiche Bestellung von Louis Beugras über zwölf 400-PS-Dieselmotoren ist schließlich die Rettung. Doch es geht

Octave nicht nur ums Finanzielle. Er befürchtet, dass der Stern der tollkühnen Vedettes bleues sinken und die Passagiere ausbleiben könnten. Aber vor allem hat er – und das gab es früher nicht bei ihm – panische Angst vor einer erneuten Tragödie, einem weiteren Schiffbruch, der noch mehr Menschenleben kosten könnte, wo er sich doch schon so schuldig für jedes in der düsteren Nacht des 12. Januar verlorene fühlt.

98.

Er war gewarnt: Hier zu bauen, sei gefährlich. Freunde, sein Schwiegervater und sogar Père Gautier hatten zu bedenken gegeben, dass Stürme und der starke Wasserdruck die Mauern erschüttern und zusammenbrechen lassen könnten. Aber keine von den düsteren Prophezeiungen konnte seine Begeisterung bremsen. Hier, an dieser Küste, wollte er Julia glücklich machen. Mit Blick auf das Meer, das er so liebte.

Gott helfe ihm.

Unten ist Alfred, der Butler, damit beschäftigt, die hölzernen Läden vor den Parterrefenstern zu befestigen. Die Wellen, die sich hinterrücks angeschlichen haben, lecken schon an der Berme am Mauerfuß. In einer knappen Stunde wird ihre Kraft so groß sein, dass sie durch bloße Berührung die Scheiben zerbrechen können.

Ein Gischtstrahl klatscht an die Fenster des Salons und rinnt an ihnen herunter – die salzige Spucke des Meeres, das über die Pläne der Architekten und die Eitelkeit der Reeder spottet. Was schert es der Stolz der Menschen, die diese Mauern aus der Erde stampften? Wieder einmal rennt das Meer gegen die Häuser an, die sich mit ihren soliden Backsteinmauern, ihrem Gerüst und ihren Schindeln in Sicherheit wähnen und doch zu Staub werden müssen unter seinem Ansturm.

Wer würde vermuten, dass es in dieser Sekunde erschöpft ist von seiner ständig sich erneuernden Pflicht? Denn die Konjunktion von Neumond und Sonne, die mit der Erde auf einer Linie stehen, hat eine Springflut ausgelöst, vor deren Erwähnung sich Matrosen und Witwen bekreuzigen. In den Legenden und der Erinnerung der ältesten Seeleute ist festgehalten, dass die See sich dann zu unerhörter Höhe aufbäumt und die Küste erzittern lässt, sofern auch der Wind mit von der Partie ist.

An solchen Tagen hat der Ärmelkanal, um seinem Ruf, den höchsten Tidenhub Europas zu haben, gerecht zu werden, keine andere Wahl, als mit seiner tausendjährigen Kraft Millionen Kubikmeter flüssiger Gewalt den Tiefen zu entreißen, zusammenzuziehen, in seinem Kielwasser fortzutragen, um- und umzuwälzen und sie bis auf die Höhe des Watts zu heben; weit genug, damit sie den endlosen Strand überfluten, die vielen Kilometer Sand mit der sanften Neigung, die bei Ebbe oft der Illusion Raum geben, Cézembre sei zum Greifen nah.

Von dem Moment an, da er von seinen äußersten Rändern her Anlauf genommen und den von der Syzygie gelenkten Automatismus ausgelöst hat, ist er nicht mehr aufzuhalten. Er wölbt seinen Rücken, verformt sich, bäumt sich auf. Wenn ein Gebäude im Weg steht, geht er brüllend zum Angriff über.

Jetzt kocht er, schlägt um sich und sät Verwüstung. Speit unter Donnergrollen immer wieder Gischt gegen die Mauer, die sich mit dem weißen Schleier schmückt, bevor dieser sich in einen eisigen Sprühregen auflöst. Die Passanten eilen auf die Straße, in den Schutz der Häuser, Richtung Festland. Man kennt ja die Geschichten von fortgerissenen Kindern, Männer und Frauen, die nur eine Sekunde lang unaufmerksam waren.

In diesem Moment möchte Octave am liebsten vom Wirbelsturm entführt und dem Gottesurteil anheimgegeben werden. Sich der See in die Arme werfen und sich hinabziehen lassen bis zum Grund, wo das Wasser schwarz und stumm ist wie ein Grab. Den Ertrunkenen der Marie-Suzanne *und Julia Gesellschaft leisten.*

Gott helfe ihm.

Berauscht von ihrer Macht, rollen die Wellen schneller, lauter, höher heran und ruhen nicht, bis der Scheitel erreicht ist, ab dem das Wasser wieder sinkt, der Höhepunkt vor dem Eintreten der Ebbe, der Gipfel, nach dem sie zusammenbrechen und sich zurückziehen müssen, widerwillig den Gesetzen des Mondes gehorchend.

Auf ihrem Rückzug hinterlassen die Wellen spiegelnde Pfützen, Sandhäufchen und Algen, die die Mauern belagern, sich am Fuß der Häuser sammeln und daran erinnern, wie schnell sie die Küste wieder in Besitz nehmen könnten, würden die menschlichen Ameisen nicht jedes Mal die Zeugnisse ihres Zorns beseitigen, wie man den Schandfleck der Sünde zu entfernen sucht.

Octave hat sich nicht gerührt.

Gott helfe ihm.

99.

Anders als von Octave befürchtet, machten die Passagiere der Malouinischen Schifffahrtsgesellschaft diese anscheinend nicht für das Unglück verantwortlich. Schließlich hatte der Sturm in dieser Nacht an der gesamten Küste von der Vendée bis zum Ärmelkanal gewütet. Spuren der Verwüstungen finden sich in den Zeitungsausschnitten zwischen den Seiten seines Handlungsbuchs: Die *Concarneau* des Eigners Michel ging mit ihren vier Mannschaftsmitgliedern vor Bréhat verloren; die *City of Scarborough*, eine englische Brick, zerschellte an den Klippen von La Torche – es war an diesem Abend so dicht bewölkt, dass der Kapitän den Leuchtturm von Ouessant mit dem von Penmarc'h verwechselt hatte; vor Cap Sizun brachen zwei Fischerboote auseinander, vier Männer ertranken; die *Fier-Vincent*, die aus Saint-Pierre-et-Miquelon kam, wurde trotz ihrer großen Tonnage vom Sturm so mitgenommen, dass sie in Lorient notanlegen musste.

Aber ob Sturm oder nicht, die Vedettes bleues fahren getreu ihrem Leitspruch als Einzige auch bei Schlechtwetter die Kanalinseln an. Im Frühjahr erreichen die Überfahrten Spitzenwerte, das Stückgut stapelt sich vor den Laderäumen, die Zahl der Pendler-Abonnements steigt beständig. Es wird unausweichlich, ein neues Schiff zu bauen, vielleicht sogar zwei, um die *Marie-Suzanne* zu ersetzen.

Dafür ist keine Rede mehr davon, zum Nordpol zu fahren. Diese Entscheidung – oder eher ein lang hinausgeschobenes Eingeständnis – führt zu einem heftigen Wortwechsel zwischen den Geschäftspartnern. Diesmal streitet Sainte-Croix mit Minchinton. Nach dem Schiffbruch der *Marie-Suzanne* erscheint es dem Abgeordneten unpassend, mit so einem gewagten Projekt auf die Vedettes bleues aufmerksam zu machen. Wütend droht der Engländer, die Firma zu verlassen, worauf Sainte-Croix nach Octaves Notizen antwortet: «Dann gehen Sie doch!»

Meinem Urgroßvater sind solche Drohungen egal. Er kann Minchinton, den er für geistig verwirrt hält, zwar kaum noch ertragen, aber er hat andere Sorgen. Seit März hat er endlos mit Alexandre Dubuisson herumgerechnet und mit Père Gautier diskutiert, bis er am 7. Mai zu dem Schluss kam, dass den Kapitän mehr Schuld an dem Unglück trifft als das Schiff. Ob ihm diese Erkenntnis geholfen hat, die eigenen Schuldgefühle zu überwinden? Seine Aufzeichnungen jedenfalls offenbaren, dass der Schiffbruch für ihn ein regelrechtes Trauma darstellt.

Doch nach einer Weile tauchen in dem Handlungsbuch Skizzen anderer Art auf, wie eine neue Idee, die Octave aus seinem Trübsinn hilft. Im Mai und Juni 1913 sitzt er an Entwürfen für ein bahnbrechend neues Modell: einen unsinkbaren Schlepper, ausgestattet mit einem 650-PS-Motor, der allen Schiffen seiner

Größe überlegen ist. Das legendäre Vorgängermodell der Hochseebergungsflotte, von der Bertrand erzählt hatte, als ich in Brest die *Abeille-Bourbon* besichtigte.

Der Reeder reist nach Lorient, Bordeaux und Brest. Nach harten Verhandlungen beauftragt er erneut die Werft von Père Gautier – vorausgesetzt, sein designierter Schiffsarchitekt Dubuisson kann während des Baus vor Ort sein. Der stattet Octave zwei-, dreimal die Woche einen Besuch ab, um die Pläne mit ihm abzustimmen.

Die Arbeit an dem neuen Schiff ist für Octave eine Art Sühne, mit der er sich von seinem Trauma kuriert. Die Eintragungen häufen sich derart, dass er im Laufe des Jahres gleich fünf Notizbücher kaufen muss. Denn natürlich führt er weiter das Unternehmen und seine Maschinenwerke, mittlerweile zwei, eines in Saint-Servan, das andere in der Gironde.

Im Vergleich dazu war mein Unijob ein Zuckerschlecken. Wie schafft er das alles? Er schreibt, dass er nicht mehr als vier Stunden pro Nacht schläft. Ab Ende Mai ist Julia wieder im Home Sobieski, nur viel kürzer diesmal. Abgesehen von ihrer Anämie, die immer schlimmer wurde, beruhigt es Octave, sie dort auch in Sicherheit zu wissen. Er hat anonyme Drohbriefe erhalten, in denen von ihr und den Jungen die Rede ist. Auch dass er auf Ambroises Empfehlung einen Revolver erwirbt, wird im Notizbuch erwähnt.

Sechs Monate nach der Tragödie findet Octave wieder zu seinem starken Willen zurück, der ihn seit jeher antreibt. Sein neues Schiff, verkündet er, soll *Le Salut de Cézembre* heißen – als wollte er das Schicksal ein zweites Mal beschwören.

100.

Les Couërons, 5. Juni 1913

Liebste Julia,

ich hoffe, Sie erholen sich gut in Berck. Die letzten Monate waren eine Strapaze – für Sie genauso wie für mich.
Die Briefe bleiben nun aus. Ohne Zweifel waren sie das Werk eines geistig Verwirrten. Nach der Tragödie, fürchte ich, sind womöglich weitere Racheakte zu erwarten.
Armand scheint (endlich) Ruhe vor seinen Koliken zu haben und nimmt seither ordentlich zu. Jetzt müssen wir nur noch das Kindermädchen einstellen, das Ihre Schwester aus Loudéac mitgebracht hat. Ernest ist sehr brav und kann schon seinen Namen buchstabieren. Miss Hershley war gestern mit ihm auf der Werft, wo er auf die Petite Hermine gezeigt hat und dabei rief: «Das ist mein Schöner!» Mathurin, der mit ihm kleine Bootsausflüge mit dem Dory unternimmt, hat ihm prophezeit, dass er einmal Kapitän wird.
Da ich keinen Schlaf finde, arbeite ich Nacht für Nacht an der Verbesserung meines Schleppers. Dieses kompakte, aber ungemein starke (sechshundertfünfzig Pferdestärken) Schiff wird in der Lage sein, einen Fischkutter aus Seenot zu retten und gleichzeitig vierzig Schiffbrüchige an Bord zu nehmen. Nach langem Zögern habe ich mich für einen Dieselmotor entschieden, der sich bereits in Amerika bewährt hat; sein Treibstoff ist nicht brennbar, und die Beschleunigung kann sich sehen lassen. Der Schlepper wird mit Rettungsbooten, Rettungswesten und Lebensmitteln bestückt sein. Ich will ihn Le Salut de Cézembre *nennen und dem Hafen von Saint-Malo schenken.*

Darf ich auf Ihr Einverständnis hoffen, wenn ich Katell darum bitte, das Schiff zu taufen? Unsere Freundin hat übrigens Dr. Pozzi konsultiert, aber die Ergebnisse lassen noch auf sich warten.
Dubuisson hat mich ersucht, Sie seiner Hochachtung zu versichern, ebenso wie General de Kérautret. Die Tézé-Villans wollen diesen Sommer in Hossegor verbringen und würden Sie gern mitnehmen, falls ein Aufenthalt dort nach Ihrem Geschmack wäre.
Hier wünschen sich natürlich alle, bei den Jungen angefangen, Sie möglichst bald wiederzusehen.
Mit meinen zärtlichsten Gedanken und Küssen von Ihren geliebten Söhnen und von mir

Octave

101.

Ich konnte nicht warten, bis ich in meinem Arbeitszimmer war, um die beiden Päckchen des Instituts für Fotogeschichtsschreibung des 20. Jahrhunderts zu öffnen. Als ich die Klarsichthüllen aus der Luftpolsterfolie nahm, war meine Freude auch deshalb so groß, weil der Historiker ja nur selten der Besitzer der Funde ist, die er entdeckt. Außerdem hatte es etwas Ergreifendes, ikonografische Spuren meiner Familie in Händen zu halten.

Die Rechnung war astronomisch, allerdings hätte ich für diesen kostbaren Schatz ohne mit der Wimper zu zucken auch das Dreifache gezahlt.

In ihrem Begleitschreiben bat Élisabeth Bathori darum, ihr alle meine Entdeckungen im Zusammenhang mit den Brüdern

Hodierne mitzuteilen, beziehungsweise sie in Kenntnis zu setzen, falls ich wider Erwarten weitere Bilder finden sollte.

Mithilfe meiner Notizen gelang es mir, die Bilder ab da, wo die Chronologie nicht mehr stimmte, wieder in die richtige Reihenfolge zu bringen. Allmählich setzte sich das Puzzle zusammen. Die vertrauten Silhouetten von Octave, Ambroise und dem lachenden Dritten auf dem Foto von Jersey (sicher Minchinton) fanden ebenso ihren Platz wie die Porträts von Julia. Die große, schlanke Frau mit den kurzen blonden Haaren, die so oft auf den Familienfotos zu sehen war, musste Hélène Le Mélinaire sein; sie sah ihrer Schwester ziemlich ähnlich. Und die Frau mit den Haarschnecken über den Ohren neben Ambroise war mit großer Wahrscheinlichkeit Katell.

Sie war keineswegs hässlich, die Frau vom Roten Kreuz: klein, drall, mit runden Wangen, sehr sanften, schwarzen, von langen Wimpern umrahmten Augen, einer üppigen Brust über dem Korsett und weißen, ein wenig dicklichen Händen – ein Frauenkörper ihrer Zeit. Ich suchte lange nach Ähnlichkeiten mit ihrer fernen Nachfahrin, fand aber keine.

Julias Schönheit überstrahlte alle anderen, ohne Ausnahme. Auf einem Foto hatte sie ein Baby im Arm, und ein kleiner Junge im Strampler saß neben ihr. Doch hier fehlte die Inbrunst von dem Bild, das in Hugos *Betrachtungen* versteckt war. Die Reedersgattin hatte eine stocksteife Haltung angenommen; sie hielt das Wickelkind wie einen Gegenstand und starrte ausdruckslos vor sich hin.

Unter der Lupe offenbarte das Foto von den drei Geschäftspartnern im Salon ganz neue Details. Octave hatte zarte, fast feminine Züge und lange, schwarze Wimpern, und obwohl er sich sichtlich um einen seriösen Gesichtsausdruck bemühte, wirkte er bedeutend jünger als die beiden anderen. In einer pseudonapoleonischen Positur hatte er die rechte Hand in den Ausschnitt seiner Weste geschoben. Sainte-Croix' Hände dagegen waren gut sichtbar; am

Ringfinger steckte ein dicker, breiter Ehering wie zum Hohn auf seinen Ruf als Frauenheld, am kleinen Finger ein Siegelring. Sein linkes Lid hing so weit herunter, dass es einen Teil der Iris verdeckte – das Bild war also nach dem Mordversuch aufgenommen.

Augustus Minchinton hatte Sommersprossen, eine krumme Nase und drei Narben im Gesicht: eine winzig kleine über der Lippe, eine an der Kinnspitze und eine andere, breitere an der linken Schläfe. Ein Sturz? Ein Unfall? Außerdem tief liegende Augen, die er zusammenkniff, als das Magnesium aufflammte. Mit lässig auf der Lehne ruhenden Ellbogen und überkreuzten Handgelenken saß er erstaunlich entspannt in seinem Sessel, als wäre er hier zu Hause. Kein Ehering, aber auch ein Siegelring am kleinen Finger.

Ich führte die Lupe über die Hände der drei Männer. Und ich hatte mich nicht getäuscht: Die Siegelringe waren identisch. Eingraviert war kein Monogramm, wie ich erst vermutet hatte, sondern eine Silhouette, die ich mühelos wiedererkannte: der Umriss von Cézembre, das Emblem der Malouinischen Schifffahrtsgesellschaft.

102.

Nachdem ich bei Chausey über Bord gegangen war, dauerte es fast drei Wochen, bis ich mein Training wieder aufnehmen konnte. Das erste Mal packte mich schon die Angst, als ich bloß das Salz roch, von dem mir tagelang der Hals gebrannt hatte. Kaum umfing das Meer meine Hüften, zogen sich meine Eingeweide zusammen. Ich dachte an den Leitspruch meines Vaters: «Mit Angst kann man sein Leben nicht lenken.» Und dieses eine Mal erwies sich seine Maxime, die er uns bei jeder Gelegenheit eingetrichtert hatte, als nützlich.

In den ersten Tagen entfernte ich mich kaum vom Ufer. Aber der Wunsch zu schwimmen war so mächtig, dass ich nach einer Woche doch begann, zwischen La Hoguette und dem Fort hin- und herzuschwimmen.

Noch hatte ich mein Vorhaben nicht aufgegeben. Eines Abends sprach ich darüber mit Xavier und seiner Frau.

«Ich habe gelesen, dass die Gefangenen schwimmend von Cézembre entkommen sind. Ist das wahr?»

«Klar. Man kann ja auch durch den Ärmelkanal schwimmen. Jedes Jahr gibt es ein paar Verrückte, die es versuchen – mit mehr oder weniger Erfolg ...»

Xavier zog eine Grimasse; meine Frage war ziemlich naiv.

«Bei Cézembre hängt es davon ab, wie trainiert man ist», fuhr er fort, «und vom Wetter natürlich. Aber ich würde dir nicht raten, es allein zu machen. Das Wasser ist kalt, und die Strömungen sind stark. Ein Krampf, und es ist vorbei.»

Géraldine war weniger pessimistisch.

«Hast du trainiert?»

«Dreimal pro Woche zwei, drei Kilometer.»

«Ich kann bestätigen, dass er ziemlich fit ist», schaltete Xavier sich ein.

«Die Insel ist zwei Seemeilen entfernt, ein bisschen mehr vielleicht. Mit einer guten körperlichen Verfassung, einer Schwimmboje, nicht zu viel Strömung und wenig Seegang könnte es zu schaffen sein. Aber Xavier hat natürlich recht, man sollte es nicht allein angehen. Wir werden dich begleiten.»

Ich musste an das Versprechen denken, das mir meine Schwägerin abgepresst hatte, und hörte die Alarmglocken schrillen.

Xavier sah mich an.

«Was ist mit Cézembre? Man könnte meinen, du bist von der Insel besessen.»

«Sagen wir, sie zieht mich an.»

Im Eifer des Gesprächs einigten wir uns auf ein Datum: am nächsten Sonntag, sofern das Wetter mitspielte. Von jetzt an wollte ich jeden Tag schwimmen. Wie wahnsinnig zu trainieren, würde mir helfen, über Pauls Abreise hinwegzukommen – und über das Schweigen Rebeccas, die auf meinen Vorschlag, mit mir die Fotos aus dem Institut anzusehen, nicht reagiert hatte.

Am frühen Morgen des verabredeten Tages zerfaserten ein paar Wolken am sonst klaren Himmel, das Licht hatte die Farbe von streichzarter Butter, was einen schönen Tag verhieß. Ich versuchte, mir die Entfernung, die Anstrengung, die Strömungen vor Augen zu führen. So gesehen, erschien Cézembre als erreichbares Ziel, nur etwas weiter als meine üblichen Distanzen.

Xavier und Géraldine erwarteten mich am Strand. Sie hatten Schwimmwesten, eine Boje und ein Radio mitgebracht sowie eine GPS-Uhr, die sie mir ums Handgelenk banden. Auch an etwas zu essen und zu trinken hatten sie gedacht. Ich machte ein paar Aufwärmübungen, dann setzte ich Maske und Schnorchel auf und zog meine Flossen an. Xavier hatte recht, dieser Ort übte eine magnetische Anziehung auf mich aus. Ihn durch die Kraft meiner Arme zu erreichen wäre für mich eine persönliche Leistung und ein sportlicher Erfolg zugleich.

Ohne zu zögern, ging ich ins Wasser. Ganz aufgeregt angesichts meines Abenteuers, spürte ich weder Kälte noch Unbehagen. Der erste Kilometer war ein Kinderspiel. Von Zeit zu Zeit hob ich den Kopf aus dem Wasser und sah silbrige Spritzer zum weißen Fleck des Bootes fliegen. Wenn ich müde war, streckte ich mich mit ausgebreiteten Armen auf dem Rücken aus. Ich hatte das Gefühl, dass ich ewig so weiterschwimmen könnte.

Der zweite Kilometer fiel mir genauso leicht. Mein Körper funktionierte, ich kam in einem guten Tempo voran. Ich hatte mich auf eine Tortur wie bei meinen ersten morgendlichen Trainings gefasst gemacht und staunte, wie einfach die Prüfung war.

Erst nach der Hälfte des dritten Kilometers kippte meine Verfassung. Als ich mich einer Strömung näherte, spürte ich erste Ermüdungserscheinungen in den Armen. Ich schaffte es aus der gefährlichen Zone heraus und spielte einen Moment lang toter Mann, reckte aber den Daumen für meine Freunde. Die Insel schien nahe. Wenn ich das Tempo drosselte und mit meinen Kräften haushielte, würde ich sie erreichen, da war ich mir sicher.

Aber eine weitere, stärkere Strömung warf mich rund hundert Meter zurück. Ich musste eine Minute oder zwei dagegen anschwimmen, bevor ich wieder aufgeholt hatte und mich befreien konnte, wozu ich kräftig mit den Flossen schlagen musste. Die Strafe folgte auf dem Fuße: ein Wadenkrampf, der bis in den Oberschenkel zog. Es war nicht das erste Mal, dass ich das erlebte, aber die Intensität dieses stechenden Schmerzes verblüffte mich jedes Mal aufs Neue.

Ich blieb ruhig, drehte mich wieder auf den Rücken und versuchte, meine Atmung zu kontrollieren. Meine Wadenmuskeln fühlten sich an, als hätten sie sich in sich selbst verdrillt. Drei Minuten hielt ich dieser Folter stand, dann sah ich ein, dass ich es nicht schaffen würde. Ich gab ein Notzeichen, Géraldine näherte sich mit dem Boot, und kaum zwei Minuten später hievten die beiden mich an Bord.

Ich hatte drei Kilometer plus dreihundert Meter geschafft, also mehr als drei Viertel der Strecke. Ganz anständig für den ersten Versuch eines frisch vom Lehrstuhl gefallenen Uni-Profs, bemerkte Xavier, während ich mit schmerzverzerrtem Gesicht meine Wade massierte. Ich war trotzdem schrecklich frustriert, so kurz vor dem Ziel gescheitert zu sein.

Immerhin hatten meine Freunde recht mit ihrer Warnung gehabt, allein zu schwimmen. Wie heimtückisch die Strömungen unter der ruhigen Oberfläche sein konnten, war erstaunlich. Ohne mein Team wäre ich aufs Meer hinausgezogen worden. Dann hätte ich nur noch die Rettungsboje aktivieren und mein Schicksal in die Hände der Seenotretter legen können – sofern die Seenotretter mich überhaupt rechtzeitig lokalisiert hätten, um mich herauszufischen.

Ich dachte an die Soldaten, die versucht hatten, schwimmend übers Meer zu fliehen, ohne Ausrüstung und ohne die Küste zu kennen. Man musste schon verrückt oder total verzweifelt sein, um sich in ein solches Wagnis zu stürzen. Unter diesen Umständen zu überleben, grenzte an ein Wunder.

103.

Der erste Teil des Plans – den Bunker verlassen, wo sie eigentlich Wache schieben sollten, und geräuschlos den Strand erreichen – verlief wie im Traum. Sie hatten ihre Uniformhosen ausgezogen und unter einem Haufen Steine verborgen; die am Vortag vorbereitete Zivilkleidung steckte in einem Bündel, das sie auf dem Rücken trugen. Sie banden sich die Korkgürtel um die Hüften und gingen einer nach dem anderen zum Strand. Es ist fünf Uhr früh, die schwarze Nacht beginnt an den Rändern einzureißen. Im Halbdunkel werden sie versuchen, immer geradeaus zu schwimmen, um das Ufer zu erreichen.

Giuseppe wagt sich als Erster ins Wasser. Es ist Sommer, aber das Meer ist so kalt, dass er einen Schrei unterdrücken muss. Von dem Korkgürtel und dem Kleiderbündel aus dem Gleichgewicht gebracht, wirft er sich nach vorn. Er hat beschlossen, seine Schwimmzüge zu zählen, in Hundertern, um sich Mut zu machen. Wenn er mit einer Serie fertig ist, fängt er von vorn wieder an. Und wenn er vierzig mal hundert hat, ist er drüben.

Ist das kalt, mein Gott, ist das kalt. Er denkt an seine Mutter, an seine jüngste Schwester Livia, die inzwischen bestimmt schon groß ist. Wie hübsch sie war mit ihren kastanienbraunen Zöpfchen und den goldenen Augen, er hat sie Scoiattola *genannt, Eichhörnchen. Er fühlt noch ihre Ärmchen um seinen Hals und ihren Mädchenduft, als sie ihm «Zeppe, Zeppe» ins Ohr flüsterte und um eine letzte Umarmung bettelte.*

Achtundneunzig, neunundneunzig, hundert. Er ruft, seine Kameraden antworten. Die ersten achthundert Meter waren leicht, fast zu leicht, wenn sich der Körper erst an die Kälte gewöhnt hatte. Die Wellen hoben sie von hinten an, schoben sie vorwärts, begleiteten sie. Manchmal trugen sie einen mehrere Meter weiter. Man musste dann nur schön flach liegen bleiben, die Arme ausstrecken und den Kopf anheben, um kein Wasser zu schlucken.

Aber seit ein paar Minuten drängt von der Seite eine Strömung heran, die den von dem Korkgürtel an der Oberfläche gehaltenen Körper umzudrehen droht. Außerdem strömt eine heimtückische Müdigkeit in ihre Glieder und erinnert sie daran, dass ihr Bauch leer ist. An Mamma denken! Der Tod des Vaters hatte ihr die ersten weißen Haare eingebracht. Und heute? Ob sie überhaupt noch schwarze hat? Ob sie abends weint, wenn sie die Jungfrau anfleht, dass er zurückkommen möge? Ob sie mit Scoiattola Weidenkörbe flicht, bis ihre Hände zerschnitten sind?

Er will sich gar nicht ausmalen, was die Partisanen mit seiner Mutter und der großen Schwester machen, weil er immer noch hier ist, bei den Mangiacrauti, *halb als Soldat, halb als ihr Gefangener. Und die anderen, die Engländer, die Amerikaner, wie werden sie die Frauen behandeln, wenn sie in Italien gelandet sind?*

Einundfünfzig, zweiundfünfzig, dreiundfünfzig.

Lieber an den Geruch von Mehlsuppe, Knoblauch und Tomaten denken, an die Abendzigarette, den Fingerhut Amaretto – ein Weihnachtsgeschenk von Signor Graziani, bei dem die Mutter jeden Morgen die Fußböden scheuert. Wenn die Kleinen im Bett sind und nur noch das Plätschern der Wellen zu hören ist, liest er ihr aus der Zeitung vor, die er vom Hafen mitgebracht hat. Die Mutter tut immer so, als ob sie schlechte Augen hätte; in Wahrheit, und das weiß er schon lange, kann sie einfach nicht lesen.

Giuseppe dagegen ist zur Schule gegangen, lang genug, um die Verpflichtung zum Militärdienst zu unterschreiben und die Namen der Dörfer zu entziffern, durch die der Zug fuhr, bevor sie in der stinkenden Stadt ankamen. Sechsundneunzig, siebenundneunzig. Seine Arme sind schwer wie Eisen, seine Beine brennen. Vom Felsen weghalten, Luft inhalieren und Kopf hoch! Mögen Gott und die Jungfrau ihre schützende Hand über ihn halten.

104.

Nach mehreren Tagen der Versenkung in die Fotografien hatte ich das Gefühl, Jahre des Alltags mit meinen Vorfahren verbracht zu haben. Bathori hatte den richtigen Riecher gehabt: Was die Brüder Hodierne der Nachwelt hinterlassen hatten, war ein veritables Œuvre, das seinen Ruf noch übertraf. Leider hatte Rebecca auch auf meine zweite Einladung, mich in den Couërons zu besuchen, um diesen fantastischen Fund zu bewundern, nicht reagiert. Also verbrachte ich meine Zeit weiter mit Schwimmen und Spazierengehen, Beobachtungen und Notizen; und ging jeden Abend erfüllt von meinen Entdeckungen zu Bett, aber auch erschöpft und enttäuscht, weil ich den ersehnten Namen nicht auf meinem Display aufleuchten sah.

Kürzlich hatte ich das Buch, das sie mir bei ihrem letzten Besuch geschenkt hatte, wieder zur Hand genommen, einen Roman mit dem nüchternen Titel *Auf der Insel.* Es war die Geschichte einer Tierärztin, die sich nach Bréhat zurückzieht, um den Unfalltod ihres Mannes zu vergessen; vergiftete Haubentaucher bringen sie auf die Spur eines Immobilienprojekts, das ein ganzes Ökosystem mit verschiedenen Vogelarten bedroht. Die Protagonistin ermittelt gemeinsam mit einem Kommissar, um den profitgierigen Bauträger aufzuhalten und den seltenen Vögeln noch ein paar glückliche Tage zu bescheren.

Paul hätte diesen Ökokrimi bestimmt gemocht, für meinen Geschmack kamen allerdings zu viele Tier- und Pflanzenbeschreibungen darin vor. Ob Rebecca Tierärztin war, bevor sie nach Saint-Malo kam? Dann könnte ich sie vielleicht bitten, gemeinsam mit mir meinen Sohn zum Weiterstudieren zu überreden ... Ich kann mir allerdings schlecht vorstellen, wie sie im grünen Arbeitsmantel den Bauch fauchender Katzen oder schlecht gelaunter Dobermänner abtastet. Viel mehr interessierte mich, ob sie wie die Romanheldin verwitwet war. Das könnte ihre Distanziertheit erklären, ihre stundenlangen Strandläufe bei jedem Wetter. Und ihren etwas abwesenden, in sich gekehrten Blick, der mich manchmal an meine Schwägerin Servane erinnerte.

Auf der Suche nach etwaigen Beziehungen zwischen den Fotos und Octaves Berichten nahm ich mir das letzte Buch von 1913 vor. Finanziell gesehen ist das Jahr gar nicht so schlecht gelaufen, wenn man den turbulenten Beginn bedenkt. Dem Reeder gelang es, mithilfe des in seiner Fabrik in La Brède entwickelten neuen Motors die Geschäfte wieder anzukurbeln. Dank pünktlicher Lieferung an die Werften in Bordeaux hatte er umgehend Erfolg. Im Vertrauen auf sein Auftragsbuch erklärte sich die Crédit commercial in Rennes bereit, die Defizite auszugleichen, ja sogar ein Darlehen für den Bau der *Salut du Cézembre* zu gewähren.

Aber nach der Katastrophe von 1913, den Enttäuschungen durch Minchinton und den ewigen Diskussionen mit Sainte-Croix fragt er sich, ob er seine Geschäfte ständig in alle Richtungen erweitern will. Erste Anzeichen von Erschöpfung machen sich bemerkbar. Er denkt darüber nach, mehr Verantwortung an Dubuisson abzugeben; vor allem möchte er ihm die Leitung der Frachtschifffahrt anvertrauen. «Auf ihn kann ich mich wenigstens verlassen», schreibt er am 13. November – und dieses «wenigstens» spricht Bände. Hinzu kommen erste Gesundheitsprobleme. Ich frage mich schon seit Längerem, wie Octave es schaffte, dieses hohe Tempo seit nunmehr zehn Jahren durchzuhalten. Die Wahrheit ist: Er schafft es nicht mehr. Sein Arzt diagnostiziert Nierensteine und verordnet sofortige Bettruhe. Der Schock des Schiffbruchs, seine Schuldgefühle und der ganze Rattenschwanz an Komplikationen haben seinen Körper und seine Moral geschwächt.

Dieser Mann, der sich noch nie beklagte, schreibt mehrmals von seinem «Martyrium». Doktor Montgenèvre muss ihm viermal im Monat Morphium spritzen, um die stechenden Schmerzen der Nierenkoliken zu lindern. Die Arztrechnungen häufen sich, man lässt Koryphäen aus Rennes und Nantes kommen. Erneut wird Grivolat bestellt, um schnellstens zwei Räume im Erdgeschoss als Schlafzimmer mit Bad herzurichten und den Lastenaufzug so umzubauen, dass ein Rollstuhl darin Platz findet. Eine Operation beim besten Nephrologen der Salpetrière ist geplant, aber dafür müsste man den Kranken im Auto nach Paris transportieren; zurzeit schafft er es ohne Hilfe seines Butlers nicht einmal aus dem Rollstuhl.

Also arbeitet Octave vom Bett aus an den Plänen für die *Salut de Cézembre* und berechnet die Antriebsleistung des Motors. Dubuisson kommt jeden Sonntag nach der Kirche zum Essen. Dann ist die Bettruhe für kurze Zeit aufgehoben, und sie diskutieren über den Kiel, die Turbine, die Innenverkleidung und das Kalfatern. Ab und zu wird der junge Schiffsarchitekt, der inzwischen fast zur Familie gehört, gebeten, Julia mit dem Auto nach Saint-Briac zu ihren Eltern zu bringen, wenn nicht die Le Mélinaires mit Hélène zum Tee in den Couërons aufkreuzen. Ambroise kommt manchmal vorbei, um das ein oder andere Problem zu besprechen, doch Octave ist nicht gerade entzückt von seinem Erscheinen, das, wie er notiert, «Julia ermüdet und verärgert».

Am 12. Dezember erhält mein Vorfahr Besuch vom Polizeipräfekten, um über die neuesten «Briefe» zu sprechen. Anders als er seiner Frau gegenüber behauptet, haben die Drohungen nämlich nicht aufgehört. Er verdächtigt den Amerikaner Swancott, zumal Ambroise und der Engländer ähnliche Schreiben erhalten haben. Ich denke wieder an das Verschwinden der beiden Reeder. Hatte Katell zu Recht das Schlimmste befürchtet? Könnte ein von Gram zerfressener Vater, der mit seiner Klage vor Gericht abgewiesen wird, Mordfantasien gegen die Schiffseigner entwickeln? Diese Hypothese erscheint mir wenig überzeugend. Wenn ich auch nicht genau weiß, was Minchinton für ein Mensch war – Ambroise jedenfalls war niemand, der einer Konfrontation aus dem Weg ging. Im Gegenteil, ihn schienen Auseinandersetzungen eher zu elektrisieren.

TIDENKIPP

105.

Als sich unsere Blicke kreuzten, traf es mich wie ein Schlag. Im Nachmittagslicht leuchteten ihre Augen in einer Nuance zwischen Narzissen und Farn. Diese Frau, die heute ihre Haare offen trug, dazu eine mandelgrüne Bluse und kleeblattförmige Ohrringe, war unbestreitbar von außergewöhnlicher Schönheit.

Ich hatte es schon gar nicht mehr erwartet, aber Rebecca hatte meinem Vorschlag, die Familienfotos anzuschauen, zugestimmt, allerdings lieber in der Bar des Thermes als in den Couërons. Wie üblich war sie als Erste da. Als sie aufstand und mir die Hand gab, musste ich gegen die Versuchung ankämpfen, ihre Finger in meiner Hand zu behalten.

«Verzeihen Sie, dass ich nichts von mir hören ließ ... Familienangelegenheiten. Man sollte einfach nicht alt werden ... Leben Ihre Eltern noch?»

«Nein, sie sind beide gestorben.»

Und dann musste ich unbedingt hinzufügen:

«Ich hatte noch einen Bruder. Aber er ist auch tot.»

Sie fragte nicht nach. Immerhin hatte sie ihren Blick nicht abgewandt. Was selten vorkam.

«Und wo sind die Fotos?»

Ich holte die Fotos aus den Umschlägen und Rebecca ihre Brille aus der Tasche, dann begannen wir mit der Durchsicht. Sie betrachtete die Bilder eins nach dem anderen und legte sie zur Seite; manchmal kam sie schweigend auf eines zurück. Ich beobachtete ihre Ruhe, ihre Konzentration und dachte, dass sie eine ausgezeichnete Archivarin abgegeben hätte. Sie hielt ein Porträt von Ambroise lange in der Hand und blieb an dem Bild mit den Zwillingen hängen.

«Das wurde in den Couërons aufgenommen», sagte ich und deutete mit dem Finger darauf. «Ich frage mich, ob die beiden womöglich Ihre Großmutter und Ihre Großtante sind. So viele Zwillinge im Alter seines Sohnes dürfte es in der Entourage von Octave nicht gegeben haben. Laut Beschriftung auf der Rückseite hat er sie adoptiert.»

«Seit ich denken kann, wurde mir gesagt, dass Marthe und Blandine bei Cousins untergekommen sind. Marie-Catherine und Ihr Vorfahr waren doch nicht verwandt, oder?»

«Ich glaube nicht.»

«Ich möchte Ihnen auch ein Foto zeigen.»

Sie griff nach ihrem Handy, setzte die Brille ab und hielt es sich so dicht vor die Augen, dass es fast ihre Nase berührte. Das sah ich zum zweiten Mal so bei ihr.

«Das habe ich bei meiner Tante aufgenommen, als ich mein Buch geschrieben habe. Es ist ihr Hochzeitsfoto, glaube ich.»

Ich hatte richtig geraten: Die Frau mit den Haarschnecken war tatsächlich Katell. Neben ihrem riesigen Mann sah sie winzig klein aus. In dem Moment, als François Hodierne – seine Handschrift hätte ich auch ohne das «H» am unteren Bildrand erkannt – den Blitz auslöste, blickte die frischgebackene Ehefrau zu ihrem Mann auf, während sie steif an seinem wegen des Größenunterschieds angewinkelten Arm hing.

Die Anbetung, die man in ihrem Gesicht lesen konnte, war schwer auszuhalten, wenn man das Ende der Geschichte kannte. Schlimmer noch, dieses Foto verriet in seiner deutlichen Sprache – was jenen, die sich dafür in Szene setzten, paradoxerweise verborgen blieb –, dass diese Liebe nicht auf Gegenseitigkeit beruhte. Ambroise schaut entspannt und ohne allzu großen Ernst in Objektiv und Blitz wie jemand, der es gewohnt ist, fotografiert zu werden; die stille Zufriedenheit, die er dabei ausstrahlt, würde genauso gut zu einer Denkmalseinweihung passen, nach der er zu etwas anderem übergeht. Ich hätte wetten können, dass Marie-Catherine, die zehn oder fünfzehn Jahre älter war als er, eine hübsche Mitgift in die Ehe einbrachte und der Abgeordnete Sainte-Croix diese Verbindung mit etwa derselben Absicht einging wie das Geschäftsverhältnis mit meinem Großvater: um seine Einflusssphäre zu erweitern und Wähler zu gewinnen.

106.

Rebecca war von den Fotos nicht so begeistert wie erhofft, und ich fragte mich, ob das an meinen langatmigen Erklärungen lag oder eher daran, dass meine Besessenheit vom Familienarchiv ein wenig zu privat war. Aber am wahrscheinlichsten schien mir, dass etwas zwischen ihr und dem Leben stand wie die Scheibe eines Aquariums. Nachdem sie mir das letzte Bild zurückgegeben hatte, versenkte sie sich in die Betrachtung des Meeres, über dem sich schwarze Wolken zusammenbrauten. Binnen weniger Minuten lag ein bleierner Deckel über dem Sillon, und die wenigen Sonnenstrahlen, die schräg durch die Wolken fielen, malten wie riesige Pinsel dem Meer einen Heiligenschein.

Gegen den düsteren Himmel wirkte das Wasser fast weiß, ja, bleich wie der Mond – eine Farbumkehr, die ein schweres Gewitter ankündigte.

Rebecca schlug vor, noch einen Kaffee zu trinken, bis der Sturm vorüber wäre. Froh, noch ein bisschen länger mit ihr zusammen zu sein, stimmte ich zu. Das weiße Meer und der schwarze Himmel beanspruchten ihre ganze Aufmerksamkeit; in ihrem Gesicht stand das Staunen eines Kindes, das zum ersten Mal Schnee sieht. In diesem Helldunkel erschienen ihre Augen tannengrün. Während wir auf den zweiten Kaffee warteten, ging ein Engel durch den Raum, und ich ergriff die Gelegenheit, mehr von ihr zu erfahren.

«Verzeihen Sie meine Neugier, aber können Sie vom Schreiben leben?»

«Nein, zurzeit mache ich Ferien auf Kosten der Ifremer in Saint-Malo. Sagt Ihnen das etwas?»

«Sehr viel! Ein Onkel von mir ist auch Meeresforscher – in Brest. Sie sind also Wissenschaftlerin?»

«Nein, nicht wirklich. Ich redigiere Artikel auf Englisch und Deutsch und erstelle Bibliografien.»

Angesichts meines überraschten Gesichtsausdrucks fragte sie: «Was haben Sie denn gedacht?»

«Ich meine ... Sie machen ja viel Sport», stammelte ich, «also habe ich gedacht, Sie sind vielleicht Physiotherapeutin. Oder Yogalehrerin.»

Ein unerwartet helles Lachen erleuchtete kurz ihr Gesicht.

«Yogalehrerin, das ist ja lustig! Ich hätte nichts dagegen. Aber nein, ich habe Chemie studiert. Meine Doktorarbeit habe ich in Deutschland begonnen, aber nicht beendet.»

«Sie haben sich für eine neue Laufbahn entschieden?»

«So könnte man sagen.»

Der erste Blitz zerriss stumm das Dunkel. Bald würde der Himmel sich öffnen und die kompakte Schönheit dieser Nacht zerstreuen. Ich schwankte zwischen Schweigen und Weitermachen, wohl wissend, dass meine Fragen etwas Inquisitorisches hatten. Aber wer weiß, wann sich wieder so eine Gelegenheit ergeben würde.

«Und dann?»

«Habe ich geheiratet und meine Tochter bekommen. Und Sie?»

«Ich bin geschieden.»

«Nein, ich meinte: Was machen Sie beruflich?»

Wie blöd ich bin!

«Ich unterrichte Geschichte an der Sorbonne.»

«Beeindruckend.»

«Schon. Aber von mir wurde anderes erwartet.»

Sie seufzte.

«Dass die Leute nichts Besseres zu tun haben, als anderes von uns zu erwarten. Das ist im Grunde das ganze Problem.»

Der Donner grollte, die ersten Regentropfen zerplatzten an der Scheibe. Wieder schwieg sie.

«Und Ihre Romane?»

«Ich hätte nie gedacht, dass ich diesen Sprung wage. Den ersten habe ich zu einer Zeit verfasst, in der ich nichts anderes zu tun hatte. Und gegen jede Erwartung ist er gut angekommen. Dann hat mein Verleger mich gebeten, noch einen zu schreiben. Aber ich bin keine Schriftstellerin.»

«Ich habe *Mit der Ebbe verschwunden* in einer Nacht gelesen. Man kann es nicht aus der Hand legen.»

«Sie sind sehr freundlich.»

Ich hätte hier aufhören sollen, aber eine Frage stand noch im Raum, steckte wie ein Splitter unter meiner Haut.

«Und Ihr Mann, mag der Ihre Romane?»

«Das weiß ich nicht», erwiderte sie matt.

Es gab also einen Mann in ihrem Leben. Ob sie getrennt lebten? Rebecca sah mit ihren unterholzgrünen Augen zu mir auf. Dann wandte sie ihren Blick dem Horizont zu.

«Sehen Sie ...»

Hinter dem Regenvorhang, der über den Strand fegte, franste die tintenschwarze Nacht langsam aus. Am seidigen Taghimmel zeichnete sich ein Regenbogen ab. Er begann genau zwischen Cézembre und dem Fort de la Conchée und entfaltete sein ganzes Spektrum über dem Meer, dessen Farbe von Quecksilber zu Lindgrün wechselte. Nichts an diesem blassen, freundlichen Grün verriet, dass das Wasser im Laufe der Gezeiten Wiesen überschwemmt, Bäume mitsamt ihrem Laub verschluckt und die Spuren der Menschen, die einst mit ihrem Handwerkszeug geduldig das Biotop um sie herum bearbeiteten, ausgelöscht hatte – eine ganze Welt aus Arbeit, Glaube, Hoffnung, in der die wichtigsten Wörter anbauen und ernten, weiden und beten waren.

Gewiss, es waren harte Zeiten, als man gewöhnlich noch vor dem vierzigsten Lebensjahr tödlich verunglückte oder von einer Epidemie dahingerafft wurde, als man Kälte, Hunger oder Schmerz bis ins Mark spürte, als der Kampf zwischen Mensch und Natur mit ungleichen Waffen geführt wurde. Doch die misstrauischen Küstenbewohner lernten Geduld und Respekt und waren lange Zeit weise genug, von ihrem Land nicht mehr zu verlangen, als es geben konnte; keine Pfründe zu fordern; ihm nichts zu entreißen, sondern die Früchte anzunehmen, die es ihnen schenkte, und diese in guten wie in schlechten Jahren mit den Tieren zu teilen.

Vor der großen Flut hatte der heute von Salz und Algen zerfurchte Boden Obstgärten, Brombeer- und Himbeerbüsche getragen und feuchte Landzungen, wo Kühe sich an Salzwiesen labten und Kaninchen ihre Gruben bauten. Doch was war mit den Ruinen der Pachthöfe und des legendären Klosters Saint-Scubilion, die Seeleute bei Ebbe vor Rochebonne gesehen haben wollten? Schlummerten sie wirklich unter dem Meeresboden, im tiefen Schweigen der See, unter dem Staccato des auf die Wasseroberfläche prasselnden Regens?

In diesem Augenblick waren wir beide, Rebecca und ich, wie hypnotisiert vom Kaleidoskop des Sillon mit seinem ständig wechselnden Licht, diesem flüchtigen und unvergänglichen Traumbild, das man in einem ganzen der Anschauung geweihten Leben nicht erschöpfend beschreiben könnte.

107.

Unter den Personen, die Octave während seiner Krankheit 1913 an sein Bett rufen lässt, ist ein Mann namens «Sorsoleil». Der Reeder schreibt nicht, warum er ihn sehen will, notiert aber, seinen Gewohnheiten treu, einen Betrag, der ein Honorar sein könnte. Ein neuer Arzt? Ein Anwalt? Meine Suche im Anhang, dessen Aufbau ich allmählich zu durchschauen beginne, führt mich binnen zwei Stunden zu einem Ordner mit dem Namen «Sorsoleil & Tréhondart».

Wie schade, dass ich nicht früher darauf gestoßen bin! Es ist das Notariat, mit dessen Hilfe Octave von da an seine Angelegenheiten regelt. Auch sein Testament, dieses berühmte Testament, das ich schon abgeschrieben hatte, ist in diesem Ordner abgeheftet. Octave ist erst dreiunddreißig, aber vermutlich haben ihn seine Nierenprobleme in Alarmstimmung versetzt.

Fieberhaft überfliege ich die Seiten. Die Verfügungen sind auf den ersten Blick ganz traditionell. Im Falle seines Ablebens erbt Julia die Hälfte seiner Anteile an der Firma; der Rest wird zu gleichen Teilen unter seinen Kindern aufgeteilt. Diese Güter soll die Ehefrau des Erblassers, unterstützt von Maître Sorsoleil, bis zur Volljährigkeit der Söhne unter der Vormundschaft von Octaves Vater verwalten; oder, wenn dieser starb, von Julias Vater, und wenn alle Stränge reißen, von Alexandre Dubuisson. Auch als Witwe unterstand sie noch der Autorität eines Mannes, das war so vorgesehen. Mir fällt auf, dass Octave das Schicksal seiner Frau nicht in die Hände von Ambroise Sainte-Croix legen wollte. Verständlich angesichts der Tatsache, dass der ein Fass ohne Boden war und Julia ihn offenbar nicht mochte.

Danach bedenkt Octave noch eine ganze Reihe von Personen: Hélène Le Mélinaire – die immer noch unverheiratet ist –, Alexandre Dubuisson, der zehn Prozent der Gesellschaftsanteile erben soll, sofern er sich verpflichtet, seine Arbeit für zehn weitere Jahre in den Dienst des Unternehmens zu stellen, seinen Sekretär, die Dienstboten und die Pfarrgemeinde. Außerdem verfügt er, dass ein Prozent des Gesamtgewinns der Malouinischen Schifffahrtsgesellschaft an die Seenotrettung ausgeschüttet wird.

Und mein Vater Charles hat diese Tradition mit einem jährlichen Scheck fortgesetzt.

Die wohlüberlegte Großzügigkeit, die hinter dieser Aufteilung steht, passt zu dem Bild, das uns aus Octaves Handlungsbüchern entgegentritt: dem eines vorausschauenden, maßvollen Unternehmers, dessen Leben sich an der Leitlinie der christlichen Barmherzigkeit orientiert.

Octaves letzter Wille ist eine Totenmesse, die zu seinem Gedenken in Anwesenheit seiner Frau und seiner Kinder auf dem Meer vor Cézembre gelesen wird.

Am 20. Dezember 1913 wird das Dokument notariell beglaubigt.

Diese Regelung sollte bis zu Julias Tod Geltung haben. Im August 1914 jedoch will Octave seine Verfügungen ändern. Der Ausbruch des Krieges und die skandalumwitterte Flucht Sainte-Croix' haben das finanzielle Gefüge des Unternehmens erschüttert ... Octave fragt Maître Sorsoleil nach einer Möglichkeit, die Firmenanteile, die sich im Besitz des Abgeordneten befinden, auf dessen Frau zu überschreiben. Die Antwort lautet: Es gibt keine. Dann erkundigt er sich nach der gesetzlichen Frist für einen Rückkauf. Doch Sainte-Croix ist nicht tot, und sein Brief gibt der Polizei Anlass zu der Vermutung, dass er vorsätzlich untergetaucht ist. Wenn er nicht wieder auftaucht, kann es Jahre dauern und eine unkalkulierbare Anzahl von Verfahren erfordern, bis es zu einem Rückfall des Eigentums kommt.

Mangels Alternativen beschließt Octave, ein Dividendenausschüttungssystem einzurichten (das ist Katells Briefen zu entnehmen), und vermacht der Freundin im Falle eines Unfalls eine ansehnliche Summe. Es liegt ihm am Herzen, dass sie und die Zwillinge weiterhin von dem zehren können, was ihnen zusteht. Das geänderte Testament wird im September beglaubigt, knapp einen Monat nach Kriegsbeginn.

Hier hätte die Notariatsakte enden können. Doch Julias Tod im Juni 1915 führt zu weiteren Modifikationen. Ein Brief, den er noch aus der Garnison in Brest abschickt, enthält eine Liste von Fragen. Vor allem, ob es möglich sei, zwischen den Kindern Unterschiede zu machen und Juste vom Erbe auszuschließen.

Maître Sorsoleil ist im Krieg, daher antwortet der alte Maître Tréhondart in gemessenen, aber unmissverständlichen Worten: Das Gesetz verbiete es, ein Kind zu enterben. Höchstens könne man mindern, was es im Verhältnis zu seinen Geschwistern erhalten solle. Octave bittet den Notar, jede Lösung in diesem Sinne zu prüfen. Das Ergebnis ist, dass Armand und Ernest Octaves Firmenanteile erben und Juste das Haus plus eine Ausgleichszahlung als einmalige Abfindung zu seiner Volljährigkeit erhält.

Octaves Korrespondenz mit dem Notariat aber geht weiter. Nach dem Tod von Julien Sorsoleil, der 1917 an der Front fällt, wird sie vollständig von Maître Tréhondart übernommen. 1921 wird Octave zum gesetzlichen Vormund von Marthe und Blandine de Sainte-Croix, nachdem deren Großvater väterlicherseits sich geweigert hat, die Zwillinge bei sich aufzunehmen. Sie haben weder Vater noch Mutter, die für sie sorgen könnten. Mein Vorfahr plant, sie zu adoptieren, und informiert sich über die Details des Verfahrens; doch auch hier blockiert das Verschwinden des Abgeordneten, von dem immer noch angenommen wird, dass er am Leben ist, jeden möglichen Schritt, da er ja jederzeit nach Hause kommen und die Kinder für sich reklamieren könnte. So setzt Octave den Zwillingen eine Pension bis zur Hochzeit aus und eine

Mitgift, die ihnen eine gute Partie sichern soll («die Summe wird nicht übertrieben sein, um keine Schwindler anzulocken», erläutert Octave). Das neue Testament wird beglaubigt. Und bleibt zwanzig Jahre lang unangetastet – bis 1941.

In diesem Jahr, dem zweiten Sommer, in dem Frankreich nach deutscher Zeit erwacht, erfolgt die letzte dramatische Wende: Octave verkündet in einem Schreiben, das er seinem Anwalt im Gefängnis von Fresnes übergibt, seinen Willen, Ernest von der Nachfolge auszuschließen und stattdessen seinen jüngsten Sohn, Juste de Kérambrun, damals sechsundzwanzig Jahre alt, mit der alleinigen (das Wort ist unterstrichen) Führung des Unternehmens zu betrauen. Außerdem möchte er ihn wieder in seine Erbrechte einsetzen und bittet den Notar, die entsprechenden Dokumente vorzubereiten; angesichts der Umstände bevollmächtigt er seinen Anwalt, Maître Garçon, in seinem Namen zu unterschreiben. Die Gründe, die ihn veranlasst haben, seine vor zwei Jahrzehnten gefällte Entscheidung zu widerrufen, bleiben unerwähnt. Doch das Motiv für diese Kehrtwendung ist nicht schwer zu erraten. Der Reeder, von den Deutschen ins Gefängnis geworfen und seiner Fabriken beraubt, hat sicherlich mit den unseligen politischen Entscheidungen seines Ältesten gehadert. Was auch immer nach Justes Geburt geschehen ist – dass er sich der Résistance angeschlossen hatte, dürfte ihn in den Augen seines Vaters von allem reingewaschen haben.

In den letzten Briefen ist Octaves Handschrift verändert: gedrängter, nervöser, wie in sich selbst verkrochen. Aber sie lässt kein Zeichen körperlicher oder geistiger Schwäche erkennen. Sein letztes Testament wird im Januar 1943 von Hyacinthe Tréhondart beglaubigt, der persönlich in der Villa erscheint, damit der Reeder es in Gegenwart der Hausangestellten Mathilde Dagorn und seines Geschäftspartners Alexandre Dubuisson unterschreiben kann. Mit dieser Urkunde legt der Gründer des Unternehmens dessen Führung endgültig in die Hände seines jüngsten Sohnes – Armand, der Zweitgeborene, ist seit fast zehn Jahren tot.

Nun hat außer ihm nur noch Dubuisson Anteile an der Firma. Was merkwürdig ist. Denn Octave hat zwar 1932 die Anteile von Sainte-Croix für dessen Töchter zurückgekauft, aber ich finde keine Spur einer vergleichbaren Transaktion mit Augustus Minchinton, dem dritten Teilhaber, der in der notariellen Gleichung einfach nicht mehr vorkommt. Unter dem Einfluss von Octaves Tagebüchern und Minchintons Ruf als Draufgänger kann ich mir ebenso gut vorstellen, dass ihn im ewigen Eis ein Unheil ereilte oder dass er wegen seiner Betrügereien ins Gefängnis musste. Das wären mögliche Erklärungen dafür, wieso seine Spur nach dem Krieg im Sande verlief. Doch nun kommt noch eine dritte Hypothese dazu. Die Wahrscheinlichkeit, dass sie sich verifizieren lässt, liegt im Infinitesimalbereich. Aber ich will ihr Zeit geben, sich zu entwickeln wie eine Fotografie, die unter dem geheimnisvollen Schein des Rotlichts im blubbernden Chemiebad erblüht.

108.

Sie aß nicht; Fieber war ihr Leben.
Sie sprach mit niemandem, nur Beben
Auf ihrer Lippe. Aber dumpf vor Schreck
Sagt sie zu jemand: Gebt ihn mir zurück!
Und da der Arzt zum Vater: Ihrem Herz
Nimmt nur ein Kind, das lebt, den Schmerz.

Das Foto der Mutter mit ihrem Kind habe ich zwischen den Seiten von Hugos *Betrachtungen* stecken lassen. Das Buch ist mein einziger Weg zu Julia de Kérambrun, und wenn ich das Bild ihrer Tochter daraus entfernte, hätte ich ständig das Gefühl, den

Schmerz der Mutter, die es dort hineingelegt hat, zu entweihen. Ich denke an meine eigenen Sorgen um Paul, an meine entsetzliche Angst seit seiner Geburt, dass er eines Tages womöglich Leid, Hunger oder Angst erfahren könnte.

Für Julia waren die Verse Victor Hugos wohl ein Trost. Oder im Gegenteil ein Werkzeug, um in der Wunde zu bohren. Octaves Frau hat kein Tagebuch geführt. Aber das war auch nicht nötig, um zu begreifen, was für einen schrecklichen Tribut sie mit der unheilbaren Trauer um ihr geliebtes Kind bezahlt hat.

Am Ende des Bandes finde ich eine Spielkarte – Herzkönig –, eine Ansichtskarte und ein zweifach gefaltetes Blatt Papier zwischen Vorsatz und Einband. Die Karte zeigt Cézembre und trägt die schlichte Inschrift: *Tibi* – lateinisch «für dich». Und auf dem Papier steht nur eine Zeile: *«Freitag 10 Uhr»*.

Die Schrift ist mir unbekannt, andererseits ist es nur ein Satzfetzen, und ich habe schon so viele unterschiedliche Handschriften in dieser Korrespondenz gesehen, dass sie mich wohl auch dann nicht zu ihrem Urheber führen würde, wenn ich sie schon einmal gesehen hätte. Das Einzige, was ich weiß, ist, dass sie nicht von Octave de Kérambrun stammt.

Es ist übrigens schon das zweite Mal, dass ich auf so einen Zettel stoße. Und ich glaube immer weniger, dass Julia so etwas von ihrer Schwester oder dem Kindermädchen zugesteckt bekommt.

Hat sie womöglich einen Liebhaber? Es wäre vorstellbar. Ihr Mann behandelt sie zwar wie eine Königin, verbringt aber den Großteil seiner Zeit damit, von einer Baustelle zur nächsten zu jagen und von einer Stadt in die andere. Unbeschränkter Kredit in Buchhandlungen, Liebesbriefe und alle Arzneien der Welt können nicht vergessen machen, dass man nicht da ist. Oder, schlimmer, dass man da ist, ohne da zu sein – eine Kunst, in der auch ich schon brillierte.

Und Julia ist schön, wunderschön. Bestimmt wurde ihr oft der

Hof gemacht. Es wäre verwunderlich, wenn unter all den Männern in ihrer Umgebung, den Geschäftspartnern ihres Mannes, dem Schiffsarchitekten, dem Architekten und dem Präfekten, der ständig wissen will, wie es ihr geht, nicht welche gewesen wären, die mehr für sie empfanden als Sympathie.

Der Tod ihrer Tochter riss eine klaffende Wunde in Julias Seele. Wer weiß, ob sie nicht in Berck Zuflucht in den Armen eines anderen suchte, kurzfristigen Trost gegen die Einsamkeit und Langeweile, wenn sie wochenlang in die Klinik verbannt war? Octaves Handlungsbücher enthüllen sowohl in dem, was er schreibt, als auch in dem, was er verschweigt, zu viele Sorgen, Ärzte, Kindermädchen und Aufenthalte am Meer, um auf die Idee zu kommen, dass seine Frau glücklich war.

Und ihre Briefe? Was sie an ihn geschrieben hat, bleibt unauffindbar. Wo könnte Octave, der alles bis zum unbedeutendsten Austausch mit einem Hopfenhändler aufbewahrte, Julias kostbare Reliquien untergebracht haben? Was machte er mit den Fotos seiner geliebten Frau, denen ich bis in den Keller eines Pariser Forschungsinstituts nachspüren musste? Ich kann mir schwer vorstellen, dass er die von Julias Hand geschriebenen Zeilen opferte, die letzten Spuren ihres Daseins, als sie vor ihrem dreißigsten Geburtstag seinen Armen entrissen wurde, wie man damals sagte.

Ich bin irritiert vom Schweigen dieser stummen Frau auf dem Foto, deren unerschütterlicher, weltabgewandter Blick mir eine Botschaft vermittelt, die ich nicht entschlüsseln kann, ebenso wie die rätselhafte Gestalt auf dem Bild meiner Cousine, das in meinem Schlafzimmer hängt.

109.

Zum ersten Mal in der Geschichte Saint-Malos ist das Thermometer an einem 8. Juli über 38 Grad geklettert. Die Hitze nimmt einem den Atem, obwohl der Wind sie am Ufer zerstreut. Wenn ich den mit bunten Handtüchern gescheckten Strand sehe, auf dem die Badegäste wie Sardinen liegen, bis die Flut abends mit dem Großreinemachen beginnt, sehne ich mich nach dem verwaisten Sillon im Winter. Ohne Rebecca erscheinen mir die Tage endlos; ich versuche trotzdem, nicht ständig an sie zu denken. Leider habe ich mit den Fotos mein letztes Pulver verschossen. Wenn nicht ... Freitag traf ich Xavier in La Hoguette, wo er wieder mit dem Skelett auf Cézembre angefangen hat. Nichts Neues unter der Sonne, außer dass der mit der Identifizierung betraute Militär mich angeblich kennt.

«Wie das?»

«Du warst in Lille sein Prof. Du könntest ihn im Heeresmuseum von Vincennes besuchen, hat er gesagt.»

Vielleicht lässt sich dieses Treffen mit dem Termin zum Unterschreiben der Scheidungspapiere – an den ich nur ungern denke – verbinden? Ich würde Colonel Rozen gern meine Hypothese vorstellen, so unsinnig sie sich auch anhören mag. Wenn er bei mir oder jemand anderem Geschichte studiert hat, finden wir bestimmt eine Gesprächsgrundlage.

Zurzeit allerdings kreisen meine Gedanken eher um die Bestimmungen in Octaves Testament – in Octaves Testamenten, müsste es korrekterweise heißen. Warum will er Juste unbedingt enterben? Ich kann mir nur vorstellen, dass zwischen dessen Geburt und Julias Tod eine Verbindung besteht – die für Octave bedeutungsvoll genug war, das Kind abzulehnen. Ob seine Frau die Geburt womöglich nicht überlebt hat? An Kindbettfieber, Eklampsie oder einer Sepsis zu sterben, war damals nicht ungewöhnlich. Étienne hat zwar etwas von einem «Unfall» seiner Großmutter erwähnt, aber eingeräumt, dass über dieses Thema nur in Andeutungen gesprochen wurde.

Hinter geschlossenen Vorhängen durchforste ich in der Schwüle der Nachmittage Julias Bibliothek auf der Suche nach einem weiteren Hinweis, einem neuen Liebesbrief, einer bekannten Schrift. Aus den Büchern fallen getrocknete Blätter, Theaterprogramme, ein vergrauter lavendelfarbener Karton und sogar ein Telegramm vom März 1911 («Froh, dass Sie gut angekommen sind. In Liebe. Stop. Octave»). Und plötzlich, zwischen den Seiten von Victor Hugos *Arbeitern des Meeres*, ein Foto.

Es zeigt Julia im Tennisdress neben einem Mann, der weder ihr Gatte noch einer seiner Geschäftspartner ist. Helles Licht, ländliche Umgebung. Ihr Mitspieler hat ein scharf geschnittenes Gesicht und Geheimratsecken, aber ein gewisser Charme ist ihm nicht abzusprechen. Er trägt Pumphosen, einen kurzärmeligen Pullover über einem hellen Hemd und Sportschuhe. Die Hand, die den Schläger hält, ist schmal, aber muskulös.

Ich drehe das Bild um. Ein Amateurfoto, keine Legende. Wer ist dieser Mann? Alexandre Dubuisson, der laut Octaves Briefen zum Freund des Paares geworden ist? Mathieu Tézé-Villan, der Polizeipräfekt, der Julia in den Urlaub mitnahm? Oder eine Zufallsbekanntschaft aus Berck? Jedenfalls zeigt ihr Gesicht hier einen Anflug von einem Lächeln, und zwar einem echten. Im ganzen Hodierne-Bestand habe ich kein solches Lächeln von ihr gesehen.

Durch diesen Fund angespornt, blättere ich in einem Zug rund fünfzig Romane und Gedichtsammlungen durch – eine stille, hypnotische Tätigkeit, bei der mir der nostalgische Duft von altem Papier und verlorener Zeit in die Nase steigt. Aber nur wenige Bücher, hauptsächlich Victor Hugo, dienten als Tresor für Julias

Geheimnis. Die Seite mit dem fünfundzwanzigsten Gedicht der *Betrachtungen* ist mit einem Knick markiert.

Nur wo dein Herz schlägt, atme ich,
Du weißt – ja leider, du verstehst!
Ich bleib, und dann verlässt du mich,
Und ich leb weiter, wenn du gehst?

Wozu leben, Schatten sein
Dieses Engels, der entschwebt?
Wozu, Himmelsschwarz, allein
Nur noch Nacht sein, wo nichts lebt?

Der Engel, der entschwebt – das erinnerte mich an Rebecca, wie sie nach unserem Kaffee an jenem Gewittertag durch die Avenue de Montréal entschwebte. Woran Julia dachte, als sie die Seite umknickte? An ihre Tochter? An einen anderen Mann? Mutlosigkeit machte sich in mir breit. Meine Hypothesen sind doch alle auf Sand gebaut, auf verstreuten Randnotizen, einem Eselsohr oder einem Gesichtsausdruck vor dem Objektiv des Fotografen ...

Zweiundzwanzig Uhr. Noch nicht zu spät, um meinen Freund Renaud Calalayud anzurufen, einen Psychiater, der nie vor Mitternacht schlafen geht. Mein Anruf überrascht ihn.

«Ich hätte gern einen Termin.»

«Hast du dich endlich dazu durchgerungen?»

«Hm, es geht mir mehr um meine Urgroßmutter.»

Ich erzähle ihm, was ich von Julia weiß.

«Nicht einfach, so eine Diagnose in Abwesenheit der Patientin ... Du sagst, sie war nach der Geburt ihres zweiten Kindes in der Klinik. Wie alt war das Baby da?»

«Anderthalb, vielleicht zwei Monate ...»

«Und sie hat es nicht mitgenommen?»

«Nein, und das machte ihr anscheinend nichts aus.»

«Dass sie das Kind abgelehnt hat, kann durch das Trauma ihres ersten Verlusts bedingt sein. Die Mutter ist überängstlich, weil sie sicher ist, dass auch dieses Baby sterben wird wie das vorige. Sie verweigert die Bindung, will den Säugling nicht in den Arm nehmen, hat keinen Milcheinschuss. Sie kann sein Weinen nicht ertragen. Aber damals war es doch normal, das Kind einer Amme anzuvertrauen. Was ist aus ihm geworden?»

«Gefallen in deutscher Uniform während des Zweiten Weltkriegs.»

«Ungeliebte Kinder werden leicht zur Beute schlechter Hirten.»

«Sagt dir der Name Sobieski etwas? Georges Sobieski? Er hat meine Urgroßmutter behandelt, mit Hydrotherapie.»

«Nein. Weißt du, ob sie mit ihm gesprochen hat?»

«Ich weiß nur, dass sie ihm ihre Träume erzählen sollte.»

«Also ein Freud-Adept. Einleuchtender Ansatz. Wurde sie geheilt?»

«Schwer zu sagen. Sie ist mit achtundzwanzig bei einem Unfall ums Leben gekommen.»

Plötzlich wurde mir bewusst, wie befremdlich ihr vorzeitiges Ableben war. Was denn für ein Unfall?

«Ich frage mich», fuhr ich fort, «ob sie nicht einen Liebhaber hatte.»

«Wenn sie ihren Mann mit der ersten Geburt und dem toten Baby in Verbindung brachte, ist das sehr wahrscheinlich. Aber ich würde auf eine idealisierte Beziehung wetten.»

«Platonisch?»

«Nicht unbedingt. Das körperliche Begehren war aber sicher nicht der stärkste Antrieb. Eher ein Wunsch nach Wiedergutmachung – an jemanden, der mit ihrer Tragödie nichts zu tun hatte. Verliebt sein ist manchmal wie neu geboren werden. Und wenn es einem schlecht geht, kann das intensive Bindungen schaffen.»

Wem sagt er das!

«Eine Affäre wäre eine Möglichkeit, Octave unbewusst für das tote Baby zu bestrafen und das unerträglich gewordene mondäne Gesellschaftsleben zu fliehen ... Was ist eigentlich mit deiner Scheidung?»

Taktvoll wie immer! Aber das war ich von Renaud schon gewohnt.

«Nächste Woche werden die Papiere unterschrieben.»

«Ich hab's dir ja gesagt, auch die besten Dinge gehen einmal zu Ende ... Und du hast dir jetzt eine hübsche Bretonin zugelegt?»

«Nicht ganz.»

«Sie ist also keine Bretonin?»

Ich hatte das unangenehme Gefühl, dass er in mir lesen konnte wie in einem offenen Buch.

«Sie ist nicht allzu interessiert, würde ich sagen.»

Renaud pfiff leise.

«Und wer ist dieses außerirdische Wesen, das deinem Charme widersteht?»

«Eine Nachbarin. Und sie widersteht nicht nur meinem Charme. Man nennt sie hier die Schneekönigin, wenn du verstehst, was ich meine.»

«Was ich vor allem verstehe, lieber Yann, ist, dass es dich erwischt hat.»

110.

Die Flure, durch die Maître Leandri und ich geleitet werden, sind fast leer. Anscheinend ist den Leuten Mitte Juli mehr danach, in den Urlaub zu fahren als sich scheiden zu lassen.

Marie-Laurence hat ihr Kastanienbraun mit Kupfersträhnchen durch ein flammendes Rot ersetzt; ein bisschen zu auffallend für meinen Geschmack, aber das tut ihrer Schönheit keinen Abbruch. Sie trägt enge Jeans, die ihre schlanke Figur unterstreichen, ein schwarzes T-Shirt und Sandalen mit Keilabsatz. Neunundvierzig Jahre und ein Mädchenkörper, der sich – bislang erfolgreich – dem Alter widersetzt. Wir hören zu, wie die Anwälte die Paragrafen herunterleiern. Es ist viel von meiner Erbschaft die Rede, von der zur Zeit der Gütergemeinschaft erworbenen Wohnung, es geht aber auch um Pablo und böswilliges Verlassen.

Doch der Krieg ist vorbei. Zur Verblüffung von Maître Leandri habe ich dann doch auf eine ganze Reihe der Forderungen verzichtet, für die ich monatelang gekämpft hatte, nur um mich durchzusetzen. Ich stimme dem sofortigen Verkauf der Wohnung, dem Unterhalt in der geforderten Höhe und der Übernahme der Kosten für Pauls Ausbildung zu.

Der Anwalt meiner Frau spricht mit ruhiger Stimme – was für ein Kontrast zu unseren monatelangen erbitterten Kämpfen!

In dem Moment, in dem ich unterschreibe, zerreißt etwas in mir. Ein innerer Damm gibt nach. Als Marie-Laurence an der Reihe ist, bittet sie mich umstandslos um meinen Stift. Ich gebe ihn ihr, und unsere Finger berühren sich. Bei unserem letzten Treffen erspare ich mir die spitzen Bemerkungen vom letzten Mal, und meine Frau verschont mich mit ihrem Sarkasmus. Diesmal sehen sich unsere Anwälte nicht genötigt, uns zum Schweigen aufzufordern.

Als Maître Leandri und ich das Gebäude verlassen, werden wir fast erschlagen von der gnadenlosen Hitze. Mit einem Hauch von Scirocco bedrücken die Hundstage Paris. Mein Anwalt, der ständig in Eile ist, drückt mir die Hand und gibt mir mit einer Geste zu verstehen, dass er sofort losmuss, um einen Anruf entgegenzunehmen. Das Honorar wird gesalzen sein. Ich bin ihm trotzdem dankbar, dass er darauf drängte, das Verfahren, in dem ich mich verheddert hatte, zu beenden.

Ich bleibe im Schatten des Gebäudes. Alles lechzt nach dem geringsten bisschen Kühlung. Hinter mir höre ich das Tor aufgehen. Ich erkenne Marie-Laurence an ihrem Parfum. Als sie auf meiner Höhe ist, bleibt sie stehen, ohne ein Wort zu sagen; auch ich rühre mich nicht. Es ist, glaube ich, das erste Mal, seit sie gegangen ist, dass wir nur zu zweit sind. Auch ihr scheint die Bruthitze zu schaffen zu machen.

Aus diesem Blickwinkel kann ich erste Risse in der Schönheit dieser Frau erkennen, die seit fünf Minuten meine Ex-Frau ist: Krähenfüße in den Augenwinkeln; eine Falte am Hals; die Zornesfalte mit Botox aufgepolstert. Diese Unzulänglichkeiten, die sie mit ihrem perfekten Make-up zu verbergen sucht, machen sie nur noch verführerischer, wie kleine Eingeständnisse der Schwäche. Ich war schon immer der Ansicht, dass eine Frau wie sie viel zu schön ist für einen Mann wie mich.

Als ich sie so nah vor mir sehe, regt sich etwas in meinem Inneren. Warum war ich immer so gehässig und gemein? Schließlich haben wir mehr als zwanzig Jahre unseres Lebens miteinander verbracht und gemeinsam einen Sohn großgezogen.

Ich mache einen Schritt in ihre Richtung, und sie zuckt zurück, als würde ich sie gleich schlagen. Dann wendet sie sich ab und zündet sich eine Zigarette an. Wie kann sie bloß bei dieser Hitze rauchen? Sie bläst eine Rauchwolke in die Luft, ohne mich anzusehen. Aber sie bleibt stehen.

«Paul hat mir von seinen Plänen erzählt. Und dass du einverstanden bist.»

«Was sagst du dazu?»

Sie wirkt verwundert, dass ich sie das frage. Doch der bissige Kommentar, den ich erwartet habe, bleibt aus.

«Ich halte überhaupt nichts davon», fahre ich fort. «Aber er hat seine Wahl getroffen. Und ich bringe es nicht über mich, mit ihm zu kämpfen. Mit dir übrigens auch nicht.»

Noch ein Rauchwölkchen. Mich ekelt vor dem Tabakgeruch in der vor Hitze wabernden Luft. Marie-Laurence sieht mich an, diesmal direkt in die Augen.

«Du weißt, Yann, das mit Pablo war ein Unfall. Und das hätte es auch bleiben können.»

Schweigen.

«Das hätte es bleiben *müssen*!»

Ihr Blick ist frei von jeder Feindseligkeit.

«Ich verstehe, dass es dir wehgetan hat. Aber wie du mich danach behandelt hast, das habe ich nicht verdient. Wirklich nicht.»

Ich erwarte, dass sie fortfährt. Aber sie tritt ihre Zigarette aus und geht, ohne sich zu verabschieden.

Dass meine Ex-Frau zu mir sagt, die Geschichte hätte auch anders enden können, hinterlässt einen bitteren Nachgeschmack. Oder liegt das nur an der Schwüle, die mich fest im Griff hat? Auf meinem Hemd zeichnen sich Schweißflecken ab, und hinter meinen Augäpfeln beginnen Kopfschmerzen zu pulsieren. Wir haben den 12. Juli, elf Uhr vormittags, und schon 32 Grad; jetzt würde ich gern mal ein Wörtchen mit denen reden, die behaupten, dass es keinen Klimawandel gibt.

Ich setze mich auf die Terrasse des erstbesten Cafés, bestelle einen Espresso und ein Glas eiskaltes Wasser. Das Wasser ist lauwarm, der Kaffee bitter, meine Migräne wird schlimmer. Alles widert mich heute Morgen an, die Hitze, der Geruch des aufgeheizten Asphalts, die schnellen Schritte der Passanten und die Trauben der Touristen. Mich packt eine wilde Lust, ins Meer zu springen und mich in sein frisches Wasser ohne Erinnerung zu flüchten.

Als könnte es die drei Jahre fortspülen, die diesem traurigen Epilog vorausgegangen sind.

Nachdem sich mein Zorn verzogen hat, holt mich bei einem scheußlichen Kaffee inmitten der Abgase die Reue ein. Hätte es nicht einen weniger harten Weg gegeben? Hätte ich nicht mit meiner Frau über diesen Schritt sprechen können, der mich seit Jahren quälte, statt um jeden Preis meine Schuldgefühle begraben zu wollen? Und hätte das etwas geändert?

Aber wie bei so vielen Möglichkeiten, die wir aus Faulheit, Unfähigkeit oder Angst vor uns selbst verpasst haben, ist es jetzt zu spät, das herauszufinden.

111.

Ich habe schlecht geschlafen in dieser stickigen Wohnung, in der ich wohl eine meiner letzten Nächte verbracht hatte. Bis zum frühen Morgen war die Temperatur kaum gesunken. Deshalb ging ich in Leinenhose und kurzärmeligem Hemd zu meiner Verabredung mit Colonel Rozen im Schloss Vincennes. Nachdem ich meinen Personalausweis am Empfang abgegeben hatte, wartete ich im überhitzten Innenhof, bis eine junge Soldatin mich abholte und durch ein Gewirr von Fluren zum Büro meines Gesprächspartners führte.

Es wäre gelogen zu behaupten, ich hätte Pierre Rozen wiedererkannt. Doch der freundliche, stämmige Mann mit dem brünetten Haar behauptete steif und fest, Gasthörer in einem meiner Seminare in Lille gewesen zu sein, also vor dreizehn, vierzehn Jahren. Nach seinem Militärdienst hatte er im Rahmen seines Studiums ein Volontariat beim Bild- und Filmdokumentationsdienst zur Militärgeschichte Frankreichs im 20. Jahrhundert abgeleistet und anschließend das Auswahlverfahren für einen Posten im Archiv des französischen Verteidigungsministeriums bestanden. Wegen seiner Festanstellung hatte er das Vorhaben einer Doktorarbeit in Archäologie fallen gelassen. Und war nicht traurig darüber.

«Colonel Draouen hat mir von Ihrem Projekt erzählt. Wie kann ich Ihnen helfen?»

«Ich möchte wissen, ob die auf Cézembre gefundene Leiche ein Zivilist war.»

«Warum?»

«Mein Urgroßvater hat das größte Schifffahrtsunternehmen von Saint-Malo gegründet. Er hat sich besonders für die Insel interessiert, da eines seiner Schiffe dort gekentert ist und mehrere Passagiere ertranken.»

«Und Sie glauben, dass die Leiche womöglich einer von denen war?»

Natürlich hätte ich lügen können, aber es schien mir einfacher, direkt auf mein Ziel zuzusteuern.

«Nein, aber es besteht vielleicht eine Verbindung zu dem Unternehmen.»

Ich legte ihm meine Hypothese dar. Er runzelte die Stirn.

«Nun ja ... das wäre schon ein erstaunlicher Zufall. Aber da wir sonst keine Spur haben, lohnt es sich vielleicht, sie weiterzuverfolgen.»

Er blätterte in einem orangefarbenen Ordner, der auf seinem Schreibtisch lag.

«Die Überreste wurden von einem Rechtsmediziner der Institution Nationale des Invalides und einer Rechtsanthropologin aus Mannheim untersucht. Sie sind zu dem Ergebnis gekommen, dass es sich um einen Mann zwischen eins achtzig und einem Meter fünfundneunzig handelt. Die Knochen sind maximal hundertfünfzig Jahre alt.»

«Wie kann man da so sicher sein?»

«Die Anthropologin hat eine Radiokarbondatierung vorgenommen. Außerdem wurde kein Abzeichen, kein Gürtel, keine Erkennungsmarke gefunden. Es gibt keinen Hinweis darauf, dass wir es bei dem Toten mit einem Soldaten zu tun haben. Außerdem ist es wenig wahrscheinlich, dass von einem Gefallenen aus dem Zweiten Weltkrieg nach der Verwüstung der Insel noch so viel übrig ist.»

«Richtig, und wie kommt es, dass dieses Skelett erhalten blieb? Ich dachte, die Bombardements hätten alles zerstört.»

«An dieser Stelle wird es interessant», sagte Rozen. «Laut dem Gerichtsmediziner war die Leiche in einen wasserdichten Stoff eingerollt, vielleicht Ölzeug. Ein paar Fasern davon fanden sich noch an den Knochen. Wir denken, dass der Kadaver erst beerdigt und dann an einen anderen Ort verbracht worden ist. Wenn diese Hypothese stimmt, hieße das, der Mann war schon vor der Bombardierung tot.»

Rozen nahm ein Foto aus der Akte. Graues Holz, brüchige Ecken, schwarze Schrift. Ein Maßstab zeigte hundertachtzehn Zentimeter.

«Das ist eine deutsche Munitionskiste», fuhr Rozen fort. «Darin wurden die Knochen gefunden. Die Kiste ist zu klein für einen Mann dieser Größe, aber nicht für seine Knochen. Das würde bedeuten, dass die Verwesung schon vollendet war oder wenigstens weit fortgeschritten, als das Skelett umgebettet wurde.»

«Und wer könnte das gemacht haben?»

«Die Deutschen. Während des Krieges haben Arbeiter enorme Erdarbeiten auf der Insel durchgeführt. Vielleicht sind sie auf die Leiche gestoßen, als sie eine Grube aushoben. In diesem Falle haben sie wahrscheinlich die Überreste eingesammelt, in einen improvisierten Sarg gelegt und unter der Betonplatte vergraben. Die Kollegen aus Cherbourg haben berichtet, dass sie ihn in einer Ecke fanden, wo der Boden aufgerissen war – sie mussten graben, um die Kiste herauszuholen. Das könnte erklären, warum die Knochen während der Angriffe der Alliierten nicht pulverisiert wurden. Was auch immer passiert ist – das Objekt selbst gibt uns einen Hinweis darauf, wann die Verlegung stattfand: zwischen

1942 und 1944. Nach Kriegsende war so etwas unmöglich. Cézembre war abgeriegelt und die Bunker unzugänglich.»

Nicht für jeden, dachte ich.

«Weiß man, woran der Mann gestorben ist?»

«Der Rechtsmediziner hat Spuren eines glatten Rippenbruchs auf der Höhe des Herzens festgestellt. Und eine Deformation des Schädels, die mit Einschusslöchern kompatibel ist.»

«Um 1910 gab es auf der Insel eine Strafkolonie. Die Haftbedingungen waren äußerst grausam, wie ich gelesen habe.»

Leise lächelnd griff Rozen nach einem anderen Ordner.

«Sie sind gut informiert, Professor Kérambrun. Ich habe ein wenig zu dem Militärgefängnis auf Cézembre recherchiert. Jedenfalls über die Zeit, als es unter französischer Verwaltung stand. Ein knappes Jahr gab es hier die Kolonie. Im Archiv sind zwei Tote für diese Zeit verzeichnet: Joseph Kervadec und Lucien Sonnal. Fluchtversuch. Der Erste ist ertrunken, der andere starb laut offiziellem Bericht «bei versuchtem Widerstand gegen die Staatsgewalt». Das kann alles und nichts heißen, auch dass er erschlagen wurde. Ich habe ihre Akten durchstöbert. Man hatte sie ‹bertilloniert›, wie man damals sagte. Kennen Sie Bertillon?»

«Den mit den anthropometrischen Messungen?»

«Genau den.»

Rozen legte die beiden Fotos vor mich hin. Der erste Häftling gab einen hinreichend schlichten Kleinkriminellen ab: eckiges Kinn, Verbrechervisage, Boxernase. Und ein Tattoo auf der Stirn.

«Das ist Lucien Sonnal. Ex-Boxer, am 12. Juni 1907 zur Marine eingezogen. Wegen Diebstahls und versuchter Fahnenflucht verurteilt.»

Der andere hatte ein Engelsgesicht – einer von diesen Ganoven, die der Öffentlichkeit zu Beginn des letzten Jahrhunderts so gut gefielen. Mit seiner schmalen Nase, dem klaren Blick, den blonden Locken, von denen eine ihm in die Stirn fiel, wäre er im *Ouest-*

Éclair ein Star gewesen. Nur eine Narbe im Augenwinkel verriet sein abenteuerliches Leben.

«Das ist Joseph Kervadec, ein Zuave. Verurteilt wegen tätlichen Angriffs auf einen Hauptmann.»

Colonel Rozen zeigte auf den Zettel zu meiner Linken.

«Wie Sie sehen können, ist hier vermerkt, dass Kervadec einen Meter siebenundsechzig groß war. Das passt nicht zur geschätzten Größe des Skeletts. Sonnal dagegen war einen Meter dreiundachtzig.»

Das passte genau!

«Zwei weitere Hinweise könnten Sie vielleicht interessieren», fuhr Rozen fort. «Laut der Anthropologin war das Gebiss des Toten in einem guten Zustand. Er ist möglicherweise also jung gestorben. Und dann wurde noch ein Schmuckstück in der Kiste gefunden, ein Ring, der bei der Verlegung wahrscheinlich an dem Skelett hängen geblieben ist. Das bedeutet, dass der Leichnam nicht ausgeplündert wurde.»

Ein Ring und gepflegte Zähne ... Das schwächte die Hypothese mit dem Boxer ebenso wie die von einer Auseinandersetzung zwischen Schmugglern. Die hätten bestimmt alles mitgenommen, was nicht niet- und nagelfest war.

Jetzt zog ich ein Bild aus der Tasche und tippte darauf.

«Ich frage mich, ob das nicht er sein könnte.»

Rozen betrachtete es aufmerksam, dann entnahm er seiner Akte ein weiteres Foto, auf dem das Skelett mit allen verbliebenen Knochen vollständig abgebildet war. Auf dem Schreibtisch lagen die beiden Bilder einander gegenüber. Passten diese bräunlichen Gebeine zu einem der Reeder, die stolz vor der Kamera posierten?

«Hätten Sie vielleicht Aufnahmen von dem Ring, den sie erwähnten?»

Er reichte mir einen neuen Abzug.

Das Schmuckstück war von schräg oben fotografiert. Massiv,

golden, leicht abgeflacht auf der Oberseite. Das war kein Ehering, wie ich erst vermutet hatte, es war ein Siegelring. Und obwohl ihm der Verschleiß ziemlich zugesetzt hatte, waren zwei kleine Buckel beidseits einer lang gestreckten Zunge zu erkennen, die ohne jeden Zweifel an ein Motiv erinnerten, das ich zur Genüge kannte.

112.

Solang er sich erinnern kann, hat Werner noch nie so schwer gearbeitet. Stundenlang buddeln sie jetzt schon in diesem Drecksfelsen, an ein paar Stellen mussten sie sogar Dynamit einsetzen. Aber vom Stützpunkt Ra 277 aus werden sie die Einfahrt in den Ärmelkanal verteidigen und die englische Marine in Schach halten, so steht es da. Trotz kaputtem Rücken und Blasen an den Händen ist Werner richtig stolz. Stolz darauf, der berühmten Organisation Todt anzugehören und hier auf der Insel zu sein. Diesen läppischen Felszipfel in eine befestigte Bastion zu verwandeln, ist für ihn so erhebend, als bauten sie hier eine Pyramide. Er weiß, dass sich der deutsche Sieg auch den kräftigen Hieben seiner Spitzhacke verdanken wird.

Er nimmt sich ein paar Sekunden Zeit, um den Fortschritt der Baustelle zu begutachten. Obwohl die Gegend recht wild ist, haben sie nur ein paar Wochen gebraucht, um die existierenden Wege zu verbreitern, neue anzulegen, Süßwasserzisternen zu bauen und Schienen für die Bahnstrecke zu verlegen, auf der Munition quer über die Insel zu den unterirdischen Galerien befördert werden soll. Die Organisation Todt hat wieder einmal auf glänzende Weise ihre Leistungsfähigkeit bewiesen.

Jetzt, wo der Bagger unter der bleiernen Sonne im Sand versackt ist und sie ihn auf dem Weg nicht in Gang kriegen, schaufeln sie zu sechst. Plötzlich hält der Benjamin der Truppe inne und ruft: «Guck mal!»

Die anderen legen ihre Schaufeln weg, und Werner nähert sich der Stelle. Zuerst versteht er nicht, was der kleine Blonde ihm zeigen will. Erst nach und nach erkennt er die Umrisse, die er schon mal so ähnlich im Zimmer seines Bruders gesehen hat, der Medizin studierte: längliche oder runde, bucklige Dinger, deren Bezeichnungen sich in sein Gedächtnis gefräst haben: Fingerglied, Mittelhandknochen, Kahnbein.

Werner gräbt vorsichtig weiter. Nach den Knöchelchen kommt ein größeres Teil zum Vorschein: eine Speiche. Nun besteht kein Zweifel mehr. Die sechs Männer stehen schweigend um das herum, was aller Wahrscheinlichkeit nach ein Grab ist.

Werner überlegt kurz, dem Chefingenieur Bericht zu erstatten. Erschrickt vor den Verspätungen und Komplikationen, die dadurch ausgelöst würden. Ruft sich ins Gedächtnis, was er über die Insel gehört hat. War da nicht früher eine Art Militärgefängnis? Wenn diese Knochen zu einem von denen gehörten, warum dann so viele Umstände machen? Es sind ja doch nur die Überreste eines Verräters oder Meuterers.

Trotzdem weiß Werner, der religiös erzogen wurde, dass ein Geschöpf Gottes nie aufhört, eines zu sein, was es auch immer getan hat. In einer warnenden Vision sieht er sich selbst da liegen, einen der Verwesung überlassenen Kadaver.

Nachdem er ein wenig nachgedacht hat, gibt er den anderen ein Zeichen, rundherum weiterzugraben. Unter dem freigelegten Schädel liegt ein halb zersetztes Stück Ölzeug wie der Rest eines Leichentuchs. Werner und seine Kameraden zerren an dem alten Stoff, der sich mit einem schmatzenden Geräusch von der feuchten Erde löst, und packen das ganze Bündel in eine Munitionskiste. Der mit dem Einsammeln der verbliebenen Teile beauftragte Soldat kommt seiner Aufgabe mit offensichtlichem Ekel nach.

Nach einer Viertelstunde haben sie alles so gut wie möglich zusammengetragen. Sie sind im Krieg, nicht bei einer archäologischen

Ausgrabung in Rom. Die Betonplatte des Bunkers wird als Grabdeckel dienen.

Anschließend bedeutet Werner seinem Trupp, die Arbeit wieder aufzunehmen. Er wird den Kommandanten nicht darüber unterrichten. Warum so viel Wind um eine Sache machen, die doch nur eine Kleinigkeit ist angesichts ihres grandiosen Vorhabens.

113.

Im Zug schrieb ich Rebecca eine Nachricht, in der ich sie bat, mich so bald wie möglich zurückzurufen. Kaum in den Couërons angekommen, telefonierte ich mit Per Kérézéon. Ende der Woche wäre er in Rothéneuf. Natürlich würde er, einmal im Haus, Octaves Register einsehen wollen, aber das war dann eben so. Ich benötigte dringend seinen Rat.

Die nächsten achtundvierzig Stunden brachte ich damit zu, die Einzelteile, die mir durch den Kopf gingen, zusammenzusetzen. Die vorhandenen Indizien deuteten auf einen großen, wahrscheinlich wohlhabenden Mann, eher jung und seit über hundert Jahren tot. Ich glaubte nicht an die Häftlingshypothese. Im Idealfall handelte es sich um die Leiche von Sainte-Croix, dem geheimnisvollen Verschwundenen – abgesehen von der unbestreitbaren Tatsache, dass dieser seiner Frau nach seinem Verschwinden noch ein Lebenszeichen zukommen gelassen hatte. Wenn man den Zeitungen glauben durfte, hatte er allerdings mehr als einen Grund zur Flucht gehabt.

Auf dem Gruppenfoto im Salon der Villa trugen alle drei – Octave de Kérambrun, Sainte-Croix und Minchinton – den gleichen Siegelring. Der Engländer war ebenfalls überdurchschnittlich groß. Und auch von ihm gab es nach 1914 kein Lebenszeichen mehr. Wenn ich doch nur Zugang zu den Aufzeichnungen dieses

Jahres gehabt hätte! Doch die entsprechenden Notizbücher fehlten – ein Detail, das umso irritierender war, als sämtliche Handlungsbücher in dieses Regal einsortiert worden waren.

Am Freitagabend eilte ich zur Plage de la Hoguette, wo ich Xavier mit seinem Hund Nemo traf. Als ich Xavier von meinem Treffen mit Rozen erzählte, pfiff er leise durch die Zähne.

«Alle Achtung, da habt ihr mal eben so einen hundert Jahre alten Cold case gelöst ...»

«Ich weiß, es klingt verrückt, aber du musst zugeben, dass es nicht ausgeschlossen ist ... Ich müsste nur an die Ermittlungsakte herankommen, die nach dem Verschwinden von Sainte-Croix angelegt wurde. Vielleicht geht es darin ja auch um den Engländer. Weißt du, wo ich sie finden könnte?»

«Im Landesarchiv. Sie bewahren nicht alles auf, aber vom Verschwinden eines Abgeordneten müssten sie schon noch ein paar Spuren haben. Bei deinem Engländer ist das nicht so einfach. Wenn er in Jersey gelebt hat, wirst du dich an die dortige Polizei wenden müssen.»

«Der Name taucht auch im Internet nirgends auf. Das ist doch merkwürdig. Und in den französischen Zeitungen nach 1914: nichts. Der einzige Hinweis auf ihn ist, dass die Frau von Sainte-Croix sich beklagt, ihn seit der Flucht ihres Mannes nicht mehr zu fassen zu kriegen. Dabei hätte sie gern seine Version der Geschichte gehört.»

«Wann genau sind die beiden denn verschwunden?»

«Sainte-Croix im Juni 1914. Und von Minchinton war seither auch nichts mehr zu hören. Schon komisch, oder?»

Xavier verzieht den Mund.

«Und du sagst, diese Kitesurferin ist die Urenkelin von Sainte-Croix?»

Xaviers Frage erinnerte mich daran, dass Rebecca auf meine doch recht drängende Nachricht wieder nicht reagiert hatte. Mit einem gewissen Bedauern schloss ich daraus, dass mein Wunsch, sie wiederzusehen, nicht auf Gegenseitigkeit beruhte.

Wie erwartet, klingelte Kérézéon zwei Tage später an der Tür. Er kannte die Geschichte vom Bau des Hauses in den Couërons auswendig, bis hin zum Namen des Architekten. Ich skizzierte die letzten Erkenntnisse in dem Fall, den ich im Kopf schon «die Affäre Sainte-Croix/Minchinton» nannte. Er war anscheinend Feuer und Flamme für meine Hypothese. Und gab ohne Umschweife zu, neidisch zu sein, dass ich die Frage vor ihm aufgeworfen hatte.

«Was für eine Sensation, wenn es die Leiche des englischen Teilhabers wäre ... Und wenn es hochkommt, sogar ein Mord!»

«Das könnte die Flucht und das Untertauchen Ambroises erklären. Wenn er Minchinton umgebracht hat, drohte ihm die Guillotine. Und der Name seiner Familie wie der seiner politischen Freunde wären für immer von dieser Schande befleckt.»

«Einleuchtend. Jetzt müssen wir nur noch herausfinden, warum er auf diesen Mann geschossen hat.»

«Vielleicht, weil der etwas über ihn wusste? Oder weil er ihn zum Reden bringen wollte?»

«Was hätte er denn noch zu verbergen gehabt? All seine Skandale waren öffentlich bekannt. Und die Zahl seiner Feinde war größer als die der Mohnblumen auf dem Felde.»

Kérézéon zählte die Fakten an seinen Fingern auf:

«Um ein Haar wäre er Bürgermeister geworden. Die gesamte katholische Rechte in der Region schäumte und beschuldigte ihn des Stimmenkaufs. Für die Linke war er ein Verräter. Ein Anarchist hatte bereits versucht, ihn zu ermorden, wussten Sie das?»

«Ja.»

«Und dann die Sache mit der *Marie-Suzanne*. Der Vater des Babys, dieser Amerikaner, hat doch allen drei Geschäftspartnern Rache geschworen.»

«Sie glauben, der Amerikaner hat einen Killer beauftragt? Und

Sainte-Croix ist ihm entkommen und untergetaucht, um seine Haut zu retten?»

«Wer weiß, wozu ein verzweifelter Vater imstande ist!»

Kérézéon spulte weiter seine Liste ab.

«Außerdem war der Abgeordnete ein Frauenheld. Es kursierte das Gerücht, das wahre Motiv des Journalisten, der ihn zum Duell gefordert hatte, sei die Tatsache gewesen, dass Sainte-Croix ihm Hörner aufgesetzt habe. Der ganze Landkreis wusste über seine Affären Bescheid. Welches Geheimnis also hätte er noch zu verbergen gehabt?»

«Vielleicht haben die beiden Teilhaber um dieselbe Frau gebuhlt. Sainte-Croix war ein Heißsporn, dem die Pistole locker saß.»

Die Einwände der Draouens fielen mir ein.

«Bleibt die Bestattung der Leiche in Cézembre. Er hätte sie vor den Augen der Soldaten dorthin bringen und erst einmal verstecken müssen ... Warum hätte er sich das Leben so schwer machen sollen? Er hätte sie doch einfach ins Meer werfen können!»

Kérézéon dachte nach.

«Eine Wasserleiche kann einem die übelsten Streiche spielen. Sie kann sonst wohin abdriften, an die Oberfläche steigen oder sich in den Netzen der Fischkutter verheddern ... Von den Opfern der *Marie-Suzanne* zum Beispiel sind einige bis nach Saint-Castle-Guildo getrieben. Nehmen wir einmal an, der Abgeordnete tötet seinen Compagnon auf der Insel und beschließt, die Leiche dort zu verstecken, weil er noch eine längere Fahrt vorhat, zu den Kanalinseln zum Beispiel. Aber dann muss er aus einem uns unbekannten Grund verschwinden und kommt nicht mehr dazu, die Leiche zu holen.»

«Ein bisschen an den Haaren herbeigezogen, finden Sie nicht? Vor allem wissen wir noch immer nicht, warum er den Engländer ermordet haben soll ...»

Zweifel befielen mich. Die Konstruktion war absurd. Ich erzählte mir selbst die haarsträubendsten Räuberpistolen in der Hoffnung, Rebecca zu überzeugen.

«Vielleicht liege ich ja auf der ganzen Linie falsch. Eigentlich weist nichts in diese Richtung.»

«Nun, Sie haben immerhin die Leiche eines erschossenen Mannes, einen Siegelring und zwei spurlos Verschwundene. Nennen Sie das nichts?»

Ich erzählte ihm von meiner Absicht, die Ermittlungsakte im Fall des verschwundenen Abgeordneten Sainte-Croix einzusehen.

«Davon möchte ich abraten, Sie verlieren nur Ihre Zeit. Das Archiv ist da nie drangekommen. Ich habe gehört, dass die Akte wahrscheinlich bei dem großen Umzug in den Siebzigerjahren verloren gegangen ist.»

Es war zum Verzweifeln. Nachdem ich mich nun einmal auf meine Hypothese eingelassen hatte, wollte ich sie auch verifizieren.

Die Uhr tickte. Jetzt musste ich Per Kérézéon Octaves Aufzeichnungen zeigen, alles andere wäre unverschämt gewesen. Wir stiegen die Treppe zum Büro hinauf, aber der Ausblick aufs Meer interessierte ihn weit weniger als der Anblick der Regale.

«Als Sie davon erzählten, hätte ich nicht gedacht, dass es so viele sind ...»

Ich gab ihm absichtlich ein Heft von 1904, als Octave sich noch weitgehend auf die Buchhaltung und das unkommentierte Festhalten der Ausgaben beschränkte. Der Historiker blätterte begierig darin.

«Wollen Sie das nicht einmal der Öffentlichkeit zur Verfügung stellen?»

«Mein Vorfahr erwähnt auch private Veranstaltungen ... Ich müsste das alles vorher sortieren.»

«Verstehe.»

Mit sichtlichem Bedauern gab er mir das Heft zurück. Doch die

Höflichkeit hinderte ihn daran weiterzubohren. Wir plauderten weiter über den Fall, bis ich ihn schließlich zur Treppe begleitete. Es gab noch etwas, das mir keine Ruhe ließ.

«Wissen Sie, was ich nicht ganz verstehe? Dass Ambroises Verschwinden nicht mehr Aufsehen verursacht hat. Der englische Teilhaber, na gut, er wird nach Hause zurückgekehrt sein. Aber ein verschwundener Abgeordneter, das ist doch ein Ereignis! Hätte es da nicht viel mehr polizeiliche Maßnahmen geben müssen, Ermittlungen, Fahndung, steckbriefliche Suche?»

«Gab es alles, glaube ich ... Nur dass Sainte-Croix seiner Frau im Juli einen Brief geschrieben hat. Das war für die Polizei der Beweis, dass er noch lebte, es gab also keinen Grund mehr, weiter Nachforschungen anzustellen.»

Mein Kollege blieb auf der obersten Stufe stehen. Mit Blick auf die Insel vor uns, deren wechselvolle Besiedelung er so erschöpfend nachgezeichnet hatte.

«Und dann, am 2. August, kam die Generalmobilmachung ... Angesichts der Katastrophe, die damit begann, wurde die Flucht eines bretonischen Abgeordneten zur Anekdote am Rande. Eine kleine Fußnote im großen Buch der Geschichte.»

114.

«Ich freue mich, Sie zu sehen!»

Lächelnd streckte sie mir die Hand entgegen. Diesmal trug sie eine hellblaue Bluse über der ewigen Jeans und einen Pullover über der Schulter. Goldene Kreolen, keine Schminke. Im abnehmenden Licht hatten ihre Augen einen ultramarinblauen Schimmer. Der Mann am Nebentisch, der mit seiner Frau da war, starrte sie verstohlen an. Ich weiß nicht, ob es an ihrer Größe lag, an ihrer schlanken Gestalt oder an ihren Augen, aber es war offensichtlich, dass ein Großteil der Anwesenden männlichen Geschlechts sich dem Teufel verschrieben hätte, um mit mir den Platz zu tauschen.

Nur dass eben ich da saß, an meinem Platz. Aber ich gab nicht damit an.

«Tut mir leid, dass ich so lange nicht geantwortet habe.»

«Waren Sie auf Urlaub?»

Sie lächelte matt.

«Ich war in Dänemark. Mein Vater ist Ende Juni gestorben.»

Am liebsten wäre ich im Boden versunken nach diesem Lapsus. Die Scham ließ mich versteinern.

«Verzeihen Sie meine Taktlosigkeit! Es tut mir aufrichtig leid.»

«Mein Vater war alt und schon lange krank. Meine Mutter ist zwanzig Jahre jünger ... Seine Leiche wurde zum Begräbnis nach Saint-Jean-de-Maurienne überführt.»

«Warum?»

«Er ist dort geboren. In Kopenhagen wollte er nicht begraben sein.»

Mir fiel ein, was sie über die Hochzeit einer der beiden Zwillingsschwestern mit einem Gebirgsjäger erzählt hatte. Rebecca war verstummt; und ich wusste nicht, wie ich das Gespräch wieder in Gang bringen sollte. Meine unglaublichen Geschichten von Verschwundenen, Mord und Leichen kamen mir auf einmal schrecklich deplatziert vor. Da half sie mir aus der Verlegenheit.

«Also, wie war das mit Ihren Erkenntnissen?»

«Das ist vielleicht nicht der richtige Augenblick dafür.»

«Erzählen Sie trotzdem!»

«Erinnern Sie sich daran, dass im Frühjahr eine Leiche auf Cézembre gefunden wurde?»

«Dunkel. Überreste eines deutschen Soldaten, nicht wahr?»

«Eben nicht.»

«Sondern?»

Ich fasste die Informationen, die ich in Paris erhalten hatte, für sie zusammen: ein hochgewachsener Zivilist, der vor über einem Jahrhundert ermordet worden war, und ein Siegelring der Malouinischen Schifffahrtsgesellschaft.

Nach einer kurzen Pause fuhr ich fort: «Ich bin mir fast sicher, dass es die Leiche von Augustus Minchinton, dem englischen Teilhaber, ist. Und ich glaube, dass Ihr Urgroßvater ihn erschossen hat.»

Rebecca zog die Augenbrauen hoch.

«Im Ernst? Und warum hätte er das tun sollen?»

Ich war auf das Schlimmste gefasst gewesen, doch meine Hypothese löste weder Entrüstung noch empörten Protest aus.

«Das ist nicht ganz klar. Es ist aber anzunehmen, dass Sainte-Croix geflohen ist, weil er Blut an den Händen hatte.»

Ich ließ die Hypothesen, die ich mit Per Kérézéon aufgestellt hatte, Revue passieren. Damit waren wir für den größten Teil des Essens beschäftigt. Wie gewohnt sprach Rebecca wenig und hörte mehr zu, unterbrach nur von Zeit zu Zeit meinen Monolog mit einer Frage.

«Was Sie da alles aus ein paar Notizbüchern, Fotos und Briefen rekonstruiert haben ... Chapeau!»

Ich jubilierte. Von Anfang an hatte ich davon geträumt, sie mit meinen Historikerqualitäten zu beeindrucken.

«Stellen Sie sich vor, ich habe auch eine Information für Sie. Erinnern Sie sich, dass mein Urgroßvater nach seinem Verschwinden noch einen Brief geschickt hat?»

«Ja, der besagte Brief ... von dem alle sprechen.»

«Ich war gerade in Saint-Jean-de-Maurienne, als ich Ihre Nachricht bekam. Also habe ich meine Tante Geneviève befragt, die Schwester meines Vaters und Tochter von Marthe, meiner Urgroßmutter väterlicherseits. Sie hat die Erinnerungen ihrer Mutter aufbewahrt.»

«Und?»

«Ich habe ihr kurz erklärt, womit Sie sich gerade beschäftigen. Sie ist ganz sicher, den Brief schon einmal gesehen zu haben. Und hat mir eine Kopie davon versprochen, falls sie ihn findet.»

115.

Als der Kellner uns noch einen zweiten Kaffee vorschlug, lehnte Rebecca ab. Es war Zeit, sich zu verabschieden, auch wenn ich gern noch ein bisschen geblieben wäre. Weil sie ihre Tante Geneviève erwähnt hatte. Weil der Schlüssel zu dem Rätsel nun wohl in ihren Händen lag, genauer gesagt, in Ambroises Abschiedsbrief an seine Frau. Und vor allem, weil ich die Vorstellung, dass sie wieder für Wochen aus meinem Leben verschwinden könnte, unerträglich fand.

Nach dem Essen lud ich Rebecca auf ein letztes Glas in den Couërons ein. Ich versuchte, so natürlich wie möglich zu klingen, aber vergebens – meine Stimme verriet meine Gefühle. Statt einer Antwort lehnte sie sich an die Festungsmauer; das Feuer des Phare du Grand Jardin blinkte stumm, das Meer hatte sich, nachdem der Gezeitenkoeffizient in den letzten Tagen auf über hundert geklettert war, an den äußersten Rand zurückgezogen.

Zu meiner Verwunderung nahm Rebecca ein Päckchen Zigaretten aus ihrer Tasche. Das Zippo klickte, und ein Rauchwölkchen stieg in den Himmel. Dreiundzwanzig Jahre Abstinenz – aber in diesem Augenblick hätte ich alles dafür gegeben, mir auch eine anzuzünden. Der Strand mit seinem Tanggeruch lag vor uns wie ein schwarzes Nichts. Ich dachte an den Wald von Scissy, der seit Jahrtausenden unter dem Strand ruhte. Rebeccas Profil hob sich als heller Fleck vom nächtlichen Dunkel ab.

«Seien Sie mir nicht böse, Yann, aber ich vermeide letzte Gläser mit freundlichen Herren.»

«Ich dachte doch nicht ...»

«Natürlich dachten Sie. Sie sind ein Mann, ich bin eine Frau, und ich gefalle Ihnen. Das kommt vor.»

Ihre Offenheit entwaffnete mich, und ich segnete die Dunkelheit, die meine Verwirrung verbarg. Noch nie hatte eine Frau so offen mit mir gesprochen. Aber Rebeccas Reaktion ließ darauf schließen, dass sie Konventionen und Heuchelei seit Langem über Bord geworfen hatte.

«Wollen wir ein Stück gehen?»

Ich folgte ihr zum Strand. Weit, sehr weit entfernt von uns sang das Meer, und die Nacht fiel in den Chor ein; der Sand knirschte leise unter unseren Sohlen, während der Wind uns Salz in die Haare blies.

«Ich bin verheiratet.»

Das wusste ich schon, aber es von ihr zu hören, zog mir das Herz in der Brust zusammen.

«Mein Mann ist Banker. Er heißt Dominik und ist Deutscher.»

Schweigen.

«Vor zwei Jahren hat er mich verlassen. Deshalb bin ich hierhergekommen. Davor habe ich in Athen und Berlin gelebt und zuletzt in Paris, im sechzehnten Arrondissement. Meine Tochter wohnt noch dort. Demnächst beendet sie ihr Medizinstudium.»

Sie war also wenig älter als Paul.

«Dominik würde gern zu mir zurückkehren.»

«Und Sie?»

«Nie im Leben!»

Ich wunderte mich immer mehr. Diese Frau, die ihr Privatleben monatelang so sorgsam vor mir verborgen hatte, enthüllte es jetzt auf einen Schlag. Da steckte doch etwas dahinter.

«Darf ich Sie fragen, warum Sie mir das alles erzählen?»

«Weil ich Sie sympathisch finde, Yann.»

«Aber?»

«Ich möchte Missverständnisse vermeiden. Ich will keine Beziehung mehr, weder mit Ihnen noch mit meinem Mann, noch mit sonst jemandem.»

Die Schneekönigin hatte gesprochen und mein gläsernes Herz zerbrochen – mein Sohn, weniger romantisch, hätte das wahrscheinlich als «krasse Abfuhr» bezeichnet. Ich kam mir lächerlich vor. Lächerlich, dass ich mir etwas erhofft hatte, lächerlich, dass ich daran geglaubt hatte. Und dann holte mich der Kummer ein. Noch bevor ich ihr nähergekommen war, hatte ich sie schon wieder verloren.

Und doch ... Ich konnte sie teilweise sogar verstehen. Als meine Frau mich verlassen hatte, blieb ich verletzt zurück, schwankend zwischen Trauer und Wut. Für mich wäre es das Schlimmste gewesen, wenn damals jemand versucht hätte, sich mir zu nähern. Die einzige Frau, mit der ich ein Jahr danach zusammen war, musste für meine Enttäuschung büßen, da ich alles dafür tat, die Beziehung zu sabotieren.

Dieselbe Art von Abwehr hatte ich von Anfang an bei Rebecca gespürt.

«Verzeihen Sie, wenn ich Ihnen zu nahegetreten bin!»

«Sind Sie ja gar nicht.»

Wir gingen noch eine Weile den Strand entlang.

«Ich habe Sie hoffentlich nicht verletzt!», sagte Rebecca schließlich.

«Ich werde es überleben.»

«Das freut mich. Ich muss nämlich gestehen, dass mich Ihre Nachforschungen interessieren. Halten Sie mich auf dem Laufenden?»

«Natürlich. Und Sie, zeigen Sie mir Ambroises Brief, wenn Ihre Tante ihn findet?»

«Den würde ich Ihnen sogar vorbeibringen, wenn Sie mir dafür einen Port spendieren.»

116.

Sie schaut zum Himmel und beobachtet die Wolken, wie sie ihre Watteschichten übereinanderschieben, sich zusammenballen, sich auflösen und ausfransen. Diese Landschaft wird immer noch da sein, auch wenn sie tausend Jahre tot ist.

Seit drei Tagen hat sie das Gefühl zu schweben. Endlich sieht sie etwas anderes vor sich als den goldenen Käfig, zu dem ihr Leben geworden ist, seit sie mit achtzehn vor dem Priester in dieser Kirche mit dem schweren Duft von Blumen und Weihrauch dem jungen Mann mit dem schwarzen Haar und den hellen Augen, der ihr so hartnäckig den Hof gemacht hatte, ihr Jawort gab.

Wie kam es, dass nach all den Jahren, in denen sie nur darauf hoffte, dass diese verdammten Schwangerschaften endlich aufhörten, bis sie dann gar nichts mehr hoffte, wieder ein Funken Leben in ihr aufglomm?

Zunächst konnte sie es nicht glauben. Versuchte sich einzureden, es sei nur ein Fieberschub. Dann erlag sie dem vergifteten Zauber der geschriebenen Worte. Es folgten heimliche Rendezvous in verborgenen Räumen, manchmal auch im weichen Gras einer Insel. Die Liebkosungen, mit denen er sie überhäuft, sind tröstlicher als Laudanum. Ihr gefällt sein Ungestüm, das für sie neu ist, diese entschlossene Schamlosigkeit. Es gibt Momente, da fühlt sie sich so leicht, dass sie das Gefühl hat, sie könnte davonfliegen und ihre Kreise über dem Wasser ziehen wie die Möwen; und andere, in denen sie erschöpft ist wie gerade jetzt und sich sofort auf die Chaiselongue auf dem Balkon fallen lassen muss.

Octave ist ihre Verwirrung nicht entgangen, gleich wollte er wieder Doktor Montgenèvre holen. Doch sie hat darum gebeten, wenigstens ein Mal in Ruhe gelassen zu werden. Und diesmal hat er nachgegeben.

Sie wird von ihrem Begehren zerrissen. Kaum ist er, der sie ins Leben zurückgeholt hat, ihr fern, scheinen die Räume enger zu werden, die Luft erreicht ihre Lunge nicht mehr, und das Leben schnurrt wieder auf seine unerträgliche Mittelmäßigkeit zusammen. Kaum taucht er wieder auf, muss sie unerhörte Anstrengungen unternehmen, um die verzehrende Glut in ihrem Inneren vor dem Blick der anderen zu verbergen. Und wenn er geht, überwältigen sie Schuldgefühle und Verzweiflung.

Schon oft hat sie daran gedacht, sich nachts bei Springflut von einem Felsen zu stürzen, um diesem Zustand ein Ende zu setzen.

Doch ein paar unerwartete Sätze aus seinem Munde haben den Schraubstock um ihre Brust gelockert. Er hat ihr nicht verhehlt, dass der Preis hoch sein wird. Aber was soll's!

Sie ist bereit, jeden Preis zu zahlen, um mit ihm zusammen zu sein. Denn von dem Moment an, da er vor aller Augen ihr Handgelenk berührt hat, fühlte sie sich wie neugeboren. Und vor allem hörte ihr Bauch auf zu brennen; nicht ein einziges Mal träumte sie mehr von ihrem toten Kind, seit sich sein Körper an den ihren schmiegt.

117.

Als ich um drei Uhr morgens aufwachte, ging mir jedes Wort unseres Gesprächs noch einmal durch den Kopf. Ich hatte verstanden, ja. Und war zu Tode betrübt.

Wie sollte ich die Leere füllen, die durch den Verzicht auf Rebecca entstand? Sie gehörte zu meinem Leben, sie war mein Anker geworden; ein Leuchtfeuer, das in meiner Nacht geblinkt hatte zum Beweis, dass ich noch begehrte. Das gab mir aber noch lange nicht das Recht, darauf zu bestehen.

Ich versuchte mir vorzustellen, wie sich unsere Beziehung von nun an gestalten könnte. «Hallo» und «Schönen Abend», wenn wir uns am Strand oder in der Buchhandlung begegneten? Gab es eine Chance, trotz allem Freunde zu werden? Und könnte ich mich damit zufriedengeben? Abgesehen von der Verwirrung, in die sie mich stürzte, wollte ich sie unbedingt kennenlernen, verstehen, was sie erlebt hatte. Die wahre Person entdecken, die sich unter dem Mantel der Schneekönigin verbarg.

Nach unserem Gespräch glaubte ich nicht mehr, dass sie Kontakt zu mir aufnehmen würde. Umso überraschter war ich, als keine vier Tage nach unserem Abendessen ihr Name auf meinem Handy erschien. Sie wollte mich informieren, dass sie mir ein Dokument per E-Mail geschickt hatte.

«Damit Sie nicht warten müssen, bis ich zurück bin.»

«Sie wollen weg?»

«Ich muss für ein paar Tage nach Paris – Termine.»

Ich wartete auf eine Erklärung, die nicht kam.

«Haben Sie dort eine Unterkunft?», fragte ich. «Sonst könnte ich Ihnen den Schlüssel für meine Wohnung vorbeibringen, wenn Sie wollen.»

«Danke, Yann. Aber nicht nötig.»

Ich mochte es, wenn sie meinen Vornamen aussprach. Aber ich hörte auch Sorge durchklingen. Was für Termine konnten das sein, Ende August in Paris? Nach ein paar weiteren Worten legte sie auf. Ich holte tief Luft. Das kurze Gespräch, auch wenn es noch so banal war, hatte mich bewegt.

Mein Rechner blinkt – eine neue Nachricht ist eingegangen. Mit zwei Anhängen. Der erste mit dem Titel «Ambroise Marie-Catherine» ist die Fotografie eines Briefes.

«Liebste,

die Stunde ist gekommen, in der wir uns trennen müssen, ungeachtet des Schreckens, den dieser Gedanke mir einflößt.
Ich weiß, wie viel uns vereint. Doch das Leben mit all seinen

Grausamkeiten zwingt uns, die Bande zu zerreißen, die wir für unauflöslich hielten.
Zurzeit kann ich nichts anderes tun, als mich von Ihnen fernzuhalten. Täte ich es nicht, würden die Demütigungen und der große Skandal ihnen die Luft nehmen.
Sie sollten jetzt an Ihre Zukunft denken, an das Leben mit all seinen Hoffnungen, das vor Ihnen liegt. Sie sind noch so jung ...
Ich wünsche mir, dass ich dereinst, in besseren Zeiten, mich Ihnen anvertrauen und Ihnen gestehen kann, was ich verhehlen musste. Dann werden Sie mir vielleicht auch die Verzeihung gewähren, die ich von Ihnen erflehe.
Wenn ich an Gott glaubte, würde ich beten. Stattdessen flehe ich das Schicksal an, es möge Ihnen die Kraft geben, diese Prüfung durchzustehen. Ich würde alles, was ich besitze, dafür geben, sie Ihnen zu ersparen.
Ich werde Sie nie vergessen.

Ambroise

Die große, etwas gedrängte Schrift des Abgeordneten ist nicht so regelmäßig wie die von Octave, die Buchstaben überschneiden sich teilweise und sind wegen ihrer gequetschten Bäuche an manchen Stellen schwer zu entziffern.

Für seine Frau Katell war kein Zweifel möglich: Das Schreiben und die Unterschrift stammten eindeutig von ihrem Mann, deshalb hatte sie auch so schnell resigniert. Wie schmerzlich muss es für sie gewesen sein, den Brief ihres Mannes aufzureißen und zu erfahren, dass er sie ohne Erklärung zurückließ, obwohl sich gerade das seit Jahren ersehnte Kind angekündigt hatte ... Und zu ihrem inneren Zusammenbruch, dem Schrecken des Unbegreiflichen, gesellte sich noch die Last des zu erwartenden Skandals; der allerdings, nach Ambroises sibyllinischen Worten zu schließen, nicht so schlimm sein würde wie der, den er durch seine Flucht verhindern wollte.

Ich versuchte, mich in ihn hineinzuversetzen. Was geht einem Mann durch den Kopf, der solche Sätze zu Papier bringt? Denkt er an das Leid, das er anrichtet? Bei all seinen Fehlern – und das waren weiß Gott viele – war für mich klar, dass es, wie in seinem Brief angedeutet, einen zwingenden Grund gegeben haben muss, all das hinter sich zu lassen, was trotz seiner amourösen Eskapaden doch immerhin sein Zuhause war, sein Leben.

Deshalb bin ich mehr und mehr überzeugt, dass ich richtigliege. Die Bande zerreißen, die man für unauflöslich hielt, wie Ambroise schreibt, so etwas macht man nicht ohne triftigen Grund – wie Mord zum Beispiel. Durch sein Verschwinden entzog sich der Abgeordnete einem Prozess, der Tod oder Gefängnis zur Folge gehabt hätte. Aber vor allem ersparte er Katell und ihrem Kind die Schmach, die viel zerstörerischer gewesen wäre als seine Affären und Bestechungen zusammengenommen.

Die plötzliche Abwesenheit Minchintons war der Schlüssel zu diesem gigantischen Puzzle. Ich fand es von Anfang an seltsam, dass der Engländer, der sich nach dem Ersten Weltkrieg anscheinend in Luft aufgelöst hatte, nach 1914 weder in den verschiedenen Versionen des Testaments noch in den Archiven des Unternehmens vorkam. Als hätte mein Urgroßvater gewusst, dass sein Teilhaber tot war.

Ich nehme noch einmal das Foto der drei Reeder im Salon heraus. Eine erneute Untersuchung mit dem Fadenzähler enthüllt, dass die Narbe an Augustus Minchintons Schläfe sich in den Haaren verliert. Eine Kopfverletzung? Könnte das der Verformung des Schädels entsprechen, die der Rechtsmediziner festgestellt hatte? Xavier hat recht: Trotz aller Unsicherheitsfaktoren habe ich offenbar ein hundert Jahre altes Rätsel gelöst.

Darauf könnte ich stolz sein. Aber ich komme nicht umhin, mich zu fragen, für wen oder was diese Wahrheit von Nutzen sein könnte. Vielleicht für Katell – es hätte sie wohl beruhigt zu erfahren, dass die Flucht ihres Mannes sie bloß vor dem entsetzlichen Schmutz schützen sollte, der, wäre er ans Tageslicht gekommen, seinen Namen und den seiner Familie unwiderruflich befleckt hätte.

Eigentlich habe ich meine Recherchen begonnen, um meinen Vater besser zu verstehen. Auf diese Wendung der Dinge war ich nicht vorbereitet. Ein Teil von mir würde die Büchse der Pandora lieber schließen und die Toten in Frieden ruhen lassen. Ich möchte nicht herausfinden, dass Octave Bescheid wusste und Sainte-Croix wieder einmal gedeckt hat. Auf der anderen Seite ... welch besseres Mittel gab es, die Verbindung mit Rebecca aufrechtzuerhalten? Ungeachtet meines verzweifelten Ringens mit meinen Hoffnungen malte ich mir aus, wie wir gemeinsam über dem rätselhaften Schicksal des Ambroise Sainte-Croix brüteten; uns vielleicht sogar auf seine Fährte begaben und nach Halifax, Kanada, reisten. Denn vieles ist ja noch lange nicht aufgeklärt: wie er verschwand und wohin es ihn schließlich verschlug etwa und warum die Adresse auf dem Abschiedsbrief an seine Frau Marie-Catherine – ein Foto des Umschlags befindet sich im zweiten E-Mail-Anhang – nicht von seiner Hand geschrieben ist.

118.

Dass die Aufzeichnungen des Jahres 1914 fehlen, ist für mich so enttäuschend wie für den Leser eines Fortsetzungsromans das Ausbleiben des Endes. Immerhin fügt diese Erkenntnis meinem Gedankengebäude ein weiteres Steinchen hinzu: Zu vieles fehlt in dem Archiv, und zwar genau die Dokumente, die mir erlaubt hätten, den Ablauf der Ereignisse zu rekonstruieren.

Es fehlen Julias Briefe, Octaves Korrespondenz mit Sainte-Croix und Minchinton und das Handlungsbuch aus dem Jahr von Ambroises Verschwinden – während die Tragödie der *Marie-Suzanne*, die für Octave sicher ein weit schmerzlicheres Ereignis war, vollständig dokumentiert war. Diese Lücken, die ich zunächst auf den Umzug des Archivs zurückgeführt hatte, konnten kein Zufall sein. Welche Spuren sollten dadurch beseitigt werden?

Um den Verlauf des düsteren Jahres 1914 zu rekonstruieren, muss ich also wohl oder übel mit den verstreuten Briefen vorliebnehmen. So erfahre ich aus einem Schreiben Octaves an Alexandre Dubuisson, dass im Februar 1914 sein Nierenstein entfernt wurde. Die Operation durch Professor Hovasse an der Salpêtrière zog einen dreiwöchigen Krankenhausaufenthalt nach sich. Beigefügt ist eine Liste mit Anweisungen für den jungen Ingenieur, dem Octave für die Zeit seiner Abwesenheit erneut die Führung des Unternehmens anvertraut hat. Hélène Le Mélinaire versichert dem Schwager auf einer am 17. Februar abgestempelten Karte, dass es den Kindern gut geht. Mitte März muss Octave wieder nach Paris ins Krankenhaus, wo er bis Ende Mai bleibt. Die Narbe hatte sich entzündet, eine Sepsis drohte. Von dort schreibt er, dass er die *Salut de Cézembre* so bald wie möglich bauen lassen will und deshalb an der Vervollkommnung der Pläne für den Antrieb arbeitet.

Anscheinend möchte er Julia nicht mit den beunruhigenden Nachrichten verstören, die in der Politik gerade Wellen schlagen. In seinem zweiten Brief an Dubuisson spielt er jedoch auf die Kriegsgerüchte an, von denen die Hauptstadt schwirrt. Er gibt sich unerschütterlich, doch seine Sorgen sind mit Händen zu greifen. Als er vor ein paar Jahren im Ruhrgebiet Fabriken besichtigt habe, sei er von der Industriemacht Deutschlands mit ihren nahezu unbegrenzten Kapazitäten zur Stahlproduktion schwer beeindruckt gewesen. Der nächste Krieg – so er denn überhaupt stattfinden sollte – würde «technisch etwas ganz Neues» sein, schreibt er dem jungen Schiffsarchitekten. Wende man den technischen Fortschritt auf die Waffenproduktion an, würde diese eine nie dagewesene mörderische Tragweite erreichen.

Und er sollte recht behalten.

Zur Untätigkeit verdammt, schreibt Octave seiner Frau häufiger als üblich. Sie ist im Januar aus Berck zurückgekehrt, erkrankt (an einer Lungenentzündung) und wieder genesen. Es scheint ihr in jeder Hinsicht besser zu gehen. Ihr Mann spielt seine eigenen Gesundheitsprobleme herunter, verspricht seine baldige Heimkehr nach Saint-Malo und verleiht seiner Freude darüber Ausdruck, dass sie wieder ein wenig zugenommen hat – dieses Thema kehrt immer wieder –, dass sie mit Hélène Gymnastik betreibt und dass sie mit Ambroise und Katell zum Abendessen bei Sidonie und Mathieu Tézé-Villan war. Anscheinend hat sie ihm Fotos von sich und ihren Söhnen geschickt, denn er beglückwünscht sie, wie gut sie aussehen und wie groß die Kinder geworden sind.

Parallel dazu tauscht er mündlich Nachrichten aus – mittels eines neuartigen Geräts namens Telefon; im Krankenhaus hält man ihm öfter den Hörer hin. Er trägt dafür Sorge, dass so ein Gerät auch gleich in seinem Haus in den Couërons installiert wird. Dank seiner Anspielungen auf die Gespräche weiß ich, dass er mit Julia, Dubuisson, Sainte-Croix, Doktor Mongenèvre und sogar Hélène Le Mélinaire telefoniert hat. Die wacht über ihre Schwester und deren Kinder, unterstützt aber auch Alexandre Dubuisson bei einer ganzen Reihe von Aufgaben, sodass Octave sich überlegt, ihr ein Gehalt zu zahlen. «Ihr Einsatz für die Firma überschreitet bei Weitem das, was man bei aller Ergebenheit von einer Verwandten erwarten kann.» Trotz seines Konservatismus ist der Reeder bereit, den Wert der Arbeit einer Frau so weit anzuerkennen, dass er seine Schwägerin sogar anstellen will.

119.

Paris, 30. April 1914

Liebste Julia,

heute Morgen habe ich mit Professor Hovasse gesprochen: Die Narbenbildung schreitet voran, und die Schmerzen nehmen ab. Sofern die Besserung anhält und ein Transport mit dem Auto in den Bereich des Denkbaren rückt, könnte ich Anfang nächsten Monats wieder in den Couërons sein.

Die Worte von Ernest haben mich mitten ins Herz getroffen; ich ahne die liebe Hand, die die seine führte … Wenn man bedenkt, dass er gestern noch ein Säugling war, und heute kann er lesen und fast auch schon schreiben! Die Zeit verrinnt zu schnell, und ich verfluche die Krankheit, die mich daran hindert, Ihre Gegenwart zu genießen. Aber wir müssen lernen, die Prüfungen, die Gott uns auferlegt, hinzunehmen.

Dank der Nachforschungen, die Tézé-Villan unverzüglich in Auftrag gab, meine ich nun zu wissen, wer hinter den schrecklichen Briefen steckt. Sollte meine Hypothese zutreffen, wird sich der Verfasser keine Wiederholung erlauben können. Ein Polizeibeamter wird ständig auf der Festungsmauer patrouillieren und das Haus im Auge behalten – Sie können also bei der geringsten Kleinigkeit, die Sie beunruhigt, Alfred oder Lison losschicken, um ihn zu holen.

Und, bitte, messen Sie den Worten von Sainte-Croix nicht mehr Bedeutung bei als nötig. Nichts spricht dafür, dass es Krieg geben wird, dazu legt sich die europäische Diplomatie viel zu sehr ins Zeug. Und falls es unerwarteterweise doch dazu kommen sollte, seien Sie gewiss, dass die französische Armée mit ihrem General-

stab, ihrer taktischen Finesse und ihrer Artillerie den Deutschen eine ordentliche Lektion erteilen wird.
Ich bin guter Hoffnung, dass wir uns bald wiedersehen. Bis dahin umarme ich Sie und die Jungen von ganzem Herzen.

Octave

120.

Nach Ambroises Verschwinden bittet Katell Octave, ihr zu helfen. Und das tut er auch, wie ich den Briefen Tézé-Villans entnehme. So dankt ihm der Präfekt in einem Schreiben, dass er seine Flotte fast eine Woche lang in den Dienst der Suche nach einem möglichen Wrack gestellt hat. Ein Steckbrief des Abgeordneten hängt in allen Häfen aus, auch auf den Kanalinseln und in England. Außerdem wird die Unterstützung der Hafenmeistereien und der englischen Polizei angefordert.

Als in der zweiten Julihälfte der berühmte Brief eintrifft, werden die Ermittlungen von heute auf morgen eingestellt. «Sie werden verstehen, lieber Freund, dass es unter diesen Umständen kaum möglich ist, noch mehr Männer anzufordern. Bei allem Respekt für Ihren Teilhaber – angesichts seiner Lage ist es wohl offensichtlich, dass er das Weite gesucht hat.»

Angesichts seiner Lage ... Worauf spielt Tézé-Villan da an? Ich habe das Gefühl, hinter einem Phantom her zu sein, etwas, das ich sehen müsste, aber nicht zu fassen kriege. Als mein Blick auf die am Boden gestapelten Akten fällt, scheint mir, als versuchte ich, den Ozean mit einem Teelöffel auszuschöpfen. Ständig stoße ich auf tote Zeugen, lückenhafte Spuren und Fotos, die das, was die Protagonisten von sich zeigen könnten, nicht preisgeben.

Aber kein Historiker kann aus seiner Haut heraus. Genügt denn nicht ein Epigraph auf einem Grabstein, um ein Leben im antiken Rom wiederauferstehen zu lassen? Und in der modernen Archäologie nicht ein Mosaikstein für ein ganzes Monument? Die ungebrochene Lust, Rebecca wiederzusehen, verleiht mir eine Entschlossenheit, die ich lange nicht mehr für möglich hielt.

Im Mai 1914 entlarvt die Polizei den anonymen Briefeschreiber, einen ehemaligen Vorarbeiter namens Jean-Marie Tourneur, den Octave entlassen hat, weil er Arbeiterinnen nötigte, seinen «Forderungen» nachzukommen. Der Mann wurde schon einmal bei dem Versuch, in einem Lager des Unternehmens Feuer zu legen, verhaftet und ins Gefängnis geworfen. Als er nun zum zweiten Mal verhaftet wird, gesteht er, seit seiner Entlassung die Familie Kérambrun verfolgt zu haben.

Im Juli – es geht immer noch um das Verschwinden des Abgeordneten Sainte-Croix – erwähnt der Polizeipräfekt in einem Brief an Octave, der zu jener Zeit ans Bett gefesselt ist, einen Kommissar und den Richter Sajman, der das Urteil im Fall der *Marie-Suzanne* gesprochen hat. Sein Name stand laut einem Zeitungsbericht auf der Gästeliste zur Einweihung der Villa in den Couërons.

Ich finde das Dossier ganz oben im Regal mit den Anlagen und mache mich sofort an die Durchsicht. Aus der Korrespondenz lässt sich schließen, dass Sajman und Octave nicht gerade Freunde waren. Der Richter fordert den Reeder ständig auf, ihm Schriftstücke zum Zeitpunkt des Schiffsunglücks zu übermitteln. Bestenfalls bedankt er sich einmal in einem Brief, dass Octave ihm den Zugang zu seiner Firmenbuchhaltung erleichtert hat.

In einer kurzen Mitteilung vom 25. Juni 1914 bestätigt der Richter den Eingang von Dokumenten bezüglich Sainte-Croix, die Kérambrun ihm zur Verfügung gestellt hat; in einem anderen, datiert vom 29. Juni, kündigt er an, dass er sich persönlich zu Madame de

Sainte-Croix begeben will, um sie über den neuesten Stand der Ermittlungen zu informieren.

Und das war's auch schon.

Jedenfalls, was die Akte Sajman betrifft. Aber als ich sie aus dem Regal zog, klebte an ihr noch eine andere. Sie ist nicht beschriftet, aber wenn sie sich schon so aufdrängt, will ich mich auch ihrem Inhalt widmen.

Ich öffne sie bei einbrechender Dunkelheit und verkoste dazu einen Bordeaux, den ich aus dem Weinkeller meines Vaters heraufgeholt habe. Sofort wird mir klar, dass mir da ein wichtiges Puzzleteil ins Netz gegangen ist: Dokumente mit dem Briefkopf der Französischen Republik; Protokolle, in denen der Name des Richters wieder auftaucht, diesmal in Verbindung mit Ambroises Verschwinden; ein Polizeibericht, Namenslisten, eine Zeugenaussage, Fahndungsaufrufe, die Fotokopie des Briefes, den Rebecca mir geschickt hat, Berichte der Hafenmeisterei, Anlauflisten des Hafens von Saint-Hélier ...

Die Ermittlungsakte sei verloren gegangen, hatte Kérézéon behauptet. Nichts da! Sie schlummerte hier, bei Ambroises Geschäftspartner. Und man muss kein Rechtsexperte sein, um zu erkennen, dass solche Originalunterlagen bei einem Privatmann nichts zu suchen haben.

Was wohl der Preis dafür war? Bestimmt hatte es etwas gekostet, diese Papiere in seinen Besitz zu bringen. Doch es will mir nicht in den Kopf, dass Octave Schmiergelder verteilt haben soll – bei seiner Rechtschaffenheit! Hatte er seinen Freund, den Polizeipräfekten, gebeten, die Akte zu hinterziehen? Oder war sie erst lange Zeit nach den Taten hierher gelangt, als die Ermittlungen längst eingeschlafen waren? Aber zu welchem Zweck? Und durch wen? Octave? Oder seinen Sohn Juste de Kérambrun?

Das Zustandekommen dieser Transaktion, deren Sinn und Zweck ich nicht verstehe, wird mir für immer ein Rätsel bleiben;

trotzdem kommt mir diese Rechtsverdrehung durchaus zupass. Denn jetzt habe ich eine viel solidere Basis als einen Brief aus Halifax an der Hand, um zu verstehen, was Ambroise de Sainte-Croix in der Nacht vom 6. auf den 7. Juni 1914 getan hat.

121.

Anders als gedacht, waren die Ermittlungen zum Verschwinden des Abgeordneten beileibe nicht abgeschlossen. Im Gegenteil, man betraute einen Kommissar aus Rennes damit, Félix Labouërie. Unter seiner Ägide wurden Zeugen und Verwandte vernommen und Beamte zu den Hafenmeistereien in Jersey, Guernsey und Southampton entsandt. Labouërie verfasste ausführliche Berichte, die er samt Zeugenaussagen Richter Sajman übergab.

Marie-Catherine de Sainte-Croix gibt an, sie habe ihren Mann am Morgen des 6. Juni mit einer ledernen Aktentasche aus dem Haus gehen sehen. Dann sei er in sein Automobil gestiegen, das er für gewöhnlich selbst steuerte. Er habe ihr gesagt, er wolle zum Firmensitz in der Rue du Pilori und sei abends bei Octave zum Essen eingeladen, sie brauche also nicht auf ihn zu warten. Laut seiner Sekretärin verbrachte Ambroise den Vormittag und einen Teil des Nachmittags im Büro; mehrere Angestellte bestätigen, dass er gegen sechzehn Uhr das Gebäude verließ.

Alexandre Dubuisson, der ihn an diesem Tag traf, sagt aus, er habe nervös und besorgt auf ihn gewirkt. Was der Abgeordnete danach machte, ist unbekannt. Sein Wagen wurde am nächsten Tag in Paramé gefunden – ohne die lederne Aktentasche.

Octave de Kérambrun bestätigte in seiner Vernehmung am 10. Juni, dass er mit Ambroise de Sainte-Croix und seinem englischen Geschäftspartner Augustus Minchinton zu einem Geschäftsessen in den Couërons verabredet war. Ambroise sei aber nicht erschienen. Er und Minchinton hätten bis einundzwanzig Uhr gewartet und schließlich ohne ihn gegessen. Auf die Frage, ob sie sich keine Sorgen gemacht hätten, antwortete Octave, der Abgeordnete habe es sich öfter mal anders überlegt und sich auch nicht jedes Mal die Mühe gemacht zu telegrafieren.

Labouërie hält fest, dass Madame de Kérambrun nicht an dem Abendessen teilgenommen, sondern einen Imbiss auf ihrem Zimmer eingenommen habe, da sie leidend gewesen sei; und dass die beiden Herren laut Monsieur de Kérambrun bis Mitternacht über Geschäftliches gesprochen hätten und Minchintons Boot, die *Villefromoy,* am nächsten Tag, dem 7. Juni, den Hafen von Saint-Malo verlassen habe.

Der Kommissar ergreift die Initiative und fährt am 16. nach Jersey, um mit Minchinton zu sprechen, findet an dessen Wohnsitz aber nur eine verschlossene Tür vor.

Der finanzielle Teil der Ermittlung enthüllt Fragwürdiges. Unter Berufung auf den bevorstehenden Abschluss eines Geschäfts ließ sich Sainte-Croix in der Woche vor seinem Verschwinden eine hohe Summe Bargeld aushändigen. Laut Aussage des Buchhalters (nach Einschätzung Labouëries «zu zaghaft, um zu lügen»), schwor der Abgeordnete Stein und Bein, dass er die Zustimmung seiner Geschäftspartner dafür habe. Wusste Octave also Bescheid? Hatte er deshalb zu diesem «Geschäftsessen» in sein Privathaus eingeladen statt ins Restaurant, wo er für gewöhnlich seine Teilhaber bewirtete? Nur das Handlungsbuch könnte mir die Antwort geben, aber es ist ja nicht mehr da.

Noch eigenartiger: Drei Tage vor seinem Verschwinden wechselte der Abgeordnete bei der Bank einen Teil des Geldes, das er bei sich hatte, in Shilling. Das erhärtet den Verdacht, dass er über England ins Ausland fliehen wollte.

Das Register der im Hafen von Jersey einlaufenden Schiffe verzeichnet am 7. die Rückkehr der *Villefromoy* aus Saint-Malo mit leerem Laderaum; die Unterschrift des Kapitäns, ein schlichtes «Illford», erlaubt keinen Schluss darauf, wer an Bord war. Labouërie hätte am liebsten die ganze Crew und die Angestellten vernommen, doch der Hafenmeister erinnerte ihn daran, dass er auf dem Boden Jerseys keine Polizeigewalt habe. Anders als die Engländer zieren sich die Behörden der Vogtei, ihm die Erlaubnis zu erteilen, sodass der Ermittler zu seinem Bedauern auf diese wichtigen Aussagen verzichten muss.

Auch von Sainte-Croix keine Spur. Sein Name taucht in keinem Hotel auf Jersey oder an der englischen Küste in der Meldeliste der *foreign guests* auf. Allerdings erinnert sich der Portier des *Old Oak* in Southampton – einem Hafen, zu dem die Schifffahrtsgesellschaft eine regelmäßige Verbindung unterhält –, an einen großen, starken Mann mit französischem Akzent und wenig Gepäck, der am 8. Juni gegen elf Uhr abends ankam. Auf dem Foto kann er ihn nicht hundertprozentig identifizieren; als er dem Kommissar jedoch den Namen nennt, den der Reisende angegeben hat, wird Labouërie hellhörig. Ihm fällt ein, dass Le Savouroux der Mädchenname von Marie-Catherine de Sainte-Croix war. Der Kommissar ist ein methodischer, scharfsinniger, kluger Ermittler.

Einen Monat lang lässt er die Listen der Schiffbrüchigen, der Ertrunkenen und von den Gezeiten an Land gespülten Leichen unter die Lupe nehmen. Er ersucht die Hafenmeister am Ärmelkanal und am Atlantik, ihm jede Information zukommen zu lassen, die irgendetwas mit dem Abgeordneten zu tun haben könnte. Nichts passiert. Er fordert die Passagierlisten aller Überfahrten nach New England seit dem 7. Juni an, doch der Name Sainte-Croix taucht darin ebenso wenig auf wie Le Savouroux. All diesen Rückschlägen zum Trotz drängt er seine Kollegen auf Jersey, mit Illford und Minchinton zu sprechen; dieser war laut Auskunft seines Butlers, der am 3. Juli endlich vernommen wird, seit seiner letzten Frankreichreise nicht mehr zu Hause. Auf die Frage, ob sich denn keiner Sorgen gemacht habe, antwortet er, er sei daran gewöhnt, dass sein Herr oft für längere oder kürzere Zeit abwesend sei. Kapitän Illford ist unterdes auf dem Weg nach Pernambuco.

So bleibt die Aussage des Hotelportiers der einzige Hinweis, über den der Kommissar verfügt. Das ist bestürzend wenig. Mangels sonstiger Indizien zieht Labouërie schließlich in Betracht, dass Sainte-Croix irgendwo ums Leben gekommen sein könnte. Aber es gibt keinen Verdächtigen, kein Motiv und vor allem keine Leiche, um die These von einem Unfall oder Mord zu unterfüttern ... Selbstverständlich hat sich der Kommissar nach der Ehe des Verschwundenen erkundigt und von dessen unzähligen Affären erfahren – Rache eines eifersüchtigen Gatten beziehungsweise der Gattin des Abgängigen käme als Motiv also durchaus infrage. Er hat mit Katell gesprochen, die außer sich war vor Angst um das Kind in ihrem Bauch (sie hatte ihn in ihre Schwangerschaft eingeweiht), und sie danach von der Liste der Verdächtigen gestrichen. Außerdem: Wie hätte eine Frau von einssechsundfünfzig einen fast zwei Meter großen Koloss beseitigen und verschwinden lassen können?

Auch ein mögliches Zerwürfnis zwischen den Geschäftspartnern fasst der Kommissar ins Auge – und das, obwohl Richter Sajman alles dafür tut, ihn von Ermittlungen in diese Richtung abzuhalten. Als Octave, der immer noch nicht wiederhergestellt ist, ihn am Bett empfängt, lässt Labouërie auch diese Hypothese fallen und merkt an: «Er ist nicht in der Lage, ohne Unterstützung seines Butlers die Toilette aufzusuchen.» Sicherheitshalber telegrafiert er trotzdem an die Salpêtrière, um zu überprüfen, dass es den Nierenstein wirklich gab. Der andere Teilhaber, Minchinton, war in dieser Nacht tatsächlich bei den Kérambruns, was von Julia bestätigt wird, aber auch von den Dienstboten, die das Essen servierten. Der Kommissar wittert eine Verbindung zwischen Sainte-Croix' in Shilling gewechseltem Geld und Augustus Minchinton. Es erscheint ihm immer wahrscheinlicher, dass Letzterer eine Rolle beim Verschwinden des Abgeordneten gespielt hat, aber dafür gibt es keinerlei Belege. Alle, mit denen er über den Engländer gesprochen hat, beschrieben ihn als eine zwielichtige, manipulative Persönlichkeit; es gab auch das Gerücht, dass er ein Deserteur war. Da Minchinton am Abend von Sainte-Croix' Verschwinden ebenfalls bei den Kérambruns war, schloss Labouërie die Möglichkeit aus, dass beide Männer demselben Unfall zum Opfer gefallen sein könnten – falls es überhaupt einen Unfall gab. Vergebens sucht er nach einem Zusammenhang zwischen dem fast gleichzeitigen Verschwinden der beiden in derselben Nacht.

Am 17. Juli erhält Katell den Brief ihres Mannes und informiert gleich am nächsten Tag die Polizei. Er wurde am 16. Juni in Halifax aufgegeben, kam einen Monat später in Le Havre an, und zwar mit dem Postdienst der Compagnie générale transatlantique – eine Ironie des Schicksals, dass ausgerechnet ein Kérambrun-Schiff die Postsäcke nach Saint-Malo transportierte.

Im Polizeibericht steht, Madame de Sainte-Croix habe die Schrift ihres Mannes «zweifelsfrei» erkannt und offenbar den «Tiefpunkt der Niedergeschlagenheit» erreicht, als sie den Ermittlern das Beweisstück aushändigte. Nur unter unzähligen Vorbehalten und nach dem Versprechen, es zurückzubekommen, habe sie es ihnen überlassen.

Jetzt ist der Fall klar. Doch ein Detail, über das auch ich schon gestolpert bin, stört Labouërie: Warum ist die Schrift auf dem Umschlag nicht die des Briefes? Der Flüchtige könnte einen Komplizen (Minchinton?) beauftragt haben, ihn aufzugeben, nachdem er England verlassen hat, um seine Spuren zu verwischen, vermutet der Kommissar. Vielleicht wollte Sainte-Croix auch bloß glauben machen, er sei in Kanada, während er tatsächlich in die andere

Richtung, nach Spanien oder Marokko, unterwegs war. Vielleicht hatten sich die beiden Männer auch verbündet, um ihr gleichzeitiges Verschwinden zu organisieren.

Es ist nicht einfach, zwischen den Zeilen der bürokratisch aufgeblasenen Polizeisprache zu lesen. Aber ich habe das dunkle Gefühl, dass der Kommissar unzufrieden mit dem Ausgang seiner Ermittlungen ist. Mehrmals fordert er von Richter Sajman zusätzliche Beamte für weitere Nachforschungen an und versucht wiederholt, Minchintons diverse Boote zu lokalisieren. Er hegt immer noch die Hoffnung, mit ihm oder Kapitän Illford in telegrafischen Kontakt zu treten, wo auch immer sie sich gerade befinden. Er würde es begrüßen, wenn Minchinton Kérambruns Aussage bestätigen könnte, außerdem fragt er sich, warum der Engländer nie wieder aufgetaucht ist. Doch all seine Bemühungen laufen ins Leere.

Zwei Tage nach der Ankunft des Briefes aus Halifax und seinem Besuch bei Marie-Catherine de Sainte-Croix ordnet der Richter an, die Ermittlungen einzustellen. Für ihn ist der Fall geklärt: Aus Furcht vor der Aufdeckung des Korruptionsskandals, in den er verwickelt war, habe der Abgeordnete sein Verschwinden von langer Hand vorbereitet. Dafür habe er aus der Firmenkasse Bargeld entwendet und in englische Devisen umgetauscht. Von England aus sei er per Schiff nach Kanada und vielleicht weiter nach Amerika geflohen. Die Beweisführung ist tadellos, die Polizeikräfte wurden umsonst eingesetzt, es war an der Zeit, sich dem Offensichtlichen zu stellen: Ambroise de Sainte-Croix hat aus Gründen, die vielleicht irgendwann oder auch nie ans Tageslicht kommen werden, seine Frau verlassen und ist mit unbekanntem Ziel aufs Meer hinausgefahren.

122.

Wo ist die Gänsehaut hin, der Wind, der auch durch Wachsjacken geht, und das eiskalte Wasser, in das man nicht ohne spitzen Schrei eintaucht? Gestern Vormittag sprang ein Halbwüchsiger in die Wellen und schrie seinem Freund zu: «Mann, wir sind hier in der Bretagne und baden wie in Mexiko!» Und er hatte nicht unrecht.

Am Nachmittag drängen sich die Urlauber auf dem Sillon, der mehr und mehr der Côte d'Azur gleicht – nicht unbedingt zu seinem Besten. Schreiende Kinder und das Plopp-Plopp der Jokari-Kugeln untermalen meine Siesta, wenn ich im Arbeitszimmer döse. Seit fast zehn Tagen habe ich nichts von Rebecca gehört und leide Höllenqualen. Warum hat das Schicksal mir diese Frau über den Weg geschickt, als meine alten Wunden gerade anfingen zu vernarben? Ich verfluche meine Empfindsamkeit, meinen Wunsch, geliebt zu werden; ich verfluche die viel zu schöne Küste und diese meer- und waldfarbenen Augen, die mich gefesselt haben, obwohl ich mich nach nichts anderem sehnte als nach Ruhe und Stille.

Paul hat mir am Telefon eröffnet, dass er eine Wohnung in Bremen gefunden hat und jetzt seine Einschreibung «finalisiert» – was für ein scheußliches Wort! Ich habe mich noch immer nicht mit der Idee angefreundet, dass er dort bleiben will. Allerdings beruhigt es mich ein wenig, dass er das alles offenbar ganz gut hinkriegt. Seit er hier war, ist unsere Beziehung wieder etwas enger geworden, und es passiert gar nicht so selten, dass er mir eine SMS oder ein Robbenfoto aufs Handy schickt.

Der Inhalt der Polizeiakte lässt mich nicht los. Ich denke ständig darüber nach, auf meinen Spaziergängen, beim Schwimmen, aber auch wenn ich mich zwinge, etwas über den Handel am Mittelmeer und den Kampf des Pompeius gegen die Piraten zu lesen. *Ihn verlockte nicht die Habsucht von der begonnen Bahn zu irgendeinem Raub, nicht Lüsternheit zu einem Genuss, nicht die Lieblichkeit einer Gegend zur Ergötzung, nicht die Berühmtheit einer Stadt zur Besichtigung, nicht die Anstrengung selbst zur Ruhe.* Das hätte man von Sainte-Croix nicht behaupten können. Wie wohl sein Leben zu Ende ging? Auch wenn sein Untertauchen geplant war, konnte ihm auf seiner Reise nach Kanada ja trotzdem etwas zugestoßen sein.

Merkwürdig ist, wie sehr die Aussagen über das Abendessen am 6. Juni harmonieren. Sie ergeben einen perfekten Chor – fast zu perfekt, wie ich finde. Ich werde den Eindruck nicht los, dass diese paar Stunden eine Art schwarzes Loch sind und die Zeugen mehr wissen, als sie sagen.

Vor allem frage ich mich, was nach diesem Abend mit Minchinton passierte. Warum er überhaupt bei Octave war, obwohl der ihn nicht ausstehen konnte. Von Jahr zu Jahr las ich aus den Notizbüchern meines Vorfahren eine wachsende Verachtung für diesen Abenteurer heraus, die nach dem Kentern der *Marie-Suzanne* in offene Wut umschlug. Es muss also einen ernsthaften Grund gegeben haben, dass Octave Minchinton zum Essen in seine Villa einlud – vielleicht ein Gespräch hinter den verschlossenen Türen seines Arbeitszimmers, wo weder ein Firmenangestellter noch der Oberkellner im *Bec du Corsaire* mithören konnte.

Ob Ambroise und Octave den Engländer aus der Malouinischen Schifffahrtsgesellschaft hinauswerfen wollten? Vielleicht war die Diskussion entgleist und schlecht ausgegangen. Oder Ambroise war schon auf dem Sprung nach Übersee – das würde zu den von Labouërie gesammelten Indizien passen –, Minchinton fand es heraus und hatte die Idee, ihn zu erpressen, um auf diese Weise zu dem Geld für seine Polarreise zu kommen, das Octave ihm verweigert hatte. Und um die Erpressung zu verschleiern, nahm er Ambroise auch die englischen Devisen ab. Aber irgendetwas ging schief, und er kam dabei um.

Eines ist sicher: Sainte-Croix besaß Feuerwaffen und wusste damit umzugehen. Er hätte Minchinton locker töten können.

Bleibt die knifflige Frage nach der Leiche. Ja, Sainte-Croix war ein Riese, fast so groß wie Minchinton – ich erinnere mich an seine Pranken auf den Fotos. Aber es ist unvorstellbar, dass er allein den Toten bewegt hat. Octave, der gerade eine schmerzhafte Operation hinter sich hatte, konnte ihm bestimmt nicht helfen; vor allem aber hätte er, wenn er irgendwie in die Sache verwickelt gewesen wäre, sich doch auf der Stelle zur Polizei begeben und alles gestanden.

Oder aber das Drama spielte sich direkt auf der Insel ab: Ambroise bestellt den Engländer nach Cézembre (oder umgekehrt). Er erschießt Minchinton absichtlich oder zufällig, verscharrt ihn und setzt am nächsten Tag auf einem Schiff der Vedettes bleues unerkannt nach England über, von wo er die Reise nach Kanada antritt.

Octave und Julia behaupten jedenfalls, Minchinton habe bei ihnen gegessen und in den Couërons übernachtet. Aus welchem Grund hätte Octave lügen sollen, es sei denn, er wollte seinen Teilhaber decken? Wusste er von dem Mord? War das, worum es in dem mysteriösen Disput ging, womöglich geeignet, das Unternehmen so zu beschädigen, dass er fürchtete, den Schuldigen anzuzeigen? Dieses Szenario setzt allerdings voraus, dass Ambroise nach seinem Verbrechen mitten in der Nacht mit dem Boot zurückkam, seinen Geschäftspartner weckte, ihn überredete, alles für sich zu behalten, und schließlich unentdeckt floh. Aber egal, ob er die *Villefromoy* bestieg oder ein beliebiges Schiff der Vedettes bleues – irgendjemand hätte den Abgeordneten bestimmt erkannt und das zu Protokoll gegeben …

Ich kann mir schlecht vorstellen, dass Octave die Polizei belügt und dann so tut, als würde er nach seinem Partner suchen, obwohl er ihm bei der Flucht geholfen hat.

In meiner Ratlosigkeit rufe ich Xavier an. Er meint, mein Vorfahr müsse schon einen «langen Arm» gehabt haben, um an die Ermittlungsakte zu kommen. Und er rät mir, mein Herangehen zu ändern. Wenn ich die Abfolge der Ereignisse begreifen wolle, müsse ich lernen, wie ein echter Ermittler zu denken statt wie ein Historiker, den schon ein Poststempel auf einem Kuvert zum Grübeln bringt. Also: Wer hatte ein Motiv, die Mittel und die Gelegenheit, diesen Mord zu begehen?

Aber genau daran hakt es doch! Das alles sehe ich bei keinem der Protagonisten, jedenfalls nicht in ausreichendem Maße. Dann, sagt Xavier, haben sie entweder ein abgekartetes Spiel gespielt oder gemeinsame Sache gemacht. Oder die Schuldigen befinden sich gar nicht unter den Firmeneignern.

«Und nie die Grundregel vergessen», fügt er noch hinzu, bevor er auflegt: «Cherchez la femme!»

123.

Wütend zertritt der Rothaarige das Streichholz, mit dem er sich gerade seinen Zigarillo angesteckt hat. Das gibt einen schönen schwarzen Fleck auf der Marmorterrasse! Als der Franzose ihn in seinem nach Staub und Leder riechenden Arbeitszimmer empfing, hatte er die vage Hoffnung, dass er mit ihm über das Schiff sprechen wollte oder die neue Verbindung zwischen Saint-Malo und Southampton. Stattdessen ging es darum, einen neuen Gesellschafter aufzunehmen. Das war wirklich ein starkes Stück!

Der Mann geht die Rue Mahé-de-la-Bourdonnais entlang. Seit Charcot mit der Pourquoi pas? *vom Pol zurückgekehrt ist, hat sich sein Wunsch, es ihm nachzutun, zu einer fixen Idee entwickelt. Auch er möchte sich in der fernen Antarktis mit einem Namen verewigen, einer «Terra Minchinton» vielleicht oder einem «Golf von Jersey», der dann für alle Ewigkeit in den Karten der Geografen verzeichnet ist.*

Er träumt von seiner triumphalen Heimkehr, von den zahllosen Journalisten, die sich extra am Hafen versammelt haben, um ihn zu empfangen, von den Blitzlichtern, die aus dem schimmernden Pulver aufflammen, wenn er vorbeigeht, von Einladungen zu Empfängen und Vorträgen. Und von den Frauen, deren Augen zu leuchten beginnen, wenn er von seinen Abenteuern berichtet.

Das wäre eine Ohrfeige für alle, die ihn für einen Schwächling oder Schwärmer halten, seit seine Militärkarriere so krachend gescheitert ist, seine Mutter zum Beispiel und sein Bruder, der von seinem vornehmen Londoner Haus auf ihn herabsieht. Und auch sein Vater, der ihm beim kleinsten Fehltritt mit Enterbung droht und ihm untersagt hat, unter seinem Familiennamen Handel zu treiben.

Seit seiner Vereinbarung mit dem Franzosen hat sich seine Situation grundlegend verändert. Im regelmäßigen Rhythmus der ein- und auslaufenden Schiffe fließt Geld auf sein Konto, und von den Dividenden hat er sich eine Villa auf Jersey bauen lassen, an der Straße zum Leuchtturm von La Corbière. Vor aller Augen ist er zu einem ehrbaren Geschäftsmann aufgestiegen, und der Hafenmeister lädt ihn regelmäßig zum Essen mit dem Vogt ein.

Doch das ist ihm nicht genug, er will mehr, und zwar schnell. Genauer gesagt: Er braucht Geld für sein Schiff zum Pol.

Deshalb hat er dem Spirituosenhändler Ramsay Chedore auch gleich den Gefallen getan, um den dieser ihn «ausnahmsweise» gebeten hatte, und keine Fragen gestellt. Freunde kann man immer gut gebrauchen, vor allem wenn einer quasi das Monopol auf den Spirituosenhandel im Süden Englands hat. Besser noch natürlich, wenn dieser Freund wiederum weitere Freunde hat, Destillateure in Schottland zum Beispiel, die in der Lage sind, Fässer voll bernsteinfarbenen Goldes bis in die tiefsten Laderäume seiner Schiffe zu rollen.

Irgendwann wurde die Ausnahme zur Regel.

Es war nicht schwer, sich Zugang zu dem für die Insel zuständigen Garnisonsoffizier zu verschaffen – er konnte sich ja von Sainte-Croix mit ihm bekanntmachen lassen – und dessen Schwachstelle zu finden.

Ein bescheidenes Sümmchen, zwei, drei Streifzüge durch Londoner Bordelle und vor allem das Versprechen auf Whisky nach Wunsch, direkt von der Lieferung abgezweigt – mehr brauchte es nicht, um von Colonel Petitjean, so hieß er, seinerseits ein paar Gefälligkeiten zu erbitten. Worum es ging? Nur eine Kleinigkeit: Er sollte sie rechtzeitig vor Polizeistreifen und Patrouillen warnen.

So wurde Cézembre zum Stützpunkt heimlicher Überfahrten, eine Zwischenstation, vorzugsweise nach Einbruch der Dunkelheit, bei der eilig Kisten mit vielen Gallonen Spirituosen am Strand abgeladen und kurz darauf von kleinen Booten quasi unter der Nase der Zöllner abgeholt wurden.

Zu dumm, dass dieser Petitjean den Hals nicht vollkriegen konnte. Und dümmer noch, dass seine Informationen nicht gerade durch Zuverlässigkeit glänzten. Jedenfalls wurde eines schönen Abends ein voll beladenes Schiff von den Zöllnern aufgebracht, und damit war es vorbei mit dem leichten Geld.

Nun musste er Kérambrun, diesem Tugendbold, die Daumenschrauben ansetzen und Sainte-Croix bedrängen, bis sie sich widerstrebend bereiterklärten, mit ihrem Freund, dem Polizeipräfekten, zu sprechen, um die Sache zu vertuschen. Seither konnte auf Jersey keine Ware mehr geladen werden, ohne dass zwei von der Firma bezahlte Wachhunde sie nachwogen und jedes Gramm registrierten.

Der Engländer zieht an seinem Zigarillo. An die Stadtmauer gelehnt, versucht er, mit dem Rauch seine ganze Frustration in die Luft zu blasen. Da liegt die Insel, zum Greifen nah. Petitjean wurde degradiert und nach Cayenne versetzt, wo seine Verfehlungen keinen interessieren. Der Felsen wird nur noch von zwei, drei Soldaten bewacht, aber vorläufig ist es besser, die Füße still zu halten.

Bleibt das Polarschiff. Obwohl er es war, der die Verträge mit den Engländern eingefädelt hat – es geht um die Lieferung von Kopfsalat, fettem Käse und ihrer geliebten Buttermilch –, und obwohl er sich so für die neue Linie von Saint-Malo nach Southampton eingesetzt hat, steht er bei seinen Geschäftspartnern nicht mehr sehr hoch im Kurs. Vermutlich hat Sainte-Croix von Kérambrun seinen Kopf gefordert, der bestimmt nichts lieber täte als diesem Wunsch zu entsprechen – natürlich nur unter der Hand, er ist schließlich Anwalt, aber die Wahlen rücken näher, und er wird bestimmt versuchen, sich von kompromittierenden Beziehungen zu befreien.

Nichts fürchtet er mehr, als bei Kérambrun in Ungnade zu fallen. Der Reeder ist der Einzige, der den passenden Motor für seine Adelia *konstruieren kann. Das haben auch alle Hochseekapitäne, die er befragt hat, bestätigt. Der Motor muss stark genug sein, um das Einfrieren im ewigen Eis und damit die mörderische Überwinterung zu verhindern; um ihn sicher zum Pol zu bringen und vor allem wieder lebendig nach Hause.*

Konkurrierende Motorenhersteller verlangten so horrende Summen, dass er ablehnen musste. Außerdem war ihm schon nach ein paar Worten klar, dass sie dem Franzosen nicht das Wasser reichen konnten.

Es muss doch eine Möglichkeit geben, ihn zu knacken. Jeder Mann hat Schwächen. Und bei Kérambrun, diesem sittenstrengen, sauberen, frommen Bretonen, braucht man nicht lange zu suchen: Es ist seine Frau.

Bei der Taufe der Marie-Suzanne *hat er zum ersten Mal mit ihr gesprochen. Ihr Körper ist zum Niederknien, und ihre Augen sind jede Sünde wert, auch wenn sie einen immer so komisch anschaut, als würde sie einen gar nicht sehen. Er weiß, dass sie ihn verabscheut, trotzdem kann er sich gut vorstellen, diese lebende Statue in sein Zimmer zu schleppen und sie in seinen starken männlichen Armen vergehen zu sehen.*

Kérambrun, der Trottel, kriegt davon nichts mit, weil er nur mit seinen Schiffen beschäftigt ist. Er hat das Feuer unter der Asche nicht gewittert, das Begehren unter der Eisschicht nicht gespürt, die heimlichen Blicke der Männer auf seine Frau nicht gesehen.

Minchinton schon.

Erst einmal aber bleibt ihm nichts anderes übrig, als seine Wut und Ungeduld hinunterzuschlucken, sich als vertrauenswürdig zu erweisen und mit allen Mitteln zu verhindern, dass ein vierter Teilhaber ihm das Leben schwer macht. Er hat gerade genug mit den ersten beiden zu tun.

124.

Als Rebecca mich per SMS fragte, ob ich Zeit für ein Mittagessen hätte, schlug ich einen Ausflug nach Saint-Coulomb vor. Ich war dort früher oft mit meiner Mutter – sie liebte den Blick auf Rothéneuf. Aber vor allem wären wir weit weg von den wimmelnden Menschenmassen im Zentrum.

Seit ich ihre Nachricht erhalten hatte, fragte ich mich ununterbrochen, warum sie mich eigentlich sehen wollte.

Sie saß im Schatten auf der Terrasse, wie immer hinter ihrer Sonnenbrille versteckt, und wirkte weniger distanziert als sonst. Aber auch besorgter.

«Ich fürchte, ich war letztes Mal ein wenig schroff.»

«Offenheit hat ihre Vorzüge.»

«Stimmt. Aber ich hätte es Ihnen auch anders sagen können.»

«Sie haben mich nicht verletzt.»

Das schien sie zu erleichtern. Wir stießen mit unseren Limonadengläsern an. Ich beobachtete sie. Besser gesagt, ich betrachtete sie. Die Hoffnung, die gefährliche Hoffnung klopfte wieder an. Sie schob ihre Sonnenbrille auf die Stirn. Ihr linkes Auge war geschwollen, der Lidrand knallrot. Ihr war mein Blick nicht entgangen.

«Eine Allergie.»

Mein erster Eindruck war, dass sie geschlagen worden war. Ob sie in Paris ihren Mann getroffen hatte? Ob er das war? Allerdings konnte ich sie mir nicht als geschlagene Frau vorstellen; doch so etwas passiert, auch bei deutschen Bänkern.

Rebecca verlor kein Wort über ihre Reise in die Hauptstadt. Stattdessen sprachen wir über die Hitzewelle, die im Juli die Küste ausgedörrt hatte, und die Brände in den Monts d'Arrée. Dass die Welt verrücktspielte, schien sie weniger zu beunruhigen als mich. Ich erwähnte meine Abhandlung über die Piraterie, räumte aber ein, dass sich das Projekt quasi noch im Trockendock befand.

«Hätten Sie nicht Lust, die Geschäfte Ihres Vaters wiederaufzunehmen, nachdem Sie jetzt nicht mehr an der Uni sind?»

«Nein, keinesfalls.»

Ich ließ mich dazu hinreißen, ihr von mir zu erzählen. Es war, als kennten wir uns schon ewig. Selten habe ich mich jemandem so ebenbürtig gefühlt, außer vielleicht Marie-Laurence am Anfang unserer Beziehung. Natürlich begehrte ich sie, aber das war nicht das Einzige, was mich zu dieser Frau hinzog. Es war auch ihre Zurückhaltung, ihre Art, nichts zu erwarten und keine Spielchen zu spielen. Entmutigend vielleicht, aber auch erholsam. Sie war so ... *anders*. In ihrer Gegenwart hatte ich das lange vermisste Gefühl, zur Ruhe zu kommen.

Wenn sie auch jede Erwähnung ihres Mannes vermied, antwortete sie doch bereitwillig auf meine Fragen nach ihren Eltern. Sie sprach sehr liebevoll über sie.

«Mein Vater war zwanzig Jahre älter als meine Mutter. Er war noch verheiratet, als er sie kennenlernte. Und ein paar Monate später war ich unterwegs ...

«Oje!»

«Viel später habe ich erfahren, dass er gedroht hat, sie zu verlassen, und mich auch nicht anerkennen wollte. Aber als ich sechs

Monate alt war, hat er seine Meinung geändert und ist zu uns gezogen. Ich weiß nicht, ob es daran lag, dass er so spät noch Vater wurde, oder ob er sich Vorwürfe wegen seines anfänglichen Verhaltens machte, aber mir gegenüber war er immer sehr zugewandt und fürsorglich. Meine Mutter sagte, er sei total verrückt nach mir. Sie war fast ein wenig eifersüchtig.»

«Mein Vorfahr war auch verrückt nach seinen Kindern. Außer dem letzten, leider, Juste, dem Vater meines Vaters. Er wollte ihn schon enterben, als er noch keine neun Monate alt war. Wer tut so etwas?»

«Ein Vater, der glaubt, dass das Kind nicht von ihm ist», kam es wie aus der Pistole geschossen zurück.

Was war ich doch für ein Idiot!

Warum war mir das nicht schon viel früher eingefallen?

Wenn Julia einen Geliebten hatte, konnte sie auch von ihm schwanger geworden sein.

Dann kommt es zu einer fatalen Verkettung von Umständen. Octave ahnt, dass das Kind nicht von ihm ist, vielleicht gibt sie es auch zu. Oder schlimmer: Er kommt dahinter, indem er die Daten abgleicht. Ist Juste nicht im Frühling 1914 empfangen worden, als Octave so unter seinen Nierenkoliken litt, dass er ins Erdgeschoss umziehen musste? Ein Mann, der laut dem Bericht Kommissar Labouëries nicht allein zur Toilette gehen konnte, konnte bestimmt auch vieles andere nicht.

Und ab August ist er wieder in Brest, bei seiner Garnison.

Wenn Rebecca recht hat, muss die Verletzung von einer Grausamkeit sondergleichen gewesen sein – ein Dolchstoß. Ich stelle mir den Augenblick der Wahrheit vor, als sein Eheglück in Sekundenschnelle zerbricht, hinweggefegt von abgrundtiefen Gefühlen, die er bis dahin nicht kannte, und die Liebe in Abscheu umkippt. Als die idealisierte, verwöhnte Ehefrau vom Sockel stürzt. Und der Zorn immer größer wird und anschwillt, bis er Juste enterben will. Seltsamer Vorname übrigens, Juste, der Gerechte, wie ein ironisches Aperçu zu seiner illegitimen Herkunft. War das Octaves bittere Rache oder Julias provokante Wahl?

«Ich hätte wohl besser geschwiegen.»

Ich schrecke aus meinen Gedanken auf, schaue zu Rebecca hoch und sehe wahrscheinlich einigermaßen verwirrt drein.

«Nein, keineswegs. Aber das würde bedeuten, dass ... dass mein Großvater nicht Octaves Sohn war.»

Sie wirkt plötzlich verlegen.

«Warten Sie, das war nur so dahingesagt! Manchmal liege ich auch komplett daneben.»

«Oder auch nicht. Das würde einiges erklären ...»

Die makellosen Bilder unserer von den Brüdern Hodierne verewigten Urgroßeltern bekamen ständig neue Risse. Und durch diese Risse strömten heftige, schmutzige Leidenschaften: Verrat, Lüge, Feigheit. Hinter dem glanzvollen Äußeren unserer Vorfahren steckten ganz gewöhnliche Menschen.

Zwangsläufig kommen wir wieder auf Sainte-Croix zurück. Ich erzähle Rebecca von der Ermittlungsakte, die mir so unvermutet in die Hände fiel. Nach reiflicher Überlegung komme ich zu dem Schluss, dass der Abgeordnete in der Tat das Motiv, das Mittel und die Gelegenheit hatte, Minchinton zu töten, auch wenn der Plan, jemanden mitten in der Nacht nach Cézembre zu locken, ihn dort zu erschießen und an Ort und Stelle zu verscharren, wohl nicht leicht auszuführen war.

«Wissen sie, ob nach der Flucht noch weitere Briefe eintrafen?», frage ich.

«Es war zwar immer von Briefen die Rede, aber meine Tante hat mir versichert, dass es nur diesen einen gab. Wir wissen ja nicht einmal, wann mein Vorfahr gestorben ist. Vor längerer Zeit hat Geneviève bei der kanadischen Botschaft nachgefragt, weil sie ihrer Mutter, meiner Großmutter Marthe, eine Freude machen wollte. Doch der Name Sainte-Croix war in keinem Einwanderungsregister zu finden.»

«Bestimmt hat er eine andere Identität angenommen.»

«Und dass er den Brief nicht selbst aufgegeben hat, ist doch komisch? Das auf dem Umschlag ist nicht seine Schrift.»

Das hatte Félix Labouërie auch bemerkt.

«Vielleicht seine Taktik, um Spuren zu verwischen. Ambroise lässt den Brief in Halifax aufgeben, während er in die andere Richtung unterwegs ist, nach Südamerika zum Beispiel.»

«Wenn Sie Ihre Frau verlassen müssten, würden Sie dann einen Monat warten, bis Sie ihr schreiben? Das ist grausam.»

«Außer, wenn ich auf keinen Fall gefunden werden will.»

Wir verlieren uns in Spekulationen. Einen Moment lang denke ich, dass die Wahrheit hinter diesen verworrenen, von dunklen Kräften getriebenen Geschichten uns für immer verborgen bleiben wird. Zu viel Zeit ist vergangen, zu viele Fluten sind in diesem Jahrhundert über Cézembre hinweggegangen. Die Wahrheit, so es denn eine gibt, hat sich im Schoß des Meeres aufgelöst wie die vom Lauf der Gezeiten zerfaserten Algen.

125.

Vor dem Verlassen des Restaurants setzte Rebecca ihre Sonnenbrille wieder auf. So wie meine Mutter es auch tat, als der graue Star bei ihr begann. Die Geschichte mit der Allergie war nicht sehr überzeugend.

Die Küste hob sich schwarz vor dem silbrigen Meer ab. Unter uns lag der Wanderweg.

«Ich würde ihn gern einmal gehen.»

«Das ist ein ganz schöner Marsch vom Morbihan bis zum Mont-Saint-Michel.»

«Und wie weit ist es von hier nach Saint-Malo?»

«Zirka zwölf Kilometer. Wollen wir?»

Nach der unerträglichen Hitze der vergangenen Tage wehte ein kühler Wind. Und da die Flut erst am frühen Abend eintreffen würde, hätten wir bis dahin genügend Zeit für dieses Stück des Weges.

«Und das Auto?»

«Hole ich später.»

Dieser Spaziergang ist mir in zauberhafter Erinnerung geblieben. Nachdem sie zunächst sprachlos vor den von Abbé Fouré in die Klippen geschnittenen Skulpturen stehen geblieben war, schritt Rebecca zügig aus. Wir hielten regelmäßig an, damit sie Fotos machen konnte («für meine Tochter»). Sie ließ mich aus ihrer Wasserflasche trinken. Ich fragte sie, wie es in Paris gelaufen sei.

«Es ist gelaufen», sagte sie ruhig.

«Haben Sie Ihren Mann wiedergesehen?»

«Ich lasse mich scheiden.»

Ungeachtet ihrer Erklärungen vom letzten Mal zuckte ich bei diesen Worten freudig zusammen. Mir gefiel einfach die Vorstellung besser, dass sie frei und bald nicht mehr verheiratet war.

«Ich kenne einen exzellenten Anwalt, falls Sie einen brauchen.»

«Da sage ich nicht nein.»

Sie blickte zum Horizont.

«Ich dachte, wenn ich hierherkomme, schaffe ich es, ihm zu verzeihen, aber ...»

Das Ende des Satzes blieb in der Luft hängen.

Das intensive Licht am Himmel versah die Küstenlinie mit einem Zackenrand. Abgesehen von vereinzelten Touristen waren wir allein unterwegs, versunken in den vielschichtigen Duft von Meer, Wald und Unterholz. Die Natur war wunderbar friedlich.

Nach ein paar schweigend zurückgelegten Kilometern erreichten wir die Pointe de la Varde und kletterten auf die Reste der alten Festung. Der Himmel verdunkelte sich, das schwarze Wasser in der Bucht kündigte Regen an. Noch durchlöcherten Sonnenstrahlen die Wolken, wurden vom Meer reflektiert und überzogen Cézembre mit silbrigem Glanz. Rebecca setzte die Brille ab, nahm ein Fläschchen Augentropfen aus ihrer Tasche und ließ zwei Tropfen in jedes Auge fallen. Ihre Bewegungen verrieten Routine.

«Tut es weh?»

«Ein bisschen.»

«Haben Sie das schon lange?»

Sie dachte nach, ohne zu antworten. Das war bei ihr nie ein gutes Zeichen.

«Es gibt etwas, das ich Ihnen nicht gesagt habe.»

Ich verkrampfte mich innerlich.

«Vor drei Jahren hatte ich Probleme mit meiner Gesundheit.»

Pause.

«Anfangs hielt man es für eine Infektion, aber die Untersuchungen ergaben, dass es irgendein anderer Mist war. Etwas ... Hartnäckigeres. Die Behandlung dauerte ein Jahr. Niemand weiß, warum, aber irgendwie wurde der Sehnerv geschädigt, und das führte zu Spätfolgen. Mein Sehvermögen ist zu fünfzig Prozent beeinträchtigt. Außerdem habe ich grauen Star, eine zweistellige Kurzsichtigkeit und pausenlos Augenentzündungen. So wie jetzt.»

«Sind Sie deshalb nach Saint-Malo gekommen, um sich auszukurieren?»

«Ja und nein. Vor allem wollte ich weg von meinem Mann. Die Krankheit und er, das passt nicht zusammen.»

«Sagen Sie jetzt nicht, er hat Sie in diesem Kampf allein gelassen!»

Sie schwieg eine Weile.

«Mir gefällt das Wort Kampf nicht, Yann, weil sich die Krankheit nicht an Regeln hält. Es ist eine niederträchtige Lotterie, bei der du deine Chancen nicht kennst, egal wie viel Energie du reinsteckst. Aber ja, ich musste eine ganze Reihe Dinge ohne Dominik durchstehen. Er saß ohnehin schon auf gepackten Koffern.»

Sie sagte dies in einem Ton, in dem sie mir auch hätte mitteilen können, dass es bald regnet.

«Warten Sie, er hat Sie aber nicht genau in dem Moment verlassen?»

«Er hat mich nicht verlassen, sagt er ... Er ist bloß für einen ‹Break› nach Berlin gegangen. Und das nur zu meinem Besten, damit ich in Ruhe gesund werden kann und mich nicht außerdem mit seinen Ängsten herumschlagen muss ... Bullshit. In Wahrheit hat er sich mit einer seiner Finanzanalystinnen getroffen, mit der er schon lange etwas hat.»

Ich war empört. Aber nicht überrascht. Meine Kollegin Mélanie war ein paar Monate nach ihrer Brustkrebsdiagnose von ihrem Mann verlassen worden; ich habe sie ein paarmal zu ihren Chemo-Sitzungen begleitet. Und ich musste auch miterleben, wie mein Vater die Betreuung meiner Mutter an die Ärzte und meine Tante Catherine delegierte. Männer der Macht, die allzeit bereit sind, ihre Welt mit eiserner Faust zu regieren, werden von einer merkwürdigen Schwäche befallen, wenn ihnen das Leben einen Strich durch ihre Pläne macht.

Rebecca fasste diese Ereignisse so emotionslos zusammen, als wären sie jemand anderem zugestoßen. Das hätte man für Größe halten können. Für mich war es eher ein Ausdruck des Leidens, das alles mit sich gerissen und noch die letzten Reste ihrer Wut verzehrt hatte.

«Wussten Sie das mit der Finanzanalystin?»

«Mein Mann hat mich immer betrogen. Und ich habe gelernt, damit umzugehen. Wir hatten eine gemeinsame Tochter. Und ich habe ihn geliebt.»

«Und dann?»

«Die erste Behandlung war ein Fehlschlag. Dann begannen die Probleme mit den Augen. Die Prognose war nicht gut, egal ob im Tenon-Krankenhaus oder im Quinze-Vingts. Ergebnis: Der ‹Break› wurde zur Dauereinrichtung. Dominik hat seine Zukunft wohl nicht mehr an meiner Seite gesehen.»

Mein Vater hat meine Mutter zwar auch nicht so begleitet, wie er es hätte tun sollen. Aber immerhin hat er Himmel und Erde in Bewegung gesetzt, um erst in Rennes, dann in Paris die allerbesten Ärzte zu finden, hat Pflegerinnen für ihre Tage und ihre Nächte eingestellt und war stets darauf bedacht, Soizic jede Annehmlichkeit und jede Freude zu ermöglichen.

Außerdem hatte er die Entscheidung meiner Mutter, auf die Behandlung zu verzichten und in Paris zu sterben – bei mir, ihrem Sohn, statt in der gemeinsamen Wohnung in Rennes –, ohne Widerspruch hingenommen. Das hatte den alten Despoten bestimmt viel Überwindung gekostet.

Im letzten Jahr, als meine Mutter nur noch ein Schatten ihrer selbst war, kam er jedes Wochenende. Er wohnte dann im Hotel und besuchte sie für zwei, drei Stunden in der Rue de Presbourg. Saß neben ihrem Bett, las Zeitung oder Rechnungsberichte. Ab und zu suchte er ihr eine Sendung auf France Musique aus oder brachte ihre Lieblingsplatten mit. Döste sie, gab er ihr einen ungeschickten Kuss auf die Stirn und ging. Liebe zu zeigen, war nicht gerade seine Stärke.

Einmal traf ich ihn nachmittags in der Küche an, während meine Mutter schlief, ein Glas Cognac vor sich. Er war sehr niedergeschlagen und sah plötzlich um zwanzig Jahre gealtert aus. Fast hätten wir an diesem Abend miteinander geredet. In seinen Augen lagen Angst und Verzweiflung, wie ich es nie zuvor bei ihm gesehen hatte. Ich konnte mich nicht aufraffen, den ersten Schritt zu tun, zu sehr schüchterte mich sein stummes Leiden ein, erschreckte mich die Vorstellung, diese Komtur-Statue könnte vor mir zerspringen. Ich ging zu meiner Mutter ins Zimmer; ein paar Minuten später hörte ich die Eingangstür ins Schloss fallen.

Das Verhalten meines Vaters war das eines von seiner eigenen Ohnmacht gelähmten Mannes. Trotzdem liebte er seine Frau wahrscheinlich viel mehr, als er jemals durchblicken ließ. Er überlebte sie um zehn Jahre, schloss aber nie wieder eine neue Bekanntschaft und wich nie von seinem strengen Witwertum ab. In Rennes konnte ich feststellen, wie er sich von allem befreit, aber noch die kleinste Haarnadel meiner Mutter aufbewahrt hatte, als ob sie dort immer noch wohnte.

Rebeccas Mann schien dagegen eher ein morsches Brett zu sein.

Tabakgeruch holte mich in die Gegenwart zurück. Meine Weggefährtin hatte sich eine Zigarette angezündet.

«Die zweite Behandlung hat endlich angeschlagen, und die Augenärzte retteten, was noch zu retten war. Im Krankenhaus sprachen sie von einer Wunderheilung. Acht Monate später kam mein Mann wieder auf den Teppich unserer Wohnung zurück. Anscheinend war das Zusammenleben mit seiner Finanzanalystin dann doch nicht so fantastisch.»

In ihrer Stimme lag beißende Ironie.

«Vor allem aber macht es in den Kreisen protestantischer deutscher Bänker einen schlechten Eindruck, wenn man seine Frau verlässt, während sie am Tropf hängt. Das haben ihm sogar seine Eltern zu verstehen gegeben, und glauben Sie mir, die waren nicht gerade meine größten Fans. Als er zurückkam, bin ich hierhergezogen. Ich konnte ihn nicht mehr ertragen.»

«Warum nach Saint-Malo?»

«Meine Tante Geneviève hat eine Wohnung in Courtoisville, die sie mir überlassen hat.»

«Und Ihre Tochter?»

Ein Schatten flog über Rebeccas Gesicht.

«Meine Tochter ist wunderbar. Sie soll frei atmen können und in Ruhe ihr Studium beenden. Früher hat sie ihren Vater vergöttert. Heute spricht sie kaum noch mit ihm. Ich hoffe, es gelingt ihr, ihm zu verzeihen.»

«Sie sind ja sehr milde.»

«Mein Mann ist mir egal. Aber Sonja würde es nicht aushalten, ihren Vater zu hassen.»

Bei diesen Worten dachte ich, dass sie ihre Tochter viel besser aus allem herausgehalten hatte, als ich es bei Paul überhaupt versucht hatte. Dabei war das, was sie durchleben musste, tausendmal schlimmer als ein Seitensprung.

«Und Sie? Alles vergeben und vergessen?»

«Ich habe zwei, drei Dinge begriffen, als ich in meinem Zimmer lag und die Decke anstarrte – soweit ich das noch konnte. Für Dominik war ich nie mehr als eine hübsche Frau, die akademisch gebildet ist und keinen Blödsinn redet, mit der man sich bei Geschäftsessen schmücken kann. Und natürlich war ich auch die Mutter seiner geliebten Tochter. Aber meine Arbeit hat ihn genauso wenig interessiert wie meine Neigungen oder meine Freunde. Im Grunde genommen hat er sich einfach nicht für mich interessiert.»

Sie drückte ihre Zigarette sorgfältig in einem kleinen Taschenaschenbecher aus.

«Aber wenn Sie ihm so wenig bedeuten, warum will er dann, dass Sie zu ihm zurückkommen?»

«Weil er von mir die Absolution möchte, nehme ich an. Um sich reinzuwaschen und in den Augen seiner Freunde gut dazustehen. Es würde keine sechs Monate dauern, bis er mich wieder betrügt.»

Jetzt war sie wirklich wütend; ich merkte es, weil ihr dänischer Akzent plötzlich viel stärker geworden war.

«Und wie geht es Ihnen jetzt?»

Sie fuhr zu mir herum.

«Was soll das heißen?», fauchte sie. «Wollen Sie wissen, ob ich *wirklich* geheilt bin? Ob es sich lohnt, längerfristig zu investieren?»

Dieser wütende Angriff erwischte mich kalt. Aber wahrscheinlich vermutete sie bei mir dasselbe wie bei ihrem Mann: dass ich wie er Gewinnrechnungen erstellte. Es tat mir so leid, um sie und um mich.

«Bitte, Rebecca, das habe ich wirklich nicht so gemeint ...»

Der heftige Ausbruch schien ihr peinlich zu sein.

«Verzeihen Sie, ich rede Unsinn, ich neige zurzeit dazu, in allem nur das Schlechte zu sehen. Aber hier habe ich meinen Frieden gefunden. Für mich zählt nur noch die Gegenwart. Jetzt können Sie vielleicht verstehen, warum mir nicht nach Abenteuern ist.»

Sie steckte ihr Zigarettenpäckchen ein und streifte dabei meinen Ellbogen. Aufkommender Wind drang durch unsere Baumwollpullis, ich sah sie frösteln. Bald würde es regnen. Ich hätte gern meinen Arm um ihre Schultern gelegt, um sie zu trösten. Und ihr gesagt, dass nicht alle Männer so sind wie ihr Mann, dass es auch aufrichtige Männer gibt, vertrauenswürdigere und weniger egoistische.

Aber nach all dem, was sie mir gerade erzählt hatte, wäre das wahrscheinlich zu viel gewesen.

126.

Rebecca hatte mir nicht verraten, um was für eine Krankheit es sich außer den Augenproblemen handelte, aber das brauchte ich auch nicht zu wissen. Ich hatte auf unserem Spaziergang genug gehört, um zu verstehen, dass ihr diese Prüfung zugesetzt hatte. Man muss dem Tod ins Auge gesehen haben, um zu dem Schluss zu kommen, dass nur die Gegenwart zählt.

Ich stehe in meinem Büro und sehe durch das Fernglas nach Cézembre hinüber. Bald werden die Wassertaxis, die sich dem Ufer nähern, ihre Ladung Touristen an Land verteilen. Sofort habe ich Lust, nach Cézembre überzusetzen, um Minchintons Weg zu rekonstruieren. Auch seine Korrespondenz ist verschwunden, doch kann ich jetzt immerhin die Gründe nachvollziehen. Wenn einer seiner Teilhaber in den fragwürdigen Tod des anderen verwickelt war, hat Octave mit Sicherheit alles vernichtet, was Hinweise auf das Motiv enthielt, um sein Unternehmen zu schützen.

Ich nehme meine Internet-Recherche in den Datenbanken der größten englischsprachigen Bibliotheken wieder auf und durchforste sämtliche Londoner Pressetitel nach Minchinton. Doch sein Name taucht nirgends auf. Er ist einfach verschollen, und es hat bestimmt eine Bedeutung, dass er weder in den Notariatsakten noch in den verschiedenen Versionen des Testaments Erwähnung findet. Die These von der Ermordung Minchintons durch den Abgeordneten Sainte-Croix erscheint in meinen Augen immer glaubwürdiger.

Ich könnte es damit bewenden lassen und mir einfach eingestehen, dass ich immer über dieses Doppelrätsel eines Toten und eines Verschwundenen stolpern werde. Doch inzwischen ist es zu meiner Droge geworden, im zweiten Stock tonnenweise Papiere auszuheben, also setze ich bienenfleißig meine Arbeit fort. Von Zeit zu Zeit schicke ich Rebecca ein Foto von den Aktenstapeln, denn ich will keinesfalls den Kontakt zu ihr abreißen lassen. Sie antwortet mit einem lächelnden oder einem seufzenden Emoji. Bis sie eines Morgens eine Frage hinzufügt: «Hilfe gefällig?»

Von da an kommt sie an mehreren Nachmittagen pro Woche in die Couërons. Ich mache uns in der Küche einen Kaffee, den wir auf der Terrasse mit Blick aufs Meer trinken. Dann raucht sie eine Zigarette, und wir gehen ins Arbeitszimmer hinauf. Ich versuche so zu tun, als sähe ich die hässlichen roten Ränder und die bräunliche Kruste an ihrem rechten Auge nicht, genauso wie die dicken Gläser, die sie meistens durch Kontaktlinsen ersetzt. Bestimmt stört sie das beim Arbeiten, aber sie sagt nichts dergleichen.

Rebecca erweist sich als perfekte Archivassistentin – effizient, konzentriert und schweigsam. Einmal fragt sie, ob sie Musik auflegen könnte, und pickt sich ein paar von den verbliebenen Platten heraus: Chopin, Bach, Scarlatti. Sie hätte sich gut mit meiner Mutter verstanden, die das Cembalowerk des italienischen Komponisten bewunderte und seine fünfhundertfünfundfünfzig Sonaten fast alle mitsummen konnte.

Während Rebecca den Rest der Korrespondenz sichtet, seziere ich die nächsten Handlungsbücher. Anfangs handhabte sie die Akten mit chirurgischer Präzision, aus Angst, sie zu beschädigen; aber inzwischen ist sie sicherer im Umgang damit.

Ich genieße jede Sekunde, die wir zusammen verbringen. Ich mag ihre schweigsame Anwesenheit, ihren Lavendelgeruch, ihre Gelassenheit. Ich mag es, aufzuschauen und sie da sitzen zu sehen, versunken in den Dossiers. Sie ist wie eine Antithese zu meiner Ex-Frau, die ständig unter Strom stand. Paul hat schon recht, ich stehe total auf sie. Aber ich bin entschlossen, die von ihr gesetzten Grenzen zu respektieren. Andererseits denke ich, wenn sie beschlossen hat hierherzukommen, ist noch nicht alle Hoffnung verloren.

Sie hat mir gestanden, dass ihr Auge schmerzt, dass sie auf das Untersuchungsergebnis wartet und dass die Arbeit ihr hilft, nicht ständig daran zu denken. Ich verschweige ihr meine Sorgen, um ihre nicht zu vergrößern. Und zum ersten Mal seit Jahren habe ich das Gefühl, dass die Bitterkeit und die Traurigkeit, die mich so lange zermürbten, verflogen sind, und das verdanke ich ihrer Anwesenheit.

Einmal erwähnt sie ihre Forschungsarbeiten zur Salinität des Schwarzen Meeres, die das Thema ihrer Diplomarbeit in Chemie hätten werden sollen. Bei einem Portwein erklärt sie mir, dass die kalte Zwischenschicht dieses Binnenmeers, das an die Türkei und die Ukraine grenzt, giftige, aus der Fermentation von Algen entstandene Gase in der Tiefe festhält, dass aber dieses komplexe Ökosystem durch den Klimawandel bedroht ist. So präzise, wie sie die Untersuchungen schildert, die sie vor zwanzig Jahren durchgeführt hat, denke ich, muss es schmerzhaft gewesen sein, ihre Karriere aufzugeben.

Als Revanche erzähle ich ihr vom Mittelmeer und den Booten der Piraten: *Daher hat denn auch ein Gesetz, ein Mann, ein Jahr uns nicht allein von jener Not und Schmach befreit, sondern es auch dahin gebracht, dass wir endlich einmal wieder wirklich als Gebieter aller Völker und Nationen zu Land und zur See angesehen werden.* Sie ist einverstanden, zum Essen zu bleiben, und hilft mir bei der Vorbereitung. Jedes Mal fürchte ich den Moment, wenn sie nach dem Kaffee in die Nacht hinausgeht, aber sie weigert sich kategorisch, sich von mir begleiten zu lassen.

Vorgestern hat sie eingewilligt, dass wir uns duzen. Seither klingt jeder Satz von ihr wie eine Liebkosung.

Nein, noch ist die Hoffnung nicht verloren.

127.

Am Ende eines erstickend heißen Nachmittags, den wir hinter verschlossenen Fensterläden im großen Salon verbrachten, schlug ich Rebecca vor, baden zu gehen. Die Hitze in dieser zweiten Augusthälfte zeigte erneut ihre Zähne, und ich wäre über den Details eines Viehtransports durch die Vedettes bleues fast eingeschlafen. Ausgeschlossen, sagte Rebecca, sie habe weder ihre

Schwimmbrille noch einen Badeanzug dabei. Ich beeilte mich, in den Schubladen der Villa etwas Passendes für sie zu finden, und an den Strand könnte ich sie ja führen.

Wir mussten beide lachen, als sie in einem viel zu weiten bordeauxfarbenen Einteiler auftauchte, der möglicherweise Léone gehört hatte. Sie hatte ihre Kontaktlinsen herausgenommen, aber die Sonnenbrille aufgelassen. Ich nahm sie an der Hand, um mit ihr gemeinsam die Stufen vor dem Haus und dann die lange Treppe von der Stadtmauer zum Strand hinunterzusteigen, die steil wie eine Leiter war. Da sie ja kaum sehen konnte, nutzte ich die Gelegenheit, sie zu studieren. Sie war muskulös, schlank, definitiv sehr (zu?) schmal. Keine Narbe, keine Asymmetrie der Brust. Unbewusst suchte ich an ihrem Körper wohl nach Spuren ihrer Krankheit.

«Ist mir vielleicht ein Träger runtergerutscht?»

Kurzsichtig war sie, aber nicht blind.

«Entschuldige!»

Ich stieg eilends ins Wasser und schwamm etwa zehn Meter. In dieser schwülen Hitze bot der Ärmelkanal eine köstliche Abkühlung. Als ich mich umdrehte, sah ich, dass Rebecca zurückgeblieben war.

«Komm, das Wasser ist wunderbar!»

Sie hob zum Zeichen der Ohnmacht ihre Hände. Ich drehte um und schwamm zu ihr zurück.

«Ich kann da nicht rein. Ich hasse es, wenn ich nichts sehe.»

«Aber du kitest doch auch!»

«Dafür habe ich Sportbrillen in meiner Sehstärke.»

«Keine Angst, ich bleibe bei dir.»

Ich wartete, bis sie drin war, und folgte ihr dann. Sie schwamm sehr gut, achtete aber darauf, den Kopf über Wasser zu halten. Wenn sie irgendeine Unsicherheit zeigte, nahm ich ihre Hand, wie mein Bruder es immer mit mir gemacht hatte.

Wir waren ein wenig vom Ufer entfernt, als eine Welle sie überrumpelte. Sie schluckte Wasser und hustete. Trotz der schwarzen Brille, die sie mit dem Band festgezurrt hatte, blendete sie die Spiegelung. Ich fühlte, wie sie sich verkrampfte.

«Keine Panik, wir schwimmen zum Strand zurück!»

Wir schwammen noch ungefähr hundert Meter, dann bogen wir schräg Richtung Ufer ab. Wie schön, hier mit ihr zu sein! Wie schön, ihre Hand zu halten, im Rhythmus der Wellen dahinzugleiten, während die Flut uns sicher zum Hafen zurücktrug. Instinktiv benutzte ich die Worte meines Bruders, um Rebecca zu beruhigen:

«Hab keine Angst. Das Wasser trägt dich.»

Als wir wieder festen Boden unter den Füßen hatten, nahm sie die Sonnenbrille ab, um die Wassertropfen abzuschütteln. In diesem Licht glänzten ihre Augen wie flüssiger Azur mit Tupfen von Sonne und Gras. Eine Schönheit zum Verrücktwerden, trotz der vom Salz geröteten Lider und dem Grind auf ihrer Wunde. Um ihre Augen vor der Sonne zu schützen, schirmte sie sie mit der Hand ab. Aber ich hatte genug Zeit gehabt, Gefühle in ihrem Gesicht zu entziffern, die ich bei ihr noch nie gesehen hatte: Unbekümmertheit, Leichtigkeit und das Glück, hier zu sein.

«Du findest mich bestimmt lächerlich», sagte sie. «Eine Kiterin, die Angst vorm Wasser hat!»

«Im Gegenteil. Angst zu haben, wenn man keinen Halt hat, ist der Schlüssel zum Überleben.»

Wir waren in die Couërons zurückgekehrt, wo uns zwei sonnenwarme Handtücher auf der Terrasse erwarteten. Ich hatte Rebeccas Hand auf dem ganzen Heimweg nicht losgelassen – und sie hatte sie mir nicht entzogen. Als wir die Granitstufen hochstiegen, weckten ihr schlanker Hals und ihre Nackenwirbel in mir den irrsinnigen Wunsch, sie dort zu küssen. Aber sie konzentrierte sich auf den Weg und ertastete vorsichtig die Höhe jeder Stufe mit dem Fuß, bevor sie darauf trat; während ich sie dabei beobachtete, kam mir das Wort *handicap* in den Sinn. Später sollte ich erfahren, dass sie panische Angst vor Treppen hatte.

Während sie duschte, begnügte ich mich mit einer Katzenwäsche im unteren Badezimmer. Nach ein paar Minuten kam sie zu mir in den großen Salon. Ich glaube, dass sie es nicht bemerkte, aber sie bewegte sich durch die Räume, als wäre sie hier zu Hause.

«Danke, dass du den Bademeister gespielt hast.»

«Das können wir gern wieder machen, wenn du willst.»

Sie verstummte und sah aufs Meer. In ihren Augen glitzerte goldener Flitter, und egal, was ich mir einzureden versuchte, in meinem tiefsten Inneren wusste ich, dass ich mich gerade hoffnungslos in diese Frau verliebte. Und auch, dass sie klug genug war, dies zu bemerken. Ihr Gesicht verdunkelte sich.

«Yann, ich möchte nicht, dass du ...»

«Keine Sorge, du hast dich sehr klar ausgedrückt.»

Sie seufzte. Wieder einmal wählte sie ihre Worte sehr bewusst.

«Ich bin gern mit dir zusammen. Aber ich weiß nicht, wie es morgen aussieht.»

«Das heißt?»

«Ich habe meine Ergebnisse bekommen. Und muss vielleicht operiert werden.»

«Wo?»

Sie tippte mit dem Finger auf ihr Augenlid.

«Was ist los?»

«Das wüsste ich auch gern. Sie sagen, man müsse noch ein bisschen abwarten und die Entwicklung beobachten. Aber ich tue die ganze Zeit nichts anderes, als die Entwicklung zu beobachten. Bald kann ich keine Farben mehr sehen. Und keine Kanten. Ich stolpere ständig über Möbel und Bürgersteige. Alles wird grau, als ob die Welt hinter einer schmutzigen Glasscheibe wäre.»

«Es tut mir so leid!»

Sie schüttelte den Kopf und seufzte wieder.

«Kannst du dir vorstellen, den ganzen Tag lang das zu tun, was du heute Nachmittag getan hast: Blindenhund spielen?»

Ihre Worte waren von unerträglicher Brutalität, für uns beide.

«Das kannst du so nicht sagen!», protestierte ich.

«Doch, natürlich kann ich das. Und das muss ich auch. Dir zuliebe. Oder soll ich dir etwas vormachen? Dich so lange hinhalten, bis ich irgendwann mal sage: Nein, es ist zu hart, ich kann nicht mehr.»

Stille sank zwischen uns herab.

Durch Rebeccas Formulierung schimmerte ein Geständnis, das ihr bestimmt nicht leichtgefallen war. Was sollte ich erwidern, wenn ich sie nicht noch mehr verletzen wollte? Die Feigheit der anderen hatte sie zur Genüge erlebt. Und welches Versprechen könnte ich halten?

Stumm saßen wir da und verfolgten den Tanz des Meeres, das Blau des Himmels schmiegte sich an das Blau der Wellen, Sand und Licht von Cézembre verblassten vor dem glühenden Horizont, der bald lichterloh in Flammen stehen würde, wenn die Sonne unterging. Schweigend schauen und schwelgen, solange es noch möglich war.

128.

Saint-Malo, 27. Juli 1914

Liebste Julia,

Ende der Woche wird die Generalmobilmachung verkündet. Ich bitte Sie, die Pension Sobieski zu verlassen und schnellstens nach Hause zu kommen. Alfred holt Sie morgen mit dem Auto ab. General Kérautret will mich ins Schiffsdepot nach Brest verset-

zen. Der aktive Dienst wäre mir lieber gewesen, aber angesichts meiner so kurz zurückliegenden Operation würde ich wohl für untauglich erklärt.
Es steht zu befürchten, dass auch Alexander, der Offizier der Reserve ist, eingezogen wird.
Aus Gründen, die Sie sicher verstehen, werde ich keinen Versuch unternehmen, mich der Einberufung zu entziehen.
Am Samstag will ich Saint-Malo möglichst spät verlassen in der Hoffnung, Sie vor meiner Abreise noch einmal zu sehen. Hélène wird für die Zeit meiner Abwesenheit zu Ihnen in die Couërons ziehen.
Wir müssen Mut beweisen und unsere Kinder beschützen.
Aber bitte, quälen Sie sich nicht meinetwegen. In Brest besteht keine Gefahr, jedenfalls weniger als unseren jungen Arbeitern in La Richardais droht, die bald in Richtung Osten ziehen müssen.
Während meiner Abwesenheit sollten Sie sich an das halten, was wir abgemacht haben, und niemals davon abweichen. Gehen Sie auf nichts ein (darum kümmert sich Maître Sorsoleil). Falls man Sie fragt, schreiben Sie mir unter der vereinbarten Chiffre.
Tragen Sie Sorge für die Kleinen, lieben Sie sie mit all Ihrer Kraft.
Ich werde jeden Tag für Sie beten.
Gott schütze uns.
Ich umarme Sie, liebste Julia.
Octave

129.

Es war Rebecca, die auf die Entlassungspapiere vom 17. September 1915 gestoßen ist. Eingedenk des Umstands, dass Monsieur de Kérambrun Witwer und Vater dreier minderjähriger Kinder ist, wird er von der französischen Armee demobilisiert und mit dem Auftrag der Fortsetzung seiner Geschäftstätigkeit nach Saint-Malo zurückschickt. Als Zivilist und Fabrikant ist er von größerem Nutzen als in Uniform im Arsenal von Brest.

Der sanfte, fromme Octave, den die Schuldgefühle nach dem Untergang der *Marie-Suzanne* krank gemacht haben, rüstet jetzt wie am Fließband todbringende Waffen wie Kreuzer, Torpedoboote und U-Boote aus.

Ich habe gerade seine Korrespondenz mit Admiral Boué de Lapeyrère durchgesehen. Dieser bedankt sich für Octaves bedeutenden Beitrag zu den Kriegsanstrengungen – es ist immer noch 1915 – und bittet ihn, sich unverzüglich ins Marineministerium zu begeben, um mit neuen Missionen betraut zu werden.

«Schau, eine Berichtsakte ...»

Rebecca zeigt auf eine Sammelmappe mit blauem Stoffeinband, die sie gerade aufgeschlagen hat. Der Inhalt ist jüngeren Datums, voller Rechnungen und Computerausdrucke.

«Wo hast du sie gefunden?»

«Unter den anderen.»

Diese Mappe habe ich noch nie gesehen. Wahrscheinlich kam sie irrtümlich mit, als ich die Aktenstapel umschichtete. Beim ersten Blick weiß ich, von wem die handschriftlichen Notizen sind, und mein Gesicht friert ein. Rebecca bemerkt es.

«Alles in Ordnung?»

Ich versuche, den Gefühlsaufruhr in meinem Inneren zu verbergen.

«Das ist von meinem Bruder. Ich habe erst vor Kurzem erfahren, dass er eine Geschichte der Firma schreiben wollte.»

Diesmal verschließe ich mich wie eine Auster. Ich blättere ein wenig in der Akte. Fotokopien, mehrere Abschnitte. Hier kann ich nicht weitermachen. Ich muss allein sein, um diese Seiten zu berühren, die er beschrieben und in der Hand gehalten hat. Aus Taktgefühl wendet Rebecca den Blick ab.

Um mich wieder zu fangen, schlage ich die Mappe irgendwo anders auf. «Hervieu» steht da, der Name von Octaves Bankbevollmächtigtem. Überweisungen. Zahlungsaufträge für die Werft von Père Gautier und Dutzende andere Gläubiger, von denen ich nur die Namen kenne. Aufschlüsselungen der Ausgaben. Mir wird schwindelig von den vielen Papieren. Ein Schreiben von 1921 mit der ausdrücklichen Anweisung an die Kreditbank in Rennes, die quartalsweisen Zahlungen an M. Minchinton, Augustus, wohnhaft Rue du Mont Soher in Saint-Brélade, Vogtei Jersey, einzustellen.

9. Mai 1921.

Und schon stürzt das Gebäude, an dem ich seit Wochen arbeite, in sich zusammen.

Ich reiche Rebecca das Blatt. Sie ist genauso verblüfft wie ich.

«Also kann der Tote auf der Insel nicht Minchinton sein!»

«Und Sainte-Croix ihn 1914 nicht umgebracht haben.»

«Wenn das Skelett nicht von Minchinton ist, von wem dann?»

«Sehr gute Frage!»

Nach meiner Kenntnis gab es jedenfalls nur drei große, wohlhabende Männer mit guten Zähnen, die einen Siegelring mit dem Firmenwappen trugen: Kérambrun, Minchinton und Sainte-Croix.

Aber Tote schicken keine Briefe. Oder?

Ich stehe auf und lese über Rebeccas Schulter noch einmal Hervieus Schreiben durch. Außer dass Minchinton 1921, also sieben Jahre nach Ambroises Verschwinden, noch am Leben war, erfahren wir daraus, dass er von Octave eine Rente erhielt. Aber warum sollte der ihm über die ihm zustehenden Dividenden hinaus privat Geld überweisen? Und wieso hatte ich in den Notariatsakten keine Spur von dieser Verfügung gefunden? Es sieht ganz so aus, als hätte der Engländer etwas zu Geld gemacht, etwas, das wertvoller war als Getreidesäcke und Whiskyfässer. Und für meinen Vorfahren, der ihn nicht besonders schätzte, wichtig genug, ihm vierteljährlich einen Betrag von mehreren Tausend Euro zu überweisen.

Immerhin haben wir nun endlich eine Adresse. Auch wenn sie hundert Jahre alt und vielleicht gar nicht mehr gültig ist, möchte ich sofort hinüberfahren und nachschauen, wo der geheimnisvolle Irre mit dem Polarschiff damals wohnte.

130.

Drei Tage später hatte ich den erstbesten verfügbaren Platz auf einer der Condor Ferries gebucht. Rebecca konnte nicht mitkommen, sie erwartete ihre Tochter. Bei ihrer Ankunft endete eine der längsten Hitzewellen, die es je an der Küste gegeben hatte, mit einem Sturzregen.

Ich hatte nichts dabei außer meinem Pass, einer Landkarte und einer hundert Jahre alten Adresse – nicht gerade viel, um ein Gespenst wiederzubeleben. Während der Fahrt über das misslaunige Meer, das viele Passagiere zu den Toiletten trieb, stellte ich mir vor, wie viele Dutzend oder sogar Hundert Male Octave, Ambroise und Augustus hier wohl übergesetzt hatten. Und das bei weit schlechterem Wetter als an diesem windigen Augusttag. Auf einmal empfand ich absurderweise Stolz, in dem Haus jenes Mannes zu residieren, der zu seiner Zeit diese Schiffsverbindung ermöglicht hatte.

Trotz Regen stand ich auf dem Achterdeck und sah Cézembre entschwinden. Wessen Leiche hatte man denn nun dort gefunden? Ein Jahrhundert später Sherlock Holmes spielen zu wollen, war nicht meine beste Idee gewesen – ich hatte mich total verrannt. Der große Historiker der Sorbonne lag komplett daneben. Ich bedauerte fast, andere wie Xavier, Kérézéon oder Rozen mit hineingezogen zu haben, hätten meine Spekulationen nicht auch zu einer Annäherung an Rebecca geführt.

Als ich ankam, dünsteten die vom Regen frisch gewaschenen Straßen den hartnäckigen Geruch von Petrichor aus, ein Zeichen dafür, dass die Trockenheit auch hier zugeschlagen hatte. Und immer wieder dieses dumpfe, starke, zwischen Grau und Blau changierende Licht; und die bei Ebbe weit ins Meer reichende Schlickfläche im Hafen von Saint-Hélier, ein Erbe des vor Urzeiten unter Sand und Algen begrabenen neolithischen Waldes.

Ich hätte den Bus nehmen können oder ein Taxi, aber ich ging lieber am Ufer entlang. Der Nieselregen verströmte eine angenehme Frische, hörte aber bald auf und wich einer durch ein paar Wolken gedämpften Sonne. Die Landschaft lud ein, sich den Ort fern der Touristenmenge in Stille anzueignen. England begrüßte mich freundlich mit den blauen, grünen und pastellgelben Strandhäuschen, die wie ein Regenbogen die Bucht von Saint-Hélier säumten. Ich ging über Sand und Steine, den feuchten Asphalt, traf Spaziergänger mit Hund, Greise, die sich auf einer Bank ausruhten, und Angestellte, die auf Elektrorollern zum Strand sausten. Die Kilometer schmolzen unter meinen Füßen nur so dahin.

Mein erster Halt war Saint-Aubin mit der Kirche Sainte-Brélade. Eine Hafenstadt mit bunten Fassaden, Jachthafen und modernsten Schiffen. Die Häuser entlang der Hafenmauer und am Hang eines bewaldeten Hügels waren nicht so spektakulär wie die Villen auf dem Sillon; hier schlummerte der Reichtum anderswo, verborgen in Schließfächern und Banken.

Das Haus von Augustus Minchinton befand sich im äußersten Südwesten der Insel, Richtung Phare de la Corbière. Angesichts der Strecke, die noch vor mir lag, überlegte ich, ob ich zu Fuß weitergehen oder doch lieber den Bus nehmen sollte. Ich fragte eine elegante Dame, die mich davon überzeugte, den Fußweg zu nehmen. *«Such a nice walk»*, sagte sie lächelnd. Ich betrachtete die blonde Sechzigjährige, deren Mützenschirm vom selben Königsblau war wie das Geschirr ihres Hündchens. Luxus und Geld mussten das Leben auf dieser Insel unwirklich sanft erscheinen lassen.

Es war ein guter Rat. Auf dem von Baumgruppen und riesigen Hortensien gesäumten Pfad fühlte ich mich fast wie im Wald, hätte nicht da und dort ein Green oder ein Feld durch den Vorhang der Bäume gelugt. Den Weg säumten Schilder mit Aufrufen, keine Kröten zu zertreten oder bei der Suche nach weggelaufenen Katzen zu helfen *(«Socks, very friendly»)*. Die wie durch ein Wunder in der Akte Hervieu entdeckte Adresse von 1921 existierte noch: ein stattliches Herrenhaus aus Granit, das wie ein den hiesigen Traditionen angepasster Nachbau der Villa in den Couërons aussah. An der Tür zwei Namen: «Sheringham-James».

Die Frau, die mir öffnete, war noch keine dreißig. Höflich, aber misstrauisch hörte sie mir zu, als ich in rudimentärem Englisch meinen Sermon herunterleierte. Meine Nachforschungen schienen sie zu verunsichern. Am Ende zeigte sie Richtung Osten und sagte: *«You should speak with Barbara. She knows everything about everyone here.»* Vom Rest ihrer Erklärungen verstand ich nur, dass besagte Barbara früher in diesem Haus gewohnt hatte und heute ganz in der Nähe, in der Rue du Grouet, anzutreffen war. Angesichts meiner mäßigen Gewandtheit in der Sprache Shakespeares schrieb sie Namen und Adresse auf ein Post-it. Ich hätte so gern einen Blick ins Innere des Hauses geworfen, traute mich aber nicht, sie noch weiter zu behelligen.

Es war fast Mittag – auch auf Jersey kein guter Zeitpunkt, bei jemandem zu klingeln. Die Dame mit dem Hündchen hatte mir versichert, dass ich den Spaziergang zum Leuchtturm nicht bereuen würde. Also ging ich weiter, bis das dichte Grün jenem seltsamen Zwischenreich wich, in dem sich die Wolken so mit Licht und Wasser vollgesogen haben, dass ihr Schimmer das Meer verrät.

Auf einmal stand der Leuchtturm vor mir: ein stämmiger weißer Ausguck an der äußersten Spitze der Felsen. Er war so perfekt in seine Umgebung eingepasst, dass man meinen könnte, die Natur hätte diesen Vorsprung extra für ihn geschaffen.

Hier, auf der Pointe de la Corbière, zwischen Stein, Sand und Küste, hatte der Mensch wieder einmal Mauern sprießen lassen; doch diesmal nicht, um zu kämpfen, sondern um den durch die Nacht irrenden Seeleuten einen sicheren Kurs zu weisen in einer Zeit, als Radar und Satelliten noch Zukunftsmusik waren. Zahlreich waren die Schiffe der Vedettes bleues, die ihm dafür dankten.

131.

Ich wartete bis halb drei, um Barbara Lagresley meine Aufwartung zu machen, und betete, sie zu Hause anzutreffen. Durch das Gittertor und die Bäume erkannte ich ein kleines Manor aus grauem und weißem Stein mit einem seitlichen Türmchen. Meinem Klingeln folgte Gebell, dann hörte ich eine Türe knarren. Zwei Labradore rannten auf mich zu. Die Frau hinter ihnen mochte um die siebzig sein. Ihr Kleidungsstil folgte Gesetzen, die nur für Engländerinnen zu gelten scheinen: grüner Rock, purpurnes T-Shirt, ziegelrotes Tuch, die grauen Haare mit einer Haarnadel in Libellenform zu einem struppigen Knoten hochgesteckt;

auf ihrer Brust baumelte eine zitronengelbe Brille an einer Kette. Als sie die Hunde zurückzerrte, klimperten zahlreiche Armreifen an ihren Handgelenken. Jeder ihrer Bewegungen entströmte Veilchenduft.

«May I help you?»

Als ich im Zuge meiner Erklärungen den Namen Augustus Minchinton erwähnte, merkte sie auf.

«How did you hear about him?»

«He was my great grandfather's partner, at the beginning of the last century.»

«Treten Sie ein!»

Erleichtert stellte ich fest, dass sie Französisch sprach. Als Mrs Lagresley das Tor öffnete, sprangen die Hunde an mir hoch und stießen mich fröhlich herum. Dann durchquerten wir einen kleinen Garten voller Hortensien und Haselnusssträucher und stiegen die Freitreppe zum Haus hinauf, in dessen Frontispiz die Jahreszahl 1895 stand. Durch ein Vestibül kamen wir in einen mit Büchern und Bildern überladenen Salon. Anschließend führte die Hausherrin mich auf eine Veranda, die zu einem anderen, größeren Garten hinausging. Das Haus quoll über von Gegenständen, Büchern, Batiken, Vasen und Statuetten aus Asien – ein wahrer Trödelladen. Mrs Lagresley bot mir eine Erfrischung an und verschwand in einem Nebenraum, aus dem sie mit Gläsern und einer Karaffe auf einem Tablett zurückkam.

«Erklären Sie mir bitte noch einmal, wer Sie sind. Ich bin nicht sicher, ob ich das richtig verstanden habe.»

Ihr Französisch war tausendmal besser als mein englisches Kauderwelsch. Ich begann noch einmal von vorn, erzählte ihr von der Malouinischen Schifffahrtsgesellschaft, dem Linienverkehr nach Jersey, dem gleichzeitigen Verschwinden von Ambroise de Sainte-Croix und Augustus Minchinton und dem Dokument, das mich hierhergeführt hatte. Während ich sprach, grunzten die

Hunde zu unseren Füßen vor Behagen. Als ich das Foto der drei Reeder hervorholte, nahm sie es mir gleich aus der Hand.

«Das ist er, Augustus», rief sie und tippte auf das Gesicht des Mannes in Kapitänsuniform, und wieder klimperten ihre Armreifen.

«Woher kennen Sie ihn?»

«Stellen Sie sich vor, mein Lieber, meine Familie wohnt seit 1782 auf der Insel! Wir sind alle hier geboren. Und Augustus Minchinton war ein entfernter Verwandter meines Großvaters.»

«Unglaublich!»

«Nicht unbedingt. Die Insel ist klein, und wie Sie wissen, haben reiche Erben die Neigung, reiche Erbinnen zu ehelichen.»

Rebecca hatte ungefähr dasselbe über die alteingesessenen Familien Saint-Malos gesagt.

«Falls es Sie interessiert: Ich habe eine Website, auf der ich die Geschichte der wichtigsten Familien Jerseys im letzten Jahrhundert festgehalten habe.»

«Sie sind Ahnenforscherin?»

«Keineswegs! Ich war Bühnenbildnerin bei der BBC. Und ich verarbeite Steine, die man nur hier findet, zu Schmuck. Aber ich liebe diese Insel und alles, was mit ihr zu tun hat.»

Barbara zündete sich eine Craven A an und bedeutete mir, mich aus dem Päckchen zu bedienen, wenn ich wollte. Heroisch widerstand ich ihrem Angebot.

«Zufällig kenne ich die Geschichte von Augustus etwas besser als die der anderen Familienmitglieder. Er war ein Original, ein Exzentriker. Er hätte eine wunderbare Vorlage für diesen französischen Romancier abgegeben, der von futuristischen Forschungsreisen und furchtlosen Helden erzählte.»

«Jules Verne?»

«Richtig. Augustus wäre in jedes Gefährt eingestiegen, das schwimmen, fahren oder fliegen konnte.»

«Mein Urgroßvater spielte oft darauf an, dass er zum Pol fahren wollte ...»

«Ja, und nicht nur dorthin! Zur großen Verzweiflung seines Vaters übrigens. Er war der Nachfahr einer Familie von Gemüsebauern, die im 19. Jahrhundert reich geworden war. Seit der dritten Generation machten die Abkömmlinge der Familie glänzende Karrieren als Richter, Ärzte oder Reeder – oder wurden gut verheiratet ... Nur Augustus lebte vom Wohlstand der Familie, bis seine Eltern ihm den Unterhalt strichen. Er versuchte es bei der Royal Navy, wo er wegen irgendeiner dubiosen Geschichte hinausgeworfen wurde. Daraufhin ging er zur Handelsmarine.»

«Wie haben Sie davon erfahren?»

«Durch meine Großmutter. Sie hatte den Sohn eines Bruders von ihm geheiratet. Zu Hause sprachen wir oft über Augustus. Er war gewissermaßen der Star unserer Familie. Weil, wissen Sie, er war ein bisschen verrückt. Er hatte geschworen, koste es, was es wolle, mit dem Schiff zum Nordpol und zu den Kerguelen zu reisen, er besaß eine Montgolfière und ein Wasserflugzeug ... Das Geld rann ihm durch die Finger. Es gab Gerüchte um irgendwelche dubiosen Geschäfte mit Schottland. Und seine Frauengeschichten. Mit seinen ganzen Machenschaften und seinen Schulden hatte er den Ruf der Familie dermaßen kompromittiert, dass sein Vater ihn zwang, deren Namen abzulegen und stattdessen den des erloschenen Zweigs der Minchintons anzunehmen. Eigentlich hieß er Venemont, Augustus Venemont.»

Ich begann zu verstehen.

«Wissen Sie auch, was 1914 passiert ist? In den Archiven meiner Familie hat er danach keine Spuren mehr hinterlassen.»

«Natürlich! Damals hat er sich der *Endurance*-Expedition angeschlossen. Sagt Ihnen das etwas?»

«Überhaupt nichts.»

«Sie stand unter der Führung von Ernest Shackleton, einem

Polarforscher aus Irland. Er wollte die Antarktis durchqueren und hat es geschafft, eine Expedition auf die Beine zu stellen. Sie legten 1914 in Plymouth ab.»

«Und wann genau?»

«Anfang August. Churchill bestand darauf, dass sie trotz Kriegserklärung mit den Vorbereitungen weitermachten. Aber die Männer froren im Eis fest und waren fast zwei Jahre lang unter grauenhaften Umständen im Packeis gefangen. Am Ende wurden fast alle gerettet. Kaum war Augustus in England zurück, wurde er zur Royal Navy eingezogen – es war Krieg, und man brauchte Soldaten. Er hat auch gekämpft. Und war ziemlich tapfer, wie man hörte. Nachdem sein Ruf durch die Expedition wiederhergestellt war, hatte der Vater ihm vor seiner Abreise erlaubt, den Familiennamen wieder anzunehmen. 1921 ist er bei dem Versuch, den Ärmelkanal zu überfliegen, abgestürzt. Sein Flugzeug war nicht sehr sicher; zwei Männer sind durch seine Schuld ums Leben gekommen.»

Das erklärte die Einstellung der Zahlungen vonseiten Octaves.

«Und warum konnte ich in den Zeitungen von damals nichts darüber finden?»

«Sie hätten unter ‹Augustus Venemont› suchen müssen ... Seine Polarexpedition sollte ihn berühmt machen und den Namen seiner Familie in hellem Glanz erstrahlen lassen. Das ist ihm geglückt – auch wenn die Wiederaufnahme in den Schoß der Familie nicht lange gehalten hat.»

«Warum?»

«Das weiß ich nicht. Offensichtlich wollte sein Vater ihn irgendwann nicht mehr sehen.»

Barbara konnte mir nicht sagen, ob Minchinton – oder besser Venemont – nach dem Krieg weiterhin Geschäfte machte. Dafür bestätigte sie, dass er keine bekannten Nachkommen hatte. Das Herrenhaus in der Rue de la Corbière habe zunächst seine

Schwester geerbt, bis es nach etlichen Heiraten schließlich ihrer Familie zugefallen sei. Sie habe eine Zeit lang darin gewohnt, bevor sie sich in ihrem jetzigen Haus niederließ.

«Und wo ist er beerdigt?»

«Nirgends. Aber er hat einen Grabstein auf dem Inselfriedhof. Wenn Sie ein wenig Zeit haben, begleite ich Sie dorthin.»

Ich lehnte ab, unter Berufung auf den Fährfahrplan, und wechselte schnell das Thema.

«Ihr Haus ist ein ganz besonderer Ort ...»

«Mit der Zeit ist mir das nicht mehr so bewusst. Doch, manchmal, wenn ich aus London heimkehre oder von einer Reise. Das sind die Inseln, mit ihren guten und ihren weniger guten Seiten ... Und wo wohnen Sie?»

«In Saint-Malo, im Haus meines Urgroßvaters.»

«Und Sie wollen seine Geschichte aufschreiben, ja?»

«Das hatte ich eigentlich nicht vor ...»

Barbara zog die Augenbrauen hoch.

«Was wollen Sie denn sonst mit Ihren Entdeckungen machen?»

«Ich weiß nicht ... Darüber muss ich noch nachdenken.»

Sie lächelte.

«Denken Sie nicht zu lange nach, mein Lieber. Wie eine alte französische Freundin von mir oft sagte: Man muss die Gelegenheit beim Schopfe packen.»

132.

Als ich vor ein paar Monaten Octaves Briefe an Julia zum ersten Mal las, sind mir viele Einzelheiten entgangen. Ich war einfach zu ungeduldig und ließ mich zu sehr von meiner Neugier mitreißen. Doch ab August 1914, dem Jahr, in dem die Reihe der Handlungsbücher abbricht und Alexandre Dubuisson an die Front geschickt wird, sind sie so ziemlich das Einzige, was ich habe. Wieder verblüfft mich der Wechsel im Ton, seit Octave bei der Garnison in Brest ist, aber aus anderen Gründen als beim ersten Mal.

Damals hatte ich seine Wortkargheit auf die Zensur zurückgeführt. Zu wissen, dass jedes Wort von einem Generalstabsoffizier überprüft wird, dämpft natürlich den Gefühlsüberschwang. Aber das war zu voreilig. Tatsächlich findet diese Veränderung erst ein paar Monate nach Octaves Einberufung statt. Seine ersten Briefe aus Brest sind sehr liebevoll: Der Reeder versucht, seine Frau zu beruhigen, was die Dauer seiner Abwesenheit anbelangt, und umschreibt die Tätigkeiten, für die er abkommandiert wird, mit ausweichenden Worten («eine neue Art Boot») – als setzte er einfach die alte Gewohnheit fort, Julia von seiner Arbeit zu erzählen. Über Minchinton verliert er kein Wort.

Erst ab Ende September hält die Kälte Einzug in seine Briefe. So schreibt er: «Zu meiner großen Überraschung habe ich von dieser Neuigkeit erfahren.» Es folgt eine Pause von vierzehn Tagen. Danach ist Octave stets kurz angebunden, spricht nur von Ernest und Armand und gibt Erziehungsratschläge. Die Zeichen der Fürsorge haben einer eisigen Höflichkeit Platz gemacht.

Ein paar Wochen später spricht er mit seinem Notar.

Von Oktober bis Januar fragt er nicht ein einziges Mal nach dem Befinden seiner Frau, obwohl ihn ihre Gesundheit sonst immer beschäftigt hat. Ende November wird eine leichte Besänftigung sichtbar; immerhin fragt er, ob sie «den enormen Blutverlust» gut überstanden hat. Das sind seit Monaten die ersten persönlichen Worte, die er an sie richtet. Wenn Rebeccas Hypothese stimmt, ist er, nachdem sein Zorn verraucht ist, wahrscheinlich zwischen Groll und Sorge hin- und hergerissen. Oder hat er – nicht ohne schlechtes Gewissen vermutlich – etwa auf eine Fehlgeburt gehofft?

Aber das Baby ist da, wirklich da. Am 5. März ist es zur Welt gekommen. Einen Monat später findet die Taufe statt – ohne Octave. Angeblich war es ihm unmöglich, Urlaub zu bekommen. Ich vermute eher, dass es ihn überfordert hätte, vor seiner Frau, dem Pfarrer und allen anderen gute Miene zum bösen Spiel zu machen.

Ob er wusste, wer der Kindsvater war? Falls es darüber einen schriftlichen Austausch gab, würde ich wetten, dass er sämtliche Briefe vernichtet hat; schließlich hat er sich von fast allen Briefen Julias getrennt.

Eine Woche nach der Geburt des Kindes teilt Octave Julia mit, er habe wiederholt darum gebeten, auf ein Kriegsschiff versetzt zu werden. Doch die Aussichten darauf, die schon wegen der Operation nicht besonders gut waren, haben sich durch die Ankunft des neuen Familienmitglieds weiter verschlechtert – gehbehinderte Familienväter haben bei der Marine nicht gerade die oberste Priorität. Doch Octave gibt nicht auf. Und die Botschaft ist klar: Er will seine Frau nicht mehr sehen, und wenn es ihn das Leben kostet.

Die folgenden Briefe enthalten ausschließlich Listen von Vorschriften und Anweisungen. Dubuisson ist eingezogen worden; er wird durch Hélène Le Mélinaire ersetzt, die mangels Männern die Zügel des Unternehmens in die Hand nimmt. Für das Baby muss noch ein Zimmer hergerichtet werden, doch auch der Butler ist im Krieg. «Sie sollten wissen, dass Grivolat nicht wiederkommt», schreibt Octave an Julia. Er bittet Sie, sich zu gedulden und «das Kind» (das er nicht beim Namen nennt) inzwischen irgendwie anders unterzubringen.

Jeden seiner Briefe beschließt er mit der Floskel «Gott helfe uns», was einiges über seinen Gemütszustand aussagen dürfte.

133.

In Gedanken habe ich die Puzzleteile ständig neu zusammengesetzt: Minchinton ist sieben Jahre nach dem Verschwinden des Abgeordneten über dem Ärmelkanal abgestürzt. Wer ist also der auf Cézembre begrabene Tote mit dem Siegelring? Abgesehen von den Hinweisen des Rechtsmediziners an Colonel Rozen gibt es dafür zwar keinerlei Belege – aber für mich deutet alles auf Ambroise hin.

Von Anfang an hatte ich mich an seinen Abschiedsbrief gehalten, er war der Dreh- und Angelpunkt meiner Überlegungen. Dass er geschrieben wurde, bedeutet, dass der Abgeordnete am Leben war. Auf der Flucht vielleicht, aber am Leben. Vielleicht hatte ich aber auch die falschen Schlüsse gezogen, und der Brief wurde postum aufgegeben, um Spuren zu verwischen, und zwar von derselben verbrecherischen Hand, die den Verfasser um sein Leben gebracht hatte.

Ich zögerte, noch einmal Pierre Rozen zu kontaktieren – er sollte mich nicht für merkwürdig halten. Schließlich griff ich doch zum Telefon. Zu meiner großen Erleichterung lachte mein Ex-Student mir nicht ins Gesicht, sondern empfahl mir, mich direkt an Professorin Kämper zu wenden, die Rechtsanthropologin aus Mainz. Zwei Tage später sitzt mir eine Frau mit krauser Mähne in einer Videokonferenz gegenüber. Paul hat sich zu meiner Unterstützung dazugeschaltet und übersetzt meine gewundenen Ausführungen so gut er kann.

Die Anthropologin hört aufmerksam zu. Ich erwähne die Verformung am Schädel der Leiche.

«Wäre das kompatibel mit einer Trepanation?»

Paul plagt sich mit dem Wort Trepanation, also formuliere ich es in «chirurgischen Eingriff» um. Ich sehe, wie Frau Kämper einen Ordner aufschlägt und den Zeigefinger auf eine Zeile setzt. Dann spricht sie lange, und Paul fasst das Gehörte für mich zusammen.

«Sie sagt, dass der Knochen an dieser Stelle des Schädels nachgewachsen ist. Also liegt die Verletzung des Mannes zum Todeszeitpunkt bereits Monate oder Jahre zurück.»

Ob sie mir noch etwas zur Datierung der Knochen sagen kann? Auch hier wieder eine ausführliche Erörterung, der ich nur das Wort *Massenspektrometer* entnehme. Es stellt sich heraus, dass sie mit der modernsten Technik gearbeitet hat und daher die Zeitspanne nun sehr genau eingrenzen kann: Das Skelett kann erst nach 1900 auf der Insel deponiert worden sein. Zum Abschluss frage ich sie noch, ob es möglich sei, einen Toten anhand seiner Nachkommen zu identifizieren.

«Auf jeden Fall», übersetzt Paul. «Wenn ein Familienmitglied seine DNA zur Verfügung stellt.»

Wenn ich bereit sei, die Kosten dafür zu übernehmen, könnte sie die Analysen selbst durchführen. Ich nicke und nehme mir vor, Rebecca bei unserem nächsten Treffen darauf anzusprechen. Nachdem die Anthropologin sich verabschiedet hat, bleiben Paul und ich noch eine Weile online. Er scheint von meiner Hartnäckigkeit beeindruckt zu sein und verblüfft, dass Rebecca durch ihren Urgroßvater tatsächlich mit der Geschichte unserer Familie verknüpft ist.

Später frage ich mich, ob wir das Pferd womöglich von hinten her aufgezäumt haben. Vielleicht war es ja umgekehrt: Minchinton hat Ambroise getötet und ihn auf Cézembre beerdigt. Und das Ganze hatte etwas mit dem berühmten Abendessen am 6. Juni zu tun. Die Kérambruns – Julia, ihr Mann und die Dienstboten – sind eingeweiht und liefern mit ihren übereinstimmenden Aussagen eine vorher abgesprochene Version der Wirklichkeit. Dass der Engländer von Octave Geld erhält, ist nur ein zusätzliches Indiz. Augustus Minchinton ist eine schillernde Persönlichkeit; er hätte keine Skrupel, sich sein Schweigen vergolden zu lassen, sofern er über einen Hebel zur Erpressung verfügte. Vielleicht ist er es ja, mit dem Julia keinesfalls sprechen darf.

Ich verstehe nur nicht, weshalb mein Vorfahr Minchintons Tat gedeckt und ihm auch noch Geld gegeben haben soll, statt ihn anzuzeigen. Aber was auch immer die Gründe dafür gewesen sein mögen – das Dokument, das Rebecca und ich ausgegraben haben, belegt zweifelsfrei, dass er es getan hat.

134.

Der August nähert sich seinem Ende. An diesem lauen Morgen rollen die Wassermassen, vom Mond magnetisch angezogen, langsam Richtung Strand. Zu diesem Zeitpunkt kann sie keine Kraft der Welt mehr aufhalten. Tausende Kubikmeter graugrünes Wasser, das an den Felsen leckt, die Bojen anhebt und die Baumstämme umspült, die im rechten Winkel zur Festungsmauer ins Meer gerammt sind. Das Meer schlingt sich um die schwarzen Astknoten, verschluckt die Stämme zu drei Viertel und erreicht den Fuß der Treppen, die es täglich neu zerfrisst, genauso wie die rostigen Eisengeländer. Doch der Tidenhub ist schwach, der Anstieg langsam, die Oberfläche ruhig.

Der wahre Kampf spielt sich woanders ab, vor den Blicken der Menschen verborgen. Tief in den Eingeweiden des Strandes finden gewaltige Umschichtungen statt, im Sekundentakt entstehen und vergehen Kathedralen, unsichtbare wandernde Bauwerke, die von flimmernden Wirbeln zum Strand getragen werden, wo sie in sich zusammenstürzen. Das Meer greift sich Tonnen von Kristallen, Muschelschalen und Felsfragmenten, die es so lange zermahlt, bis sie zu Sand geworden sind. Wer weiß, vielleicht findet sich in der über Jahrtausende entstandenen Sandmischung am Sillon die archäologische Signatur von Vierkantsteinen, die das Meer untergegangenen Häusern entrissen hat, von alten Pachtwirtschaften, dem Kloster oder den versunkenen Stämmen des fossilen Waldes. Ein Stück ihrer vergessenen Geschichte, eingeschrieben in die mineralogische Zusammensetzung dieses glitzernden, fluiden Sternenstaubs, der den Übergang zwischen dem Festen und dem Flüssigen bildet mit seinen winzigen Körnchen, diesem Symbol der Ferien, das an den Fußsohlen klebt, zwischen den Zähnen knirscht und sich in den Handtüchern und Sandalen der Badegäste festsetzt.

Professorin Kämper hatte mir einen Umschlag mit dem DNA-Testkit geschickt. Es eilte zwar nicht, war aber ein wunderbarer Vorwand, Rebecca eine Nachricht zukommen zu lassen.

Am nächsten Tag sah ich sie mit ihrer Tochter am Strand, wollte aber nicht stören. Sie gingen Arm in Arm. Sonja war groß und schlank wie ihre Mutter, die ihre dunkle Brille aufgesetzt hatte. Von fern betrachtet, war es eine zärtliche Zweisamkeit zwischen Mutter und Tochter. Aber, schoss es mir plötzlich durch den Kopf, es war auch eine Vorahnung ihres künftigen Lebens als Sehbehinderte, die geführt werden muss. Ob sie einen Stock brauchen würde? Ich wollte es nicht glauben. Normalerweise täuschte sie gekonnt über ihren Zustand hinweg. Doch mit einem Mal sprang mir der Ernst ihrer Lage ins Auge.

Zwei Tage später rief sie mich an. Es amüsierte sie anscheinend, mir dabei zuzusehen, wie ich jeden Stein zweimal umdrehte.

«Dann ist es also jetzt mein Vorfahr, der dort liegt?»

«Beim derzeitigen Stand der Dinge riskieren wir doch nichts, wenn wir es überprüfen.»

Ich schlug vor, ihr das DNA-Kit zu übergeben, wenn sie das nächste Mal in die Couërons käme.

«Ich hole es lieber gleich, bevor ich fahre. Ich muss mit Sonja zurück nach Paris.»

Inzwischen kannte ich sie gut genug, um ihre Sorgen zwischen den Worten herauszuhören. Am Ende gestand sie mir, dass neue Untersuchungen anstanden. «Die Augen?» – «Nein, das andere, aber nichts Ernstes. Nur eine Routinekontrolle.» Sie war eine schlechte Lügnerin, offensichtlich ging es vor allem darum, mich zu beruhigen. Ich hätte so gern etwas für sie getan, fühlte mich aber vollkommen ohnmächtig.

Was wohl mein Vater empfunden hatte, als meine Mutter erkrankte? Ob ihn die Angst vor ihrem Verlust quälte? Mit der Zeit hatte ich das Gefühl, dass ich mich gar nicht so sehr von Charles unterschied mit meinen Listen, den Mails, Kursen, Artikeln und Berichten, die ich der Trauer entgegensetzte, jeglicher Trauer, in der Hoffnung, das schreckliche Gespenst des Todes einzuhegen, des Todes geliebter Menschen und meines eigenen. Ich hatte mir selbst ein Gefängnis gebaut, mein inneres Biribi, dessen dicke Mauern das Echo des Unglücks fernhielten. Ich wollte mir weismachen, dass man Dämonen zähmen kann, wie man Hunde an die Leine legt, dass die Kraft des Geistes mächtig genug ist, den Gang der Ereignisse neu zu gestalten.

Was für eine Illusion!

Hier, in den Couërons, habe ich gelernt, mich nicht mehr gegen das Unvermeidliche zu stemmen. Es *hinzunehmen*.

Bei dieser Beschwichtigungsübung war die See meine Meisterin. Meine Lehrerin in Geduld und Demut. Nichts und niemand kann besser alles Störende geräuschlos unter der Oberfläche verschwinden lassen, Dreimaster, Fischkutter, Öltanker versenken, stolztrunkene Seefahrer und Forschungsreisende ersäufen; aber auch Fischer, die bloß ihrem Broterwerb nachgehen, und liebenswürdige Freizeitkapitäne. Keine Gerechtigkeit, keine Gnade – die See verschlingt alles, was ihr die Menschheit in ihrem Eroberungswahn hinwirft, brennende Flugzeuggerippe und Ölteppiche, Wracks und Kadaver, Plastikmüll und in Seenot geratene U-Boote.

Doch wehe dem Tag, an dem die See es satthat, als Deponie missbraucht zu werden. Wehe dem Augenblick, in dem der ganze Abfall, mit dem wir sie seit Jahrtausenden füttern, wieder an die Oberfläche kommt. Dann wird sie nicht mehr an Deichen, Mauern und Stränden haltmachen, sondern sich über die Küstenstädte erheben, in einem ungeheuren Rülpser die Fische hochwürgen und sie auf die Überreste der Städte erbrechen, die in ihr untergehen.

Und dann wird sie sich in aller Unschuld zurückziehen – bis zur nächsten Flut.

135.

Er ruft noch einmal, doch nur ein einziger Ruf kommt zurück. Alberto. Dino gibt keine Antwort. Ist er abgedriftet, ertrunken? Giuseppe fühlt sich wie ein Streichholz in den Fängen der Wellen. Er will diesen kalten, salzigen Saft, der immer öfter in Mund und Nase dringt, nicht mehr, will ihn ausspucken. Ihm ist zum Kotzen. Ohne diesen Korkgürtel läge er jetzt wahrscheinlich schon auf dem Grund dieses widerlichen Wassers, das ihm von schräg vorne riesige Brecher entgegenschleudert und massenhaft klebrigen Schaum, der ihm über die Schultern läuft.

Achtunddreißig, neununddreißig, vierzig.

Es wird hell. Er sieht einen schwarzen Punkt rechts neben sich treiben. Algen? Nein, es ist Albertos Kopf, der seinen Namen schreit: Giuseppe! Er hebt den Arm, um ihm Mut zu machen. Die anderen, die Mangiacrauti, *werden bald merken, dass beim Appell drei Soldaten fehlen. Dann werden sie ihnen Boote nachjagen. Und wenn sie sie erwischen, geht's vors Kriegsgericht.*

Aber sie werden sie nicht erwischen.

Einundsechzig, zweiundsechzig, dreiundsechzig. An Francesca denken, Francesca, die er nur einen Abend lang in seinen Armen hielt, so weich und wunderbar. Ihre Haut duftete nach Mandeln und Frühling, als sie am Abend vor seiner Abfahrt verbotene Dinge machten im Dunkel des Strandes, ihre Brüste haben ihn so geblendet, dass er sie heute noch leuchten sieht, dort glitzern sie doch in der Ferne, umhüllt von dem Schaum, von dem sein Körper trieft … Giuseppe spürt einen Schluck eisigen Wassers in seiner Kehle. Er hustet, spuckt, erstickt fast daran, dreht sich auf den Rücken, um wieder Luft zu kriegen, und wieder um. Wo ist er, ist er bewusstlos, wurde er ins offene Meer hinausgetrieben? Wird er in diesem kalten Wasser ertrinken, das einen nicht streichelt wie die Adria? Wo sind die anderen, alle schon abgesoffen, weggetragen wie er?

Obwohl er das Gefühl hat zu ertrinken, wirft er die müden Arme nach vorn, eins, zwei, drei, vier, weitermachen!

Nein, das ist kein Traum, das ist schon das Ufer, das er in der aufgehenden Sonne sieht. Und da steht auch einer und macht ihm von fern Zeichen. Jetzt erkennt er ihn, weil er so mager ist, Dino, er hat das Ufer erreicht, danke, lieber Gott, nur noch ein paar Hundert Meter, dann ist er auch angekommen. Trotz Schmerz und Kälte wie elektrisiert, pumpt er die letzte Kraft in seinen Bizeps, holt aus der Tiefe seiner brennenden Lunge die letzten Sauerstoffreserven, spuckt das Wasser aus, das durch seine Nasenlöcher eindringt, nur nicht ersticken, durchhalten, nur noch ein kleines bisschen, dann ist er dem Wasser entkommen, aber wo ist Alberto?

Nur nicht dran denken, er muss überleben, an die Mutter denken und an die kleinen Schwestern, an Francesca denken, an ihre Brüste, ihren Körper, die ihm Milch und Honig sein werden wie in der Bibel, wenn dieser Scheißkrieg endlich vorbei ist, wenn der deutsche Führer von amerikanischen Bomben zermalmt ist, wenn er, Giuseppe, wieder den Boden von Peschici unter seinen Füßen hat, dann wird er sein Knie vor ihr beugen und um ihre Hand anhalten, achtundneunzig, neunundneunzig, hundert, denn mit Gottes Hilfe wird er es ganz sicher schaffen.

136.

Jetzt schwimme ich bald zwei Stunden, und diese verdammte Insel scheint immer weiter wegzurücken, je näher ich ihr komme. Obwohl Xavier und der Schwimmer des Boots in meinem Blickfeld sind, frage ich mich, ob ich die Strecke jemals schaffe. Die Strömung wirft mich zurück, seit einer Stunde kämpfe ich gegen die immer höheren Wellen. Meine Muskeln verhärten sich vor Erschöpfung. Das Wasser ist kälter geworden vom Anstieg der Flut und hat eine merkwürdige Farbe angenommen.

Schon zweimal hat Xavier mir ein Zeichen gegeben. Er ahnt, dass ich in Schwierigkeiten bin. Aber ich weigere mich aufzugeben. Als Rebecca mir gestern geschrieben hatte («Weitere Untersuchungen. Ich warte noch auf die Ergebnisse»), rief ich sofort zurück. Sie tat ihr Möglichstes, um ihre Angst zu verbergen, doch ihre Stimme verriet sie. Ein auffälliges Blutbild, eine neuerliche Verschlechterung der Sehkraft. Ich wusste nicht, was ich sagen sollte; am Ende war es fast so, dass sie mich trösten musste. Ich wiederholte meinen Vorschlag, zu ihr zu kommen, aber das wollte sie nicht. Als ich ihr sagte, sie sei nicht verpflichtet, das alles allein durchzustehen, antwortete sie:

«Da irrst du dich aber! Man lernt aus dem, was man erlebt hat.»

«Weiß deine Tochter Bescheid?»

«Um Himmels willen nein!»

Bevor sie auflegte, fragte sie mich noch nach den Kontaktdaten meines Scheidungsanwalts. Das war der einzige Hoffnungsschimmer in diesem Gespräch, das Einzige, was auf eine mögliche Zukunft hindeutete.

Ich war so wütend! Auf die Krankheit, auf das Schicksal, das sich gegen sie verschworen hatte. Ihre Augen, die mich gefangen nahmen, als ich zum ersten Mal ihrem Blick begegnete, waren für sie nur noch eine Quelle des Schmerzes. An dem Tag, als wir zu Fuß aus La Guimorais zurückkehrten, gestand sie mir auf der Pointe de la Varde vor dieser Postkartenlandschaft ihre Angst vor der «großen Finsternis».

Nicht jetzt, sagte ich mir immer wieder. Nicht jetzt, wo wir uns doch gerade erst kennenlernten, nicht jetzt, wo das Leben uns beiden noch eine zweite Chance gab. Am Tag vor ihrer Abreise genoss sie ihren Portwein auf dem Balkon, und ich betrachtete ihren Nacken. Ich starb fast vor Lust, sie in die Arme zu nehmen. Wie sie so dasaß und ihre Silhouette sich vor den Grüntönen des auflaufenden Wassers abhob, hatte ich das Gefühl, dass sie immer schon hier war, in meinem Leben und in meinen Gedanken.

Als hätte sie meinen Blick gespürt, drehte sie sich zu mir um. Ihr Körper und ihr Gesicht sprachen von dem Glück, das darin bestand, das Meer zu betrachten, Portwein zu trinken und den warmen Wind zu spüren, der über den Sillon strich. Und ich wollte, dass sie weiterhin sehen konnte. Sie sollte diese Landschaft noch jahrzehntelang betrachten dürfen, wann immer ihr danach war, die Küste entlanglaufen, bei starkem Wind mit dem Kite über die Wellen gleiten und furchtlos schwimmen können; ich wünschte mir, dass sie ihren künftigen Enkeln die Lust an der See mitgeben könnte, wie meine Mutter es bei Guillaume und mir gemacht hatte und es mir hoffentlich auch bei Pauls Kindern gelingen würde.

Also machte ich es wie Pilger oder Abergläubige und legte ein Gelübde ab: Ich schwimme nach Cézembre. Und wenn es mir gelingt, wird sie gesund. Xavier, dem ich den geheimen Zweck meiner Expedition natürlich nicht verriet, würde mich begleiten.

Es war ein windiger Tag, und es sollte noch auffrischen bis Windstärke vier – keine gute Voraussetzung für mein Vorhaben. Aber ein Versprechen ist ein Versprechen, auch wenn man es sich selbst gegeben hat, ja, vor allem dann.

Am Strand ließ ich mir Zeit, meine Flossen anzuziehen und meine Boje festzuschnallen. Ich wollte nichts dem Zufall überlassen. Eigentlich ging es nur darum, in Begleitung eines Freundes, der mich beim geringsten Problem herausfischen würde, an einem Sommertag vier Kilometer durch Freiwasser zu schwimmen, aber ich hatte das Gefühl, als stünde mein Leben auf dem Spiel.

Ich ging ins Wasser. Nachdem mein Körper seine Kraft und Temperatur ermessen und meine Glieder ihre Arbeit aufgenommen hatten, ließ ich den Bildern in meinem Kopf freien Lauf. Ich dachte an alles und nichts. Gefangene und Soldaten, Schmuggler und Mörder, Vergangenheit und Gegenwart, Licht und Schatten, Wut und Vergebung. Ich dachte an die, die es geschafft hatten, der Insel zu entkommen, und die, die von ihr verschlungen worden waren. An die Toten und die Lebenden, an Marie-Laurence und Rebecca, Guillaume, Charles an Deck seines Segelboots, meine Mutter, die langsame Brustschwimmerin, Octave und Julia. Ich schwamm, ohne nachzudenken, wie die Schiffbrüchigen der *Marie-Suzanne*, dem Felsen, den sie zu erreichen suchten, entgegengestreckt.

Je weiter ich kam, desto mehr beutelte mich das Meer. Aber nichts hätte mich zum Aufgeben bewegen können. Ich war von dem Wunsch beseelt, das Schicksal auf den Kopf zu stellen. Einmal zu kämpfen, statt das Mögliche von Angst und Resignation ersticken zu lassen. So bekam alles einen Sinn: dass ich mich hier niedergelassen hatte und mein monatelanges Training bei jedem Wetter in Einsamkeit und Kälte. Die vielen Hundert Kilometer, die ich durch die Bucht geschwommen war, dienten mir, ohne dass ich es vorher wusste, als Vehikel zu ihr.

Die Milchsäure begann, in meinen Armen und Beinen zu brennen. Aber ich würde durchhalten bis zum Schluss. Herzzerreißende, leuchtende Bilder erfüllten mich, Guillaumes lange Arme hoben und senkten sich im Takt, und sein goldener Körper glitt durch die Wellentäler, dass es aussah, als wäre er eins mit dem Meer. «Hab keine Angst, kleiner Bruder, das Wasser trägt dich.» Mir war, als würde ich auch schwimmen, um ihn einzuholen, um am Ende der Strecke damit belohnt zu werden, ihn endlich wiederzusehen.

An diesem Morgen versuchte das Meer nicht, mich zu ertränken wie vor Chausey. Es prüfte mich, gab mir aber die Chance zu gewinnen.

Endlich zeichnete sich kaum wahrnehmbar der sandige Saum des Wassers ab. Die dunklen Flecke der Felsen wurden schärfer, die Tamarisken größer. Trotz meiner Erschöpfung wurde ich jetzt zum Tier, zur Maschine, die nichts und niemand mehr davon abhalten konnte, die Sandzunge zu erreichen, die mich seit Stunden verhöhnte.

Die letzten zweihundert Meter schaffte ich dank Adrenalin fast ohne Luft zu holen. Mein Herz schlug wie eine Trommel. Ich robbte eher an Land, als an Land zu gehen. Doch als ich aufstand und spürte, wie das Ende meiner Flosse den Sand berührte, hätte ich fast geschrien vor Erleichterung.

Ein paar Meter weiter ließ ich mich mit ausgebreiteten Armen in den Sand fallen. Der Himmel war bleigrau, die geballten Stratuswolken würden bald ihre Schauer loslassen. Die ersten Tropfen benetzten mein Gesicht. Ich hatte nicht mehr die Kraft aufzustehen. Aber ich hatte es geschafft. Ich hatte das Meer überquert und die Insel erreicht, auch wenn ich noch Tage brauchen würde, um mich von dieser Wahnsinnsanstrengung zu erholen, doch das war egal. Als Katell de Sainte-Croix hier einst Saint Brendan um ein Kind angefleht hatte, hatte er sie erhört. Mein Gelübde galt Rebecca. Cézembre musste mich auch erhören.

137.

Als ich ihr das Glas reichte, berührten sich unsere Hände. Sie war am Vortag zurückgekehrt und mit mir schwimmen gewesen. Jetzt rauchte sie eine Zigarette auf dem Balkon. Das Haus passte zu ihr – ich hatte mehr und mehr das Gefühl, als hätte sie schon immer hier gelebt.

Die letzten Untersuchungen hatten das Gespenst eines Rückfalls gebannt. Zur Feier dieser Nachricht öffnete ich eine Flasche Champagner. Ihren Augen allerdings ging es nicht gut. Sie wusste nicht, ob sie um einen Eingriff mit ungewissem Ausgang herumkommen könnte. Bis dahin ging sie immer tiefer in den Nebel hinein.

Sie wollte nicht darüber sprechen.

Als die Post von Professorin Kämper kam, war Rebecca noch in Paris. Ich hatte gehofft, wir könnten den Brief gemeinsam öffnen. Die Ergebnisse des DNA-Tests waren positiv – es war also Ambroise de Sainte-Croix, dessen Skelett man auf Cézembre gefunden hatte. Und wenn man die Chronologie der Ereignisse bedachte, die mutmaßliche Erpressung und die Expeditionsreise ans Ende der Welt, deutete viel darauf hin, dass Augustus Minchinton irgendwie in diesen Mord verwickelt war.

Ich hatte es geschafft! Es war mir gelungen, einem zufällig in der hintersten Ecke einer vom Krieg versehrten Insel gefundenen Gerippe einen Namen und ein Gesicht zu geben. Den Mann, der das Opfer war, aber als Verräter, Deserteur und Betrüger galt, zu rehabilitieren. Ich hätte stolz und glücklich sein können, mit meiner Beharrlichkeit zur Rekonstruktion der Wahrheit beigetragen zu haben, und das so lange Zeit nach der Tat. Die Armee könnte den Fall zu den Akten legen, Per Kérézéon hochwissenschaftliche Artikel darüber verfassen und der *Ouest-France* einen rühmenden

Nachruf veröffentlichen, bis schließlich eine Fernsehserie den Namen Sainte-Croix wieder zum Glänzen bringen würde.

Ich kam mir jedoch eher wie ein unerzogenes Kind vor, ein kleiner Wildfang, der das klare Wasser einer Pfütze trübte, indem er einen Stein in den Matsch warf. Hätte ich das Ganze nicht besser ruhen lassen sollen? War mir nicht eigentlich die Geschichte lieber, mit der ich aufgewachsen war, die Legende des Patriarchen, von dem ich nichts kannte als die zwei Porträts an der Wand und seinen Ruf als großer Industriekapitän?

Während Rebeccas Parisaufenthalt hatte ich genügend Zeit gehabt, die Männer in Julias Umgebung Revue passieren zu lassen und darüber zu spekulieren, wer Justes Vater gewesen sein könnte. Sainte-Croix schloss ich von Anfang an aus. Bei der Abneigung, die Octaves Frau gegen ihn hegte, kam er nicht infrage. Warum hätte sich diese zarte, geheimnisvolle junge Frau auf einen Schürzenjäger einlassen sollen, dessen Umtriebe sie bei zahllosen Gelegenheiten beobachten konnte? Auch Minchinton strich ich schließlich von der Liste. Er war so besessen von seinem Schiff, dass er bestimmt nicht das Risiko eingegangen wäre, die Frau des Reeders, von dem er das Kapital für sein Luftschloss erpressen wollte, vor dessen Augen zu verführen. Außerdem lebte er auf Jersey. Der Präfekt wiederum, der sich ständig nach ihr erkundigte, wäre als Geliebter plausibel gewesen. Aber hätte er sie dann so oft zu gemeinsamen Ferien nach Hossegor eingeladen, wo sie unter demselben Dach wohnte wie seine Frau und seine Kinder?

Nach reiflicher Überlegung hielt ich Octaves rechte Hand, Alexandre Dubuisson, und Frédéric Grivolat, den Architekten der Villa in den Couërons, für die vielversprechendsten Kandidaten. Ich neigte eher zu Grivolat. Einrichtung und Ausstattung des Hauses boten genügend Vorwände, auch während der Abwesenheit des Hausherrn vertrauliche Gespräche zu führen. Und nichts wäre leichter gewesen, als sich, von den Dienstboten unbemerkt, in ein Zimmer im obersten Stockwerk zurückzuziehen. Ich hätte wetten können, dass er der Tennispartner auf dem Foto war. Und ich war über einen Satz Octaves in einem seiner letzten Briefen gestolpert: «Sie sollten wissen, dass Grivolat nicht wiederkommt ...» Zunächst hatte ich das für eine Umschreibung seines Todes an der Front gehalten. Doch dann fragte ich mich, ob man diesen Satz nicht auch anders deuten könnte: als Verbot für den Geliebten, den Vater des künftigen Babys, je wieder einen Fuß in das Haus zu setzen.

Rebecca hörte mir nachdenklich zu.

«Daran habe ich auch schon gedacht, als ich in Paris war», sagte sie. «Erinnerst du dich an den Brief an meine Großmutter? Wir haben uns doch gefragt, warum der Umschlag eine andere Schrift trägt als der Brief selbst. Und jetzt stell dir vor, dass der Brief vielleicht gar nicht an Katell gerichtet war. Ist dir aufgefallen, dass er nicht datiert ist? Außerdem spricht Sainte-Croix seine Frau nie mit ihrem Vornamen an.»

«Und an wen hast du da gedacht?»

«Du behauptest, dass Ambroise ein Frauenheld war ... Er hatte vielleicht eine Geliebte. Und sich am Ende ernsthaft verliebt.»

«Und dann nimmt er das Geld, um mit ihr zu fliehen? Und trennt sich in letzter Sekunde?»

«Katell hat zu Octave gesagt, sie habe Ambroise kurz vor seinem Verschwinden mitgeteilt, dass er bald Vater würde. Und dass sie nicht versteht, wie er sie unter diesen Umständen sitzen lassen kann. Wenn er die Flucht mit seiner Geliebten antreten wollte, hat diese Ankündigung vielleicht genügt, um ihn davon abzubringen ...»

«Gut, nehmen wir einmal an, es war so. Er schreibt also einen Trennungsbrief. Und was passiert dann damit? Warum und von wem wird der Brief in Halifax aufgegeben? Von Ambroise jedenfalls nicht, das wissen wir wenigstens. Aber wer hatte ein Interesse daran, den Anschein aufrechtzuerhalten, er sei noch am Leben?»

«Ich weiß es nicht. Vielleicht hatte seine Geliebte etwas mit dem Mord zu tun und ist deshalb nach Kanada geflohen. Oder sie hat den Brief jemandem übergeben, um jeden Verdacht von sich abzulenken. Und ein Schiff von Southampton nach Kanada zu finden, kann bei der Flotte deines Großvaters nicht allzu schwer gewesen sein.»

«Der Jemand, dem sie den Brief übergab, war vielleicht Minchinton.»

Rebecca blies ein Rauchwölkchen in die Luft.

«Das sagt uns aber noch nicht, von wem er ihn hat.»

«Vielleicht kannte der Engländer die Geliebte. Oder hatte selbst schon ein Auge auf sie geworfen. Er und Sainte-Croix könnten um dieselbe Frau gekämpft haben, und das ist schlecht ausgegangen.»

Damit waren wir wieder auf eine unserer Ausgangsthesen zurückgeworfen: *Cherchez la femme.*

«Es geht also um eine Frau, die sie beide kannten, in deren Nähe sie sich befanden, die sie einfach treffen konnten. Eine von hier. Hélène Le Mélinaire vielleicht?»

«Und Julia ist dir nie in den Sinn gekommen?»

Ich machte große Augen.

«Sie und Sainte-Croix? Unvorstellbar!»

«Du hast doch behauptet, dass sie einen Liebhaber hatte.»

«Ja, schon, aber doch nicht den! Außerdem ... Wie sollen sie das denn gemacht haben, wenn Octave ständig in der Nähe war und Katell praktisch bei den Kérambruns gewohnt hat?»

Ich musste an Marie-Laurence und Pablo denken. Natürlich ging das. Octave war viel unterwegs. Und niemand ist so blind wie der, der nicht sehen will. Trotzdem hatte ich meine Zweifel. Dass diese schöne, elegante, empfindsame Frau sich in den Don Juan der Côte d'Émeraude verliebt haben sollte, in diesen Angeber mit einem Hang zum Dienstpersonal, war ziemlich unwahrscheinlich. Ganz zu schweigen von anderen, handfesten Argumenten.

«Octaves Briefen nach zu schließen, konnte sie Ambroise nicht ausstehen und mied ihn, wo sie nur konnte.»

«Vielleicht hat sie aber auch nur so getan», gab Rebecca zu bedenken.

«Warte, ich bin gleich wieder da ...»

Ich ging in mein Arbeitszimmer, sah den Stapel der Fotos durch und fand das Bild, das ich im Kopf gehabt hatte, auf dem Julia neben Ambroise posiert und ihn überhaupt nicht beachtet. Als ich zurückkam, war es fast dunkel. Ich schaltete die Lampe auf dem Balkon ein, und sie hielt sich automatisch die Hand vor die Augen.

«Entschuldige bitte!»

Unter der Glühbirne wirkte Julia noch bleicher, noch abwesender.

«Schau sie dir an! Nennst du das verliebt?»

«Nein, aber sie kann ja ihre Meinung geändert haben, das kommt vor. Wir beide zum Beispiel ...»

Ich war so verblüfft, dass sie lachen musste.

«Das war ein Scherz, Yann!»

Nein, nein, so leicht kam sie mir diesmal nicht davon.

«Sieh an, du hast also deine Meinung geändert?»

Sie stand vor mir. Viel zu nah. Ich machte noch einen Schritt auf sie zu. In der von Algen- und Jodgeruch gesättigten Nacht roch ich den Lavendelduft ihres Parfums. Sah ihren weißen Hals über dem Ausschnitt ihrer dünnen Leinenbluse, durch die man die Träger ihres BHs sehen konnte. Ich kämpfte, meine Hände nicht auf ihre Schultern zu legen.

Dann begegnete ich ihrem Blick. Ein einziges großes Fragezeichen. Dieser schwebende Moment war von hinreißender Schönheit. Als sie ihre Hand an meine Brust legte, glaubte ich, sie wollte mich zurückstoßen. Aber sie ließ sie auf dem Stoff meines Hemdes liegen. Eine ganze Landschaft zeichnete sich in ihren von der Nacht verdunkelten Augen ab.

Und das Begehren stieg unaufhaltsam wie das Meer.

Endlich zog sie ihre Hand zurück und schüttelte den Kopf.

«Das ist keine gute Idee.»

Ich dachte, sie wollte sich zurückziehen und gehen. Weil sie unseren Pakt gebrochen hatte, diese hauchdünne Linie der Wellenkämme, auf der wir seit Wochen tanzten? Deshalb begriff ich nicht gleich, was los war, als sie mich umarmte und mein Gesicht zu ihrem hinzog.

An diesem Abend gab sie mir den leidenschaftlichsten Kuss meines Lebens. Das war das Gegenteil einer Kapitulation, es war eine Geste der Lebendigkeit und des Begehrens, die wir beide sehen sollten, ich genauso wie sie. Als unsere Lippen sich trennten, löste sie sich sacht von mir und seufzte. Dann umarmte sie mich ein letztes Mal und verließ wortlos die Couërons.

Ich hörte die Tür ins Schloss fallen und sah ihr nach, wie sie sich über die Festungsmauer entfernte. Hätte sie nicht ihren Duft auf meiner Haut zurückgelassen, hätte ich glauben können, dass dieser Moment nie stattgefunden hatte.

138.

Sie ist nicht wiedergekommen. Wahrscheinlich befürchtete sie, ich könnte mehr von ihr fordern, als sie zu geben bereit war.

Bestimmt bereute sie diesen Kuss, und ihr Schweigen war der Beweis dafür.

Ich fühlte mich wie auf der Achterbahn, zwischen himmelhoch jauchzend und zu Tode betrübt. Aber wie hätte ich ihr böse sein können, dass sie Regeln brach, die sie selbst erlassen hatte?

Der kurze Moment auf dem Balkon ging mir pausenlos durch den Kopf. Es war nur ein Kuss. Aber so, wie ich sie und mich kannte, war es auch ein Versprechen.

In dieser Woche war ich viel auf dem Küstenweg unterwegs und überlegte, welche Fotos ich machen wollte, wenn die letzten Touristen weg wären. Ich ging oft schwimmen. Und dachte an sie und ihre Vermutung über Ambroise und Julia, mit der sie einiges ausgelöst hatte.

Und an die Folgen.

Ich war mir inzwischen fast sicher, dass Juste nicht Octaves Sohn war. Dafür gab es einige Anzeichen: den hohen Wuchs, der uns von den anderen Kérambruns abhob – wobei Octave, wie man auf den Fotos erkennen kann, nicht größer als einsfünfundsechzig war –, unsere kastanienbraunen Locken, obwohl Octaves Haar glatt und dunkel war und Julias schwarz wie Ebenholz. Und noch ein Detail fiel mir ein, eine winzige Kleinigkeit, die Rebecca beigetragen hatte, im Teesalon, als wir uns kennenlernten. Ihre Tante Marthe, erzählte sie, habe sich in ihren «Cousin» verliebt, weshalb sie das Haus verlassen musste.

Was aber, wenn der Cousin gar keiner war, sondern ihr Halbbruder? Dann konnte Octave gar nicht anders, als die beiden zu trennen.

Das letzte Indiz, das den Ausschlag gab, war ein Schriftvergleich. Es ist nicht einfach, aus drei hingekritzelten Wörtern eine Erkenntnis abzuleiten, aber das Schriftbild auf den Julia zugesteckten Botschaften glich in allen Punkten dem aus dem Brief. Besonders das breite, fette T von Tibi – als hätte der Schreiber mit der Feder zu fest aufgedrückt.

Wenn Rebecca recht hatte, war ich, biologisch gesehen, ein Abkömmling von Ambroise.

Nun bin ich kein Apostel der Blutsbande. Sie dienen hauptsächlich als Alibi für sehr viele Dramen. Doch ob ich sein legitimer Urenkel war oder nicht – ich hatte Octave im Laufe meiner Recherchen schätzen gelernt. Diesen Industriekapitän, der sich weigerte, seine Firma auf dem Unglück der einen und der Ausbeutung der anderen zu gründen. Diesen dominanten, anstrengenden Mann, der aber zu großer Güte und grenzenloser Liebe für die Seinen fähig war. Auch wenn ich wusste, wie er seinen jüngsten Sohn behandelt hatte, verstand ich inzwischen besser, aus welcher Verletzung diese Ungerechtigkeit erwachsen war. Und nicht zuletzt war ich stolz darauf, den Namen eines Unternehmens zu tragen, das zum Wohlstand und zur Entwicklung der Stadt beigetragen hatte, in die auch ich mich Hals über Kopf verliebt hatte.

Das Problem war eher, dass ich überhaupt keine Lust hatte, die Gründe für Ambroises Tod einer erneuten Überprüfung zu unterziehen. Denn das würde mich zwangsweise zur Frage nach seinem Mörder führen.

Eingedenk Xaviers Empfehlung hatten wir uns von Anfang an gefragt, was das Motiv für diesen Mord sein könnte. Solange wir Ambroise für den Schuldigen hielten, hatten wir uns die unwahrscheinlichsten Gründe aus den Fingern gesogen. Bei Minchinton – nach dem Rollentausch – waren sie schon plausibler. Wenn Rebeccas Einfall zutraf, lag allerdings ein wahrhaft überzeugendes Motiv auf der Hand. Die kleinste Nachlässigkeit eines Dienstboten hätte gereicht, und Octave hätte die Affäre entdeckt; oder er durchsuchte Julias Boudoir, weil er Zweifel an ihrer Treue hatte.

Er findet zwei Liebesbriefe, erkennt die Schrift seines Teilhabers.

Er ist wütend, gekränkt, verletzt.

Fordert Erklärungen. Und deshalb, nicht um über Geschäfte zu sprechen, lädt er Ambroise zu sich nach Hause ein, ein paar Stunden vor dem geplanten Essen mit Minchinton. Er will den Streit beilegen. Der Revolver, den er im Jahr davor wegen der Drohbriefe erwarb, ist in seinem Arbeitszimmer verstaut.

Sainte-Croix kommt, sie haben eine Auseinandersetzung, und zufällig löst sich ein Schuss aus dem Revolver – ich kann mir nicht vorstellen, dass Octave jemanden kaltblütig ermordet. Eigentlich hätte er sich jetzt stellen müssen. Schließlich ist er auf Du und Du mit dem Polizeipräfekten und hätte den Vorfall glaubwürdig als Unfall darstellen können. Doch etwas hält ihn davon ab. Vielleicht die Angst vor einem Skandal, vor der Entehrung seiner Familie und dem schwindelerregenden gesellschaftlichen Absturz, den das nach sich gezogen hätte. Oder auch die Liebe zu seinen Söhnen und die Sorge, sie mit ihrer kränkelnden Mutter, die ihnen kaum Beachtung schenkt und Eisbäder im Ärmelkanal ihrer Gesellschaft vorzieht, alleinzulassen.

Dann fällt dem Reeder Cézembre ein, die Insel, von der die Garnison gerade abgezogen wurde und die er wie seine Westentasche kennt. Da sein körperlicher Zustand ihm den Transport der Leiche nicht erlaubt, bittet er jemanden um Hilfe – einen seiner Seemänner oder Dubuisson? Sie laden den Toten nachts in das Motor-Dory, bringen ihn nach Cézembre und begraben ihn. Doch Minchinton kommt zu früh und beobachtet die Szene. Oder, noch schlimmer, bietet selbst seine Hilfe an. Schließlich macht dieser Mann, der mit allem und jedem Handel treibt, nicht gerade den Eindruck, von allzu vielen Skrupeln geplagt zu sein. Das Drama, dessen zufälliger Zeuge er wird, bietet ihm eine ganze Palette von Möglichkeiten, den Reeder zu erpressen und so endlich an das Geld zu kommen, das er für sein ersehntes Polarschiff braucht.

Danach vernichtet Octave die Handlungsbücher von 1914 und die Briefe von Sainte-Croix und Minchinton. In einem Wutanfall verbrennt er schließlich auch die von Julia, übersieht dabei aber ein paar aus ihrer Verlobungszeit, die er gemeinsam mit seinen in derselben Hülle verwahrt.

Sollte Octave Ambroise getötet haben, muss er von schrecklichen Gewissensbissen gequält worden sein. *Du sollst nicht tö-*

ten! ... Was gibt es für eine schwerere Sünde, als einem Menschen das Leben zu nehmen? Ungeachtet der Gründe, die ihn dazu trieben, sein Verbrechen zu verbergen, findet die Schuld ihren Weg und zerfrisst ihn innerlich wie Säure. Da sein Glaube ihm den Selbstmord verbietet, bleibt ihm nichts anderes übrig, als in den Krieg zu ziehen und zu hoffen, dass der Tod sich seiner erbarmt. Warum sonst hätte ein Reserveoffizier, Vater von drei kleinen Kindern, kurz nach einer schweren Operation wiederholt darum ersucht, auf ein Kriegsschiff versetzt zu werden, während andere alles Erdenkliche unternahmen, um sich dem zu entziehen?

Am Ende haben Octaves Fähigkeiten, die von der französischen Armee für zu wertvoll erachtet wurden, um sie zu opfern, ihn vor sich selbst geschützt.

Und Katell? Wie konnte er, der ihr so verbunden war, ihr nach dem Mord wieder in die Augen sehen? Wie konnte er sie so belügen und ihr die infame Komödie von der Suche nach ihrem Mann vorspielen, den er selbst auf dem Gewissen hatte, während er von seinem Arbeitszimmer aus tagtäglich die Insel im Blick hatte, auf der die Leiche verscharrt war? Und der Brief? Wie machiavellistisch muss man sein, um einer Frau den Brief des Geliebten zu entziehen und ihn vom anderen Ende der Welt an dessen Frau schicken zu lassen, wohl wissend, welches Leid man damit hervorruft? Er muss doch gewusst haben, dass Ungewissheit und falsche Hoffnungen für seine Freundin noch viel verheerender waren als ihre Trauer.

Der Octave, der sich mir nun offenbart, ist ein anderer als der, den ich kennengelernt habe, als trüge jeder Mann, selbst der rechtschaffenste, unvermutet dunkle Abgründe in sich. Dadurch erscheint alles, was danach kommt – der eilig organisierte Besuch des Anwalts, die finanziellen Verfügungen, seine unglaubliche Großzügigkeit und der Versuch, Katells Kinder nach ihrem Tod zu adoptieren –, in einem ganz anderen Licht. Anscheinend möchte er mit allen Mitteln seinen Sündenfall wiedergutmachen, ohne sein düsteres Geheimnis zu verraten.

Das Einzige, was er nicht verzeihen konnte, war die Geburt von Juste, der zum Sündenbock in dieser Tragödie wurde. Er hätte ihn trotzdem lieben, für ihn sorgen und ihn beschützen müssen, und wäre es nur, um den Mord an seinem Vater zu sühnen.

139.

Im salzigen Sprühnebel, der den Horizont verschleiert, denkt er an die Terre-Neuvas, an die Seemänner, die jedes Jahr die Roaring Forties oder die Howling Fifties durchqueren. An den Verrückten, der nur davon träumt, sich freiwillig in diese Hölle zu stürzen. An die Überlebenden dieser atlantischen Abenteuer, die nach ihrer Rückkehr, wenn sie betrunken aus den Spelunken an der Porte Saint-Vincent taumeln, den Ärmelkanal lachend als Ententeich verhöhnen.

Er denkt an die Männer auf See, deren Leben von der Stabilität der Schiffe abhängt, die er entworfen und ausgestattet hat. Er denkt an die Ausbrecher, die von der Insel zum Festland schwammen, den Strömungen und der eisigen Umarmung der Wellen ausgeliefert, und wie oft sie wohl Angst hatten zu ertrinken, bevor sie das rettende Ufer erreichten.

Er denkt an die vergessenen Wracks, die Leichen auf dem Meeresgrund, die gefangen sind in den Planken des Schiffsbauchs oder in einer mit Blei oder Steinen beschwerten Kiste. Er denkt an die Toten der Marie-Suzanne.

Gott helfe ihm.

An solchen Tagen wie diesem wirkt das Meer so aufgebracht, so wild entschlossen, am Ende seines Laufs die Festungsmauer zu treffen und zu überwinden, dass er denkt, irgendwann wird der tausendjährige Pakt zwischen der Küste und ihren Bewohnern zerbrechen. Dann wird der Ärmelkanal sich aufbäumen, so gewaltig und riesig wie seit

Menschengedenken nicht mehr. Er wird über die Mauer treten, über die Dachfirste der Villen schwappen, Paramé, Rocabey, Saint-Servan und die Cité d'Alet verschlingen und Cézembre mit den letzten Resten seiner Klöster und Zuchthäuser, mit seinen Kaninchen und Schafen, Soldaten und Äbten.

Die Silhouette der Insel, die die Flanke jedes Kérambrun-Schiffs, den Briefkopf der Firma und den Horizont des Sillon ziert, wird für immer verschwinden, wie die Vedettes bleues, der Hafen, der Deich. Wenn die Faust des Meeres sich um dieses Stück der Côte d'Émeraude schließt, um es in seinen Tiefen zu versenken wie den alten Wald von Querckelonde, ist das auch das Ende der Couërons und der Kérambruns. Nichts wird mehr bleiben von all dem außer einem Atlantis in den Köpfen der Menschen, die sich in den nächsten Jahrtausenden mit dem schönen, sanften Namen Cézembre begnügen müssen, um davon zu träumen.

Am Tag seines Zorns wird das Meer keinen Unterschied machen zwischen Reichen und Armen, Kindern und Greisen, Seemannswitwen und Reedersfrauen, Verbrechern und braven Leuten, Schuldigen und Unschuldigen. Es wird nehmen, was es kriegen kann. Und die Flutwelle, dieses algenbekränzte Ungeheuer mit dem gesträubten Rückenfell, wird mit ihren Wassermassen das ganze Gewebe ihres Daseins unter sich begraben.

Das Meer wird nach Lust und Laune Leben rauben.

Leben, die man gibt oder nimmt, schätzt oder am liebsten loswerden will.

Leben, die man eines Abends in Wut und Sünde zerstört.

Octave schaut auf das Meer, dieses Grab der Hoffnungen.

Gott helfe ihm.

140.

W*ollen wir morgen nach Cézembre? Mit einer Fähre voller japanischer Touristen?*», erscheint in drei Sprechblasen auf meinem Handy.

«*Okay!*»

Zum ersten Mal seit einer Woche habe ich das Gefühl, endlich wieder richtig Luft zu kriegen. Ich hatte wirklich Angst, dass sie mich nicht wiedersehen will.

Auf der Pier von Dinan sah ich sie wieder, wie immer zu früh, reglos, mit einer Zigarette in der Hand. Die Augen von der schwarzen Brille verdeckt, die sie auch nicht absetzte, als sie auf mich zukam. Ich hatte den brennenden Wunsch, sie zu umarmen. Wir stiegen als Letzte in das Wassertaxi, das von einer Gruppe älterer Deutscher gestürmt wurde. Wir saßen dicht gedrängt auf der Holzbank, sodass ich die Wärme ihres Schenkels an meinem spüren konnte.

Drei Anlegeversuche waren nötig, bevor das Boot festmachen konnte. Es tanzte auf den Wellen wie ein Strohhalm. Rebecca und ich halfen den Teilnehmern der gebrechlichen Reisegruppe, die bei jeder Welle aus dem Gleichgewicht gerieten, auf den Steg. Dann ging ich mit Rebecca über den Pfad, der zur Ostflanke führte. Als wir vor den ersten Bunkerresten standen, zeigte sie auf die Gruppe der Deutschen unter uns und sagte:

«Die wollen hier wohl ihre eigene Architektur bewundern.»

Solch einen bissigen Humor kannte ich bisher nicht von ihr. Bei den Geschützständen mit Überbleibseln von Kanonen angelangt, sah sie aufs Meer hinaus. Der Wind, der uns um die Ohren pfiff, füllte die eingetretene Stille.

«Yann, tut mir leid wegen des letzten Mals ... Du musst mich für furchtbar launisch halten ...»

Ich legte meine Hand auf ihre Schulter.

«Keine Sorge ...»

Sie befreite sich sanft.

«Verzeih mir. Gerade ist alles so ... verworren.»

Wir nahmen den Weg wieder auf. Sie blieb alle drei Meter stehen, um irgendeine Pflanze zu erläutern. Aus meiner Sicht war das alles nur Unkraut; doch sie kannte jede Art beim Namen.

«Siehst du die Pflanze da? Die mit den gezähnten Blättern und der gelben Blüte?»

«Hübsch. Und was ist das?»

«Schwarzes Bilsenkraut. Wenn die Insel wirklich so ein Ruinenfeld war, wie es heißt, und sie hier sogar Napalm abgeworfen haben, dann sind wir gerade Zeugen eines Wunders.»

Wir standen ganz oben auf dem Felsvorsprung, nahe dem Eingang zum Bunker. In der Ferne schäumte das Meer in Grün- und Blautönen, untermalt von den Schreien der Möwen, zu unseren Füßen hatte die Insel einen Moosteppich ausgerollt. Der Fels war überzogen von den gelben Spuren der Flechten, deren lateinische Namen und Molekularstrukturen Rebecca bestimmt kannte. In der Luft lag der Duft von Tamarisken. Schwer vorzustellen, welche Kämpfe hier vor fünfundsiebzig Jahren tobten.

In diesem Moment begriff ich, dass ich sie immer lieben würde. Alles an ihr nahm mich ein. Wie sie in der Stille von Cézembre mit mir kommunizierte, ohne etwas zu fordern. Sie war in dem Moment in mein Leben getreten, als ich sie brauchte. Manchmal sind die Dinge gefährlich schlicht.

Unten sahen wir die Deutschen vorsichtig ihre Schritte setzen und ihre Handys wie einen Kompass schwenken, besessen davon, alles zu fotografieren.

Am Fundort der Leiche vor dem Bunker angekommen, sagte ich: «Hier ist es ...»

Rebecca schwieg eine Weile.

«Wenn man bedenkt, dass meine Urgroßmutter vor Kummer gestorben ist, weil sie dachte, er macht sich in Kanada ein schönes Leben. Dabei lag er hier, ganz in ihrer Nähe.»

Ich erzählte ihr von meinem Verdacht gegen Octave.

«Du behauptest also, dass dein Urgroßvater meinen umgebracht hat?»

«Wenn man das Ganze zu Ende denkt, hat Octave unseren Urgroßvater umgebracht.»

«Glaubst du das wirklich?»

«Wenn der Brief von Sainte-Croix an Julia adressiert war und er plante, mit ihr zu fliehen, dann ja. Der betrogene Ehemann hatte das stärkste Motiv.»

«Du wirkst enttäuscht.»

«Ein bisschen. Octave hat seinen Letztgeborenen, Juste, wie Luft behandelt. Die Familie brach auseinander, seine Frau ist ein Jahr danach gestorben. Und Katell auch, wahrscheinlich vor Kummer. Wenn er Ambroise nicht getötet hätte, wäre deine Großmutter nicht mit achtzehn an einen Mann verheiratet worden, den sie nicht liebte.»

Rebecca schob ihre Brille auf die Stirn. Ihr Auge war vernarbt, sie hatte ihre Kontaktlinsen eingesetzt. In ihrer Iris schimmerte immer noch das Meer, wie auch das Waldstück mit seinen Gras- und Sandtönen, als hätte ihr Blick seinen Durst an den Farben der Insel gestillt.

«Das sind deren Dramen, deren Leidenschaften, Yann. Und es war einen Monat nach dem Ersten Weltkrieg, es gibt keinen Grund anzunehmen, dass ihr Leben besser verlaufen wäre, wenn dein Urgroßvater nicht geschossen hätte ... Das Unglück wäre einfach durch eine andere Tür hereingekommen, weißt du.»

Ich dachte weiter über Juste nach und wie Charles als Vater war. So leicht konnte die Zeit doch keinen Mörder freisprechen! Die Vergangenheit verfolgt uns, formt uns, sie quält uns oder erbaut uns; aber wir können sie uns nicht wegdenken – auch das eine Lehre aus meinem Beruf. Rebecca lächelte mich an.

«Für dich muss alles einen Sinn haben, eine innere Logik, nicht wahr? Aber das sind doch nur die Geschichten, die wir uns selbst erzählen. In Wahrheit gibt es weder Kohärenz noch Gerechtigkeit. Die Erde bebt pausenlos unter unseren Füßen, und wir versuchen, das Gleichgewicht zu halten. Es ist schon viel, wenn uns das gelingt.»

141.

Bei dem aufkommenden Wind schien es am vernünftigsten, die nächste Fähre zurück zu nehmen. Doch bis dahin gingen wir noch einmal hoch zum Bunker, und ich kommentierte für Rebecca die historischen Fotos auf den Schildern. Langsam kannte ich den Inhalt auswendig.

Mir wurde klar, dass meine Mutter zur Zeit der apokalyptischen Bombardements gerade mal anderthalb Jahre alt war. Ob sie vom donnernden Lärm der amerikanischen Flugzeuge jedes Mal schreiend aufgewacht war, wenn sie über den Strand flogen? Sie hatte nie die Gelegenheit, die Insel so zu sehen wie wir heute. Oder war sie abends manchmal heimlich mit Freunden hierhergefahren, wie ich? Rebecca, die schon seit einer Weile schwieg, starrte durch ihre Sonnenbrille in den Himmel.

«Du hattest Glück, hier aufzuwachsen.»

«Es war vor allem meine Mutter, die hier aufgewachsen ist. Ihre Familie lebte in Dinard. Sie wäre begeistert gewesen von diesem Spaziergang.»

«Ist sie schon lange tot?»

«Neun Jahre, fast zehn.»

«Dann war sie noch nicht alt.»

«Neunundsechzig. Sie hatte Leukämie.»

Bilder stiegen in mir auf. Bilder, an die ich mich nie mehr erinnern wollte, Bilder, die ich mühsam von mir ferngehalten hatte. Aber in diesem Moment trudelten sie an die Oberfläche wie eine Säureblase.

Mit den Jahren glaubte ich, die Erinnerung an das, was geschehen war, im Griff zu haben. Sie lag unter dicken Schichten des Schweigens verborgen. Aber ich habe nichts vergessen. Ihr inständiges Flehen, die glühenden Augen in ihrem abgezehrten Gesicht, nachdem sie wochenlang immer um dasselbe gebettelt hatte. Den Ausdruck meiner Tante Catherine in dieser letzten Nacht, als sie mit ruhiger Hand den durchsichtigen Plastikbeutel aufstach; wie sie mit dem Finger gegen die Spitze der Nadel klopfte, bevor sie sie in der Armvene versenkte; wie sie unaufhörlich die Ellbogenbeuge ihrer Schwester streichelte; wie sie ihr bis zum Schluss ins Ohr murmelte; wie meine Mutter sich an meine Hand klammerte; wie ihr müder, rauer Atem den Raum erfüllte.

Und den Geruch.

Als sie aufhörte, meine Finger zu drücken, spürte ich, wie das Leben sie verließ.

Meine Tante setzte das Stethoskop auf ihre Brust und horchte durch das Nachthemd. Strich ihr über die Wange. Es war vorbei.

Ich schloss die Augen meiner Mutter, und wir küssten sie nacheinander auf die Stirn. Die Verkrampfung, die ihr Gesicht entstellt hatte, hatte sich gelöst.

Keine Tränen, nur Stille.

Als wir gegen elf Uhr abends das Haus verließen, blendete mich das Licht der Straßenlaternen. Die Autos, die Leute vor den Cafés, die Nachtschwärmer, der Straßenlärm – alles kam mir brutal und unwirklich vor.

Catherine und ich umarmten uns wortlos und gingen dann unserer Wege.

Bevor ich die Wohnung verließ, war ich noch ein letztes Mal in das Zimmer meiner Mutter zurückgekehrt, um ihre Haare zu streicheln. Das war unser letzter vertrauter Moment. Durch die gelbliche Haut, die über ihren Wangenknochen spannte, konnte ich sie wieder als die sehen, die sie vor Guillaumes Tod gewesen war: eine elegante, akribische, weichherzige Frau, die sich von ihrem cholerischen Mann nicht die Lebensfreude nehmen ließ. Den glücklichen Teil in uns verdankten Guillaume und ich ihr, ihr ganz allein.

«Alles in Ordnung?», fragte Rebecca.

Ich drehte mich zu ihr um. Fast wäre der Damm gebrochen und ich hätte ihr all das erzählt, was ich vor meiner Frau, meinem Sohn und meinem Vater über Jahre geheim gehalten hatte. Tränen stiegen mir in die Augen, Tränen, die ich hinuntergeschluckt hatte, als ich an jenem Abend nach Hause kam und Pauls Mitteilungsheft unterschrieb, das Marie-Laurence aufgeschlagen auf den Küchentisch gelegt hatte, und dann nach zwei Schlaftabletten für ein paar Stunden in einen traumlosen Schlaf sank, bevor ich mich dem nächsten und allen folgenden Tagen stellen musste; als mich meine Frau ein paar Stunden später zerstreut fragte, wie denn die Nacht gewesen sei – «Nicht so schlecht, sie ist eingeschlafen» –; als sie mir eine Tasse Kaffee reichte und mir von ihrem Ärger auf einer Baustelle in Marseille erzählte; als ich Paul in den Arm nahm, der maulte, weil es kein Schokomüsli mehr gab.

Ich musste weitermachen, Ahnungslosigkeit heucheln, als mir die Krankenschwester am Telefon mitteilte, was ich schon wusste; Morgen für Morgen, Tag für Tag, Jahr für Jahr immer so weitermachen, um meine Frau und meinen Sohn vor einem fatalen Geständnis zu bewahren. Auch mein Vater durfte es nie erfahren. *Niemals.* Das hätte er mir nicht verziehen und mich so dafür gehasst, dass wir uns nie wiedergesehen hätten. Catherine, die Ärztin, und ich hatten eine Entscheidung getroffen, die uns für immer zum Schweigen verdammte. Wir mussten die Konsequenzen tragen.

Genau genommen war das der Moment, in dem mein Leben kippte, in dem ich mein Inneres abspaltete und für meine Familie mehr und mehr zum Gespenst wurde.

Von fern hörten wir den Motor des Wassertaxis. Irgendwie hoffte ich, dass ein Teil des Schmerzes von mir abfiele, auf Cézembre zurückbliebe und von den Steinen, dem Wind und dem Sand allmählich zerrieben würde.

Die Deutschen, die mit uns an Bord gegangen waren, schrien vor Schreck auf dem aufgewühlten Meer. Ich bedankte mich bei den Wellen, dass sie die Plastikplane flattern ließen, uns Wasser ins Gesicht spritzten und es mir so ersparten, reden zu müssen.

Auf der Pier wollte ich mich verabschieden. Doch Rebecca hielt mich zurück.

«Wollen wir nicht noch einen Kaffee trinken?»

Ich hatte überhaupt keine Lust, konnte es ihr aber nicht abschlagen. Also gingen wir ins erstbeste Bistro an der Porte Saint-Vincent. Meine Kehle war wie zugeschnürt.

«Tut mir leid, wenn ich an ihre letzten Jahre denke, macht mich das immer traurig.»

Ich fuhr mir mit der Hand über die Augen. Wollte vor ihr nicht die Fassung verlieren. In einer merkwürdig fürsorglichen Geste schloss Rebecca meine Hände auf dem Tisch in die ihre.

«Yann, wenn wir uns nicht mehr erlauben, unsere toten Eltern zu betrauern, dann wird die Welt unbewohnbar.»

«Du kannst dir nicht vorstellen, wie sie litt ... Es war unerträglich, sie in diesem Zustand zu sehen ... und wie sie uns angefleht hat ...»

Ich hätte hier abbrechen müssen. Aber sie hatte *verstanden*, auch wenn ich nicht wusste, wie und warum.

«Du hast ihr geholfen?»

Ich hätte lügen können. Aber wozu? Sie ahnte es ohnehin längst.

«Ja, mit meiner Tante zusammen.»

«Deine Mutter wusste, dass sie keine Chance hatte?»

«Sie hat sich aufgegeben. Seit dem Tod meines Bruders wollte sie nicht mehr leben.»

Rebecca schwieg, und ich war ihr unendlich dankbar. Ich hörte die Kaffeemaschine fauchen und die Löffel klappern, mir schien, dass wir uns noch nie so nah waren, nicht einmal bei unserem Kuss auf dem Balkon.

Irgendwann erhob sich ihre Stimme über das Gejaule eines italienischen Crooners im Radio.

«Weißt du, warum ich nie mehr zu meinem Mann zurückkehren werde?»

Ich schüttelte den Kopf.

«Weil er kein Fünkchen Mut hat. Mir ist klar geworden, dass, sollte es mir einmal so ergehen wie deiner Mutter, er keinen Finger krumm machen würde, um mir zu helfen.»

142.

Erschöpft und verzweifelt kam ich vor einem Jahr mit meinen zwei Koffern in den Couërons an, in einer Phase meines Lebens, in der ich nicht weiterwusste.

Man hatte mir Langeweile, Einsamkeit und Depressionen prophezeit. Alle dachten, ich wäre vor Ende des Winters zurück in Paris.

Und dann ist dieses Jahr so schnell verflogen.

Dabei habe ich nichts getan. Außer aufs Meer zu schauen, spazieren zu gehen, zu schwimmen und in alten Handlungsbüchern zu lesen. Und doch habe ich eins der erfülltesten Jahre meines Lebens hier verbracht. Octaves Archiv, dieses unverhoffte Geschenk, gab mir die Möglichkeit, zwischen den Zeilen jenen Teil der Familiengeschichte zu entschlüsseln, der mir half, meinen Vater zu verstehen; ich habe genug über ihn erfahren, um nicht mehr nur seine harte, brutale Seite zu sehen. Das Wissen um sein eigenes Leiden machte die Schläge nicht ungeschehen, weder die, die ich einstecken musste, noch die, die ich ihm zurückgab. Aber inzwischen muss ich ihn nicht mehr vor mein inneres Tribunal zerren.

Ich denke jeden Tag an Octave. Wie sein Leben nach dem Mord an Ambroise verlief – so er ihn denn getötet hat. Cézembre, einst Brückenkopf seines Königreichs, nun das Grab seines Geschäftspartners und ständige Erinnerung an seine Schuld. Die angebetete Frau gestorben, bevor er ihr hatte verzeihen können. Ein Leben im Dienst der Sühne für das, was ihm auf dem Gewissen lag, als Mann und Christ, Gatte und Vater. Julias Todestag – 6. Juni 1915 – entnahm ich ihrer Sterbeurkunde, die ich gefaltet in einer Art Familienbuch fand. Als Todesursache hatte Doktor Montgenèvre «Ertrinken» angegeben. Aber kann eine passionierte Schwimmerin, die das unerbittliche Gesetz der Küste und ihrer Gezeiten von Geburt an kennt und von einer Armada von Dienstboten begleitet wird, einfach ertrinken?

Auch wenn ich dafür keinerlei Beweise habe, bin ich der festen Überzeugung, dass Julia aus Verzweiflung über den Tod ihres Geliebten Selbstmord beging, auf den Tag genau ein Jahr nach der dramatischen Nacht, in der Ambroise verschwunden war. Sie ließ drei kleine Jungen zurück, Ernest, Armand und Juste, die sie nicht genug liebte, um für sie weiterzuleben. Oder einfach nicht zu lieben vermochte.

Nur eines beschäftigt mich noch immer: Wie konnte Octave auf Ambroise schießen? Er, für den das Leben heilig war, der sein eigenes riskierte, um die Gekenterten nach dem Schiffbruch der *Marie-Suzanne* aus dem eiskalten Wasser zu retten? Hatte er die

Waffe aus Angst vor einem Verrückten in seinem Parterre-Zimmer deponiert? Hielt er seinen Geschäftspartner irrtümlich für einen Eindringling, für einen dieser Geistesgestörten, die seine Familie bedrohten?

Oder muss ich die Möglichkeit ins Auge fassen, dass einmal, ein einziges Mal im Leben dieses ruhigen, ausgeglichenen, maßvollen Mannes innere Dämme brachen, als seine unermessliche Liebe vor seinen Augen verraten wurde, dass er in eine mörderische Raserei verfiel, aus der es kein Zurück gab? Um Julia und Katell nicht mit hineinzuziehen, zeigte er sich nicht an, sondern hoffte, dass der Krieg die Abrechnung übernehmen würde. Aber es kam anders.

143.

Rebecca ist doch wiedergekommen. Unsere Mutmaßungen über den Tod von Ambroise haben nichts an unserem Verhältnis geändert. Warum auch? Ich habe vorgeschlagen, mit meiner Cousine über eine postume Entschädigung zu sprechen. Das möchte Rebecca aber nicht, sie will sich lieber auf ihre Scheidung konzentrieren.

«Glaub mir, wenn mir jemand etwas schuldig ist, dann mein Mann, nicht du.»

Obwohl sie immer ein großes Geheimnis um ihr Schreiben macht, hat sie mir verraten, dass sie mit ihrem dritten Roman anfangen will – «wenn ich es schaffe». Ihre Augen, von der Behandlung gereizt, sind wieder rot und geschwollen. Ich bewundere sie, wie sie immer wieder die Kraft für ihre Projekte findet. Ob sie Octaves Aufzeichnungen durchsehen dürfe, um sich zu inspirieren? Sie darf. Sie kann lesen und schreiben, was sie will, Hauptsache, sie kommt weiterhin täglich in die Couërons.

Ich habe ihr Julias Bibliothek gezeigt. «Sämtliche Neuerscheinungen von 1908 – oder doch noch was Neueres?», spottete sie mit dem ihr eigenen Humor. Trotz ihres Handicaps geht sie die Bände mit einer beeindruckenden Geschwindigkeit durch. Vermutlich hat ihre Lesesucht etwas mit ihrer Angst vor dem zu tun, was ihr bevorsteht, worüber sie aber nie spricht. Öfter als beabsichtigt beobachte ich sie. Sie stützt sich an der Wand ab, wenn sie die Treppen hinuntergeht, und einmal stellte sie eine Tasse so nah an den Rand, dass sie fast vom Tisch fiel. Ich mache nie Licht, ohne sie vorzuwarnen, und im ehemaligen Boudoir, wo sie manchmal nachmittags liest, bleiben die Fensterläden geschlossen.

Wenn unsere Hände sich berühren, zieht sie ihre nicht weg. Wenn wir schwimmen gehen, führe ich sie manchmal am Arm und lasse sie dann eine oder zwei Sekunden nicht los. Schritt für Schritt nähern wir uns einander an.

Ich kann warten. Denn über mein Begehren hinaus will ich sie besser kennenlernen. Ich möchte, dass sie mir die Salinität des Toten Meeres erklärt, den Winter in Dänemark schildert und jeden einzelnen Halm auf Cézembre benennt. Dafür werde ich ihr die Freuden des Schwimmens im Meer nahebringen und ihr abends Geschichten von Piraten und römischen Konsuln erzählen, als abenteuerlustige Männer tückische Meere überquerten, um riesige Reiche zu errichten oder zu vernichten. *Darauf begab er sich nach Italien zurück und versah die beiden Meere Italiens mit großen Flotten und starken Besatzungen. Er selbst aber vereinigte 49 Tage nach seiner Abfahrt von Brundisium ganz Kilikien mit dem Gebiet des römischen Volkes. Alle Seeräuber, die irgendwo gewesen waren, wurden teils gefangen und getötet, teils überlieferten sie sich selbst der Gewalt und Verfügung dieses einzigen.*

Und wenn irgendwann einmal das Licht ihrer Augen nachlässt, wie sie befürchtet, möchte ich da sein, um ihr dabei zu helfen, sich an das Halbdunkel zu gewöhnen. Wir haben einen langen Weg vor uns, der bestimmt nicht mit Rosen gepflastert ist; wir beide sind zu alt, zu beschädigt, aber auch zu stolz, um uns auf der Stelle zu ergeben. Es wird Fehlstarts geben, Anpassungen, Aufwallungen und Reue.

Es wird nicht in der Kirche enden oder bei einem Barbecue mit den Draouens.

Wie auch immer. Das nennt man Leben.

144.

Ich muss noch etwas erledigen, bevor ich Octave wieder seinen Geheimnissen überlasse. Mein Bruder Guillaume hat wenige Monate vor seinem Tod mit Charles und ein paar älteren, inzwischen verstorbenen Angestellten der Malouinischen Schifffahrtsgesellschaft gesprochen und ein Exposé ausgedruckt, aus dem einmal ein Buch werden sollte. Er war noch ganz am Anfang, sammelte alles Mögliche, ohne genau zu wissen, wie er vorgehen wollte.

Ich kann verstehen, dass er nicht mit mir darüber sprach. Er wollte mich nicht wie unser Vater dazu zwingen, mich mit etwas zu befassen, das ich verabscheute. Irgendwann wäre er mit der Sprache herausgerückt. Zu spät verstand ich, welchen Spaß es gemacht hätte, mit ihm darüber zu diskutieren und ihm zwei, drei methodische Grundkenntnisse zu vermitteln. Vielleicht hätte ich ihm sogar helfen können.

Mein Entschluss ist gefasst: Ich lasse meine Abhandlung über die Geschichte der Piraterie im Mittelmeer sausen und folge dem Rat Barbara Lagresleys, das Werk meines Bruders fortzuführen. Ich will das Panorama der Schifffahrt auf dem Ärmelkanal, das ihm vorschwebte, in unser beider Namen vollenden, für ihn, für mich, für seine Söhne. Ihnen will ich es widmen: Thomas und vor allem meinem Patensohn Léo, damit sie eine greifbare Erinnerung an ihren Vater haben.

Mit dieser Perspektive ging ich an die Lektüre der Handlungsbücher nach 1917 heran. Im Gegensatz zu den Aufzeichnungen vor dem Drama standen sie wieder ganz im Zeichen buchhalterischer Lakonie. Octave wurde nach dem Tod seiner Frau vom Militär entlassen. Da die Fracht- und Personenschifffahrt wegen des Krieges ruhten, stellte er seine gesamte Geschäftstätigkeit bis 1918 in den Dienst des Krieges: Schwerpunkte waren der Ausbau der Fabriken in La Brède und die Motorisierung der Zerstörer. Der Kriegsminister persönlich verlieh ihm einen Orden.

Nach dem Krieg und Minchintons Tod konzentrierte mein Vorfahr sich auf die Motorenherstellung und überließ Alexandre Dubuisson, den er zu seinem Teilhaber gemacht hatte, die Branchen Fracht und Tourismus. Alexandre, der an der Front zwei Finger der linken Hand verloren hatte, heiratete nach seiner Demobilisierung Hélène Le Mélinaire. Sie bekamen zwei Kinder: Henri und Mona. Im Handlungsbuch ist der Kauf der Taufgeschenke vermerkt.

Danach scheint das Leben recht monoton verlaufen zu sein, unterbrochen nur von den Totenmessen für Julia und die Ertrunkenen der *Marie-Suzanne*. Keine Dîners mehr beim Präfekten oder beim General – viele Männer sind im Krieg gefallen –, keine prunkvollen Feste, keine Artikel im *Ouest-Éclair,* der mittlerweile *Ouest-France* heißt, keine Amerikareisen, keine Querungen des Ärmelkanals in Rekordzeit. Als einzige Ausgaben sind Reisen nach Paris vermerkt, wenn Octaves Nierenschmerzen sich wieder bemerkbar machen und er Doktor Hovasse im Krankenhaus Pitié-Salpêtrière aufsucht. Zusammenfassend kann man sagen, dass Octaves zweite Lebenshälfte aus Arbeit, Rückzug und Schweigen bestand.

Von den Kindern finden nur die Kosten Erwähnung. Juste

kommt 1923 ins Internat, die Zwillinge haben 1925 Erstkommunion. Sie werden von einer Hauslehrerin unterrichtet, Mathilde Dagorn, die ein Jahresgehalt bezieht. Marthe heiratet 1932, Blandine 1935. Ernest, der Älteste, tritt 1928 in der Offiziersschule von Saint-Maixent seinen Militärdienst an und beendet ihn als Major seines Regiments. Danach steigt er bei seinem Vater in Saint-Malo als «Geschäftsführer» in die Malouinische Schifffahrtsgesellschaft ein.

Zwischen den Seiten des Handlungsbuchs von 1933 lag ein gefalteter Brief mit der Unterschrift Lefur, Polizeikommissar in Paris, an Octave übermittelt durch Mathieu Tézé-Villan, der inzwischen zum Kommandanten der Polizeikräfte an der Seine aufgestiegen war. «Es gibt Hinweise darauf, dass Sieur Armand de Kérambrun, unter suspekten Subjekten wie Künstlern und Malern, in deren Kreisen er verkehrte, auch bekannt unter dem Namen Markad d'Embrun, aufgrund einer Vergiftung verstorben ist. Laut Doktor Effren, Gerichtsmediziner in Paris (Seine), könnte der Tod aufgrund freiwilliger Einnahme einer giftigen Substanz eingetreten sein. Der Genannte stand in dem Ruf, häufig dem Opium zuzusprechen und Absinth im Übermaß zu konsumieren.»

So also kam Armand zu Tode, Octaves zweitgeborener Sohn: allein in einem Zimmer im Drogenrausch. Vielleicht war es ein Unfall, vielleicht Selbstmord wie bei seiner Mutter.

Ich hätte daran festgehalten, dass mein Vorfahr durch ein verhängnisvolles Schicksal zum Mörder geworden war, hätte Rebecca nicht beschlossen, Julias Bibliothek im hinteren Teil des Hauses zu durchforsten. Eines Nachmittags – ich bin in meinem Arbeitszimmer und sie im ehemaligen Boudoir – ruft sie mich zu sich.

«Komm doch mal!»

Sie sitzt in ihrem Kostüm auf dem Teppich und hält ein beigefarbenes Heft in der Hand.

«Was ist das?»

Sie schlägt das Heft auf.

«Gedichte. Geschrieben von einer Frau, glaube ich.»

Ich setze mich neben sie auf den Boden. Violette Tinte, hochgezogene Oberlängen, die sich zu Voluten einrollen – kein Zweifel, von welcher Hand diese Verse stammen. Rebeccas Hand streift meine, als sie mir das Heft überreicht, und unsere Schultern berühren sich, während ich die Seiten lese, die sie mir hinhält. Gemeinsam gehen wir das letzte Gedicht durch.

Der Abend, er verschlang vom Tage jedes Wort,
Und Schatten schrien hinaus grausam ihren Schmerz.
Der Mensch, den man geliebt, er ging für immer fort,
Die Flamme Tausendschein zerbricht als Tränenherz.

Heillose Einsamkeit! O Dasein, so geliebt,
Fortan verscharrt im Reich der Schattenartigkeit,
Hat dich der Tod verdammt zu tiefster Dunkelheit –
Vergossen ward dein Blut, mein Zorn zu Staub zersiebt.

Die Frucht, die hätte Keim sein können, Trost,
Wird nur das Schandmal sein der Flamme, die verglost,
Untilgbar Sudelfleck einer Schuld im früheren Leben.

Das kein Erbarmen kennt, das Meer, das nur verschlingt,
Nehm es mein Unglück auf, bis meine Welt versinkt –
Die, die ein Leben nahm, sie muss nun ihres geben.

«Was hältst du davon?»

Sie legt den Finger auf die letzte Zeile: *Die, die ein Leben nahm …* Die, nicht der.

Wenn Rebecca recht hat, wäre die Geschichte ganz anders verlaufen, als wir dachten.

Würde aber viel besser zu dem passen, was ich über die Familie zu wissen glaube.

Ich denke, dass sie wie keine andere die Kluft zwischen Schein und Wirklichkeit illustriert; dass die Kérambruns nach einer zu Tode strapazierten Redewendung «alle Voraussetzungen zum Glücklichsein hatten» und trotzdem das Glück nicht fanden, denn in diesen Kreisen hat man die Frauen mit ihren Sehnsüchten lebendig begraben und dazu verdammt, im goldenen Käfig eine gute Figur zu machen. Blutjung zu Ehe und Mutterschaft gedrängt, arrangierten sich manche, andere zerschellten an den Klippen wie Schiffe in Gewitternächten. Wie Julia. Und ihre erste und einzige Geste des Aufbegehrens stürzte alle um sie herum ins Verderben.

Merkwürdig, diese Gerechtigkeit in der Ungerechtigkeit, diese Umverteilung des Unglücks, die vier Generationen vergiftete wie eine nachgetragene Rache.

145.

Mit sieben bist du noch ein Kind.

Du kannst dir nicht vorstellen, dass die Stimmen, die nachts auf der Treppe des großen Hauses widerhallen, sich zu einem Chor des Unglücks vereinen.

Du kannst dir nicht vorstellen, dass deine schöne Maman mit ihrem perfekt sitzenden glatten Haar auf einmal wie ein blutüberströmtes Gespenst aus dem Dunkel auftaucht und durch die Tür zu deinem Vater und dem langen Engländer hereinstürzt, die bei ihrem jämmerlichen Anblick erst einmal an einen Unfall denken.

Du hast den blutbefleckten Stoff nicht gesehen, die roten Hände, den durchnässten Saum ihres Kleides, ihren Blick wie von einem gehetzten Tier. Du hast nicht mitbekommen, wie Vaters Stuhl umfiel und er zu schwach war, die ohnmächtige Gestalt vom Boden aufzuheben. Du hast die Worte nicht gehört, die sie stammelte, als sie wieder zu sich gekommen war, etwas von Tod, Blut, Unglück, Wasser, das irgendwann zu einer monotonen Klage wurde, einer Litanei: «Ich habe ihn getötet, ich habe ihn getötet, ich habe ihn getötet!»

Du hast nicht erlebt, welch entsetzlicher Schrecken über deinen soliden, pragmatischen, rationalen Vater hereinbrach wie eine todbringende Welle, die sich vor ihm aufbäumte, um sein Leben zu zerschmettern.

Du hast nicht gesehen, wie der Engländer den Finger auf seine Lippen legte, deine Mutter aufhob, als wäre sie eine Feder, und sie auf das Bett in ihrem Schlafzimmer legte.

Es hat eine Stunde gedauert, bis ihr Mann aus der wirren Flut ihrer Worte und Tränen herausfiltern konnte, dass sie nicht delirierte in einem Anfall von Wahnsinn, und ihr schließlich das Geständnis entrang, wer wo den Tod gefunden hatte.

Das Warum kommt später. Sie wird erzählen, dass er sie verführt hat und dieses heimliche Rendez-vous ihr letztes sein sollte. Dass er aufdringlich wurde und sie sich nur wehrte gegen seine widerliche Umarmung, der sie niemals erliegen wollte. Sie wird nicht erzählen, dass ihr der Brief des Geliebten das Herz zerriss; dass sie ihn ein letztes Mal auf der Insel treffen wollte, um ihn nach dem Grund dafür zu fragen; dass sie drohte, Katell alles zu gestehen, wenn er nicht käme; dass sie sich nach der schrecklichen Szene leidenschaftlich liebten und sie nun ganz gewiss war, dass nichts sie trennen könnte, trotz der schrecklichen Worte in seinem Brief.

Sie wird auch nicht erzählen, wie etwas in ihr zerbrochen war, als sie im weichen Sand der Insel noch nackt in seinen Armen lag und er ihr ins Ohr flüsterte, dass er Vater würde und es an der Zeit sei, «zu Verstand zu kommen»; dass sie sich nach diesem schönen Abschied nun trennen müssten und «den ganzen Irrsinn» vergessen. Da begriff sie, dass er schon abgeschlossen hatte mit ihrer Liebe – aber hatte er sie je geliebt? Ekel überwältigte sie bei der Vorstellung, dass er vor ein paar Sekunden seinen Samen in sie ergossen hatte.

Diese klaffende Wunde wird sie verschweigen, dieses Gefühl, dass er sie beschmutzt hat, die Erkenntnis, nur eine unter seinen zahlreichen Eroberungen gewesen zu sein und auch keine größere Herausforderung als all die anderen. Nur ein Körper, eingeschoben zwischen den von Katell – hatte er nicht geschworen, dass er seine Frau nicht mehr anrühren würde? – und die der vielen von ihm Verführten zwischen Kinder- und Freudenmädchen.

Es fiel ihr wie Schuppen von den Augen, dass er nicht anders als alle anderen war und, schlimmer noch, dass er hinter seinen feurigen Worten und schönen Reden nur seine eigenen Interessen verbarg.

Da fühlte sie etwas Dunkles, Wildes, einen erbarmungslosen schwarzen Strudel in sich, eine blinde Kraft wie die einer zu lange zusammengedrückten Spiralfeder.

Octaves Revolver hatte sie in ihre Manteltasche gesteckt. Es war nicht schwer gewesen, ihn an sich zu nehmen, unter dem Vorwand, sich noch einmal umzuziehen, hatte sie ihn aus der Schreibtischschublade in Octaves Arbeitszimmer entwendet. Auf der Pointe de la Varde hatte ihr Mann ihr gezeigt, wie man damit umging, falls der Geistesgestörte, der ihn bedrohte, ihr einmal zu nahekommen sollte.

Sie war fest entschlossen, sich vor dem Mann, den sie liebte und der sie dennoch verlassen wollte, eine Kugel in den Kopf zu jagen.

Und erschoss am Ende den Verräter.

Mit sieben bist du noch zu klein, um zu wissen, dass das Schicksal kein Gesicht hat und keine Gerechtigkeit kennt, da weißt du noch nichts von dieser Mischung aus Zufall und Gelegenheit, Kalkül und Vorsatz, Loyalitäten und Lügen, die das Gewebe des Lebens ergibt. Du kennst dessen Kluften und Abgründe nicht, diese Momente, in denen auf einmal alles schiefgeht und nie wieder gut wird. Du weißt nicht, an welch seidenem Faden das Schicksal der Menschen hängt, das man nie unter

Kontrolle hat. Das war der fatale Irrtum deines Vaters: dass er an das Gegenteil glaubte.

An deinen kleinen Bruder gekuschelt, konntest du nicht sehen, wie der Vater trotz seiner schrecklichen Nierenschmerzen hinter verschlossenen Türen den von Sand, Erde und Salz befleckten Körper deiner Mutter eigenhändig entkleidet und gewaschen hat – das Dienstmädchen hätte das im Handumdrehen erledigt, aber es zu wecken, ging natürlich nicht. Und während er ihre schmutzige Kleidung und die Unterwäsche in einen Wäschesack stopft, den er am nächsten Tag verbrennen will, steigt der Engländer in das Dory, dessen Motor noch warm ist, läuft hinter dem Phare du Grand Jardin in den Chenal de la petite Porte ein und legt auf Cézembre an.

Du schläfst noch tief, als der Engländer am frühen Morgen zurückkommt und Octave berichtet, er habe die Leiche von Ambroise de Sainte-Croix, der nahe dem Oratoire de Saint-Brendan an zwei Schüssen in die Brust verblutet sei, gefunden und erst einmal versteckt; morgen würde er sie auf die Villefromoy *verladen und, beschwert mit so viel Steinen und Blei, dass sie nie wieder an die Oberfläche käme, im Ärmelkanal versenken.*

Octave hat nicht mit der Wimper gezuckt, als er ihm den Brief reichte, der auf der Leiche gelegen hatte, woraus der Engländer schloss, dass er längst auf dem Laufenden war, wenn auch zutiefst verletzt – aber hatte er nicht oft genug Gelegenheit gehabt festzustellen, was für eine leichte Beute Frauen für Sainte-Croix waren?

Octave hätte das kompromittierende Schreiben am liebsten auf der Stelle vernichtet. Doch Minchinton riss es ihm sofort aus der Hand – so kaltblütig, dass es einen frösteln konnte – mit den Worten, das sei die beste Versicherung gegen eine Verfolgung durch Polizei und Justiz.

Noch wäre Zeit gewesen, Mathieu Tézé-Villan zu wecken und vor ihm Julias Schuld auf sich zu nehmen, wie Octave es vorgehabt hatte. Jeder würde verstehen, wenn ein gehörnter Ehemann seinen Rivalen tötet. Aber wer hätte ihm das geglaubt, ihm, der ohne Stock keine fünf-

zehn Schritte gehen konnte und noch viel weniger in der Lage wäre, ein Boot zu besteigen?

Mit einem Zynismus, den Octave von ihm nicht kannte, zog der Engländer die Daumenschrauben weiter an und schilderte in allen Einzelheiten, was passieren würde, wenn die Wahrheit zutage käme: Julia würde verhaftet und ins Gefängnis geworfen, die Schande, der Prozess und am Ende das Urteil: Tod durch die Guillotine, falls das Gnadengesuch abgelehnt würde. Unter der Wucht dieses Skandals würde auch die Malouinische Schifffahrtsgesellschaft zusammenbrechen. Und was würde aus Ernest und Armand ohne ihre Mutter?

Die von Minchinton provozierten Bilder gingen Octave lange nach: die Alabasterstatue mit dem zerbrechlichen Nacken im braunen Büßerhemd, ihr zarter Hals umschlossen von einem hohen Kragen aus kaltem, rauem Holz, ihr Aufschrei im Morgengrauen, wenn der Henker das Beil fallen ließe, und das dumpfe Geräusch der durchtrennten Wirbel. Allein der Gedanke löste in ihm eine animalische Angst aus.

Und in seiner Panik wurde ihm bewusst, dass nur ein einziger Anwalt in ganz Frankreich brillant genug wäre, Julia vor dem Todesurteil zu bewahren. Und genau diesen Mann hatte sie gerade erschossen.

Also sagte Octave zu allem Ja. Dazu, die Leiche im Meer zu versenken, den Brief im Ausland aufzugeben, Minchinton Geld für sein Polarschiff zu überweisen, denn sein Schweigen, das hatte der Engländer von Anfang an klargemacht, hatte natürlich einen Preis. So billigte Octave das Verbrechen und dessen Vertuschung, ganz abgesehen davon, was er Katell damit antat, und lud in dieser Sekunde eine genauso große oder vielleicht sogar größere Schuld auf sich wie diejenige, die den Revolver gehalten hatte.

146.

Vor ihrer Abreise kam Rebecca noch einmal zum Essen. Am übernächsten Tag hatte sie einen Termin bei ihrem Chirurgen im Hôpital Quinze-Vingts. Blaue Bluse, Leinenhose, weiße Sneakers. Ich weiß nicht, wie sie es machte, so gelassen zu bleiben oder auch nur zu erscheinen.

Wir wussten beide, dass es kein gewöhnlicher Abend war, eher so etwas wie der Vorabend einer Schlacht. Ich küsste sie ein bisschen zu innig auf die Wange, sie half mir, den Salat anzurichten und den Tisch zu decken. Diese selbstverständlichen Gesten eines gemeinsamen Alltags fand ich so erotisch wie unseren Kuss auf dem Balkon.

Es war der 17. September, und der Sommer verschoss sein letztes Pulver. Nach dem Essen gingen wir auf der Mauer spazieren und waren dabei nicht allein. Alle waren zu dieser stillen Stunde hierhergekommen, Junge und Alte, Singles und Paare, elegante Einheimische und Halbwüchsige in Badelatschen, um eines der schönsten Spektakel der Welt zu fotografieren. Denn in diesem Moment tauchte die rote Sonnenscheibe zwischen den beiden Hügeln von Cézembre senkrecht ins Meer. Alle waren ähnlich ergriffen, fasziniert, hypnotisiert von der riesigen Leinwand, die die Natur vor unseren Augen aufspannte, ohne dafür etwas zu verlangen, außer vielleicht, dass wir sie in Ruhe lassen mit unseren Kriegen und unserem Müll.

Wir sahen den Flammenkreis untergehen und den Horizont mit Purpur- und Orangetönen anstecken, die sich in einem Farbverlauf von Violett zu Rosa wandelten und am Himmel aufstiegen bis zum letzten azurblauen Streifen. Ich wunderte mich fast, dass niemand applaudierte. Ich meinte zu wissen, woran Rebecca gerade dachte; und ich wollte daran glauben, dass das Unglück nicht eintraf. Als der letzte Widerschein der Sonne sich in den rot glühenden Fenstern der Villen spiegelte, hakte ich mich bei ihr ein, und sie ließ es geschehen.

Für Touristen auf der Durchreise war Cézembre nur eine Insel unter anderen. Die meisten kannten nicht einmal den Namen dieses Felsens nah der Küste. Für uns war sie einzigartig, weil sie das Epizentrum eines Stücks Geschichte war, das uns miteinander verband. Ihre Silhouette hatte einst einen sehr jungen Mann dazu bewogen, sie zum Emblem seines Reiches zu machen. Und wie viele hatten schon vor ihm auf diesem winzigen Stückchen Erde, diesem von der Flut verschonten Krümel, gelitten, geträumt oder jegliche Hoffnung verloren? ... Seit ewigen Zeiten wurde dort geschwommen oder gebetet, Zuflucht gesucht oder Leid zugefügt. Geliebt und getötet.

Bis der Mensch, der sich in der Mitte des 20. Jahrhunderts auf dem Gipfel seiner Macht wähnte, sie mittels Napalm und Bomben vernichten wollte.

Drei Generationen später waren dank der Widerstandskraft der Natur und der Ausdauer der Minensucher die Wunden verheilt und die Erde von Eisen und Gift befreit. Die hässlichen Bauwerke, die ihr im Magen lagen, nahm die Insel im Lauf der Gezeiten geduldig auseinander, Stein für Stein, bis sie sie verdaut hatte.

Und lange nachdem das Getöse verstummt war und Tordalken und Kaninchen sich der Landschaft bemächtigt hatten, erbrach die kahle Insel eine seit hundert Jahren verschollene Leiche. Die wildesten Gerüchte hatten einst, als der Mann verschwunden war, die Runde gemacht, dabei ruhte er ganz in der Nähe seiner Frau, die so sehnlich auf ihn wartete.

Und jener, die ihn getötet hatte.

Mein Vorfahr hatte zu seinem Unglück fast alle überlebt: Suzanne, Armand, den zu früh verschiedenen Dichtersohn, Ernest, den ehrlosen Soldaten, und Katell, die von Schmerz und Lüge genauso aufgefressen wurde wie vom Krebs. Und Julia, die Mörderin, die er über alle Maßen – viel zu viel und viel zu wenig – geliebt hatte.

In dieser Ruinenlandschaft versuchte er zu retten, was noch zu retten war: Katells verwaiste Kinder und das Unternehmen. Scheiterte aber an der Beziehung zu seinem letzten Sohn Juste und legte damit den Grundstein für eine Linie verbitterter, harter Männer. Wie hätte mein Vater Charles von der Liebe wissen können, die seit zwei Generationen verloren war?

Auf dem Balkon der Villa in den Couërons fragte Rebecca, ob ich Paul davon erzählen wollte. Nein, sagte ich, genauso wenig wie von der Sterbehilfe für seine Großmutter. Er hat mit diesen Toten, diesem Schmerz nichts zu tun. Auch Rebeccas Tochter sollte nichts von dem Ganzen erfahren. In dieser untergehenden Welt träumen doch unsere Kinder davon zu heilen, zu bewahren und Gutes zu tun. Wozu sollten wir ihnen diese Familienerinnerung ans Bein binden und ihre Geschichte mit einem Mord und einem Suizid belasten, die sie nichts angehen? Die Leidenschaft für Familiengeheimnisse ist oft nichts Besseres als die Lust auf den Blick durchs Schlüsselloch.

Da hat mein Onkel Étienne völlig recht: Wir sollten uns lieber um die Lebenden kümmern als um die Verirrungen der Toten.

Um Mitternacht wollte Rebecca sich verabschieden.

«Willst du nicht bleiben?»

Sie sah mich an. Verblüfft, ängstlich, gerührt.

Und blieb.

Am nächsten Tag brachte ich sie zum Bahnhof. Bevor sie in den Zug nach Paris stieg, umarmte ich sie kurz.

«Sag mir, wann du wiederkommst. Ich hole dich ab.»

Sie sah zu mir auf mit ihren wunderschönen Augen, die sie in dem Moment verrieten. Denn diesmal war es nicht die unbeschreibliche Farbe, die mich direkt ins Herz traf, sondern das, was sie mir gestehen wollten.

«Was auch immer dort passiert, ich hole dich ab, versprochen», wiederholte ich, die Hände noch auf ihren Schultern. «Wirst du dich daran erinnern?»

«Ich werde mich daran erinnern.»

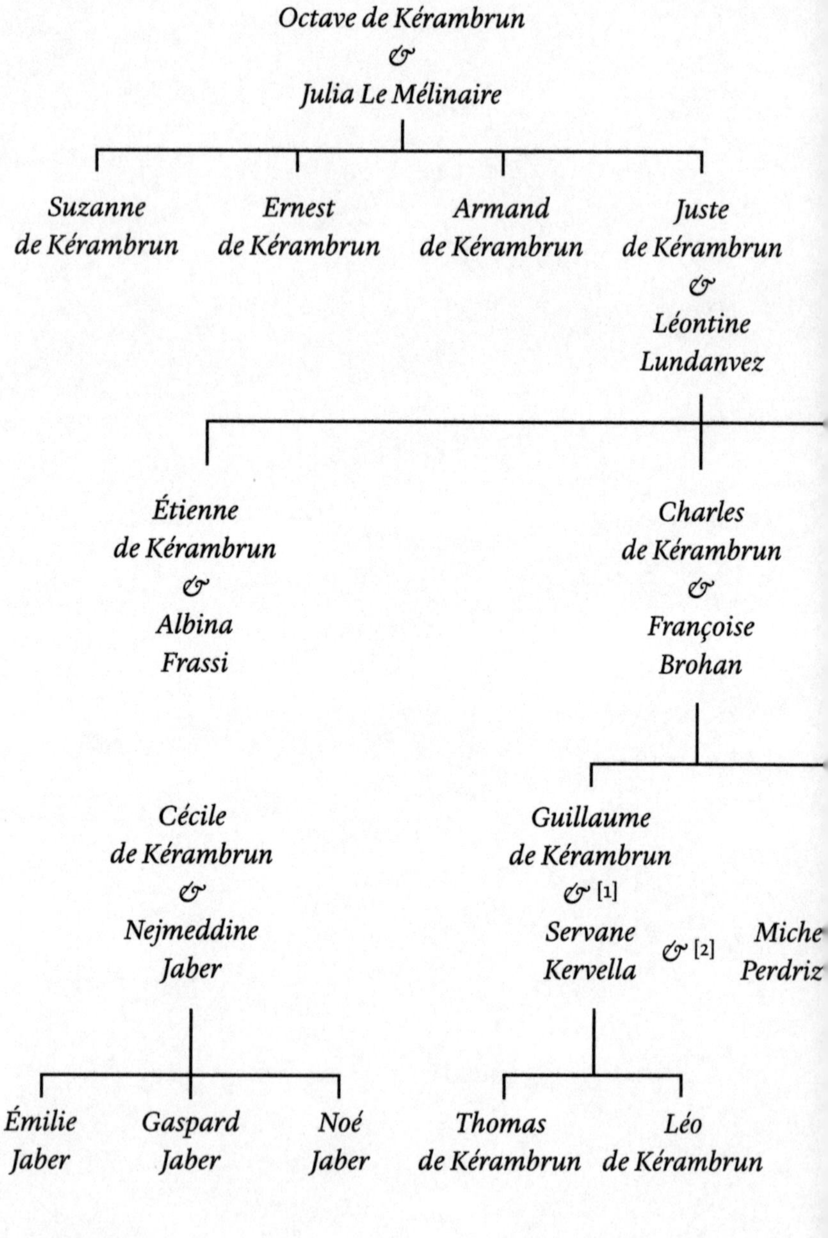
Octave de Kérambrun
&
Julia Le Mélinaire
Suzanne de Kérambrun
Ernest de Kérambrun
Armand de Kérambrun
Juste de Kérambrun
&
Léontine Lundanvez
Étienne de Kérambrun
&
Albina Frassi
Charles de Kérambrun
&
Françoise Brohan
Cécile de Kérambrun
&
Nejmeddine Jaber
Guillaume de Kérambrun
& [1]
Servane Kervella
& [2]
Miche
Perdriz
Émilie Jaber
Gaspard Jaber
Noé Jaber
Thomas de Kérambrun
Léo de Kérambrun

Familie de Kérambrun

- *Jacques de Kérambrun (genannt Jacquez)*
- *Robert de Kérambrun (genannt Roparz)* & *Marie Delorme*
  - *Armelle de Kérambrun (genannt Belle)* & *Bertrand Guermeur*
    - *Matthieu Guermeur*
    - *Anaïs Guermeur*
  - *Lénaïg de Kérambrun*
- *Yann de Kérambrun* & *Marie-Laurence Subierville*
  - *Paul de Kérambrun*

Familie de Sainte-Croix

Ambroise de Sainte-Croix
&
Marie-Catherine Le Savouroux
(genannt Katell)

Blandine de Sainte-Croix

Marthe de Sainte-Croix
&
Jules Pianta

Marien Pianta

Geneviève Pianta

& [1]
Isabelle Cohen

Marc Pianta

& [2]
Erika Lund

Rebecca Lund-Pianta
&
Dominik Waltenberger

Sonja Waltenberger

Danksagungen

Mein innigster Dank geht an:

- das Team der Thermes Marins, wo dieses Buch zum Teil entstand (besonders an Catherine, Myriam und Christophe von der Bar La Passerelle, ebenso wie an Laurence Le Mouëllic);
- meine Kollegen für ihre Solidarität in einem manchmal schwierigen beruflichen Alltag;
- Alain B. für seinen juristischen und tierischen Beistand;
- Anne Bourguignon für ihre Freundschaft und Treue;
- Marie Chaix-Mathews für die Zuflucht, ihre Freundschaft und die friedlichen Stunden in ihrer Küche;
- Cristina Diego Pacheco für ihre unerschütterliche Unterstützung bei Ebbe und Flut;
- Catherine Forest für den *room with a view;*
- Anne-Marie Garat für die atlantische Nacht und die kahle Insel; und so viele andere Dinge, die noch auf uns warten;
- Jean-Marc Hovasse für Victor Hugo und die Gezeiten des Genfersees;
- Juliette Joste und die Éditions Grasset für die Veröffentlichung;
- Caroline Lunoir, meine Weg- und Schreibgefährtin;
- Laurent für Cézembre von oben;
- Mimi, die liebste, rätselhafteste und zärtlichste aller Katzenfreundinnen;
- Yann Mortelette für ein Brest ohne Regen;
- Jean-Philippe Rameau, Scott Ross und *Le Rappel des oiseaux*;
- Lucile Sonntag und ihre Luchsaugen;
- Françoise Tenant für die Entdeckungen;

- Brice Vautier, der mir die Insel vom Himmel und vom Meer aus zeigte;
- und Serge.

Bibliografie

Die kursiv gesetzten Zitate stammen aus:
Cicero, *De Imperio Cn. Pompei*, übersetzt von Markus Westphal und Patrick Jungk; auf www.romanum.de.

Gedicht auf S. 267: Victor Hugo, *Les Contemplations*, II, aus: XXV, aus dem Französischen übersetzt von Juliette Aubert-Affholder und Mirko Bonné; Gedicht auf S. 299: Charles Cross, aus: *Die Kette aus Krallen*, aus dem Französischen übersetzt von Juliette Aubert-Affholder und Mirko Bonné; Gedicht auf S. 300: Victor Hugo, *Les Contemplations*, I, aus: IV, Das Firmament, aus dem Französischen übersetzt von Juliette Aubert-Affholder und Mirko Bonné; Gedicht auf S. 302: Victor Hugo, *Les Contemplations*, III, aus: XXIII, Der Wiedergänger, aus dem Französischen übersetzt von Juliette Aubert-Affholder und Mirko Bonné; Gedicht auf S. 367: Victor Hugo, *Les Contemplations* III, aus: XXIII, Der Wiedergänger, aus dem Französischen übersetzt von Juliette Aubert-Affholder und Mirko Bonné; Gedicht auf S. 372: Victor Hugo, *Les Contemplations*, II, aus: XXV, aus dem Französischen übersetzt von Juliette Aubert-Affholder und Mirko Bonné; Gedicht auf S. 491: Hélène Gestern, aus dem Französischen übersetzt von Juliette Aubert-Affholder und Mirko Bonné

Philippe Delacotte, *Les Secrets de l'île de Cézembre,* Saint-Malo, Cristel Éditions, 2019.

Gaëlle Delignon, *La Conquête du site balnéaire,* Dinard, Éditions Bow-Window, 2019.

François Garde, *Marcher à Kerguelen,* photographies de Michael Charavin et Bertrand Lesort, Paris, Gallimard, 2019.

Christophe Huchet, Isabelle Laize, *La Côte d'Émeraude,* Rennes, Éditions Ouest-France, 2019.

Victor Hugo, *Die Arbeiter des Meeres,* aus dem Französischen übertragen und herausgegeben von Rainer G. Schmidt, Achilla Presse, Hamburg, Li-Hou, Butjadingen, 2003.

Loïc Josse, *Terre-Neuvas,* Grenoble, Glénat, 2010.

Vera Kornicker, *Cézembre, l'île interdite,* Cesson-Sévigné, La Découvrance, 1998.

Albert Laot, *Contrebande et surveillance des côtes bretonnes,* Spézet, Coop Breizh, 2009.

Alain Lamour, Céline Lamour-Crochet, *Catastrophes, accidents et faits divers en Bretagne (1880 à 1950),* Spézet, Coop Breizh, 2013.

Alain et Claudine Lamour, *L'Histoire des stations balnéaires bretonnes (1860-1930),* Éditions Micéa, 2019.

Yvan Lebreton, *La Faune sauvage en Côte d'Émeraude,* Dinard, Éditions Bow-Window, 2018.

Dominique Lebrun et Benoît Colnot, *Les Grands Navigateurs de Saint-Malo,* Saint-Malo, Cristel Éditions, 2019.

Emmanuel Lepage, *Ar-Men. L'enfer des enfers,* Saint-Malo, Futuropolis, 2019.

Nelly Lesquel, *Naufragés dans les 50e hurlants,* Skol Vreizh, no 73, Morlaix, 2018.

Sabrina Marlier, Michel L'Hour, Alain Chartron et David Djaoui, *Trésors du fond des mers. Un patrimoine archéologique en danger,* Arles, Musée départemental Arles antique, 2022.

Roland Mazurier des Garennes, *Voiles et voiliers à Saint-Malo,* Saint-Malo, Cristel Éditions, 2018.

Jack K. Neal, Goélettes bretonnes. *Les belles heures du cabotage,* aus dem Englischen von Jacqueline Gibson, Spézet, Coop Breizh, 2020.

Otto Nordenskjöld, *Vingt-deux mois dans les glaces,* aus dem Schwedischen von Charles Rabot, Paris, Paulsen, 2013, Pocket, 2021.

Roman Petroff, *Jean-Baptiste Charcot, explorateur polaire, Saint-Malo,* Cristel Éditions, 2021.

Sophie Poirier-Haudebert, *Les Horizons polaires du «Pourquoi-pas?»,* Bayeux, Orep Éditions, 2017.

Patricia Prost-Olive, Henri Fermin, *Cézembre. Le réveil,* Éditions d'Art, 2018.

Alain Roman, *Un siècle d'histoire au pays de Saint-Malo,* Saint-Malo, Cristel Éditions, 2012.

Françoise Surcourf, *Saint-Malo à travers la carte postale ancienne,* Paris, HC Éditions, 2016.

Eine Insel ist ein Bauwerk des Ozeans. Die Materie ist ewig, nicht aber ihr Äußeres. Alles auf der Erde wird fortwährend vom Tod durchformt, selbst die nicht menschlichen Monumente, selbst der Granit. Alles verformt sich, selbst das Unförmige. Die Gebäude des Meeres stürzen ein wie andere auch.
Das Meer, das sie errichtet hat, reißt sie auch nieder. (...)
Das Meer erbaut und zerstört; und der Mensch hilft dem Meer, nicht beim Bauen, sondern beim Vernichten.

VICTOR HUGO,
Die Arbeiter des Meeres